全国高等院校中药类专业"十二五"规划建设教材

中 药 学

鲁耀邦　赵　权　主编

U0219149

中国农业大学出版社
·北京·

内 容 简 介

　　全书分为总论和各论两部分。总论分为五章,包括中药学发展历史简介,中药的产地与采集,中药的炮制,中药的性能和中药的应用等基本理论和基本知识。各论共分二十一章,每章先列概述,包括概念、药性特点、功效、适用范围、分类、配伍应用及使用注意等内容。各章下列药物共计494味,分为掌握、熟悉和了解三个层次。每味药物按正名及出处、概述(含药物来源、主要产地、采集和炮制方法、药材标准等内容)、药性、功效、应用、用法用量、使用注意及现代研究等内容编写。

图书在版编目(CIP)数据

中药学/鲁耀邦,赵权主编. —北京:中国农业大学出版社,2015.8
ISBN 978-7-5655-1301-5

Ⅰ.①中…　Ⅱ.①鲁…②赵…　Ⅲ.①中药学　Ⅳ.①R28

中国版本图书馆 CIP 数据核字(2015)第 152542 号

书　　名	中药学
作　　者	鲁耀邦　赵　权　主编

策划编辑	孙　勇	责任编辑	洪重光
封面设计	郑　川	责任校对	王晓凤
出版发行	中国农业大学出版社		
社　　址	北京市海淀区圆明园西路 2 号	邮政编码	100193
电　　话	发行部 010-62818525,8625	读者服务部	010-62732336
	编辑部 010-62732617,2618	出　版　部	010-62733440
网　　址	http://www.cau.edu.cn/caup	e-mail	cbsszs @ cau.edu.cn
经　　销	新华书店		
印　　刷	涿州市星河印刷有限公司		
版　　次	2015 年 12 月第 1 版　　2015 年 12 月第 1 次印刷		
规　　格	787×1 092　16 开本　26.25 印张　654 千字		
定　　价	55.00 元		

全国高等院校中药类专业系列教材编审指导委员会

编写人员

主　编　鲁耀邦（湖南中医药大学）
　　　　赵　权（吉林农业科技学院）

副主编　**（按姓氏笔画排序）**
　　　　邓　毅（甘肃中医药大学）
　　　　吴红娟（湖南中医药大学）
　　　　范巧佳（四川农业大学）

参　编　**（按姓氏笔画排序）**
　　　　王　晖（天津中医药大学）
　　　　田栓磊（天津中医药大学）
　　　　吴　磊（山西农业大学）
　　　　何忠梅（吉林农业大学）
　　　　李艳辉（沈阳农业大学）
　　　　杨　兰（川北医学院）
　　　　金　华（天津中医药大学）
　　　　陈琳琳（安徽农业大学）
　　　　柳福智（甘肃农业大学）
　　　　周红英（山东农业大学）
　　　　贾桂艳（黑龙江八一农垦大学）
　　　　董　蕊（吉林农业大学）
　　　　鲁巍巍（沈阳农业大学）

出 版 说 明

　　中医药是我国人民在几千年生产生活实践和与疾病做斗争中逐步形成并不断丰富发展起来的一门医学科学,为中华民族繁衍昌盛做出了重要贡献,对世界文明进步产生了积极影响。新中国成立后特别是改革开放以来,党中央、国务院高度重视中医药工作,中医药事业取得了巨大成就。但随着我国经济社会的快速发展,目前我国的中医药事业远不能满足人民群众日益增长的健康需求。

　　《中共中央国务院关于深化医药卫生体制改革的意见》(中发〔2009〕6号)提出,要坚持中西医并重的方针,充分发挥中医药作用。我国是世界上生物多样性最丰富的国家之一,也是中药资源最丰富的国家。我国约有 1.28 万种中药材资源,包括 1.114 万种药用植物和 0.158 万种药用动物。中药工业产值已超过医药产业总产值的 1/3,与化学药、生物药呈现出三足鼎立之势。以中医药为代表的传统医学日益受到国际社会的广泛重视和认可。中医药对人体生命质量、健康状况和生活状况提升的效用也越来越被人们广泛认识,其独特的优势和巨大价值日益显现。随着人们健康观念的变化和医疗模式转变,中医药事业正以新的姿态快速发展。但其进一步发展也面临着许多新情况和新问题,中医药产业发展和中药资源保护之间的矛盾日益突出。野生中药资源破坏严重、道地药材以及部分规范栽培品种产量不能完全满足中药产业需求。中药材价格大幅波动,市场极不稳定。同时,药用植物的大量采集和挖掘,不但使中药材资源生物多样性受到严重破坏,对生态环境也造成了严重的威胁;部分中药材不仅产量不稳定,而且重金属、农药残留污染严重,已影响到复方中成药品种的持续供应以及国家基本药物的安全与保障。

　　《国务院关于扶持和促进中医药事业发展的若干意见》(国发〔2009〕22号)从国家发展战略高度提出了“提升中药产业发展水平”的要求。《意见》指出,要遵循中医药发展规律,保持和发扬中医药特色优势,推动继承与创新,丰富和发展中医药理论与实践,促进中医中药协调发展,为提高全民健康水平服务。《意见》重申,要整理研究传统中药制药技术和经验,形成技术规范。促进中药资源可持续发展,加强对中药资源的保护、研究开发和合理利用。要保护药用野生动植物资源,加快种质资源库建设。加强珍稀濒危品种保护、繁育和替代,促进资源恢复与增长。《意见》强调,要加强中医药人才队伍建设。人才匮乏是制约中医药事业发展的瓶颈,高等教育是中医药人才培养的重要途径。中医药事业整体健康发展需要培养更多的复合型、交叉型、多学科型的应用人才。

　　为深入贯彻落实《国家中长期教育改革和发展规划纲要(2010—2020年)》、《医药卫生中长期人才发展规划(2010—2020年)》和《中医药事业发展“十二五”规划》,推进《中医药标准化中长期发展规划纲要(2011—2020年)》的实施,培养传承中医药文明、促进中医药事业发展的复合型、创新型高等中医药人才,推动中医药类专业教育教学改革和发展,中国农业大学出版社以整体规划、系列统筹和立体化建设等方式,组织全国 37 所院校的近 200 位一线专家和教师,启动了"全国高等院校中医药类专业系列教材建设工程"。本系列教材秉承"融合、传承、创新、发展、先进"的理念,在全体参编的老师共同努力下,历经近3年时间,现各种教材均已达到了"规划"预定的目标和要求,第一批共计21种教材将陆续出版。

本系列教材的运作和出版具有以下特点:

一、统筹规划、整体运作、校际合作、学科交融。站在中医药类专业教学整体的高度,审核确定教材品种和教材内容,农林类专业院校教师与中医药类专业院校教师积极参与,共同切磋研讨,极大地促进了这两类院校在中医药类专业教育平台的融合,尤其是促进了中医药学与中医药资源学的融合,起到了学科优势互补的积极作用。

二、同期启动、同步研讨、品种丰富、覆盖面广。同期启动21种教材的编写出版工作,37所院校近200位教师参与编写,系列教材基本覆盖了中医药类专业主干课程,是目前中医药类专业教材建设力度最大的一次。各院校教师积极参与,共同研讨,在教学理念、教材编写和体例规范上达成广泛共识,提升了教材的适用性。

三、最新理论、最新技术和最新进展及时融入,教材先进。本系列教材体现了中医药学科的文化传承特性,较好地将传承与发展、理论与实践有机结合,融入了学科最新理论、最新技术和最新进展以及各院校中医药类专业近年来的教学改革成果,使得教材具有较强的先进性。

四、立项建设、严格要求、专家把关、确保质量。经过广泛深入的选题调研,在与多所院校广泛沟通达成共识后,中国农业大学出版社确定了以立项的方式实施"中医药类专业系列教材建设工程"。"教材建设工程"历时近3年,在系列教材编审指导委员会的统一指导下,各项工作始终按照既定的编写指导思想、运行方式和质量保障措施等规定严格运行,保障了教材编写的高质量。

中医药类专业系列教材建设是一种尝试、一种探索,我们衷心希望有更多的院校、更多的教师参与进来,让我们一起共同为我国中医药事业的健康发展,为中医药专业高等人才培养做出贡献。同时,我们也希望选用本系列教材的老师和同学对教材提出宝贵意见,使我们的教材在修订时质量有新的提高。

全国高等院校中药类专业系列教材编审指导委员会

中国农业大学出版社

2014 年 6 月

前　　言

　　中药学是研究中药的基本理论和临床应用等知识的一门学科。本课程是中药类专业的专业基础课,也是中药类专业的必修课程之一。通过本课程的教学,使学生掌握中药的基本理论和常用中药的性能、功效及临床应用等基本知识,为学习后续课程和将来从事中药工作奠定基础。

　　本课程结合中药类专业的特点,在注重功效的理论分析和临床应用外,适当增加中药材和中药饮片的质量标准等内容。全书分为总论和各论两部分。总论分为五章,包括中药学发展历史简介,中药的产地与采集,中药的炮制,中药的性能和中药的应用等基本理论和基本知识。各论共分二十一章,每章先列概述,包括概念、药性特点、功效、适用范围、分类、配伍应用及使用注意等内容。各章下列药物共计 494 味,分为掌握、熟悉和了解三个层次。每味药物按正名及出处、概述(含药物来源、主要产地、采集和炮制方法、药材标准等内容)、药性、功效、应用、用法用量、使用注意及现代研究等内容编写。

　　中药的基本理论和功效主治及合理应用是本课程教学的重点。讲授时要运用中医药理论分析功效,讲清概念,并以功效联系主治,突出辨证用药的特点;要注意教学内容的前后联系,对于功用相似或相近的药物,采用归纳对比的方法进行讲授,辨别疑似、区别异同。必要时,可结合中药药理、中药化学等最新研究成果进行讲授,以体现中药学专业的特点,更便于学生理解和掌握。

　　中药学理论课时为 72 学时。由于课堂教学学时所限,有关中药标本见习、药房实习、野外采药实习、实验教学、音像教学等内容,各院校可酌情安排,均不包括在 72 学时之内。

　　本教材由鲁耀邦、赵权主编,邓毅、吴红娟、范巧佳副主编。具体编写分工是:鲁耀邦编写总论部分;各论部分,吴磊编写第六章,邓毅编写第七章的概述部分、清热泻火药、清热燥湿药,贾桂艳编写第七章的清热解毒药、清热凉血药、清虚热药,范巧佳编写第八章,陈琳琳编写第九章,柳福智编写第十、十三、十五章,何忠梅编写第十一章,董蕊编写第十二、十四章,赵权编写第十六章,吴红娟编写第十七章,金华编写第十八章,周红英编写第十九、二十四章,李艳辉编写第二十、二十一章,王晖编写第二十二章的概述部分、补气药,田栓磊编写第二十二章的补阳药、补阴药、补血药,鲁巍巍编写第二十三章,杨兰编写第二十五、二十六章。

　　限于编者水平,本教材仍有不足之处,敬请广大读者批评指正,以便今后进一步修订、提高。

作　者

2015 年 5 月

目　　录

总　论

各　论

总　论

中药是我国中医传统用来防治疾病并具有养生保健作用的主要物质,也是现代中药产业化的物质基础,它有着独特的理论体系和应用形式。"中药"一词在我国古代医药书籍中并无明确记载,多被称为"药"或"毒药"。关于"药"字,已见于数千年前古钟鼎上之铭文(即金文),《说文解字》训释为:"治病之草,从草,乐声。"大约在 19 世纪后期,西方医药全面系统地传入我国以后,为了将我国传统医药与西医药相区别,才有了中药的称呼。中药在我国的使用有着数千年的历史,在我国的民族繁衍和防病治病方面发挥了重要作用。随着全球回归自然的呼声日益高涨以及西药副作用的逐步显现,尽管中药也存在副作用,但以其相对副作用小和适用范围广逐渐被世界所接受和偏爱。

中药主要来源于天然药及其加工品,包括植物药、动物药、矿物药及部分化学、生物制品类药物。我国幅员辽阔,具有丰富的天然药材资源。据近代以前的典籍所载,中药已逾 3 000种。经全国第三次中药资源普查结果,中药总数达 12 807 种。其中植物药 11 146 种,动物药 1 581 种,矿物药 80 种。目前,我国业已启动和进行第四次全国中药资源普查,相信中药数量将超过第三次中药资源普查结果。由于中药以植物药居多,因此自古以来人们习惯把中药称为本草。亦即五代韩保昇所云:"药有玉石草木虫兽,而直言本草者,草类药为最多也。"

由于中药来源广泛,使用形式多样,与中药相关的概念还有草药、中草药、民族药、中药材、中药饮片和中成药等。"草药"是指主流本草很少记载,多流传于民间,在正规中医药机构和人员中应用不普遍,多为民间医生所习用,且加工炮制尚欠规范的部分药物。"中草药"是中药与草药的合称。"民族药"是我国除汉族以外其他少数民族在本民族区域内按照本民族的用药理论和应用形式使用的天然药物,如藏药、蒙药、维药、傣药、壮药、苗药、羌药等。"中药材"是指中药应用前,未经加工炮制的植物、动物和矿物的天然产物。"中药饮片"则是按照中药炮制理论和方法将中药材加工成片状、块状、丝状或段节等形状并可直接用于临床或制剂的加工炮制品。"中成药"是以中药材为原料,在中医药理论指导下,将古今临床有效的中药方剂按照其组方原则和处方标准制成的一定剂型的便于服用和携带的中药。

由于自古以来人们习惯将中药称为本草,自然也就把记载中药的典籍称为本草学。古代综合性药学典籍研究的范围十分广泛,它基本上涵盖了中药所涉及的全部内容。随着近代西方医药学在我国的传播,本草学遂逐渐称为"中药学"。现代所称的本草学主要是研究中药的药性理论和各种中药的基源、品种考证等文献资料的一门学科。而所谓中药学是指专门研究中药的基本理论和各种中药的来源、产地、采集、炮制、性能、功效和临床应用规律等知识的一门学科,又称临床中药学。中药学是祖国医学的一个重要组成部分,同时又是中医药基本理论联系中医临床学科的一门桥梁学科,也是中医药工作者从事中药临床、中药相关产品研究开发及中药销售必备的学科知识。

随着现代科学技术的不断进步和各相关学科相互渗透,中药学内容已日趋丰富,传统中药学不断分化出新的学科。目前,从传统中药学又分化出临床中药学、中药药理学、药用植物学、中药栽培学、中药炮制学、中药药剂学、中药调剂学、中药鉴定学、中药化学、中药资源学、中成药学、中药商品学等多个分支学科。其中临床中药学与传统中药学的关系最为密切,它是根据中药传统应用的理论和经验,重点介绍中药的性能、功效、配伍、应用等基本理论以及临床安全有效应用各种中药的知识,并为临床中医药师提供中药来源、采制等方面必要常识的一门学科。

(湖南中医药大学　鲁耀邦)

第一章　中药学发展历史简介

中药的起源在我国可追溯到 200 多万年前至公元前 21 世纪的原始社会阶段。中药的发现、了解、认识与我们的祖先在那一时期长期的生产和生活实践密切相关。如原始人群在"饥不择食"的觅食过程中,不可避免地会误食一些有毒之物而出现中毒反应,甚至引起死亡。同时,也可能因偶食这些"食物"而使原有的病痛得以减轻或消除。经过世世代代无数次的尝试和经验积累,获得了分辨食物、药物和毒物的知识,并进而有意识地加以利用,中药开始萌芽。《淮南子·修务训》记载:"古者民茹草饮水,采树木之实,食蠃蚌之肉,时多疾病毒伤之害,于是神农……尝百草之滋味,察水泉之甘苦,令民之所避就,当此之时,一日而遇七十毒。"说明我国药物知识的起源,是与人类寻求食物的生活实践密切相关的,并经历了漫长的由零星分散到逐渐集中再到系统归纳的积累过程,故有药食同源之说。同时,人们从野果与谷物的自然发酵现象中,发明了酒的酿制方法并逐渐了解和掌握了其在医疗上的多种作用,因而有酒为"百药之长"之说。进入奴隶社会后,随着文字的出现和使用,使得药物知识由口耳相传到书面记载,其传播速度得以大大加快。有关"药"的正式文字记载见于公元前一千多年的西周时代(公元前1066—公元前 771 年)。如《尚书·说命篇》:"药不瞑眩,厥疾勿瘳。"《周礼·天官冢宰下》:"医师掌医之政令,聚毒药以供医事。"据统计,先秦时期认识的药物品种已达 200 种以上,如《诗经》中涉及植物 140 多种和动物 100 余种,后世作为药物收录于诸本草的植物就有 100 多种。《山海经》收录植物、动物及矿物药 126 种。1977 年安徽阜阳出土的汉简《万物》,其中载有药物 70 余种,主治疾病 30 多种。1975 年长沙出土的西汉古墓的《五十二病方》,载方 280 多个,涉及药物 247 种,达当时使用药物数量之最。上述药物知识的大量积累,为药学专著的出现,奠定了基础。

一、秦汉时期的中药学(公元前 221 年—公元 220 年)

自秦朝国家统一,科学技术和生产力以及国内外交流得到了较大的发展。迨至西汉时期,已有药学专著出现,如《史记·扁鹊仓公列传》载名医公孙阳庆曾传其弟子淳于意《药论》一书。《汉书·楼护传》称:"护少诵医经、本草、方术数十万言。"说明在当时本草已形成了一专门学科。从《汉书》中的有关记载可知,西汉晚期不仅已用"本草"一词来指称药物学及药学专著,而且拥有一批通晓本草的学者。当时通过境内外的交流,西域的胡麻、大蒜,越南的薏苡仁等相继传入中国;边远地区的麝香、羚羊角等大量进入内地,使中药品种逐渐增加。这一时期炼丹术的兴起,开创了化学药物的制作和使用,这些都在不同程度上促进了本草学的发展。

《神农本草经》(简称《本经》)是我国现存最早的药物学专著。该书托名神农,但非出自一人一时之手。《本经》虽具体成书年代尚有争议,但不会晚于公元 2 世纪(东汉末年)。《本经》原书早佚,目前的各种版本,均系明清以来许多中外学者通过考订、整理辑复而成。其"序例"

部分,言简意赅地总结了药物的配伍法度、四气五味、有毒无毒、服药方法、剂型选择等基本原则,初步奠定了药学理论的基础。各论按药物有毒与无毒,养身延年与祛邪治病之不同,按照三品分类法,分为上、中品各 120 种,下品 125 种,共载药 365 种。每药项下,依次介绍正名、性味、主治功用、生长环境,部分药物之后还有别名、产地等内容。所记各药效用,如麻黄治喘、黄连治痢、阿胶补血、人参补虚、乌头止痛、苦楝驱蛔、海藻消瘿、茵陈退黄等,大多朴实有验,历用不衰。该书为研究战国至秦汉时期医药情况留下了宝贵的资料,历来作为中药学习和研究工作者学习和参考的经典著作,为中医四大经典著作之一。

二、三国、两晋、南北朝时期的中药学(公元 220—581 年)

该时期虽然战乱不断,政权频繁更替,但却是我国古代科学成果和科学人才辈出的时期。由于临床医学的显著进步和相关学科发展,本草学的内容更加丰富,出现了古代综合性大型本草和其他药学分支学科的雏形。这一时期的主要本草著作有《吴普本草》《名医别录》《本草经集注》《炮炙论》等数十种。《吴普本草》撰成于公元 3 世纪初,大约亡佚于北宋。从现存零散佚文中,有药名、别名、性味、有毒无毒、产地、生长环境、形态、采收、加工、主治、畏恶等,共收录药物 231 种。现有辑校本刊行。《名医别录》因汇集东汉至魏晋诸名医发挥《本经》的药学论说而得名,其内容是采用"附经为说"的方式而不断增录的。该书新增药物达 380 种以上,补充了众多的产地郡县名称,采集时月,加工方法,药物形态,佐使相须等。《本草经集注》成书于公元500 年左右,作者为南北朝著名的医药学家陶弘景。该书"序例"部分对《本经》序例条文逐一加以注释、发挥,并补充了大量采收、鉴别、炮制、制剂及合理取量方面的理论和操作原则,还增列了"诸病通用药"、"解百药及金石毒例"、"服药食忌例"、"凡药不可入汤酒者"、"诸药畏恶七情表"等,大大丰富了药学总论的内容,具有较高的学术水平。各论部分,首创了药物按自然属性分类的方法,将所载的 730 种药物分为玉石、草木、虫兽、果、菜、米食及有名未用七类,各类中又结合三品分类予以编排。各药之下,依次为《本经》《名医别录》《雷公药对》文和陶氏注文。为便于保存区分文献资料,采用朱写《本经》,墨写《名医别录》,小字作注的方式。对于药性,又以朱点为热,墨点为冷,无点为平。使本草之学源流清晰可见。该书全面包罗了本草的各种知识,系统地总结了魏、晋、南北朝的主要药学成就,并且标志着综合本草模式的初步确立。

初撰于南朝刘宋时期(公元 420—479 年)的《炮炙论》由雷敩所著。该书系统地介绍了300 种药物的炮制方法,如伏、飞、煨等多种炮炙技术,后人在此基础上总结为"炮制十七法"。该书是我国第一部炮制专书,也标志着本草新兴分支学科的出现。

三、隋唐五代时期的中药学(公元 581—960 年)

隋初和盛唐时期,随着政治的稳定,经济和文化的进步以及交通的发展,中外往来频繁和国家医药及其教育机构的扩大,本草学又有较大的发展,推动了医药学术的迅速发展。唐显庆年间(公元 656—660 年),国家组织对全国性的药物开展调查,在此基础上,编纂并颁布了具有国家规模和水平的《新修本草》(又名《唐本草》),成为我国第一部官修本草,也是世界上第一部药典,比欧洲的纽伦堡药典(公元 1542 年)还早 800 余年,对世界药学的发展作出了巨大的贡献。该书由苏敬、李勣领衔,苏敬实际负责,23 位医药家历时 2 年共同编纂而成,于显庆 4 年(公元 659 年)颁行。全书共 54 卷,药物分为玉石、草、木、禽兽、虫鱼、果、菜、米、有名未用9 类,共收录药物 844 种(一说 850 种),其中新增药物 114 种(一说 120 种)。特别是书中《药图》(药物图谱)、《图经》(药图的文字说明)的图文对照的编写方法,开创了世界药学著作新的编写体例,既有利于临床医生对药物原植物的辨识,又有利于对药材易混乱品种的鉴别。该书反映了我国唐代药学的最高成就并很快流传海内外,成为我国乃至世界上公开颁布的最早药典。

此外,唐代较为重要的本草著作还有以下几种。

《本草拾遗》:陈藏器所著。本书在收集《新修本草》遗漏的不少民间单方验方涌现的新药的基础上著成,全书10卷。序例根据药物的性能功效,提出药物有宣、通、补、泻、轻、重、滑、涩、燥、湿十类,成为后世中药和方剂按性能或功效分类的发端。书中收录的《新修本草》未载之药,现有据可考者,达692种,仅矿物药就增加了110多种,丰富了本草学的内容。

《食疗本草》:孟诜原著,张鼎改编增补而成。书中主要记述了食物的性味、功用、禁忌、单方及药材形态、鉴别、产地等,并提出了妊妇、产妇、小儿的饮食忌宜,以及偏嗜某些食物的危害,具有较高的科学性和实用性。该书全面总结了唐以前的食疗经验,系唐代最具代表性的食疗专书。

《海药本草》:作者李珣。该书主要收载外来药以及南药,对药物产地、形态、真伪鉴别及治病、保健、调味等各种功用进行了介绍,丰富了本草学的内容,同时也反映了隋唐对域外药物引进的情况和认识水平。

《蜀本草》:为五代时人韩保昇受蜀主孟昶之命编辑而成。该书收录了《新修本草》正文的全文和《图经》的部分内容,并对其进行了增补注释。同时对药物的性味、形态和产地进行了补充,常为后世编纂本草著作所参考。

四、宋、金元时期的中药学(公元960—1368年)

宋代国家的统一,经济、文化、科学技术和商业、交通的进步,尤其是活字印刷术发明和应用,为医药事业和本草学术的传播与发展提供了有利条件。在此时期,国家组织相关人员对本草文献进行了全面汇集和整理,相继刊行了《开宝本草》《嘉祐补注本草》及《本草图经》等大型官修本草。其中《本草图经》由苏颂辑成,全书图文合一,考证翔实,内容广泛,尤其在辨识药物方面成绩卓著。所附的900多幅药图,是现存最早的版刻本草图谱,至今仍是本草考证的重要依据。

宋代民间校刊的本草也成绩斐然。元祐七年(公元1092年),陈承将《嘉祐本草》和《图经本草》合二为一,另补以个人的注说,纂成《重广补注神农本草并图经》。但成就最高者当推唐慎微撰成的《经史证类备急本草》(简称《证类本草》,成书于公元1082年)。该书以《嘉祐本草》为基础,将《图经本草》之图文融入其中。并增补其他200多种本草、方书、经史百家及佛书道藏的药学内容。全书载药1558种(《大观本草》为1744种,《政和本草》为1748种)。药后附列单方验方3000余首。由于书中保存了北宋以前许多失传或散佚的药学资料,因而成为研究古代医药发展,辑复古代医药书籍的重要文献来源。《证类本草》全面总结了宋代以前的药学成就,是目前完整保存下来的最早的综合本草。后世在大观、政和及绍兴年间由官方在本书的基础上,稍加修订出版了《经史政类大观本草》(简称《大观本草》)、《政和新修政类备用本草》(简称《政和本草》)和《绍兴校定经史政类备急本草》(简称《绍兴本草》)。

宋、金元时期还出现了一些研究中药药性理论的书籍。如寇宗奭著《本草衍义》,书中总论3卷对医药理论进行了较为深入的探讨,主张改药之"四气"(寒热温凉)为"四性",对后世影响颇大。各论17卷载药470种,对《嘉祐本草》《图经本草》补充发明良多。刘完素的《素问药注》

《本草论》，张元素的《珍珠囊》《脏腑标本药式》，李东垣的《药类法象》《用药心法》，王好古的《汤液本草》，朱丹溪的《本草衍义补遗》在丰富中药的升降浮沉、归经、脏腑苦欲补泻、用药禁忌等药性理论及指导临床用药方面均有一定程度的发挥。

此外，元代忽思慧等撰的营养学专著《饮膳正要》，至今仍是有较高应用和参考价值的食疗本草。

五、明代时期的中药学（公元 1368—1644 年）

明代中外交流日益增多。随着经济、文化和科学技术的高度发展，本草学的成就也达到了封建社会的顶峰。弘治十六年（公元 1503 年）太医院院判刘文泰等人奏请朝廷批准，负责修订宋以来本草，历 2 年时间完成《本草品汇精要》42 卷，收药 1 815 种，内容丰富，叙述简要，为我国封建社会最后一部大型官修综合本草。这一时期的专题本草还有食疗类本草如朱橚的《救荒本草》、地域性本草如兰茂辑成的《滇南本草》、普及性本草如陈嘉谟编成的《本草蒙筌》。

明代本草学的最高成就当推明代后期李时珍所著《本草纲目》。李时珍在通考 800 余种文献的基础上，采取多学科综合研究的方法，历时近 27 载，于公元 1578 年间完成了这一不朽的巨著。全书 52 卷，收药 1 892 种，新增 374 种，绘图 1 109 幅，附方 11 000 多首。书中序例部分对本草史、《本经》序例、《集注》合药分剂法则及历代对气味阴阳、升降浮沉、归经、用药禁忌等中药基本理论的论述，进行了全面、系统、深入的总结和发挥。各论分水、火、土、金石、草、谷、菜、果、木、服器、虫、鳞、介、禽、兽、人等 16 部，部以下再分为 60 类。各药之下，分正名、释名、集解、正误、修治、气味、主治、发明、附方诸项。《本草纲目》集我国 16 世纪以前药学成就之大成，在文献整理、品种考辨、药性理论、功效应用、医学理论和临床方面，都取得了巨大的成功。由于其涉猎内容之广，体例之新，在药物学、植物学、动物学、矿物学、物候学、地理学、冶金学、物理学、化学、地质学等自然学科方面都有不俗成就，堪称我国 16 世纪科技史上的百科全书。

此外，如李中立所著《本草原始》（公元 1612 年），对 452 种常用药物的名称、产地、形态、修治、鉴别等着重进行了介绍，反映了明末药材品种的研究状况。倪朱谟《本草汇言》（公元 1624 年）以《本草纲目》资料为主，论药 581 种，兼取当时医家之言，结合自己经验，归纳补正，删繁去复。张景岳的《本草正》，卢之颐的《本草乘雅半偈》，李中梓的《本草征要》《本草通玄》，贾所学的《药品化义》，也是明末较为优秀的临床简编本草。此一时期，还有卢复辑复的现存最早的辑本《神农本草经》3 卷，缪希雍以注疏发挥《神农本草经》的《神农本草经疏》，主要研究中药药性理论及炮制理论和技术的《药性解》《雷公炮制便览》《太医院补遗本草歌诀雷公炮制》和《炮炙大法》等。

明代还从民间和海外发现和引进了不少重要的中药品种如三七、紫花地丁、番木鳖等。在中药种植与加工方面也体现出较高水平。如《本草蒙筌》所载五倍子制百药煎（没食子酸），早于欧洲 200 余年。《白猿经》所记的乌头提取"结冰"状的"射罔"，实为乌头碱结晶，早于西方号称世界上的第一个生物碱——吗啡 100 多年。

六、清代时期的中药学（公元 1644—1911 年）

清代早中期国家的巩固和统一，促进了多民族间经济文化的渗透和对外交流。由于受文字狱的影响，清代考据学的兴盛，对《神农本草经》的辑复和注疏成效显著。先后有孟起、孙星衍、顾观光、黄奭、王运闿、汪宏、姜国伊等人，其中以孙氏的辑复本质量最高。为了传播和普及

《本草纲目》的巨大成就,以符合临床实用为原则,清初汪昂取《本草纲目》适用者 400 品,辅以《本草经疏》之要及本人心得,著成《本草备要》(公元 1694 年)。其后吴仪洛又加增改著为《本草从新》(公元 1757 年),叶小峰再略加补订,易名《本草再新》,均言词简洁,易于诵读。其他尚有黄宫绣的《本草求真》,刘若金的《本草述》,杨时泰的《本草述钩元》,张秉成的《本草便读》,张璐的《本经逢原》,徐灵胎的《神农本草经百神录》,黄元御的《长沙药解》和《玉楸药解》,陈修园的《神农本草经读》,邹润安的《本经疏证》,周岩的《本草思辨录》等均较为实用。

在综合性本草方面,成就最高者首推赵学敏所著《本草纲目拾遗》。该书广收民间和外来药品,于公元 1765 年成书。全书收药 921 种。书中纠正或补充《本草纲目》内容计 34 条,十分可贵。且增补了《本草纲目》遗漏的大量民间药和外来药 716 种。书中还保存了大量业已散失的方药书籍的部分内容,反映了 16～18 世纪本草学的新成就和新动态。

在对中药基源的研究方面,影响较大的有吴其浚的《植物名实图考》(公元 1848 年)。该书收载植物 1 714 种。书中对植物形态的描述形象准确,并对若干植物的名实进行了考证。该书不仅在本草学上有较高建树,而且在植物学方面也有较高参考价值。

七、民国时期的中药学(公元 1911—1949 年)

民国初期,在西方科学文化的冲击下,北洋军阀政府和"民国政府"闹出了片面地全盘否定中医药的闹剧,后因遭到全国反对而终止。在西方医药学全面传入的影响下,中药学在狭缝中求生存,一批学者提出了"改良中医药""中医药科学化"等口号,由此产生一批中西药汇通的本草,中药的现代研究揭开了序幕。汇通类本草以传统理论及功用为主,仿照西药的分类方法,进行了中西药结合的初步尝试。中药学的现代研究,主要开展了中药资源、中药药理、中药化学等方面的研究,并逐渐凸显出中药学分支学科的雏形。药学辞典类工具书的出现,也是民国时期中药学发展中的一件大事。公元 1921 年谢观首纂《中国医学大辞典》,收载了若干药学条目。其后,又有上海卫生报馆的《中药大辞典》(公元 1930 年)、江忍庵的《中国药物新字典》(公元 1931 年)、吴克潜的《药性字典》(公元 1933 年)、吴卫尔的《中华新药物学大辞典》(公元 1934 年)、陈景歧的《国药字典》(公元 1935 年)、潘杏初的《标准药性大字典》(公元 1935 年)、陈存仁的《中国药学大辞典》(公元 1935 年)、胡安邦的《实用药性辞典》(公元 1936 年)、冯伯贤的《药性辞典》(公元 1937 年)、张公让的《中西药典》(公元 1943 年)等,其中以《中国药学大辞典》成就最高。

为了普及中医药学,20 世纪 30 年代前后在全国兴建了一批中医学校,一些适合中药学教学的中药讲义相继出现。如四川高等国医学校何仲皋的《药性骊珠》、浙江兰溪中医学校张寿颐的《本草正义》、浙江中医专门学校何廉臣的《实验药物学》及杨则民的《药物概论》、上海中医专门学校秦伯末的《药物学》、天津国医函授学院张锡纯的《药物讲义》、广州中医学校罗绍祥的《药物学讲义》等。这些中药讲义,大多按药物功效分类,将药物性能、功效、主治、配伍密切结合,既易于记诵,又切合实用,对普及中药学教学起到了很好的推动作用。

八、当代时期的中药学(公元 1949 至今)

中华人民共和国成立以后,国家高度重视中医药事业的继承和发扬,并制订了一系列相应的保障政策和措施。现代自然科学技术的进步和国家经济实力的增强,中医药事业进入了最佳发展时期,中药学也取得了前所未有的成就。新中国成立初期开始,国家开展了对全国中药资源的多次大规模调查,对全国中药品种的分布、蕴藏量及生态环境等情况有了较为深入的了解,同时还发现了许多新的地域性中药和新的药物品种。据1999年的中药普查统计结果,目前我国中药的总数达到12 807种。在此基础上,编写了一大批药用植物、药用动物及地区性的中药志。从1954年起,各地出版部门积极进行了中医药文献的整理刊行,先后陆续影印、重刊或校点评注了《神农本草经》、《新修本草》(残卷)、《证类本草》、《本草衍义》、《滇南本草》、《本草品汇精要》、《本草纲目》、《神农本草经疏》、《本草备要》、《本草求真》、《本草纲目拾遗》、《本经疏证》、《植物名实图考》等数十种重要的古代本草专著。20世纪60年代以来,在对亡佚本草的辑复方面,除重新辑复《神农本草经》以外,还辑复了《吴普本草》《名医别录》《本草经集注》《雷公炮炙论》《药性论》《新修本草》《本草拾遗》《海药本草》《图经本草》《食疗本草》等10余种本草,对中药文献的发掘利用和本草学的研究,做出了较大贡献。

随着中药研究的逐渐深入,国内公开出版和内部刊印的中药著作多达数千种之多。其中能反映现代本草学术水平的,有各版《中华人民共和国药典》(简称《中国药典》)、《全国中草药汇编》、《中药大辞典》、《中华本草》等。《中国药典》是我国药品标准的法典,由卫生部药典委员会组织编纂,经国务院批准后颁布施行。《中国药典》现分一、二、三部,其一部收载疗效确切、副作用小、质量稳定可控的常用中药和制剂。迄今,《中国药典》已颁布了1953年版、1963年版、1977年版、1985年版、1990年版、1995年版、2000年版、2005年版、2010年版和2015年版。《中药大辞典》(1997年上海人民出版社出版)由当时的江苏新医学院编写,分上册、下册及附编三部分,共收载中药5 767种,包括植物药4 773种,动物药740种,矿物药82种,中药加工制品172种。全书内容丰富,既有历代本草摘要,又有较为全面的现代研究资料,是集20世纪70年代之前中药大成的巨型工具书。

《全国中草药汇编》(1975年出版、1986年修订再版,人民卫生出版社出版),由中国中医研究院中药研究所、中国医学科学院药物研究所、北京药品生物制品检定所等单位编写。全书分上、下两册,正文收载中草药2 202种,附录1 723种,连同附注中记载的中草药,总数在4 000种以上,并附墨线图近3 000幅。同时,选收中草药彩图1 156幅与原书配套而编绘成《全国中草药汇编彩色图谱》。该书是在大量征集资料和调查研究的基础上,比较系统地、全面地整理了全国中草药关于认、采、种、养、制、用等方面的经验及其有关研究资料,是新中国成立20多年来中药研究和应用的一次大总结,对中药品种研究的成绩尤为突出。《中华本草》由国家中医药管理局组织全国500余位中药专家编纂而成。全书收药8 980种,既系统总结本草学成果,又全面反映当代中药学科发展的最新进展。该书在深度和广度上,超过了以往的任何本草文献,是一部反映20世纪中药学科发展水平的综合性本草巨著。该书前30卷中药部分已于1999年出版,以后又相继出版了"藏药卷""蒙药卷""维吾尔药卷""傣药卷""苗药卷"5卷。

随着现代自然科学和医药学的迅速发展及中药事业自身发展的需要,中药学的分支学科分化日臻成熟,药用植物学、中药鉴定学、中药化学、中药炮制学、中药药理学、中药药剂学、临床中药学等分支学科不断分化并且都取得较大发展。

现代中药教育事业在当代也得到了迅速发展。自20世纪50年代在北京、上海、成都、广州、南京成立5所中医学院以后,各省区相继成立了中医学院或中医药学校,使传统的中医药教育步入了现代化正规的教育行列。从1978年起,部分中医学院开始招收中医药硕士研究生,并于1984年开始招收中医药博士研究生。目前,我国形成了以中专、大专、本科到硕士、博士研究生的完整的中医药教育体系。为适应现代中医药教育的需要,各种配套的中药学教材,也多次编写和修订出版。

当前,中药产业被国家列为高新技术行业,随着国家对中药新药创制的大量投入,一批拥有自主知识产权的中药新药也不断涌现,中药产业有望发展成为我国国民经济的支柱产业。为了扩大中药资源,控制药材质量,全国共有药材生产基地 600 多个,一批中药 GAP(Good Agricultural Practices)生产基地也相继建成,种植面积达 40 万 hm^2(600 万亩),栽培生产的药材 200 余种,产量达 35 万 t。国家先后建立了四川、吉林中药现代化产业基地和一批中药重点实验室和工程技术中心,培育了一批制药骨干企业,初步形成了中药教学、科研、开发和生产相结合的体系。

随着新的疾病谱的增加和医疗模式的改变,国际天然药品市场不断扩大,中医药正逐步得到世界范围的认可,中药的现代化和国际化面临良好的历史机遇。进入 21 世纪后,中药学一定会得到更迅速的发展,中药市场一定会更加繁荣和规范,中药一定会实现现代化,并真正走向世界,更好地造福于人类,为全世界的健康事业作出新的贡献。

(湖南中医药大学　鲁耀邦)

第二章 中药的产地与采集

中药的来源主要有天然植物药、动物药和矿物药三大类,其中前两者占绝大多数。中药的产地、采集是否适宜直接影响药材质量和中药临床疗效的发挥。早在《神农本草经》即已指出:"阴干、暴干,采造时月,生熟,土地所生,真伪陈新,并各有法。"唐代著名医家孙思邈在《千金翼方·卷一》,专论"采药时节"及"药出州土",说明历代医药学家均十分重视中药的产地与采集,并在长期的实践中,积累了丰富的经验和知识。现代,人们利用现代科学技术,发现中药的产地、采收时节不同与药物有效成分含量有一定关系,并在这一方面取得了较多成果。总之,对于药物产地、采集与贮存方法的研究,对保证药材质量和保护药源具有重要意义。

第一节 中药的产地

由于地理环境的差别,导致地球上海拔高度、日照、温差、雨水乃至土壤成分构成差别较大,而不同的动、植物在其繁衍、进化过程中,对不同的生态环境产生了特殊的适应性,这不仅造成各种动、植物品种分布有一定的地域性,而且造成不同地区所产的同种动、植物药材的质量亦具差别。如南方生长的黄花蒿,其具截疟作用的青蒿素含量明显高于北方生长者。不同地区所产薄荷,其具发汗解热作用的挥发油含量相差可达10余倍。地球上的矿物是在自然地质作用条件下形成的,其分布也具有一定的地域性。有些矿物在某一地区蕴藏特别丰富,而在其他地区却难觅踪影。由于不同地区的同一矿物药的成因、所经历的地质作用以及原矿物成分及其嵌生矿物成分变化的不同,导致不同地区所产的同种矿物药的质量存在差异。如湖北应城所产纤维石膏,其混入物中 Pb 等有害物含量少;而沈阳市售的纤维石膏中的 Pb、Sn、Si、Al 含量均高于应城石膏。

由于药材的产地与药材的质量关系密切,前人对临床使用药材的产地十分重视。《本草经集注》云:"江东以来,小小杂药多出近道,气力性理不及本邦,假令荆、益不通,则全用历阳当归……所以疗病不及往人,亦当缘此故也。"孙思邈亦云:"古之医……用药必依土地,所以治十得九。今之医者,知诊脉处方……至于出处土地……皆不悉,所以治十不得五六者,实由于此。"在长期的用药实践中,便有了"道地药材"的说法。道地药材的"道",实际上是我国古代的行政区划名(汉代在少数民族聚居区设置的县称为道,系行政区划),"地"指地区。"道地药材"的含义,就是某道某地产的药材。亦即来自传统产地、质量与疗效优于其他产地同类产品的药材。如四川产川贝母、川芎,东北产人参、五味子,河南产地黄、山药,甘肃产当归,宁夏产枸杞,山西产党参,江苏产薄荷,山东产阿胶,云南产茯苓,广东产砂仁,湖南产莲子等等,均为著名的道地药材而受到人们的青睐。

确定道地药材的依据是多方面的,但最关键的是临床疗效。优质道地药材的形成,首先是因其有优良的品种,其次有适宜的生态环境,加之产区人民掌握了合理的栽培(或养殖)、加工技术,才使得药材品质优良,疗效上乘。道地药材的生产一般比较集中,产量相对较大。为了保证临床用药安全、有效,必须重视道地药材的开发和应用。不过道地药材也并非一成不变,如环境条件的变化使上党人参绝灭,人们遂贵东北人参;川芎在宋代始成为道地药材;三七原产广西,云南产者后来居上,成为三七的新道地产区。随着中医药事业的不断发展和中药使用人群的不断增加,有的道地药材已无法满足临床的需要。因此,在积极扩大道地药材生产的同时,进行植物药异地引种和药用动物人工驯养,不失为行之有效的解决供求矛盾的较佳途径。为了保护中药种质资源,规范中药种植,确保中药质量和增加中药产量以满足国内外中药市场对中药材日益增长的需要,各地区和相关中药企业纷纷建立了中药 GAP 种植基地,国家也将道地药材、中药资源保护和中药材质量控制纳入中长期发展战略规划范畴。但值得注意的是,引种、驯养都必须注重科学性,避免盲目性,要确保原药材的性能和疗效。

第二节　中药的采集

　　药材所含有效成分是其临床效应的物质基础,而动、植物在其生长过程的不同阶段和不同季节,其药用部位各种成分的积累会有所不同,因而药性的强弱、疗效的高低及毒性的大小也会存在明显差异。如鹿茸以 3～6 年所生者最佳,生长 3～4 年的甘草,其主要有效成分甘草酸含量较生长一年者几乎高 1 倍。人参总皂苷含量以 6～7 年收者最高。麻黄所含生物碱在秋季(9～10 月)含量最高。丹参、黄连有效成分含量最高均为 7 月份。有些药物一日中有效成分含量亦存在差别,如曼陀罗中生物碱含量以早晨叶子含量高,晚上根中含量高。可见,采集时间也是影响中药材质量的重要因素。正如《千金翼方》所云:"不依时采取,与朽木不殊,虚费人功,卒无裨益。"

　　一般来说,药材的采收应以其有效成分含量最高的时节进行为原则,通常以药用部位的成熟程度作为依据。

一、植物类药材的采集

　　因植物的根、茎、叶、花、果实、种子的生长成熟期有明显的季节性,因而不同入药部位的药材,在采收方面存在一定的规律。

　　1. 草类　全草入药的草本植物,除少数以嫩苗入药者如茵陈等外,一般在花前期或初见花时采收。如薄荷、藿香等不用根者,可割取地上部分。车前草、紫花地丁等需带根使用者,则连根拔起。忍冬藤、夜交藤等以茎叶同时入药的藤本类药材,宜在其生长旺盛时割取。

　　2. 叶类　艾叶、番泻叶、大青叶等以叶片入药,或侧柏叶等以带有幼枝的叶片入药的叶类药材,应在植物已生长成熟,全枝满叶时采集。但有少数药材例外,如桑叶多在深秋或初冬经霜后采集。

　　3. 花类　花类药材宜在植物的花期采集。辛夷、金银花、槐花等以花蕾入药者,宜在含苞待放时采集。菊花、旋覆花等用已开放的花朵入药者,须即开即采。蒲黄等花粉类药材,应在花朵完全开放后采集。

　　4. 果实或种子类　枳实、青皮、藏青果等以幼果入药者,应按要求及时采集。山楂、川楝子等多数以果实入药者,应在果实接近成熟或成熟后采摘。对于瓜蒌等果实成熟先后不一者,应分次采集。茴香、牵牛子等果实成熟后易于脱落者,宜在初成熟时适时采取。枸杞子、女贞子、覆盆子等容易变质的浆果,宜在略熟时采收。

5. 根或根(块)茎类 除半夏、延胡索等少数块茎药材宜在夏季采挖外,古人认为多数根或根茎类药材以农历二、八月采集为佳。但比较而言,多数药以深秋采集为宜,此时多数植物的地上部分停止生长,其营养物质多贮存于地下部分,此时采收质量好,产量高,如天麻、苍术、葛根等。

6. 树皮或根皮类 黄柏、厚朴、杜仲等树皮(包括干皮和枝皮)类药材,一般在清明至夏至(4~6月)剥取,但肉桂则宜在8~10月剥皮。采集树皮类药材时应尽量避免伐树取皮或环剥树皮的掠夺式方法,以保护药物资源。牡丹皮、地骨皮、桑白皮等根皮的采收原则,宜在深秋苗萎或叶枯之后,或早春枝叶萌发前采收。

二、动物及矿物类药材的采集

动物类药材的采集,因品种不同而有不同的采集时间,以既保证药效,又易于捕获,还要以保护资源为原则。如金钱白花蛇应在夏秋季节捕捉孵出1~3周的幼蛇。小昆虫类应在数量多的活动期捕捉。桑螵蛸应在3月中旬收集。鹿茸则应在清明节后45~50天锯取。驴皮宜在冬至后剥取。

矿物药以采集方便为原则,大多可随时采集。

总之,中药的采集,既要保证药材质量,又要兼顾产量,还应充分注意药材资源的可持续利用,同时还要考虑生产成本和注意保护生态环境,要避免图眼前一时之利乱采滥挖、破坏环境、殃及子孙的不良行为。

(湖南中医药大学 鲁耀邦)

第三章 中药的炮制

炮制古称为炮炙、修治、修事,是对药物在应用前或制成各种剂型前必要的加工处理过程的总称,包括对原药材进行一般处理和对部分药材的特殊处理。由于中药材多为生药,在制备成各种剂型之前,一般应根据医疗、制剂、调剂的需要,并结合药材的自身特点,进行一定的加工处理,才能方便使用,使之既能充分发挥疗效而又能避免或减轻不良反应,最大限度地符合临床用药的目的。

一般来讲,炮制是否得当,直接关系到药物疗效,而少数毒性和烈性药物的合理炮制,更是确保用药安全的重要措施和基本保证。中药炮制法的应用与发展,在我国有着悠久的历史,方法多样,内容丰富,历代中医药学家积累了许多有益经验,属于我国中医药宝库中非物质文化遗产中的一项独具特色的内容,目前已发展成为中药学的一门分支学科——中药炮制学。中药按照不同的药性和治疗要求有多种炮制方法,有些药材的炮制还要加用适宜的辅料,并且注意操作技术和讲究火候。正如前人所说"不及则功效难求,太过则性味反失"。

第一节 炮制的目的

为符合临床用药要求,对于不同的药物,有不同的炮制目的。而在炮制某一具体药物时,又往往兼具几方面的目的。总的说来,炮制目的有以下 6 个方面。

一、清洁纯净药材,保证药材品质

一般中药原药材多夹杂泥沙及非药用部分,须采取分拣、修制及水洗方能使药物纯净,保证药材品质和用量准确。如茯苓去泥土、枳壳去瓤等。部分药物还需分拣入药以区分等级,如人参、三七、天麻、冬虫夏草等。

二、改变药物性状,便于贮存制剂

有些中药材可直接使用鲜品,如地黄、芦根、石斛等。而有些中药材因产地、季节等因素的限制需干燥处理,才可贮存、运输,如枸杞子、金银花等。有些矿物药须粉碎后方可入药和贮存及制剂,如石膏、磁石等。

三、去除不良气味,适合病人服用

有些中药特别是动物药具有特殊臭味,为达到矫臭、矫味的目的,可采用不同的炮制方法,如麸炒斑蝥、酒制蕲蛇等。

四、降低药物毒性，保证用药安全

有些药物尤其是生品毒性和副作用较大，可采取不同炮制方法以降低毒性和副作用。如醋煮芫花、甘遂可降低毒性，酒炒常山可减轻其催吐的副作用。

五、改变药物性能，适应病情需要

为了适应临床应用的需要，有些中药经过炮制可在一定程度上改变药物的性能。如生地黄性味甘苦寒，主能清热凉血，经入黄酒反复蒸晒后变为熟地黄，其性味微温甘而以补血见长，适宜于血虚证；何首乌生用能泻下通便，制熟后则失去泻下作用而专补肝肾；麻黄生用长于辛温发汗解表和止咳平喘，宜于风寒表实而兼咳喘者，若通过炮制以蜜炙后，则辛温发汗之力受到制约，而止咳平喘之力增强。

六、增强药物作用，提高临床疗效

在中药的炮制过程中，通过加入一些液体和固体辅料与药物拌和，可增强药物作用而提高临床疗效。如蜜炙百部、紫菀能增加润肺止咳作用；酒炒川芎、当归能增强活血作用；醋炒玄胡、莪术，能增强止痛作用；姜汁炙黄连、竹茹可加强止呕作用。有些药物不加辅料炮制也能增强药物作用，如山楂炒焦可增强消食作用；槐花炒炭能增强止血作用；等等。

第二节 炮制的方法

中药炮制方法源远流长，其内容丰富，方法多样。现代的炮制方法在古代炮制经验的基础上有了很大的发展和改进，根据目前的实际应用情况，可分为以下五类。

一、修治

1. 纯净处理 可采用挑、拣、簸、筛、刮、刷等方法，去掉杂质及非药用部分，使药物清洁纯净。如拣去合欢花中的枝、叶；刷除枇杷叶、石韦叶背面的绒毛；刮去厚朴、肉桂的粗皮等。

2. 粉碎处理 采用捣、碾、镑、锉等方法，使药物粉碎，以符合制剂和其他炮制法的要求。如牡蛎、龙骨捣碎便于煎煮；琥珀捣粉便于吞服；水牛角、羚羊角刨成薄片，或锉成粉末，便于制剂或服用。

3. 切制处理 采用切、铡的方法，把药物切制成一定的规格，便于进行其他炮制，也利于干燥、贮藏和调剂时称量。如天麻、槟榔宜切薄片；泽泻、白术宜切厚片；黄芪、鸡血藤宜切斜片；桑白皮、枇杷叶宜切丝；白茅根、麻黄宜铡成段；茯苓、葛根宜切成块等。

二、水制

水制系用水或其他液体辅料处理药物的方法。其目的主要是清洁、软化药材以便于切制和调整药性。常用的有洗、淋、泡、润、漂、水飞等。

1. 洗 将药材放入清水中快速洗涤以除去杂质。除少数易溶，或不易干燥的花、叶、果及肉类药材外，大多需要淘洗。

2. 淋 对于不宜浸泡或水洗的药材，可用少量清水浇洒喷淋，使其清洁和软化。

3. 泡 质地坚硬的药材,在保证其药效的前提下,可放入水中浸泡一段时间使其变软。

4. 润 又称闷或伏。系使清水或其他液体辅料徐徐进入药材内部的方法。根据药材质地的软硬程度,可采用淋润、洗润、泡润、晾润、浸润、盖润、伏润、露润、包润、复润、双润等多种方法,在不损失或少损失药效的前提下,使药材软化,便于切制饮片。如淋润荆芥,泡润槟榔,酒洗润当归,姜汁浸润厚朴,伏润天麻,盖润大黄等。

5. 漂 将药物置宽水或长流水中浸渍一段时间,并反复换水,以去掉腥味、盐分及毒性成分的方法。如将昆布、海藻、盐附子漂去盐分,紫河车漂去腥味等。

6. 水飞 系借药物在水中的沉降性质分取药材极细粉末的方法。常用于矿物类、贝甲类药物的制粉。如飞朱砂、飞炉甘石等。

三、火制

用火加热处理药物的方法称为火制法。常用的火制法有炒、炙、煅、煨、烘焙等。

1. 炒 根据炒制的程度不同分炒黄、炒焦、炒炭。依在炒制过程中是否加辅料分清炒和辅料炒。用文火炒至药物表面微黄称炒黄;用武火炒至药材表面焦黄或褐色,内部颜色加深,并有焦香气者称炒焦;用武火炒至药材表面焦黑,部分炭化,内部焦黄,但仍保留有药材固有气味(即存性)者称炒炭。炒黄、炒焦使药物易于粉碎加工,并缓和药性。种子类药物炒后则煎煮时有效成分易于溶出。炒炭能降低药物的烈性及副作用,或增强其收敛止血的功能。辅料炒有土炒、麸炒、米炒、砂炒、蛤粉炒等。如土炒白术、麸炒枳壳、米炒斑蝥可减少药物的刺激性,增强疗效。与砂或滑石、蛤粉同炒的方法习称烫,砂炒穿山甲,蛤粉炒阿胶可使药物受热均匀酥脆,易于煎出有效成分或便于服用。

2. 炙 是将药材与液体辅料拌炒,使辅料逐渐渗入药材内部的炮制方法。其使用的液体辅料有蜜、酒、醋、姜汁、盐水等。如蜜炙黄芪、甘草可增强补益作用;酒炙黄芩可增强清上部火热作用;醋炙香附可引药入肝和增强止痛作用;盐水炙杜仲可引药入肾和增强补肾作用。

3. 煅 系指将药材用猛火直接或间接煅烧,使药物质地松脆,易于粉碎,或增强疗效的炮制方法。根据药材是否直接接触火或置于容器内加热又分明煅和暗煅。明煅多用于矿物药或动物甲壳类药,如煅石膏、煅牡蛎等。暗煅又称焖煅,适用于质地疏松,可炭化的药材,如煅血余炭、煅棕榈炭。

4. 煨 系将药材包裹于湿面粉、湿纸中,放入热火灰中加热,或用草纸与饮片隔层分放加热的方法。如煨生姜,可增强生姜的温中散寒作用。

5. 烘焙 将药材用微火加热,使之干燥的方法。

四、水火共制

以水火同时对药物进行加工的方法。常见的水火共制包括煮、蒸、潭、淬等。

1. 煮 用清水或液体辅料与药物共同加热的方法。如醋煮芫花、酒煮黄芩。

2. 蒸 利用水蒸气或隔水加热药物的方法。依是否加辅料分清蒸和辅料蒸。加热的时间视炮制的目的而定。如改变药物性能者,宜久蒸或反复蒸晒,如蒸制熟地、何首乌;为使药材软化,以便于切制者,宜蒸至变软透心,如蒸人参、天麻;为便于干燥或杀死虫卵,以利于保存者,加热蒸至"园气",即可取出晒干,如蒸银杏、桑螵蛸等。

3. 潭 是将药物快速放入沸水中短暂潦过,立即取出的方法。常用于种子类药物的去皮和肉质多汁药物的干燥处理,如潭杏仁、马齿苋等。

4. 淬　是将药物煅烧红后,迅速投入冷水或液体辅料中,使其酥脆的方法。如醋淬自然铜、鳖甲等。

五、其他制法

除上述四类炮制方法以外,尚有一些特殊制法。常用的有制霜、发酵、发芽等。

1. 制霜　系将种子类药材压榨去油或矿物药材重结晶的炮制方法。前者如巴豆霜、肉豆蔻霜;后者如西瓜霜。

2. 发酵　将药材与辅料拌和,在一定的温度和湿度条件下,利用霉菌使其霉变以改变原药的药性,生产新药的炮制方法。如神曲、淡豆豉等。

3. 发芽　将具有发芽能力的种子药材用水浸泡后,在一定的温度和湿度条件下使其萌发幼芽的炮制方法。如谷芽、麦芽等。

(湖南中医药大学　鲁耀邦)

第四章 中药的性能

中药的性能包括中药的性质和功能。其理论即性能理论初步总结于秦汉,发展于金元,并经历代医药学家补充整理而成。它是运用中医基本理论对中药功用特点的高度概括,是中药基本理论的核心内容,也是在中医药理论指导下认识和使用中药的重要依据。由于中药来源不同,性质各异,因而具有多种多样的作用,前人在中药临床应用过程中将这些作用性质从不同角度加以总结,逐步形成了中药的性能理论。

中药性能理论的主要内容包括四气(性)、五味、升降浮沉、归经和毒性。专门研究药性的形成机制和临床运用规律的理论又称为药性理论。此外,历代医药文献中所论述的药物补泻、润燥、走守、猛缓及动静等方面的性质,也属于性能的范畴,但由于目前较为少用,故本章不予探讨。

中药的性能与药材的性状是两个不同的概念。性能是用以描述药物作用的特性,主要以药物作用后的人体为观察对象,而药材的性状是以药物本身为观察对象,用于描述药材的各种天然物理特征,二者应予以区分。

第一节 四气

四气主要用以反映药物作用对人体寒热变化的影响。在中药性能理论中,药物的四气一直是指导临床用药的纲领,历来为医药学家所高度重视。陶弘景《本草经集注》认为:"其甘苦之味可略,有毒无毒易知,惟冷热须明。"李中梓更强调:"寒热温凉,一匕之谬,覆水难收。"足见其在性能理论中的首要地位。

一、四气的含义

四气,又称四性,是指药物所具有的寒热温凉四种不同药性。不过历代医家对药物气与性又有所偏指。如寇宗奭《本草衍义》指出:"凡称气者,即是香臭之气。其寒、热、温、凉,则是药之性。"后世李时珍《本草纲目》则提出不同看法,认为:"寇氏言寒、热、温、凉是性,香、臭、腥、臊是气,其说与《礼记》文合。但自《素问》以来,只以气味言,卒难改易,姑从旧尔。"自此,则"四气"与"四性"并行使用,沿习自今。寒、热、温、凉四种药性中,凉次于寒,属同一类药性;温次于热,又为另一类药性。历代医药学家为进一步区分药物的寒热程度,又有大热、大温、微温、大寒及微寒等概念,以期表示其更细微的差异。在四气的阴阳属性方面,温热属阳,寒凉属阴。

此外,尚有部分药物的药性对人体的寒热病理变化无明显的影响,古人称其为平性。从本质上分析,平性仍有略偏凉或偏温的特点,故现在仍习称四气。

二、四气的确定依据

关于药物四气的确定,《内经》云:"所谓寒热温凉,反从其病也。"《神农本草经百种录》又说:"入腹则知其性。"说明四气的确定,是从药物作用于机体所发生的效应中概括出来的,它与所治疾病的寒热性质相对。即能够减轻或消除热证的药物,一般为寒性或凉性,其清热力强者为寒性或大寒,力较弱者,为微寒或凉性。如石膏能治疗高热、汗出、口渴、脉洪大等气分热证,因而属于寒性。反之,能够减轻或消除寒证的药物,一般为温性或热性,其祛寒力强者为热性或大热,力稍次者为温性,再次者为微温。如麻黄能治疗恶寒、发热、无汗、头身疼痛及脉浮紧等风寒表证,故属于温性。不过历代对各种药物寒热温凉药性的认识经历了长期的临床实践过程,而且在历代不同时期或同一时期的不同中药学著作中,由于认识上的差异,诸本草对部分药物药性的记述不尽一致。因此,对某药药性的判定,只是一定历史时期、一定认识水平上的产物,绝不可能一成不变。在用药实践中,修正原有的不当药性,是中药学发展的必经过程。特别是利用现代科学技术手段和方法,揭示中药寒热温凉药性的实质,赋予其客观内涵和表征尤为重要。

三、四气的作用

寒凉药性属于一类,温热药性属于另一类。一般来说,寒凉药多具有清热泻火、凉血解毒、滋阴退蒸等作用,主要用治阳证或热证。如黄连性寒,能清心、胃火,治心火上炎之心烦尿赤,胃火上炎之呕吐吞酸;薄荷性凉,能解表热,治风热表证。温热药多具有温里散寒、补火助阳、温经通络、回阳救逆等作用,主要用治阴证或寒证。如肉桂性热,能补火助阳,治下元虚冷;桂枝性温,能散表寒,治风寒表证。

四、四气的临床意义

分清疾病的寒热性质以采取针对性的药物治疗是临床辨证用药的一大特色。《素问·至真要大论》谓:"寒者热之,热者寒之。"《神农本草经》云:"疗寒以热药,疗热以寒药。"则是针对寒热病证用药的基本原则。只有掌握了药性的寒热,才能在临床实践中做到有的放矢。

1. 祛除病邪　《素问·调经论》云:"阳盛则外热,阴盛则内寒。"针对导致人体产生寒证、热证的阴邪(如寒邪)、阳邪(如火邪、暑邪),可针对性地选择温热药以祛寒、寒凉药清热或解暑,以消除病因,治疗寒热证候。

2. 消除症状　在寒热病证中出现的寒热症状如畏寒、怕冷及发热、烦渴等,可利用相应的温热药或寒凉药消除这些寒热症状。

3. 调整阴阳　《素问·调经论》谓:"阳虚则外寒,阴虚则内热。"说明人体脏腑阴阳失调亦可导致机体出现偏寒或偏热的病理变化。寒凉药常能扶阴抑阳以制热,温热药常能扶阳消阴以除寒。杨仁斋《直指方》说:"温以调阴,寒以调阳,盖使阴阳调而得其正"便是此理。

由于临床上单纯寒证或热证比较少见,在有些时候(如寒热错杂)则需寒热药物并用。为防止药性过寒或过热产生弊端,用药时还可酌配药性相反的药物以反佐。正如《素问·五常政大论》所说:"治热以寒,温而行之;治寒以热,凉而行之。"另外,寒热病证尚有真假,当审慎用药。

第二节 五味

五味理论的形成,最早与饮食的烹调有关。如《吕氏春秋》说:"调和之事,必以甘、酸、苦、辛、咸,先后多少,其齐甚微,皆有自起,鼎中之变,精妙微纤,口弗能言……(故能)甘而不哝,酸而不酷,咸而不减,辛而不烈,淡而不薄,肥而不腻。"《周礼·天官冢宰》中还提出了五味养病的观点,并指出了各种味所具有的营养作用。《内经》将五味与作用的关系、偏食五味的弊端及各种味的阴阳属性等上升为理论,初步奠定了五味理论的基础。自《神农本草经》提出"药有酸、咸、甘、苦、辛五味",并在各药下首先标明其具体的味以来,历代本草一直沿用至今。

一、五味的含义

五味是指药物所具有的辛、甘、苦、酸、咸五种不同的味道。最初,五味的本义是指辛、甘、苦、酸、咸五种口尝或鼻嗅而能直接感知的真实滋味或气味。后来发现滋味实际上不止此五种,如《内经》已提到淡味,《晏子春秋》提到涩味。此外,在实际中还有麻味、辣味、腻味等等。为了能与五行学说相结合,前人将淡味视为甘味的"余味"而附于甘味;又将涩味视为酸味的"变味"而附于酸味。因此,一直习称五味。随着药性理论的发展,药味已超过了它的实际滋味或气味的内容,更多地反映了药物在补、泄、散、敛等多方面的作用特性。在药味的阴阳属性方面,辛、甘、淡属阳,苦、酸、涩、咸属阴。

二、五味的确定依据

在长期的生活和用药实践中,人们通过口尝等直接感知认识了药物的真实滋味。随着用药知识的积累,逐步发现药味与其作用存在很大的相关性,便逐渐以药物滋味来表示这些相关的作用特点,并形成了早期的五味理论。由于药物品种的增多和药物功用的拓展,有的药物具有某种滋味,却并无其相应的作用特点;而另一些药物具有相同的作用特点,又没有相应的滋味。如早期的五味理论认为辛味药的作用特点是发散,酸味药的作用特点是收敛。麻黄虽有较强的发散作用,但其滋味却无明显的辛味;山楂的滋味虽有浓烈的酸味,却不具有收涩的作用特点。因此,便在麻黄的"味"中,增加辛味以反映其能散的作用特点;或保留山楂的酸味,只用以反映其实际滋味。可见,对于五味的确定,一是根据药物的实际滋味,二是根据药物作用反推。

药物的滋味往往不止一种,其作用特点也是多方面的。在确定某药的药味时,一般只列出一两种主要或较为主要的味为代表。如大黄一药,有泻下、清热、活血及止血等多种功效,但以通泄和清泄为主,习惯上结合其滋味只强调其味苦,至于活血、止血等功效的作用特点则从略,不再言其还有辛、涩之味。中药的功效是复杂的,而五味所表示的作用特性则相对较为局限,有些药物的作用如驱虫、潜阳、止痉、安神、化痰、涌吐、逐水、截疟以及多种外用功效的作用特性,尚不能用五味理论来加以概括和反映。

三、五味的作用

在中药性能理论中,药物的五味主要是用以反映该药的作用特点。前人在论述味与作用的关系时,颇不一致。但目前一般认为:

1. 辛 能散、能行。即辛味药物具有发散、行气、活血等方面的作用,用治表证、气滞证和血瘀证。故能发散表邪的解表药,消除气滞的行气药和消散瘀血的活血化瘀药,大多都标以辛味。如薄荷味辛,能发散风热;陈皮味辛,能消除气滞;川芎味辛,能活血祛瘀。一些气味芳香辛辣的药物,如化湿药、开窍药、温里药及若干祛风湿药,也具有或"行"或"散"的作用特点,一般也标有辛味。

2. 甘 能补、能缓、能和。即甘味药物有补虚、缓急止痛、缓和药性或调和药味等方面的作用,用治虚证、拘挛疼痛证和与烈性或毒性药物配伍以缓和药性、调和药味等。故补虚药及具有缓急止痛,缓和毒烈药性,调和药味的药物,大多可标以甘味。如党参味甘,能补中益气;大枣味甘,能补气养血;甘草味甘,能补气,缓急止痛和调和药性等。甘味药物大多为补虚药。此外,对于消食和中的麦芽、山楂等药,也常标以甘味。

3. 苦 能泄、能燥。泄的含义有三:一是降泄作用,用治气逆证。如杏仁味苦能降肺气而止咳平喘,枇杷叶味苦能降肺胃逆气而止咳、止呕。二是通泄作用,用治便秘证。如大黄味苦,能治便秘证。三是清泄作用,用治火热病证。如黄芩味苦,能泻肺火而治肺热咳嗽。燥是指燥湿作用,用治湿证。但结合药性又有苦温燥湿和苦寒燥湿(又称清热燥湿)之分。如苍术性味苦温,能治寒湿证;黄连苦寒,能治湿热证。大凡止咳平喘药,止呕逆药、攻下药、清热药及燥湿药多标以苦味。

此外,还有"苦能坚"或"苦以坚阴"的说法。其与苦寒药能清泄并无实质上的区别,乃"泄火存阴"之义,多用于概括知母、黄柏等药物治疗肾阴亏虚、相火亢旺的作用特点。

4. 酸 能收、能涩。即酸味药物具有收敛固涩作用,用治滑脱病证。如五味子味酸,能治肺虚久咳;乌梅味酸,能治久泻久痢;酸枣仁味酸,能收敛止汗;金樱子味酸,能固精缩尿。故大凡敛肺、涩肠、止血、固精、敛汗药,大多标以酸味。

5. 咸 能软、能下。即咸味药物有软坚散结或泻下作用,用治有形实邪内结或便秘证。如牡蛎味咸,能治癥瘕积聚;海藻味咸,能治瘿瘤、痰核;芒硝味咸,能治燥结便秘。故能治疗癥瘕积聚、痰核、瘿瘤等痰、气、血凝结而成的结块的药物多标以咸味。至于咸能下的使用十分局限,相沿仅指芒硝等少数药的泻下特点。

此外,除五味以外,尚有涩味及淡味。涩味多附于酸味,具有收敛固涩作用,用治滑脱病证。如五倍子味涩,能治多种滑脱病证。淡味为甘味之余味,具有渗湿利水作用,用治水湿内停证。如茯苓味淡,能治水湿潴留病证。

四、五味的临床意义

首先,作为性状的五味,是中药性状鉴定及质量优劣的重要内容。如有无苦味,是鉴别苦杏仁与甜杏仁的主要依据;乌梅、木瓜,以酸味浓者质佳;黄连、龙胆草,以苦味重者质佳。如果药物气味改变,多为变质所致。

作为性能的五味,是选药处方的又一依据。如能掌握药物的五味特点,并结合临床病证,可以增强临床用药的准确性。正如《黄帝内经·脏器法时论》所云:"肝苦急,急食甘以缓之,肝欲散,急食辛以散之,用辛补之,酸泻之。心苦缓,急食酸以收之,心欲软,急食咸以软之,用咸补之,甘泻之。脾苦湿,急食苦以燥之,脾欲缓,急食甘以缓之,用苦泻之,甘补之。肺苦气上逆,急食苦以泄之,肺欲收,急食酸以收之,用酸补之,辛泻之。肾苦燥,急食辛以润之,肾欲坚,急食苦以坚之,用苦补之,咸泻之。"不过在具体应用时,还必须结合药物的其他性能予以综合考虑。如药物的性味组合体现在药物功效方面有一定规律,一般而言,性味相同,功效亦同,性味不同,功效亦殊。但在具体组合时又有性同味异和味同性殊的差别。

第三节 升降浮沉

升降浮沉的药性理论,从萌发到形成,经历了较为漫长的历史过程。早在《内经》一书中即有升降浮沉有关概念的论述。但直至唐宋时期,该理论一直无重大发展,均未能与具体药物的功用结合起来进行论述。迨至金代张洁古所著《珍珠囊》及《医学启源》等书中,对药物升降浮沉之理予以发挥,将所载药物根据其升降之性和气味厚薄分为"风升生"、"热浮长"、"湿化成"、"燥降收"、"寒沉藏"五大类,形成了以升降浮沉为中心的药类法象思想。其弟子李东垣、王好古等,宗其说而广其用,使升降浮沉理论受到医药界的重视并广泛应用。

一、升降浮沉的含义

升降浮沉是指药物作用于人体的四种不同趋向。升是上升,表示作用趋向于上;降是下降,表示作用趋向于下;浮是发散,表示作用趋向于外;沉是下沉,表示作用趋向于内。

在上述四种作用趋向中,升与降,浮与沉,系相对而言。而升与浮,降与沉,又分别相互联系,相互交叉,难以截然分开。在实际应用中,升与浮,沉与降,又常常相提并论。因此,升浮与沉降基本分属于同一大类。结合阴阳分类,则升浮属阳,沉降属阴。

二、升降浮沉的确定依据

升降出入的理论在古代哲学思想中主要用来认识整个物质世界的运动和变化。在中医学中则以此论述人体的生命过程和脏腑气机的生理特点和病理现象,亦即:"非出入,则无以生长壮老已;非升降,则无以生长化收藏。"升降浮沉药性理论,则是古代哲学思想和中医学升降出入理论在中药学中的具体应用。应用升降出入理论,往往可以辨出临床各种证候不同的病势趋向。如麻疹初起疹出不畅,其病势趋向于内;内脏下垂因于气虚下陷者,其病势趋向于下;喘咳为肺气上逆,呕吐为胃气上逆,其病势趋向于上;表虚自汗,气虚失血,其病势趋向于外。能够改变上述病势趋向,治疗这些病证的药物,便分别具有相应的升降浮沉的作用趋向。如黄芪益气升阳,可治内脏下垂,其性主升;杏仁止咳平喘、枇杷叶止呕吐呃逆,其性主降;荆芥解表、透疹,其性主浮;大黄泻热通便,其性主沉。故药物作用的升降浮沉趋向,是与疾病的病势趋向相对而言的。

三、升降浮沉的作用

药物的升降浮沉,虽然与病势趋向相对而言,但其治疗效应本质是由药物功效所产生的。因此,可以从药物功效反推药物升降浮沉的趋向。一般来说,具有解表、透疹、祛风湿、活血通脉、升阳举陷、开窍醒神、温里散寒、行气解郁及涌吐等功效的药物,其作用趋向主要是升浮的;而具有清热、泻下、利湿、安神、止呕、平肝潜阳、息风止痉、止咳平喘、收敛固涩及止血等功效的药物,其作用趋向主要是沉降的。

有些药物功效广泛,使得其升降浮沉趋向不明显,如活血祛瘀药及攻毒杀虫止痒药等。而有些药物具有双向性,即既能升浮,又可沉降。如麻黄发散风寒作用为升浮趋向,但其平喘、利水作用则为沉降趋向。川芎古人认为既能上行头目,又能下行血海,其上行头目为升浮作用,而下行血海则为沉降作用。不过,很多双向性的药物,只有一种趋向是主要的。对于众多趋向性很典型的药物,可直接从药物的性质(如性味、质地轻重、用药部位等)、功能中推导其升降浮沉的性能。

四、影响升降浮沉的因素

药物的升降浮沉作用趋向,与其本身固有的性质和功能密切相关。因此,药物性味和质地轻重基本上决定了药物升降浮沉的作用趋向。如古人认为味薄者升,气薄者降,气厚者浮,味厚者沉;质轻者主升浮,质重者主沉降;根升梢降。李时珍也提出:"酸咸无升,甘辛无降;寒无浮,热无沉。"但药物性质与升降浮沉的关系并非绝对,因而又有"诸花皆升,旋覆独降;诸子皆降,蔓荆独升"之说。值得肯定的是,通过炮制或配伍,可以在一定程度上减弱或增强,甚至改变药物的升降浮沉性质,以满足临床对药性趋向的不同需要。所以,李时珍认为:"升降在物,亦在人也。"

1. 炮制　炮制对升降浮沉的影响是复杂的。前人认为药物炮制时添加不同辅料可影响或改变药物升降浮沉药性。"酒制升提,姜制发散","升者引之以咸寒,则沉而直达下焦,沉者引之以酒,则浮而上至巅顶"。如酒炙川芎,能增强升浮之性以利于祛风活血;酒炙黄芩,其苦寒沉降之性减弱,更宜于上焦热证。尽管如此,但并非绝对。姜汁炙竹茹,非为升散,而在于和胃止呕;酒炙常山,亦非升提,却是为了抑制涌吐过于峻烈。其他如荆芥生用疏散,为升浮之品;而炒炭入药,专于止血,则为沉降之药。

2. 配伍　中药在临床应用中很多情况下均为复方。在中药复方中,少量性质升浮的药物与较多性质沉降的药物配伍,其升浮之性会受到制约,而表现为沉降药性;反之,少量性质沉降的药物与较多性质升浮的药物配伍,其沉降之性亦会受到抑制,而表现为升浮药性。如麻黄与石膏、杏仁同用,其升浮发汗之力受到制约而主呈清肺止咳作用,主治肺热咳喘证。大黄与薄荷、防风及荆芥等同用,其沉降清泄之性受到制约而呈现发散风热作用,主治上焦风热证。

五、升降浮沉的临床意义

1. 顺应天人相应的自然规律　《本草纲目·四时用药例》中指出:"必先岁气,毋伐天和……升降浮沉则顺之,寒热温凉则逆之。故春月宜加辛温之药,薄荷、荆芥之类,以顺春升之气;夏月宜加辛热之药,香薷、生姜之类,以顺夏浮之气;长夏宜加甘苦辛温之药,人参、白术、苍术、黄柏之类,以顺化成之气;秋月宜加酸温之药,芍药、乌梅之类,以顺秋降之气;冬月宜加苦寒之药,黄芩、知母之类,以顺冬沉之气。所谓顺时气而养天和也。"上述论述说明人体脏腑气机的升降出入,与自然界四时的寒热变化、阴阳消长的规律性变化息息相关,具有春升、夏浮、秋收、冬藏的固有特点。因此,用药防病治病时可利用药物的升降浮沉药性顺应脏腑的生理特点和顺应自然界气机生长收藏的节律变化而提高疗效。

2. 纠正机体的气机失调　人体的各种病证,常常表现出向上、向下、向外、向内的病势趋向。这些病势趋向,与脏腑气机失调而不能自我调节恢复有关。此时应利用药物的升降浮沉性质,逆其病势趋向,使之尽快恢复正常。如呕吐一证可辨其寒热之后选用干姜、竹茹等药,逆其病势,以复胃气和降之常。

3. 因势利导,祛邪外出　人体的各种病证的上、下、内、外的病势趋向有的则是为了祛邪外出的保护性反应。此时应顺其病势趋向,使用具有升降浮沉不同药性的药物以因势利导,祛邪外出。如因饮食过多,胃腑拒纳而作呕者,应顺其上逆,因势利导,使用涌吐药物,迅速吐出宿食,祛除邪气,以避免脾胃受伤。

第四节　归经

　　药物归经的理论,滥觞于秦汉,发展于唐宋,形成于金元,完善于明清。如《素问·至真要大论》即提出了归经的基本思想,云:"五味入胃,各归其所喜,故酸先入肝,苦先入心,甘先入脾,辛先入肺,咸先入肾。"《神农本草经》中也有归经的大致描述。如称大黄"荡涤肠胃"、大枣"安中养脾"等等。汉代张仲景在治疗外感热病和内伤杂病的过程中所采用的六经辨证和脏腑辨证,对后世创立归经理论具有一定的启迪作用。《名医别录》中"韭归心"、"葱白归目"等记载则首开在具体药物条文下指明其归经的先河。唐宋时期的一些本草著作中,也可见一些有关归经的记载。如唐《食疗本草》中称"绿豆行十二经脉";宋《图经本草》言瞿麦"通心经"等。迨至金元时期,随着各学派的学术争鸣,张洁古在其所著的《珍珠囊》、《医学启源》等书中,将归经理论作为一种重要的药性理论进行了较为详细的介绍,并在各种药物项下注明其所归之经名。其后李东垣、王好古、朱丹溪等进一步发挥,促使归经理论得以系统的形成。明清时期,《本草品汇精要》、《药品化义》、《雷公药性解》等本草书籍则把"走何经"或"入某经"作为论述药物的一个必备项目。有的还把归经作为药物分类的依据。至于"归经"这一术语的提出,则是清代的医药学家沈金鳌,其所著《要药分剂》一书,对药物归经作了较全面的总结,把历代"引经"、"行经"、"入"、"走"、"归"统一称为"归经"并得到普遍认同且沿用至今。

一、归经的含义

　　归经是指药物作用对人体病变部位(经络、脏腑)的选择性。"归"是指药物作用的归属,"经"是脏腑经络及其有关组织的概称。所谓某药归某经或某几经,则是指该药物主要对某一经(脏腑)或某几经(脏腑)有明显作用,而对其他经(脏腑)则作用较小,甚至没有作用。如同属性寒清热药物,则有清肝热、清胃热、清肺热、清心热之不同。同属补药,则有补肺、补脾、补肾、补肝之异。反映了药物在机体产生效应的部位各有侧重。但应注意传统归经理论中所指的脏腑,与现代医学解剖上的实际脏器有较大的区别,不能混淆。

二、归经的确定依据

　　中药的归经是以中医脏象学说和经络学说为理论基础,以药物所治病证为实践依据而确定的,而且是与中医对病证的定位完全一致的。脏象和经络理论,全面系统地说明了人体的生理功能和病理变化,是临床对于疾病辨证定位的根据,也是对于药物归经表述的基础。

(一)用脏腑辨证理论确定药物归经

　　脏腑是机体构造或功能的单位。药物的治疗作用,主要是通过对脏腑的生理机能与病理变化的影响而为人们所认识。因此,药物的归经,可直接归于某脏、某腑或在脏腑之名称后再加上"经"字。如脏象学说认为心主神志,患者出现神昏、失眠、健忘等精神、意识、思维异常的证候,按照脏腑辨证均为心的病变,能主治这类证候的药物,如麝香能开窍醒神以治闭证神昏,酸枣仁能宁心安神以治失眠,人参能益智以治健忘等,皆可归心经之药。

(二)用经络辨证理论确定药物归经

经络内属脏腑,外络肢节、五官九窍、四肢百骸,全身上下无处不到,是沟通机体内外上下的通道。体表发生病变,通过经络可影响到脏腑;脏腑发生病变,亦可通过经络反应至体表。经络既是辨认疾病部位的所在,也是药物作用的归宿。因此,经络系统也就成了药物归经的重要依据之一。如足阳明胃经起于鼻翼旁,沿鼻上行,并入齿中,循行至额前。而白芷祛风止痛,长于治疗前额疼痛和牙龈肿痛;又能通鼻窍而治鼻塞流涕。按经络辨证,上述病变均为阳明胃经之证,故白芷归胃经。此外,历代本草根据奇经八脉辨证、六经辨证和气血辨证或温病卫气营血辨证理论,还记载有入冲、任、督、带诸经,六经,气分,血分的药物。在现代中药学中,一般的归经内容都是以脏腑为主,以经络、气血定位只是作为必要的补充。

此外,古人还常常将药物的五味、五色、五气及质地、形状等性状特征与五脏相联系,作为药物归经的依据。如认为辛入肺、苦入心、甘入脾、咸入肾、酸入肝。色白入肺、色赤入心、色黄入脾、色青入肝、色黑入肾。臊气入肝,焦气入心,香气入脾,腥气入肺,腐气入肾。以质之轻者,上入心肺,质之重者,下入肝肾等等。故陈皮、紫苏味辛而归肺经,黄芪、党参味甘而入脾经,山茱萸、乌梅味酸而入肝经,补骨脂、女贞子状如肾形而入肾经。虽然此种认定药物归经的方法有部分符合实际,但不具普遍意义。

由于一种中药可有多种功效,可以主治数经的病证,因而其相应的归经是多方面的。在各论所载的各药之下,往往只标明其主要的归经。还有少数药物其作用范围十分广泛,虽然文献中有通行十二经之说,但仍有主次之分。以外用杀虫、消肿止痛、生肌敛疮为主要功效的药物,往往难以确定其归经。驱虫药等虽一直标示其归经,但并无多大实际意义。

三、归经的作用

一般认为,某药归某经或某脏腑,说明能够治疗某经或某脏腑的病证。如桔梗归肺经,能治肺经病证;茜草根归肝经,能治肝经病证;葫芦巴归肾经,能治肾经病证等等。但药物归经的作用必须结合药物的性味及功效才能有针对性地治疗疾病。如同归肺经的药物,麻黄辛温发散治风寒表证;鱼腥草辛寒清热治肺热咳嗽;人参甘温补肺气治肺虚喘咳。此外,一个药物如归经越多,则说明其作用越广。

四、归经的临床意义

归经理论的系统总结和全面应用,使中药性能理论更加完善,实用性更加增强。临床用药时,将归经和其他性能结合起来考虑,可以增强用药的准确性,从而提高疗效。如同为甘寒的补阴药,玉竹归肺胃经,石斛归胃肾经,龟甲归肝肾心经,必须准确选用。同为治头痛的药物,因头痛部位不同,其应用亦有差别。太阳经头痛宜用羌活,阳明经头痛宜用白芷,少阴经头痛宜用细辛,厥阴经头痛宜用吴茱萸等等。所以徐灵胎强调说:"治病必分经络脏腑","不知经络而用药,其失也泛,必无捷效"。

另一方面,由于脏腑经络在生理上的相互联系和在病理上的相互影响,在临床用药时往往并不单纯使用某一经的药物。如有的病证虽然表现在某一脏腑或某一经络,但在临床应用过程中除选用归某一脏腑或某一经络的药物外,可配合归它经的药物以提高疗效。故中医根据五行学说相生相克规律有"虚则补其母、实则泻其子"、滋水涵木法、益火补土法、培土生金法、金水相生法、抑木扶土法、培土制水法、佐金平木法等多种治法。如临床上治疗肝阳上亢之证，除选择归肝经的平肝潜阳药外，还配以归肾经的滋补肾阴药，以滋水涵木，使阳亢得平。又如，咳喘与肺脾肾虚相关，重点在肺，但单独拘泥于治肺，则疗效不佳。可配伍健脾益气或补肾之药与归肺经的补肺、止咳平喘药同用，能明显提高疗效。

此外，利用归经理论，有时还可扩大中药的临床应用或发现中药新的用途，或指导中药的加工炮制，或便于一些药物功用的学习记忆。

第五节　毒性

毒性作为中药的一种性能，在《内经》中已有较为系统的论述。《神农本草经》将毒性作为药物上中下三品分类的依据，指出："药有酸、咸、甘、苦、辛五味，又有寒、热、温、凉四气及有毒、无毒。"明确提出有毒无毒与四气五味一样，属于中药性能之一。这是药性理论之一的毒性在现存本草文献中的最早记载。自此，历代本草在各药之下，一般都要标明其有毒无毒，以保证用药安全。

一、毒性的含义

毒性有广义与狭义之分。广义的毒性是指药物的偏性，而狭义的毒性是指药物对机体所产生的严重不良影响及损害性。如张子和《儒门事亲·推原补法利害非轻说》云："凡药有毒也，非止大毒小毒谓之毒。甘草、苦参不可不谓之毒，久服必有偏胜。"明·张景岳《类经·五脏病气法时》云："药以治病，因毒为能，所谓毒者，以气味之有偏也。"上述所指即为广义的毒性。毒性是用以反映药物安全性的一种性能。现代所称的毒性大多是指狭义的毒性。

与毒性一样，毒药亦有广义与狭义之分。广义的毒药是药物的总称，而狭义的毒药是指对机体产生严重不良影响及损害性的药物。如《周礼》所谓："医师掌医之政令，聚毒药以供医事。"日本学者丹波元坚《药治通义》也指出："毒药二字，古多连称，见《素问》及《周官》，即总括药饵之词。"上述所指均为广义的毒药，而现代所称的毒药大多是指后一种含义。

现代将药物毒性引起的机体毒性反应习称为中毒。大量毒药迅速进入人体，很快引起中毒甚至死亡者，称为急性中毒；少量毒药逐渐进入人体，经过较长时间积蓄而引起的中毒，称为慢性中毒。此外，药物的致癌、致突变、致畸等作用，则称为特殊毒性。毒性反应会造成脏腑组织损伤，引起功能障碍，使机体发生病理变化，甚至死亡。

1988年，国务院颁布的《医疗用毒性药品管理办法》对毒性药物所下的现代定义为："医疗用毒性药品，系指毒性剧烈，治疗剂量与中毒剂量相近，使用不当会致人中毒或死亡的药物。"并将28种中药和10种西药确定为医疗用毒性药品，并制定了严格的生产、经营和使用的管理办法，说明毒性具有特殊性。长期以来，人们依据狭义毒药毒性的大小，将其分为大毒、有毒、小毒等不同等级，以供用药参考。既然毒性是中药的一种性能，就应该与其他性能一样，具有普遍性，绝对无毒的药物是不存在的，这对于纠正"中药无毒性"的用药误区，非常必要。

中药的副作用有别于毒性作用。中药的副作用是指在正确使用中药时（正常剂量下）出现与治疗目的无关的不良反应。这种由药物引起的副作用，一般比较轻微，对机体的危害不大，大多在停药后可自行消失而无后遗效应，可不必进行特殊的治疗。

二、毒性的确定依据

对于中药毒性的认识是古往今来人们在与疾病作斗争的过程中逐渐认识的,它经历了一个漫长的历史过程。古代神农尝百草,一日而遇七十毒即是例证。然而,由于古代科学技术水平和中药应用的局限性,对中药毒性的认识和总结主要是通过药物作用于机体后的反应或生理机能的变化概括出来的,在特定的历史条件下其认识还不尽深刻,有些药物的毒性还未被发现,有时甚至有把个案当作普遍性的情况。随着现代科学技术和检测技术的迅猛发展,对中药毒性的认识将逐渐走向深刻。

三、影响毒性的因素

中药使用后是否表现出毒性以及毒性的大小,与药物本身的毒性、用药方法及患者情况等诸多因素有关。概括起来,主要有以下方面:

(一)药物方面

药物毒性与药物的品种、质量、炮制等有关。

一味中药的来源可能涉及一个品种或多个品种。如传统用的木通,有白木通、川木通及关木通等不同品种,其中关木通据报道对肾功能可造成损害。因此,必须注意一味药不同品种之间的毒性差异。同种药材因产地、采集、炮制、贮存不同,其毒性强弱也可能不同。如生长在云南的乌头属植物,其有毒成分随海拔升高而增加。苦楝皮中所含苦楝素的含量,每因入药部位、采收季节、贮存时间而明显改变。轻粉如保管不善,曝光贮存,会发生化学变化,分解生成氯化汞及金属汞,其毒性也大大增强。环境污染和农药滥用,可使中药材中重金属和毒物的含量增加,影响用药的安全。合理的炮制,可以降低药物的毒性,而不合理的炮制又可能导致药物的毒性增强。如乌头与附子内服多用炮制品,炮制目的主要是减毒,若炮制的火候不够,或所用辅料不合要求,或使用生品,则易造成中毒反应。

(二)使用方面

药物毒性与药物剂量、剂型、制备工艺、用药途径、配伍用药和用药方法等有关。

药物毒性反应的发生和危害的轻重,与药物剂量大小密切相关。对于有毒中药,哪怕是毒性最大的砒霜,如合理使用,使用量在中毒量之下,也不会导致中毒。相反,那些一般认为无毒的药物,甚至是补虚药,如果用量过大,也会导致中毒甚或死亡。如有报道一次服用 40 g 红参煎剂而死亡者。因此,临床使用任何药物都不能盲目提高用药剂量以期获取奇效。正如《诸病源候论·服药失度候》所云:"凡合和汤药,自有限剂,至于圭铢分两,不可乖违,若增加失宜,便生他疾……亦能致死。"中药剂型目前有逐渐增多的趋势,在剂量相同的前提下,同一药物在不同剂型中毒性强弱可能存在差异,而且各种成分之间还可能存在相互拮抗或相互协同的关系而造成各种成分的理化特性不同而使毒性增大。如注射剂,特别是静脉注射剂,由于稳定性差和成分复杂,其毒性往往比口服剂大。生半夏所含止呕等成分能溶于热水,而催吐、引起失音甚至死亡的成分却难溶于水而溶于醇,因此,生半夏酒剂的毒性比汤剂强。同一药物在同种剂型中因制剂工艺的差异,其毒性大小可能也不同。机体的不同组织对药物的吸收、反应、分布与排泄可能存在差异;不同的给药途径,不仅会影响药物的治疗效果,也会影响药物的毒性。

据报道,用大戟配甘草、芫花配甘草、甘遂配甘草、海藻配甘草、藜芦配细辛、乌头配半夏腹腔注射给药,几乎使受试小鼠全部死亡;同样或相近的剂量经口服给药,除甘遂配甘草引起少部分小鼠死亡外,其余均无死亡。中药通过合理配伍,可使原有毒性减轻或消除。但配伍不当亦会使毒性增强,甚至产生新的毒性。如传统中药配伍关系中的"相反"和配伍禁忌中的"十八反"和"十九畏",虽非绝对,但不少情况下配伍可增强毒性。中药与西药配伍也存在类似情况,如石膏、龙骨、石决明等含钙的中药与强心苷类药物合用,可增强后者对心肌的毒性。中药的煎煮方法对有毒药物的毒性有直接影响,如汤剂中的附子、乌头,若煎煮时间不够,因所含乌头碱未能充分水解,其毒性亦大于经过充分煎煮者。中药以口服为主,服药时间不同也会影响药物毒性。如饱腹状态服药,由于药物被稀释和食物对机体的机械保护作用,则出现中毒的时间较迟,症状较轻;而空腹状态时服药,毒物很快被消化吸收,则迅速出现毒性反应。

(三)患者方面

药物毒性与患者的年龄、体质、病情轻重等有关。

因患者的个体存在差异,不同人对毒物的敏感性也有所不同。一般而言,青壮年及高大、肥胖、强壮的人抵抗力强,耐毒性较强;而小孩、老人、妇女及矮小、瘦弱的人抵抗力弱,耐毒性较差。正如《类经·耐痛耐毒强弱不同》所云:"人有能胜毒者,有不能胜毒者。"《灵枢·论痛》云:"胃厚色黑大骨及肥者,皆胜毒;故其瘦而薄胃者,皆不胜毒也。"如附子一般的口服剂量为6~15 g,但有的人只服 9 g 便引起明显中毒反应,而有的人煎服至 120 g 亦无不良反应发生。药物治病的机理是利用药物的偏性以纠正机体阴阳的偏盛偏衰,若药不对证,很容易导致新的病理偏向,对人体造成伤害而出现毒性。故李时珍《本草纲目》曾告诫:"(药物)用之得宜,皆有功力;用之失宜,参术亦能为害。"

四、毒性的作用

由于传统中药治疗疾病主在以偏纠偏,因此,临床可根据病性有针对性地选用具有某种偏性的中药进行治疗。同时,通过对毒性和毒药现代含义的认识,在临床工作中便于合理使用中药,确保中药的使用安全。

五、毒性的临床意义

中药的毒性虽明显小于化学药物,但也有一定的毒性,这是几千年的用药实践肯定了的客观事实。随着科学技术的进步和检测水平的提高,一些中药的毒性逐渐被人们所发现和认识。既往普遍认为中药没有毒性的观点,显然是不正确的。据不完全的统计,近 90 年来国内医药文献公开报道的中药中毒事件就有 5 316 人次,牵涉药品(包括单味药及中成药)300 余种,其中 215 人中毒死亡。当然,对中药毒性的不断和深入认识不仅不能否定中药的疗效,恰恰反映了中医药的进步。在当前有些中药毒性逐渐被认识和发现的新情况下,开展对中药毒性的机理研究和深入认识,具有十分重要的现实意义。

(一)确保毒性中药的使用安全

有些中药在古时即标注有毒,根据毒性大小又有大毒、有毒、小毒之分,对这些药物要严格按照国家毒性药品的管理办法,根据病情和患者个体状况合理使用,确保使用安全剂量和用药安全。而对于那些在古代本草中未载明有毒、随着现代研究逐步揭示其有毒的中药,在使用时也要充分注意,不要盲目加大用量,忽视安全,以免引起中毒反应。

(二)合理采取降低中药毒性的措施

对于如何降低有毒中药毒性历来具有许多行之有效的方法和经验。对于有些中药在不影响临床疗效的基础上可采用炮制、配伍或延长煎煮时间来降低毒性。如附子煎煮时间越长其毒性越低。

(三)发掘药物的特殊作用

有毒中药一般具有较强或较特殊的医疗作用,而且有些作用是一般中药所不可比拟的。因此,在对于临床一般中药很难发挥疗效的疾病,可试图从有毒中药中寻找新的治疗药物。如近年有人发现砒霜能有效治疗白血病。古今医家利用有毒药治疗恶疮毒肿、疥癣、癌肿及某些疑难证、急重证方面,积累了不少经验,获得了肯定疗效,证明了有毒药有其可利用的一面。对此,值得进一步研究和发掘。

总之,对于中药毒性的认识,一方面要正确对待,另一方面要在借鉴前人经验的基础上利用现代科学技术手段进行深入研究。同时要建立中药不良反应监测报告制度,注意中药的毒性和不良反应,制定中药的毒性标准和中毒检测标准及解救措施,保证中药的合理应用和用药安全。

(湖南中医药大学　鲁耀邦)

第五章　中药的应用

中药的应用包括中药的配伍、中药用药禁忌、用量及用法等内容。中药的配伍是提高中药药效或减低中药毒副作用的常用用药形式。中药禁忌是保障中药临床使用安全的基本原则。中药用量及用法是保证中药药效正常发挥的根本保证。

第一节　中药的配伍

中药在很多情况下是采用复方治病,而且历代医药学家在中药配伍治病方面具有独到经验。合理地配伍应用中药,可提高中药的疗效与安全;但不合理地配伍应用,又会使临床疗效降低甚至丧失,或使毒副效应增强,影响用药安全。因此,合理配伍用药既是保证药物疗效正常发挥的基础,又是保证用药安全的重要手段。

一、配伍的含义

根据病情的需要和药物的药性特点,按照一定的法则将两味以上的药物配合起来使用的用药形式,称为配伍。

二、配伍的目的

由于每味中药具有不同的药性特点,而且病人病情的复杂性及个体差异性,采用复方治病具有灵活多变的特点。概括起来,中药配伍的目的主要有以下几方面:

1. 增强药物效能　临床对于病势沉重的疾病在使用单味药药力单薄的情况下,可将性能功效类似的药物合用以提高疗效。如气分实热所致高热、汗出、口渴,可将石膏与知母配伍使用以增强清热泻火作用。

2. 扩大治疗范围　药物经配伍后可扩大药物治疗疾病的范围。如对于风寒感冒兼有咳嗽者,可用能发散风寒的桂枝与能下气平喘的厚朴配伍治疗。

3. 减少不良反应　部分中药具有毒性和副作用,如单用则不安全。此时可与能降低毒副作用的药物一起应用以降低毒性。如大戟泻下力峻而且有毒,可配合能缓和药性的大枣同用。

4. 适应复杂病情　对于复杂多变的病情,单味药的作用有限,往往不能兼顾病情,此时可配伍与主治病证相应的药物合用。如对于虚实夹杂的病证,可采用祛邪与扶正药物一起使用。

三、配伍的内容

前人将单味药的应用和两药配伍的各种关系总结为单行、相须、相使、相畏、相杀、相恶、相反七种情形,称为"七情",又称七情和合、七情配伍或配伍七情。《神农本草经·序例》云:"药……有单行者,有相须者,有相使者,有相畏者,有相恶者,有相反者,有相杀者。凡此七情,合和视之。"其中单行是指用单味药治疗病情比较单一的疾病即可获取疗效,不用其他药物辅助。亦即李时珍所称"单方不用辅也"。如用一味黄芩治轻度的肺热咯血的清金散,单用人参治疗气虚重症的独参汤等等。治疗病情单一的疾病所用的单味中药亦即民间所谓"单方"。单方具有简便廉验的特点,便于使用和推广。但若病情较重,或病情复杂,则往往需要同时使用两种以上的药物。前人总结的"七情"之中,除单行者外,其余六个方面都属配伍关系,现分述于下:

(一)相须

指性能功效相类似的药物配合应用,可以增强原有疗效的配伍关系。亦即李时珍所称"同类不可离也"。具有相须关系的药物大多属于同类药物,两药配合可起到协同作用而增强疗效。如金银花与连翘配合,能明显增强清热解毒的作用;大黄与芒硝配合,能明显增强攻下泻热的作用;桃仁与红花配合,能明显增强活血祛瘀的作用等等。

(二)相使

指性能功效方面有某些共性,或性能功效虽不相同,但是治疗目的趋向一致的药物配合应用,而以一种药为主,另一种药为辅,辅药能增强主药疗效的配伍关系。亦即李时珍所称"我之佐使也"。如治疗气虚水肿,以补气利水的黄芪与利水健脾的茯苓配合时,茯苓能提高主药黄芪补气利水的治疗效果;治疗湿热泻痢,以清热燥湿止痢的黄连配伍行气止痛的木香,木香可增强主药黄连治疗湿热泻痢的效果。

具有相须、相使关系的药物,临床常常以"药对"的形式存在。

(三)相畏

指一种药物的毒性反应或副作用能被另一种药物减轻或消除的配伍关系。亦即李时珍所称"受彼之制也"。如生半夏和生南星的毒性能被生姜减轻或消除,所以说生半夏和生南星畏生姜。

(四)相杀

指一种药物能减轻或消除另一种药物的毒性或副作用的配伍关系。亦即李时珍所称"制彼之毒也"。如生姜能减轻或消除生半夏和生南星的毒性或副作用,所以说生姜杀生半夏和生南星。

相畏、相杀实际上是同一配伍关系从不同角度的两种提法,其本质是相同的。

(五)相恶

指两药合用后,一药或二药某方面或某几方面治疗效应降低甚至丧失的配伍关系。亦即李时珍所称"夺我之能也"。

二药相恶,可能只影响其中一药的治疗效应,也可能二药的治疗效应都受到影响。如人参能补气,而莱菔子能耗气,莱菔子能削弱人参的补气作用,故云人参恶莱菔子。又如生姜能温肺、温胃,黄芩能清肺、清胃,二药合用如用于肺寒证或胃寒证,则生姜的温肺或温胃作用会被黄芩削弱,即生姜恶黄芩;如二药合用于肺热证或胃热证,则黄芩的清肺或清胃作用会被生姜削弱,即黄芩恶生姜。相恶的实质与其药物化学成分的相互作用有关,如含鞣质的中药与含生物碱类中药,或与含蛋白质类中药,或与含苷类中药;含苷类中药与含生物碱类中药;含有机酸类中药与含生物碱类中药同煎,都可能发生化学反应,产生沉淀而降低药物疗效。

(六)相反

指两药合用后,能产生剧烈的毒副作用的配伍关系。亦即李时珍所称"两不相合也"。动物实验证明,甘草与甘遂合煎制成注射剂后其毒性大于单煎的甘草或甘遂;人参与藜芦配伍后其毒性亦相应增加。具体详见用药禁忌中的某些药物。

近年来,随着中药药理学和毒理学的深入研究,发现了一些新的具有相反关系的药对。如麝香的中枢兴奋作用可增强莽草、马钱子的急性毒性;延胡索也可增强马钱子的毒性;槲寄生可增强乌头的毒性反应;罂粟壳可加剧藜芦碱导致的心律不齐等不良反应;各种含汞药物(如朱砂、轻粉、升药等)与含碘药物(如海藻、昆布等)合用可产生碘化汞,可导致汞中毒等等。

四、配伍的临床意义

相须、相使能使药物的疗效提高,符合临床用药的目的,是临床应当充分使用的配伍关系;相畏、相杀可使药物的毒性减轻或消除,使临床用药更安全,是临床应用有毒中药和炮制有毒中药时应充分利用的配伍关系;相恶会使药物疗效降低,相反会使药物毒性增强,两者属于临床用药时应尽量避免的配伍关系。

尽管如此,七情中的配伍也并非绝对。像不少用有黄芩的名方中,常与黄连、黄柏和大黄这3味药中的一两味配伍。如《外台秘要》黄连解毒汤、《金匮要略》泻心汤。一般认为黄芩、黄连、黄柏三药合用可以增强疗效,但据报道,在抑制金黄色葡萄球菌耗氧量的实验中,用黄芩、黄连、黄柏、大黄四药中的两三味配伍,凡有黄芩者,效果均差,黄芩、大黄组更差。除黄芩外的三味药中任何两味药均有显著作用。而中药用药禁忌中的"十八反"和"十九畏"药对,在古方和现代方中亦有人用之而未发现明显禁忌者,有些药对对于某些沉疴痼疾呈现出较好疗效,因此,深入研究和发展七情配伍理论有着十分重要的意义。

第二节 中药的用药禁忌

中药的用药禁忌包括配伍禁忌、妊娠禁忌、病证禁忌和饮食禁忌4个方面。它对保证临床用药安全和药物疗效的正常发挥至关重要。

一、中药用药禁忌的含义

中药用药禁忌是指临床在使用中药过程中应当注意和避忌的情况。

二、中药用药禁忌的内容

(一)配伍禁忌

在中药选药组方时,有的药物应当避免合用,称为配伍禁忌。古人所指的配伍禁忌主要是从毒性增加方面来考虑的。从理论上讲,凡是合用后,可能使药物疗效降低或丧失,或使药物毒副作用增加者,原则上都应尽量避免合用。正如《神农本草经》所提出的"勿用相恶相反者。"

金元以降,古人相继提出了"十八反"、"十九畏"的配伍禁忌,并历来被当作用药禁忌予以遵守,至今鲜有改变。"十八反"指乌头反半夏、瓜蒌、贝母、白蔹、白及;甘草反海藻、大戟、甘遂、芫花;藜芦反人参、玄参、沙参、丹参、苦参、细辛、芍药。"十九畏"指硫黄畏朴硝,水银畏砒霜,狼毒畏密陀僧,巴豆畏牵牛子,丁香畏郁金,牙硝畏三棱,川乌、草乌畏犀角,人参畏五灵脂,官桂畏赤石脂。为便于记诵,金代张子和《儒门事亲》和明·刘纯的《医经小学》将其编写为"十八反"和"十九畏"歌诀:"本草言明十八反,半蒌贝蔹及攻乌,藻戟遂芫俱战草,诸参辛芍叛藜芦。""硫黄原是火中精,朴硝一见便相争,水银莫与砒霜见,狼毒最怕密陀僧,巴豆性烈最为上,偏与牵牛不顺情,丁香莫与郁金见,牙硝难合京三棱,川乌、草乌不顺犀,人参最怕五灵脂,官桂善能调冷气,若逢石脂便相欺,大凡修合看顺逆,炮爁炙煿莫相依。"纵观中药历史文献,中药配伍禁忌,绝不限于"十八反"和"十九畏"。如瓜蒌在中药中即有瓜蒌皮、瓜蒌霜、瓜蒌仁、全瓜蒌及瓜蒌根(天花粉)等。

对于"十八反"和"十九畏"的认识,历来存在分歧,古今都不乏有将"十八反"、"十九畏"涉及的药对配伍使用者,如甘遂配甘草,人参配五灵脂等。但遵信者居多,故一直被视为配伍的绝对禁忌。现代对"十八反"和"十九畏"做了不少研究,但结论颇不一致。由于"十八反"和"十九畏"本身涉及的问题很多,实验研究至今还不能定论,有待进一步深入研究。结合古今的临床实践,可以得出这样的认识:"十八反"、"十九畏"可能是有条件的配伍禁忌,但并非是绝对的配伍禁忌;"十八反"、"十九畏"之外的多数药物之间的配伍,亦非百无禁忌,在特定的条件下,可能也存在配伍禁忌。因此,目前对待"十八反"、"十九畏"的正确态度应当是:若无充分的根据和应用经验,不宜盲目使用"十八反"和"十九畏"所涉及的药对,或全盘否定"十八反"、"十九畏"。

(二)妊娠禁忌

妇女妊娠期间,除为了中断妊娠、引产外,禁忌使用某些药物,称为妊娠禁忌,又称妊娠忌药、孕妇药忌、胎妇药忌、产前药忌等。

避免引起损害胎元或堕胎是妊娠用药禁忌的主要理由。除此之外,凡对母体不利、对产程不利、对产后儿童生长发育不利的药物,对妊娠妇女均应尽量避免使用,以免发生事故。总的说来,大凡对妊娠期的母亲和胎儿不安全及不利于优生优育的药物均属妊娠禁忌药。如妊娠妇女因病非用某种妊娠禁忌药不可,则应注意辨证准确,掌握好剂量与疗程,并通过恰当的炮制和配伍,尽量减轻药物对妊娠的危害,做到用药安全而有效。此即《内经》所说:"有故无殒,亦无殒也。"

一般将妊娠禁忌药分为禁用药和慎用药。禁用药包括毒性较强、药性作用峻猛的药及堕胎作用较强的药,如砒石、水银、马钱子、川乌、斑蝥、轻粉、雄黄、巴豆、甘遂、大戟、芫花、牵牛子、商陆、藜芦、胆矾、瓜蒂、干漆、水蛭、虻虫、三棱、莪术、麝香等。慎用药主要是通经破瘀、行气破滞、辛热滑利的药物,如牛膝、川芎、红花、桃仁、姜黄、枳实、枳壳、大黄、番泻叶、芦荟、芒硝、附子、肉桂、冬葵子等。

(三)病证禁忌

某类或某种病证应当避免使用某类或某种药物,称为病证禁忌,又称证候禁忌。

药物皆有偏性,或寒或热,或升或降,或补或泻,或走或守,用之得当,可以以偏纠偏;若使用不当,其偏性又会反助病势,加重病情或造成新的病理偏向。因此,凡药不对证,药物功效不为病情所需,有可能导致病情加重、恶化者,原则上都属病证禁忌范围。如纯寒证忌用热药,纯热证忌用寒药,纯虚证忌用祛邪药,纯实证忌用补虚药等等,此为一般常规禁忌。此外,有些药物根据现代研究还有特殊病证禁忌。如麻黄因能升高血压,对于高血压患者应慎用;甘草有皮质激素样作用,对湿盛胀满、水肿患者不宜用;来源于马兜铃科中药如关木通、青木香、马兜铃因含有马兜铃酸,对肾有损害作用,对肾病患者或肾功能不全者应忌用等等。

(四)饮食禁忌

服药期间不宜进食某种或某些食物,称为服药时的饮食禁忌,又称服药食忌,俗称忌口。

饮食禁忌的一般原则:一是忌食可能妨碍脾胃消化吸收功能,影响药物吸收的食物。如患病期间,一般人的脾胃功能都可能有所减弱,因此,应忌食生冷、油腻、腥膻及有刺激性的食物。二是忌食对某种病证不利的食物。如脾胃虚寒证应忌生冷食物;热证应忌辛热食物;水肿应少食盐等等。三是忌食与所服药物之间存在类似相恶或相反配伍关系的食物。如服人参、使君子忌茶,服鳖甲忌苋菜,服巴豆忌饮热粥或热开水等等。

三、中药用药禁忌的临床意义

安全、有效是中药临床应用的最终目的。近年来,药物安全性一直是临床药学的研究热点。传统观念认为,中药虽然起效慢但安全无毒,这种观念随着对中药的深入研究现正在某些人心目中开始动摇。中药的用药禁忌为临床安全使用中药提供了基本的指导原则。尽管对中药的用药禁忌的研究还有待深入和阐明,传统所记载的禁忌亦非绝对,但在未研究透彻之前加以遵循对保证临床用药安全是十分有益的。

第三节 中药的用量

中药的用量可直接影响药物的效应。用量不同,不仅疗效会不同,而且其毒性也存在差异。

一、中药用量的含义

中药用量主要指为达到一定的治疗目的,所应用的单味药的一日用量或一次用量,又称剂量。

由于中药大多是组成复方,并制成一定剂型来应用,因此,中药的用量实际包括单味药用于治疗的常用有效量和药物间的相对用量两方面内容。

(一)单味药的常用有效量

为了使临床用药有效而安全,必须把单味药的用量规定在一定范围内。本教材中各药用量项下所标用量,除特别注明者外,都是指干燥饮片在汤剂中成人一日内服的常用有效量。鲜品入药及药物入丸、散剂时的用量则另加注明。

中药用量根据药物来源、产地、质量、炮制、剂型和个人用药经验而有不同。如果一味药的用量没达到最低有效量,便收不到预期的疗效。在一定剂量范围内,随着用量的增加,疗效也会相应提高。但并非用量越大疗效越高。当剂量超过一定限度,不仅疗效不会再增加,而且还会出现毒副效应、疗效反降以及与临床需要相反的效果等情况。如体外实验表明,行气药在一定的用量范围内对离体肠有兴奋作用,随着用量增强反而呈现抑制作用。又如利尿药关木通,用量过大可导致急性肾功能衰竭而无尿。因此,在临床用药时,应考虑到药物疗效与剂量的关系,单味药的用量既不能过低,也不能过高。不能单纯依靠提高单味药的用量来提高疗效。

(二)药物间的相对用量

在中药复方中,由于药味众多,药物间用量的确定必须考虑药物间配伍后产生共同效应的需要量并根据方剂君臣佐使的组成原则而使药物间的用量符合一定的比例,以适应病情的需要。这种中药在复方中的比较剂量也是中药用量的范畴。如古方中的六一散,方中滑石和甘草的比例为六比一配伍;当归补血汤中,黄芪和当归的比例为五比一。

二、中药的计量单位

中药古代曾用重量(黍、累、铢、分、两、斤等)、度量(寸、尺等)及容量(勺、合、升、斗等)多种方法以称量不同药物。此外,还有“方寸匕”(系依古尺 1 寸见方所制的药匙。抄散取不落为度,为 1 方寸匕)、“刀圭”(系量取药末的专用量具。一刀圭约等于 1/10 方寸匕)、“撮”(撮为三指撮的简称。原指以三指并拢所能摄取散剂药末的量)、“枚”等较粗略的计量方法。后世主要以法定衡制作为计量标准,以重量单位作为药物计量的主要单位。不过,历代重量单位标准不一。据考证,宋以前方书中的剂量,一般可按 1 两＝14 g 计。宋以后至民国初年,法定衡制基本未变,一般可按 1 两＝37 g 计。民国年间至中华人民共和国成立初期均用市称,1 斤＝500 g;1 斤＝16 两,1 两＝31.25 g;1 两＝10 钱,1 钱＝3.125 g。目前,我国对中药生产计量采用公制,即 1 kg＝1000 g。为了处方配药,特别是在配制古方需要进行换算时方便,按国家计量局规定以如下近似值进行换算:1 市斤(16 两制)＝500 g;1 两＝30 g;1 钱＝3 g;1 分＝0.3 g。

三、确定中药用量的依据

教材中各药用量项下所标剂量,系临床用药时的参考用量。但在具体应用时,由于医生用药习惯以及药物因素、患者因素和环境因素等原因,除大毒药、峻烈药及精制药外,一般药的常用有效量,其伸缩幅度都较大。因此,确定中药的剂量应考虑如下因素:

(一)药物因素

剧毒药物或作用峻烈的药物,其用量必须按照《中国药典》要求严格控制在安全范围内,不可盲目加大剂量。一般药物中,花叶类质地疏松的药材及药味浓厚,作用较强的药物用量宜小;矿物、化石、介壳类质重的药材及药味淡薄,作用缓和的药物用量宜稍大。鲜品因药材含有大量水分,其用量也宜大。

确定药物的具体用量时,还应考虑配伍应用形式及用药目的等因素。一般药物单味应用时,其用量可比在复方中应用时大。在复方中,作主药时其用量往往较之作辅药时大。同类药物在同一复方中用量应比单用为小。同一药物在不同剂型中,其用量亦不尽相同。如多数药物作汤剂时,因其有效成分一般不能完全溶出,故用量一般较之作丸、散剂时的用量大。中药一物有多项作用,临床用药目的不同,其用量也可能不同。如槟榔,用于消积、行气、利水,常用量为 3～10 g;而用以驱姜片虫、绦虫时,则需用到 30～60 g。再如洋金花,如用以止咳平喘或止痛,一般只用 0.3～0.6 g;但若用作麻醉药时,可用至 20 g。

(二)患者因素

确定药物的具体用量时,还应考虑患者的年龄、性别、体质、病程、病势及职业、生活习惯等差异。小儿身体发育尚未健全,老人气血渐衰,对药物的耐受力均较弱,特别是作用峻猛,容易损伤正气的药物,用量应低于青壮年的用量。小儿 5 岁以下通常用成人量的 1/4;5 岁及以上可按成人量减半使用。对于一般药物,男女用量差别不大,但妇女在月经期、妊娠期,用活血化瘀通经药,一般用量不宜过大。体质强壮者,对药物的耐受力较强,用量可稍大;体质虚弱者,对药物的耐受力较弱,用量宜轻,即使是补虚药,也应从小剂量开始,以免虚不受补。一般来说,新病对患者正气的损害尚小,患者对药物的耐受力还较强,用量可稍大;久病患者多体虚,对药物的耐受力已较弱,用量宜轻。病情急重者,用量宜重;病情轻缓者,用量宜轻。体力劳动者的腠理一般较脑力劳动者致密,使用发汗解表药时用量可较脑力劳动者稍重。平素嗜食辛辣热烫食物者,使用辛热药物时用量可稍大,反之则宜小。

(三)环境因素

确定药物的具体用量时,还应当注意居处环境、季节、气候等自然条件,做到因地、因时制宜。如我国南方气候炎热,湿气较重,使用清热、祛湿药时用量可重;北方气候寒冷、干燥,使用解表药、润燥药时用量宜重。

第四节 中药的用法

中药的传统给药途径以口服和皮肤用药为主。此外,还有舌下给药、鼻腔给药、直肠给药、阴道给药和吸入等多种途径。现代又增添了皮下注射、肌内注射、穴位注射和静脉注射(滴注)等。不同给药途径各有特点。中药的剂型传统主要以汤剂和膏丹丸散为主,随着中药剂型的改革,目前中药除传统剂型以外,还有片剂、颗粒剂、冲剂、酒剂、栓剂、胶囊剂、气雾剂、注射剂、口服液等不同剂型。不同的给药途径和不同剂型在用法上各有不同。由于中药的使用目前仍以汤剂为主,本节主要介绍中药的煎煮法及中药的服用法。

一、中药的煎煮法

由于汤剂是临床最常用的剂型,除医院、部分门诊部及药店有自动煎药机可为病人代煎药外,中药汤剂的煎煮大多由病家自制,若制不得法,亦会影响疗效与用药安全。正如《本草纲目》所云:"凡服汤药,虽品物专精,修治如法,而煎药者卤莽造次,水火不良,火候失度,则药亦无功。"

(一)煎药器具

煎药宜用化学性质稳定,不易与药物成分发生化学反应,且导热均匀,保暖性能良好的砂锅、砂罐、瓦罐等陶瓷器皿,忌用铁、铝、钢、铜等金属器皿。因为金属离子容易游离至溶剂中与中药成分发生化学反应或形成络合物,可使中药疗效降低,甚至产生毒副作用。

(二)煎药溶剂

中药的煎煮大多采用水作为溶剂。煎药时宜用洁净、无异味和含杂质少的水。一般来说,凡人们日常生活中的饮用水均可用以煎煮中药。如考虑到中药的有效成分在不同溶剂中的溶出率以提高中药的疗效,也可用其他溶剂如酒、醋等煎煮。至于煎药溶剂的加入量,从理论上讲,头煎加入量应包含饮片吸水量,煎煮过程中的蒸发量及煎煮后所需药液量。二煎、三煎加水量应减去饮片吸水量。一般可行的做法是,将饮片适当加压后,液面高出饮片 2～3 cm 即可。

(三)煎药用火

古时煎药所用火均为柴火,现能源增多可用煤火、液化气、煤气及电。不过火候掌握十分重要。火候指火力大小。武火即大火,文火即小火。《本草纲目》主张"先武后文",即煎药一般宜先用武火使药液尽快煮沸,以节约时间,后用文火使药液保持沸腾状态,以免药汁溢出或过快熬干。有效成分不易煎出的矿物类、骨角类、贝壳类、甲壳类药物及补虚药,一般宜文火久熬,使有效成分能充分溶出。解表药及其他含挥发性有效成分的药,宜先用武火迅速煮沸,后改用文火维持一定时间即可。

(四)煎药次数

一剂药一般煎 2 次。有效成分难以溶出的药物如补虚药也可煎 3 次。第一次煎煮好后,滤去煎液,再加适量溶剂煎煮第二次。也可将几次煎液合并后分次服用。

(五)煎药方法

1. 一般煎药法　煎煮前先将饮片清洗杂质后用溶剂浸泡,这样既有利于有效成分的溶出,又可缩短煎煮时间。一般药物浸泡 20～30 min 即可。以种子、果实为主者,可浸泡 1 h。夏天气温高,浸泡时间可适当缩短。然后添加溶剂至没过药面 2～3 cm,在火上直接加热,先武火煎沸,后文火慢熬 10～20 min 即可。

2. 特殊煎药法　一般药物可群药同时入煎。部分药物因药材理化特性及临床用途不同,需采用特殊煎药法。

(1)先煎　若处方中含有有效成分不易煎出的药,应先煎一定时间后,再纳入他药同煎。一般来说,质地坚硬的药物如动物角(如水牛角、鹿角等)、甲(如龟甲、鳖甲等)、贝壳(如海蛤壳、石决明、牡蛎、珍珠母等)类药物和矿物类(如石膏、磁石、赭石等)及化石类(如龙骨)药物,大多需要先煎 30 min 左右。此外,为保证用药安全,有毒药物久煎可使其毒性降低者(如川乌、附子、雷公藤等)亦应先煎。制川乌、制附子应先煎 0.5～1 h(煎至入口无麻味为度),雷公藤应先煎 1～2 h。

(2)后下　含挥发性有效成分,久煎易挥发失效的药物(如薄荷、荆芥、鱼腥草、肉桂、沉香、砂仁、白豆蔻等),或有效成分不耐煎煮,久煎容易破坏的药(如青蒿、大黄、番泻叶、雷丸、钩藤等),与一般药物同入汤剂时,宜后下微煎,待他药煎煮一定时间后,再纳入这类药同煎一定时间。有的药物甚至只需用开水浸泡后与他药兑服即可,不必入煎(如大黄、番泻叶用于泻下通便,胖大海、罗汉果用于清热利咽)。

(3)包煎 药物有毛绒,对咽喉有刺激性及易漂浮水面不便于煎煮者(如辛夷、旋覆花等),或药物呈粉末状及煎煮后容易糊化或使煎液混浊者(如海金沙、蒲黄、五灵脂、灶心土等),以及煎煮后药液黏稠不便于滤取药汁者(如车前子),入汤剂时都应当用布或滤纸袋包裹入煎。

(4)另煎 人参、西洋参、羚羊角等名贵药材与其他药同用时宜另煎取汁,再与其他药的煎液兑服,以免煎出的有效成分被其他药物的药渣吸附,造成名贵药材的浪费。

(5)烊化 又称熔化。胶类药材因其与其他药同煎时易于粘锅、熬焦,或黏附于其他药渣上造成药材浪费并影响其他药物的有效成分溶出。因此,宜烊化(将药物放入溶剂中或已煎好的药液中加热熔化)入药。如阿胶、鹿角胶、饴糖等。

(6)泡服 又称焗服。对于有些有效成分易溶于水或久煎有效成分容易破坏的药物,可用开水或煎出的其他药液趁热浸泡,加盖闷润一段时间后过滤服用。如西红花、胖大海等。

(7)冲服 对于入水即化、汁液类药或磨汁入药的药汁,不需入煎,可直接用开水或药汁冲服。如芒硝、蜂蜜、羚羊角、沉香等。

(8)煎汤代水 某些药物为了防止与其他药物混煎致药液浑浊难于服用,或质轻吸水性大,宜先煎后以煎液代水再纳入其他药物一同煎煮。如灶心土、玉米须等。

二、中药的服法

口服是临床使用中药的主要途径。口服给药的效果,除受到剂型、制剂等因素影响外,还与服药的时间、多少及冷热等服药方法有关。

(一)服药时间

适时服药,也是合理用药的重要方面。一般情况下,一剂药分两次服用,即上、下午各服一次即可。不过具体服药时间还应根据胃肠状况、病情的需要及药物的特性来确定。

清晨空腹时,因胃肠内均无食物,所服药物能迅速入肠发挥药效。因此,驱虫药、峻下逐水药等治疗肠道疾病的药宜在清晨空腹时服。

饭前胃中空虚,攻下药及其他治疗肠道疾病的药物在饭前服用,可不受食物阻碍,能较快进入肠道发挥药效。饭后,胃中存在较多食物,所服药物与食物混合后,可减轻其对胃的刺激,故对胃有刺激性的药宜饭后服用。消食药亦宜饭后服用,使药物与食物充分接触,以利其充分发挥药效。但无论饭前服还是饭后服药,服药与进食都应间隔1h左右,以免影响药效的发挥与食物的消化。

此外,有些药物还应在特定的时间段服用以利药物能充分发挥作用,如截疟药应在疟疾发作前4h、2h与1h各服药1次。安神药宜睡前0.5~1h服药。缓下通便药宜睡前服用,以便翌日清晨排便。涩精止遗药晚间也应服药1次。急性病可不拘时服。

(二)服药多少

一般疾病服药,多采用每日1剂,每剂分2~3次服用。病情急重者,可每隔4h左右服药1次。对于呕吐病人,为减少药物对胃的刺激,服药时宜小量频服。

应用药力较强的发汗药、泻下药时,服药应适可而止,不必拘泥于定时服药。一般以得汗或得下为度,不必尽剂,以免因汗、下太过,损伤正气。

(三)服药冷热

《素问·五常政大论》云:"治温以清,冷而行之;治清以温,热而行之",提出了服药冷热的一般原则。但临床用药时,服药的冷热应针对具体情况具体分析。一般汤药多宜温服。因为,中药在煎煮过程中,许多药物成分之间可能发生化学反应,产生沉淀。而沉淀的析出量和煎煮后冷却的时间呈正比。所以,使用汤剂时,要注意趁热过滤,最好温服,服时还应振摇,以免产生过多沉淀被抛弃而影响实际利用量和造成浪费。总之,治疗寒证用温热药宜热服。特别是祛风寒药用于外感风寒表实证,不仅药宜热服,服药后还要温覆或服热开水或啜热粥取汗。至于治热病用寒凉药,如热在胃肠,患者欲冷饮者,药可凉服;如热在其他脏腑,患者不欲冷饮者,寒凉药仍以温服为宜。

此外,服用丸、散等固体药剂,除特别规定者外,一般都宜用温开水送服。

(湖南中医药大学　鲁耀邦)

各 论

第六章　解表药

凡能发散表邪,解除表证,以治疗表证为主要功用的药物,称为解表药。

解表药,性味多以辛散为主。《内经》云:"肺主皮毛,汗而发之",故主入肺和膀胱两经。通过促进机体发汗,使表邪外散,从而达到解除表证的目的。解表药因其性质有温、凉之别,分别针对风寒和风热表证,所以,分为发散风寒药和发散风热药。

解表药主要针对气候变化过大,人体正气不足无力抵御外邪,又感受侵入人体肌表的邪气,而出现恶寒、发热、头身痛、脉浮、有汗(或无汗)等症。

临床应用解表药时,除根据外感风寒和风热表证不同,选择相应的发散风寒或发散风热药物之外,还应对于正气虚衰者配伍相应的补益药,促进正气的恢复利于祛邪。当温病初起时,除选用发散风热药物,还需适当配伍清热解毒药。

本类药物部分发汗力较强,使用时要避免出现汗出过多、耗损津液的情况。对于失血过多、疮痈、自汗、盗汗等患者应慎用。

现代药理研究表明,解表药能够促进发汗,达到解除表邪的作用,特别是以辛温解表药作用突出。多数药物还有解热的作用,其中以辛凉解表药见长。此外,本类药物还能抗病原微生物、抗炎,同时部分药物兼有镇痛、镇静以及免疫调节等作用。

第一节　发散风寒药

本类药物性味多为辛温,以发散风寒为主要作用。主治外感风寒出现的恶寒、发热、头痛、身痛、鼻塞、咳嗽、舌苔薄白、脉浮紧等风寒表证。部分药物还兼有止痛、止咳、利尿、消疮等作用。

麻黄　Mahuang　《神农本草经》

为麻黄科植物麻黄 *Ephedra sinica* Stapf. 、木贼麻黄 *Ephedra equisetina* Bge. 或中麻黄 *Ephedra intermedia* Schrenk et C. A. Mey 的干燥草质茎。主产于山西、河北、内蒙古等地。立秋至霜降采收,阴干后切段。生用、蜜制或捣绒用。以干燥,茎粗,淡绿色,内心充实,味苦涩者为佳。

按《中国药典》(2015 年版)规定:本品水分不得过 9%,总灰分不得过 10%。

【药性】辛、微苦,温。归肺、膀胱经。

【功效】发汗解表,宣肺平喘,利水消肿,温散寒邪。

【应用】

1. 外感风寒表实证　用于外感风寒出现的恶寒发热、头身痛、无汗、脉浮紧等,常与桂枝相须配伍,如麻黄汤(《伤寒论》)。

2. 咳喘 用于风寒外束、肺气壅遏的咳嗽气喘,常与杏仁、甘草配伍,如三拗汤(《太平惠民和剂局方》)。若寒痰停饮而咳喘者,常配伍干姜、细辛、半夏等,如小青龙汤(《伤寒论》)。若肺热喘咳者,常配伍石膏、杏仁、甘草等,如麻杏石甘汤(《伤寒论》)。

3. 水肿 本品能消散水肿,常与生姜、白术、甘草等配伍,以治疗水肿兼有表证者,如越婢加术汤(《金匮要略》)。

4. 风湿痹痛及阴疽 对于风湿一身尽痛者,配伍薏苡仁、杏仁、甘草等,如麻黄杏仁薏苡甘草汤(《金匮要略》);阴疽证可配伍肉桂、熟地、白芥子等,如阳和汤(《外科全生集》)。

【用法用量】煎服,1.5～10 g。发汗解表宜生用,宣肺平喘宜炙用。

【使用注意】本品发汗之力较强。体弱多汗、表虚自汗者忌用。

【现代研究】

1. 化学成分 主要成分为麻黄碱、伪麻黄碱。此外,还含有挥发油、鞣质、黄酮苷等。

2. 药理作用 麻黄碱能使冠状血管扩张,增加冠脉流量;升压作用缓慢持久,可维持数小时;对于心脏也有强大的兴奋作用;较大治疗量能兴奋大脑皮质和皮质下中枢,引起精神兴奋、失眠、不安、震颤等症状;对支气管平滑肌的解痉作用较持久,特别在支气管处于痉挛状态时其作用更显著;作用于虹膜辐状肌可使瞳孔扩大,也能使胃肠道肌肉松弛,抑制蠕动。麻黄挥发油在体外试验对流感病毒有抑制作用;对人工引起发热的家兔,有解热作用,对正常小鼠体温有降温作用。

3. 毒性与不良反应 麻黄碱及伪麻黄碱均具有一定毒性。麻黄水溶性提取物对小鼠灌胃的 LD_{50} 分别为 620 mg/kg。麻黄挥发油对小鼠灌胃、腹腔注射的 LD_{50} 为 2.79 mL/kg 和 1.35 mL/kg。人若口服过量麻黄碱可出现头晕、心悸、耳鸣、血压升高、大汗不止、心悸、排尿困难等不良反应。心脏病、精神病患者应避免使用麻黄碱。麻黄碱与咖啡因不得配伍使用。

桂枝 Guizhi 《神农本草经》

为樟科植物肉桂 *Cinnamomum cassia* Presl. 的干燥嫩枝。主产于广东、广西、云南等地。春、夏两季采收,除去叶片,晒干或阴干,切薄片或小段。生用。以枝条嫩细均匀,色红棕,香气浓者为佳。

按《中国药典》(2015 年版)规定:本品水分不得过 12%,总灰分不得过 3%。

【药性】辛、甘,温。归心、肺、膀胱经。

【功效】发汗解表,温通经脉,助阳化气,平冲降逆。

【应用】

1. 风寒感冒 用于风寒表虚恶寒发热者,可配伍白芍,如桂枝汤(《伤寒论》);对于风寒表实无汗证,每与麻黄同用,如麻黄汤(《伤寒论》)。

2. 寒凝血滞诸痛证 用于胸阳不振出现的胸背疼痛、气短不得卧等,可配伍瓜蒌、薤白等,如枳实薤白桂枝汤(《金匮要略》)。治疗中焦虚寒,脘腹冷痛,常与白芍、饴糖等同用,如小建中汤(《金匮要略》)。用于冲任虚寒出现的瘀血阻滞,常配伍当归、川芎等活血化瘀之品,如温经汤(《金匮要略》)。若属妇女瘀血阻滞胞宫、腹痛拒按、脉沉涩者,可配伍茯苓、桃仁、牡丹等,如桂枝茯苓丸(《金匮要略》)。治疗风寒湿痹,肩臂疼痛,常与附子同用,如桂枝附子汤(《伤寒论》)。

3. 痰饮及水肿　治疗痰饮内停证,常配伍茯苓、白术、甘草,如苓桂术甘汤(《金匮要略》)。用于阳虚水肿,常与茯苓、猪苓、白术等药配伍,如五苓散(《伤寒论》)。

4. 心悸,奔豚　治疗心阳不振,心动悸、脉结代者,常与炙甘草、人参、麦冬等配伍,如炙甘草汤(《伤寒论》)。若治心阳不足,阴寒内盛,下焦水泛上凌心胸而致奔豚者,可与白芍、生姜配伍,如桂枝加桂汤(《伤寒论》)。

【鉴别用药】麻黄与桂枝均辛温,归肺、膀胱经,皆能发汗解表,同可治疗外感风寒,恶寒发热,头身疼痛,脉浮紧等风寒表实证,且二者常相须为用。但麻黄辛散苦泄温通,善于宣肺气、开腠理、透毛窍而发汗解表,发汗力强,为发汗解表第一要药,主要适用于外感风寒无汗的表实证。又有宣肺平喘、利水消肿、温散寒邪之功。桂枝又归心经,辛甘温煦,善于温通卫阳而发汗解肌,其发汗之力较麻黄缓和,故外感风寒,无论是无汗的表实证还是有汗的表虚证均可使用。同时,桂枝又可温通经脉,助阳化气,平冲降逆。

【用法用量】煎服,3～10 g。

【使用注意】本品辛温助阳,易伤阴动血,阴虚、血热者忌用,孕妇及月经过多者慎用。

【现代研究】

1. 化学成分　含挥发油,其中以桂皮油、桂皮醛为主要成分。

2. 药理作用　桂枝煎剂具有解热发汗、扩张血管、增加冠脉血流量、改善血液循环、抗菌、抗病毒等作用。桂皮醛可镇静、抗惊厥、镇痛。桂皮油对子宫有特异性充血作用,还能祛痰止咳。此外,桂枝还能利胆、健胃、升高白细胞、抗过敏等。

紫苏叶　Zisuye　《本草经集注》

为唇形科植物紫苏 *Perilla frutescens* (L.) Britt. 的干燥叶。我国各地均产。每年 7～9 月采收地上部分,阴干,生用。以叶完整,色紫,香气浓者为佳。

按《中国药典》(2015 年版)规定:本品水分不得过 12%。

【药性】辛,温。归肺、脾经。

【功效】解表散寒,行气和胃,安胎。

【应用】

1. 风寒感冒　用于外感风寒表证,可配伍杏仁、前胡、桔梗等,如杏苏散(《温病条辨》)。

2. 脾胃气滞,胸闷不舒　用于外感风寒、内有气滞,症见形寒身热、头痛无汗、胸脘痞闷、不思饮食、舌苔薄白,配伍香附、陈皮、甘草等,如香苏散(《太平惠民和剂局方》)。若属脾胃气滞出现的胸膈痞闷、脘腹胀满者,常配伍陈皮、半夏、藿香等,如藿香正气散(《太平惠民和剂局方》)。

3. 胎动不安　用于胎气上逆,妊娠恶阻,胎动不安,常配伍砂仁、陈皮等。

此外,本品还可用于鱼蟹中毒出现的恶心、呕吐、泄泻等,可单用也可与生姜配伍煎服。

【用法用量】煎服,5～10 g,不宜久煎。

【使用注意】本品辛散耗气,气虚或表虚者忌服。

【现代研究】

1. 化学成分　含挥发油,其中以紫苏醛、左旋柠檬烯为主。还含精氨酸、枯酸、矢车菊素等。

2. 药理作用　水煎剂或提取物能抑制金黄色葡萄球菌、解热发汗、延长巴比妥酸盐对动物引起的睡眠作用、缩短凝血时间、祛痰止咳平喘、提高免疫、抗病毒、促进消化液分泌等作用。

附　药

紫苏梗

为紫苏的茎。药性辛、甘,微温。归肺、脾、胃经。具有宽胸利膈、顺气安胎功效,主治胸腹气滞、痞满胀闷及胎动不安等症。紫苏梗与紫苏叶相比,发散风寒之力较弱,但理气作用要优于紫苏叶。煎服,5~10 g。

防风　Fangfeng　《神农本草经》

为伞形科植物防风 *Saposhnikovia divaricata*(Turcz.)Schischk. 的干燥根。主产于东北及内蒙古东部。春、秋两季均可采挖。炮制时除去须根及杂质,晒干,润透,切片。生用或炒用。以条粗壮,断面皮部色浅棕,木质部浅黄色者为佳。

按《中国药典》(2015 年版)规定:本品水分不得过 10%,总灰分不得过 6.5%,酸不溶性灰分不得过 1.5%。

【药性】辛、甘,微温。归膀胱、肝、脾经。

【功效】祛风解表,胜湿止痛,止痉。

【应用】

1. 外感表证　治风寒感冒或风寒湿表证,常配伍荆芥、羌活、独活等,如荆防败毒散(《摄生众妙方》)。治风热感冒,常配伍荆芥、薄荷、连翘等。

2. 风寒湿痹证　治风寒湿痹痛,四肢挛急,常与当归、羌活、独活等配伍,如蠲痹汤(《杨氏家藏方》)。

3. 破伤风　治破伤风所致角弓反张,痉挛抽搐,常配伍天南星、白附子、天麻等,如玉真散(《外科正宗》)。

此外,本品因长于祛风,还可用于风疹瘙痒等,常配伍荆芥、蝉蜕、当归等药,如消风散(《外科正宗》)。

【用法用量】煎服,5~10 g,发表宜生用,止血宜炒炭。

【使用注意】阴虚、血虚及无风寒湿邪者不宜服用。

【现代研究】

1. 化学成分　含挥发油、甘露醇、苦味苷、色原酮类成分等。

2. 药理作用　煎剂有解热、镇静、镇痛、抗惊厥、抗病原微生物等作用。

荆芥　Jingjie　《神农本草经》

为唇形科植物荆芥 *Schizonepeta tenuifolia*(Benth.)Briq. 的干燥地上部分。我国南北各地均产,主产于江苏、浙江、江西等地。秋季花穗绿时割取地上部分,晒干切段。生用或炒用。以色淡黄绿,穗长而密,香气浓者为佳。

按《中国药典》(2015 年版)规定:本品水分不得过 12%,总灰分不得过 10%,酸不溶性灰分不得过 3%。

【药性】辛,微温。归肺、肝经。

【功效】祛风解表,透疹,消疮,止血。

【应用】

1. 外感表证 用于外感风寒表证,常配伍防风、羌活等,如荆防败毒散(《摄生众妙方》)。若用于风热表证,常配伍薄荷、连翘、金银花,如银翘散(《温病条例》)。

2. 麻疹不透,风疹瘙痒 用于麻疹透发不畅或风疹瘙痒,配伍蝉蜕、牛蒡子、薄荷等,如竹叶柳蒡汤(《先醒斋医学广笔记》)。

3. 疮疡初期兼有表证 治疮疡初期,发热重恶寒轻,配伍连翘、薄荷、牛蒡子等,如牛蒡解肌汤(《疡科心得集》)。

4. 止血 本品炒炭后可用于治疗多种出血症,如吐血、衄血,常配伍其他止血药,如(《太平圣惠方·治呕血诸方》)。用于血热的便血,配伍槐花、侧柏叶、枳壳,如槐花散(《普济本事方》)。用于尿血,可配伍小蓟、生地、藕节等。用于妇女崩漏下血,可配伍阿胶、艾叶、甘草等。

【鉴别用药】荆芥与防风均味辛性微温,温而不燥,能解表散风,祛风止痒,用于风寒、风热感冒,风疹瘙痒等,其中荆芥质轻,善透善散,发汗解表之力大于防风,具有透疹与疗疮之功,治疗麻疹透发不畅、疮疡初期等;炒炭能止血,治疗多种出血等;防风为治外风通用药,能止痉、胜湿止痛、止泻,治疗破伤风、风寒湿痹痛及肠风泄泻等。

【用法用量】煎服,5~10 g,不宜久煎。无汗生用,有汗炒用,止血炒炭用。

【使用注意】本品发表祛风作用较强,故无风邪或表虚有汗者,皆不宜服用。

【现代研究】

1. 化学成分 含挥发油,主要成分为右旋薄荷酮、消旋薄荷酮、胡椒酮及少量右旋柠檬烯。

2. 药理作用 荆芥挥发油具有抗炎、祛痰、平喘作用。煎剂有解热、镇静、松弛支气管平滑肌作用。煎剂体外试验表明有抗菌、抗病毒作用。甲醇提取物有镇痛、抗炎作用。炒炭后有一定止血作用。此外,还能抗过敏、抗氧化。

羌活 Qianghuo 《神农本草经》

为伞形科植物羌活 Notopterygium incisum Ting ex H. T. Chang 或宽叶羌活 Notopterygium forbesii Boiss. 的干燥根茎及根。主产于四川、云南、甘肃等地。春、秋两季采挖,除去茎叶及须根,晒干或烘干,切片,生用。以条粗,外皮棕褐色,断面朱砂点多,香气浓郁者为佳。

按《中国药典》(2015 年版)规定:本品总灰分不得过 8%。酸不溶性灰分不得过 3%。

【药性】辛、苦,温。归膀胱、肾经。

【功效】解表散寒,祛风除湿,止痛。

【应用】

1. 外感风寒表证 用于外感风寒表证,常配伍防风、细辛、川芎等,如九味羌活汤(《此事难知》)。治风湿袭表,头痛项强,一身尽痛者,可配伍独活、藁本、防风等药,如羌活胜湿汤(《内外伤辨惑论》)。

2. 风寒湿痹证 用于风寒湿邪引起的肢节疼痛,尤以上半身风湿痹痛为佳,配伍防风、姜黄、当归等,如蠲痹汤(《杨氏家藏方》)。

【用法用量】煎服,3~10 g。

【使用注意】本品辛香燥烈，故血虚痹痛者忌服。过量易致呕吐，脾胃虚弱者不宜服用。

【现代研究】

1. 化学成分　含挥发油。羌活主要含有 β-罗勒烯、α-苧烯、γ-萜品烯、柠檬烯。此外，还有 α-蒎烯、β-蒎烯、α-萜品烯醇等。

2. 药理作用　羌活挥发油具有解热、镇痛、抗炎、抗过敏、抗心肌缺血等作用。煎剂有抗心律失常、抗血栓等作用。

白芷　Baizhi　《神农本草经》

为伞形科植物白芷 *Angelica dahurica* (Fisch. ex Hoffm.) Benth. et Hook. f. 或杭白芷 *Angelica dahurica* (Fisch. ex Hoffm.) Benth. et Hook. f. var. *formosana* (Boiss.) Shan et Yuan 的干燥根。产于河南者，称为"禹白芷"；产于河北者，称为"祁白芷"；产于浙江者，称为"杭白芷"；产于四川者，称为"川白芷"。夏、秋季节茎叶枯黄时采挖。除净残茎、须根及泥土，晒干或微火烘干，切片，生用。以条粗壮，体重，质硬，粉性足，香气浓郁者为佳。

按《中国药典》(2015 年版)规定：本品水分不得过 14%，总灰分不得过 6%。

【药性】辛，温。归肺、胃、大肠经。

【功效】解表散寒，祛风止痛，宣通鼻窍，燥湿止带，消肿排脓。

【应用】

1. 外感风寒　用于外感风寒表证，常与羌活、防风、川芎等配伍，如九味羌活汤(《此事难知》)。

2. 头风痛，眉棱骨痛，牙痛，风湿痹痛　本品善治阳明头痛、眉棱骨痛、头身痛、牙痛等。可单味药入丸剂，如都梁丸(《百一选方》)；或与防风、细辛、川芎等药同用，如川芎茶调散(《太平惠民和剂局方》)。用于风热牙痛，配伍石膏、荆芥穗等，如风热散(《仙拈集》)。用于风冷牙痛，配伍细辛、川芎、全蝎等，如一捻金散(《御药院方》)。用于胃火牙痛，常配伍石膏。用于风寒湿痹，肌肉关节疼痛，常配伍苍术、草乌、川芎等，如神仙飞步丹(《袖珍方》)。

3. 鼻渊　用于鼻渊出现的鼻塞不通、浊涕不止、前额疼痛，常配伍苍耳子、辛夷等，如苍耳子散(《济生方》)。

4. 带下证　用于妇女白带过多，若属湿热下注，带下黄赤者，常配伍黄柏、车前子等药；若属寒湿下注，白带过多者，常配伍山药、白术、鹿角霜等温阳散寒、健脾除湿药物。

5. 疮痈肿痛　用于痈疽、疮疡初起，常配伍金银花、甘草、当归等，如仙方活命饮(《校注妇人良方》)。

此外，本品还可用于皮肤风湿瘙痒，常配伍豨莶草、苍耳子等，有祛风止痒之功效。

【用法用量】煎服，3～10 g。外用适量，研末。

【使用注意】本品辛香温燥，易耗血散气，阴虚血热者忌服。

【现代研究】

1. 化学成分　主要成分为挥发油和香豆素。香豆素类主要有氧化前胡素、欧前胡素、异欧前胡素。

2. 药理作用　体外试验表明川白芷水煎剂对大肠杆菌、伤寒杆菌、副伤寒杆菌、绿脓杆菌、变形杆菌、霍乱弧菌、人型结核杆菌、金黄色葡萄球菌等均有抑制作用。川白芷的醚提液、醇提液、水提液有镇痛、抗炎和解热作用。杭白芷的醚溶性成分有显著扩张血管作用，而白芷的水溶性成分有血管收缩作用。其有效成分还具有解痉、止痛、抗肿瘤等作用。

细辛　Xixin　《神农本草经》

为马兜铃科植物北细辛 *Asarum heterotropoides* Fr. Schmidt var. *mandshuricum* (Maxim.) Kitag.、汉城细辛 *Asarum sieboldii* Miq. var. *seoulense* Nakai 或华细辛 *Asarum sieboldii* Miq. 的干燥根或根茎。北细辛、汉城细辛习称"辽细辛",主产于吉林、辽宁等地。华细辛主产于陕西、四川、湖北等地。辽细辛通常以东北产者质优;华细辛以陕西华阴产者佳。9 月中旬挖出全部根系,去掉泥土,及时阴干,生用。以根灰黄,干燥,味辛辣而麻舌者为佳。

按《中国药典》(2015 年版)规定:本品水分不得过 10%,总灰分不得过 12%。酸不溶性灰分不得过 5%。

【药性】辛,温。有小毒。归肺、心、肾经。

【功效】解表散寒,祛风止痛,温肺化饮,通窍。

【应用】

1. 风寒表证　用于外感风寒表证,常与羌活、防风配伍,如九味羌活汤(《此事难知》)。若用于阳虚外感出现的恶寒发热,无汗,脉反沉者,可配伍麻黄、附子,如麻黄附子细辛汤(《伤寒论》)。

2. 头痛,牙痛,风湿痹痛　用于风邪头痛,可配伍荆芥、防风、川芎等,如川芎茶调散(《太平惠民和剂局方》)。治疗风冷牙痛,可单用或配伍白芷煎汤含漱,也可研末后取少许量搽于患处;若治疗胃火牙痛,配伍石膏、黄芩等泻火之品;若治疗龋齿牙痛,可配伍蜂房煎汤含漱。对于风寒湿邪痹阻于经络引起的痹痛,配伍川芎、防风等;若属痹证日久,肝肾两亏,腰膝疼痛,配伍杜仲、桑寄生等,如独活寄生汤(《备急千金要方》)。此外,对于少阴之寒引起的少腹疼痛、舌淡,证属阴寒者,常配伍附子、肉桂。

3. 喘咳证　用于外感风寒,寒饮伏肺引起的咳嗽气喘,常配伍干姜、麻黄、五味子等,如小青龙汤(《伤寒论》)。

4. 鼻渊　用于鼻渊引起的头痛、鼻塞、流清涕者,可配伍辛夷、苍耳子、白芷等。

【用法用量】煎服,1～3 g。散剂,0.5～1 g。

【使用注意】阴虚阳亢头痛、阴虚肺热咳嗽者忌用。本品反藜芦。

【现代研究】

1. 化学成分　含挥发油。主要成分为甲基丁香油酚及黄樟醚。

2. 药理作用　细辛挥发油具有镇静、镇痛、抗炎、局部麻醉等作用。含有的消旋去甲乌药碱具有强心、松弛平滑肌、升高血糖、增强脂质代谢等作用。乙醇提取液及挥发油对革兰氏阳性菌、伤寒杆菌均有抑制作用。

3. 毒性与不良反应　华细辛煎剂给小鼠灌服及静脉注射的 LD_{50} 分别为 3.75 mg/kg 和 7.78 mg/kg。华细辛油鼠腹腔注射的 LD_{50} 为 247 mg/kg,细辛醚对小鼠肠道和腹腔给药的 LD_{50} 分别为 417.6 mg/kg 和 310 mg/kg。急性毒性方面,细辛挥发油对蛙、小鼠、兔等,均呈先兴奋后抑制,逐渐使随意运动及呼吸减慢,反射消失,最后于呼吸麻痹而死。

生姜　Shengjiang　《名医别录》

为姜科植物姜 *Zingiber officinale* Rosc. 的新鲜根茎。我国各地均产。9～11 月间茎叶枯黄时采收。挖起根茎,去掉茎叶、须根,洗净泥土。切片生用。以块大、质嫩者为佳。

按《中国药典》(2015 年版)规定:本品总灰分不得过 2%。

【药性】辛,微温。归肺、脾、胃经。

【功效】解表散寒,温中止呕,温肺止咳,解毒。

【应用】

1. 外感风寒表证 对于外感风寒表证,民间常用本品加红糖煎汤乘热服用,能得汗而解,以治疗风寒感冒轻症。也常配伍其他发散风寒药,增强其发汗功能。

2. 胃寒呕吐,脾胃寒证 本品素有"呕家圣药"之称,可根据不同配伍治疗多种呕吐。最善于治疗胃寒呕吐,常配伍半夏,如小半夏汤(《金匮要略》);用于胃热呕吐,常配伍枇杷叶、竹茹、黄连,如橘皮竹茹汤(《金匮要略》)。治疗脾胃寒证,可与干姜、高良姜配伍。

3. 肺寒咳嗽 用于风寒客肺引起的咳嗽痰多,常配伍紫苏、紫菀、杏仁等药,如杏苏散(《温病条辨》)。

4. 鱼蟹及药物中毒 本品常用于鱼蟹中毒、吐泻等症,可单用或与紫苏同用。还可解生南星、生半夏毒,宜炮制半夏、天南星时用;或单用煎汤治疗半夏、天南星中毒时引起的麻木、喉舌肿痛等症。

【用法用量】煎服,3~10 g。

【使用注意】阴虚火旺或热盛之证均应忌用。

【现代研究】

1. 化学成分 含挥发油。主要成分为姜醇、姜烯、水芹烯、柠檬醛、芳樟醇等;又含辣味成分姜辣素。

2. 药理作用 生姜浸膏能抑制呕吐,从生姜中分离出来的姜油酮及姜烯酮的混合物亦有止呕效果。另外,还具有发汗、抗氧化、抗肿瘤、降低胆固醇、抗炎、抗微生物等作用。

附 药

生姜皮

为生姜根茎的外皮。性味辛,凉。有利尿消肿之功效,适用于小便不利、水肿等症,可配合冬瓜皮、桑白皮等同用。一般用量为 3~10 g,煎服。

生姜汁

将生姜洗净后打烂,绞取其汁入药。性味辛,微温。有化痰,止呕的功效,主要用于咳嗽痰多及恶心呕吐等症。一般用量为 3~10 滴,冲服。

香薷 Xiangru 《名医别录》

为唇形科植物石香薷 *Mosla chinensis* Maxim. 或江香薷 *Mosla chinensis* Maxim. cv. Jiang xiang ru 的干燥地上部分。前者习称"青香薷",主产于广东、广西、福建。后者习称"江香薷",主产于江西。夏季茎叶茂盛、花盛开时择晴天采割,除去杂质,阴干,切段生用。均以枝嫩,穗多,香气浓者为佳。

按《中国药典》(2015 年版)规定:本品水分不得过 12%,总灰分不得过 8%。

【药性】辛,微温。归肺、脾、胃经。

【功效】发汗解表,化湿和中,利水消肿。

【应用】

1. 风寒感冒,阴暑证　用于夏季外感风寒出现的恶寒、发热、头痛、无汗以及腹痛、吐泻等,可配伍厚朴、白扁豆等,如香薷饮(《和剂局方》)。因其兼有利水作用,颇似麻黄,故有"夏月麻黄"之称。

2. 水肿　用于水肿、小便不利、脚气浮肿者,可单用或配伍白术以健脾利水,如深师薷术丸(《外台秘要》)。

【用法用量】煎服,3~10 g。发汗解表宜水煎凉服,利水消肿宜入丸剂。

【使用注意】表虚有汗者忌用。

【现代研究】

1. 化学成分　主要含挥发油、香豆素、黄酮类化合物。

2. 药理作用　挥发油具有广谱抗菌和杀菌作用,并有直接抑制流感病毒的作用。挥发油对大肠杆菌、金黄色葡萄球菌有抑菌作用,还能发汗、解热、抗病原微生物、利尿、刺激消化腺分泌及胃肠蠕动。

苍耳子　Cang'erzi　《神农本草经》

为菊科植物苍耳 *Xanthium sibiricum* Patr. 的干燥成熟带总苞的果实。主产于山东、江西、湖北等地。秋季果实成熟时采摘,晒干,生用或炒后去刺用。以粒大,饱满,色棕黄者为佳。

按《中国药典》(2015 年版)规定:本品水分不得过 12%,总灰分不得过 5%。

【药性】辛、苦,温;有小毒。归肺经。

【功效】散风寒,通鼻窍,祛风湿,止痛。

【应用】

1. 风寒或鼻渊头痛　本品为治疗鼻渊头痛的要药。用于外感风寒头痛或鼻渊流涕、不闻香臭,常配伍白芷、辛夷、薄荷等同用,如苍耳子散(《济生方》)。

2. 风湿痹痛　用于风湿痹痛、四肢拘挛等证,可单用,或与威灵仙、木瓜、羌活等药同用。

3. 风疹湿疹　用于风湿疮疹瘙痒,常配伍刺蒺藜、地肤子、蝉蜕等。

【用法用量】煎服,3~10 g。

【使用注意】血虚头痛者忌用。本品果实与全草均有毒,过量服用易出现中毒。

【现代研究】

1. 化学成分　含苍耳子苷、树脂,以及脂肪油、生物碱、维生素 C 和色素等。

2. 药理作用　所含苷类成分具有降血糖作用。煎剂对小鼠灌胃有镇咳作用;在体外对金黄色葡萄球菌有抑菌作用,其丙酮或乙醇提取物在体外对红色毛癣菌也有抑菌作用。酊剂注射,对蛙有呼吸兴奋作用,大剂量则为抑制作用。苍耳子注射液静注,对兔、犬均有短暂降压作用。苍耳子所含的二萜羟酸苷经大鼠角叉菜胶水肿试验表明有抗炎作用。

3. 毒性与不良反应　腹腔注射、皮下注射和口服的 LD_{50} 分别为 2.9、5.3 和 350 mg/kg。本品中毒反应一般有头晕头痛、懒动、食欲减退、恶心呕吐、腹痛腹泻,或发热、颜面潮红、结膜充血、荨麻疹等;严重者可出现烦躁不安或终日昏沉嗜睡,进而昏迷、抽搐、心动过缓、血压升高、黄疸、肝肿大、肝功能损害、出血、眼睑浮肿、尿常规改变或少尿等,乃因中枢神经系统、心血管系统及肝脏、肾脏损害所致。中毒者如能及时而有效地进行救治,大多能迅速恢复。少数中毒严重或抢救不及时者,可因肝细胞大量坏死而致肝昏迷,以及肾功能衰竭或呼吸衰竭而死亡。解毒方法:无胃肠道出血时,可催吐,用 1∶5 000 高锰酸钾液洗胃,内服硫酸镁导泻;若服量大超过 4 h 者,应及早用 1%～2% 食盐水作高位灌肠;如有心力衰竭、肺水肿及尿闭者应限制输液量;有出血时给以维生素 K 等止血剂,必要时输血;肝脏明显损害时,可给激素及维生素 B_1、维生素 B_{12}、维生素 C 等保肝药物。在治疗期间暂禁脂肪类食物。

附　药

苍耳草

为菊科植物苍耳的地上部分。药性辛、苦,微寒;有小毒。功效祛风,清热,解毒。用于风湿痹痛,四肢挛急,麻风,皮肤瘙痒等证。如苍耳嫩叶苗配伍豆豉,水煎,调和作羹,用于湿痹、四肢拘挛证。另,苍耳草煎汤外洗,治疗风疹、湿疹。本品有毒,内服不宜过量,也不可长期服用。用量 6～15 g。本品辛散耗气,体虚者不宜使用。

藁本　Gaoben　《神农本草经》

为伞形科植物藁本 *Ligusticum sinense* Oliv. 或辽藁本 *Ligusticum jeholense* Nakai et Kitag. 的干燥根茎及根。前者主产于湖北、湖南、四川等地。后者主产于辽宁、吉林、河北等地。秋季茎叶枯萎或次春出苗时采挖,除去泥沙,晒干或烘干。切片,生用。以香气浓郁者为佳。

按《中国药典》(2015 年版)规定:本品水分不得过 10%,总灰分不得过 15%,酸不溶性灰分不得过 10%。

【药性】辛,温。归膀胱经。

【功效】祛风散寒,除湿止痛。

【应用】

1. 外感风寒头痛　本品善治风寒头痛,特别是巅顶头痛。常配伍羌活、苍术、川芎等,如神术散(《太平惠民和剂局方》)。

2. 风寒湿痹　用于外感风寒湿邪,一身尽痛,常配伍防风、苍术、羌活等祛风湿药,如羌活胜湿汤(《内外伤辨惑论》)。

【用法用量】煎服,3～10 g。

【使用注意】血虚头痛及热证者忌用。

【现代研究】

1. 化学成分　含挥发油。主要有新川芎内酯、川芎内酯、柠檬烯等。

2. 药理作用　本品所含挥发油具有镇静、镇痛、解热、抗炎等作用。藁本中所含川芎嗪具有抗癌、加强造血细胞增生的作用。

辛夷　Xinyi　《神农本草经》

为木兰科植物望春花 *Magnolia biondii* Pamp.、玉兰 *Magnolia denudata* Desv. 或武当玉兰 *Magnolia sprengeri* Pamp. 的干燥花蕾。主产于河南、四川、安徽等地。冬末春初花未开放时采收,除去枝梗,阴干,用时捣碎。以完整、内瓣紧密、无枝梗、香气浓者为佳。

按《中国药典》(2015 年版)规定:本品水分不得过 18%。

【药性】辛,温。归肺、胃经。

【功效】散风寒,通鼻窍。

【应用】

1. 风寒表证　本品解表力较弱,然可入肺经散风寒而宣通鼻窍。常配伍荆芥、防风等发散风寒药。

2. 鼻渊　用于鼻渊出现的头痛、鼻塞、流涕、不闻香臭等症。若偏风寒者,常配伍细辛、白芷、防风等;若偏风热者,常配伍薄荷、黄芩、苍耳子等。

【用法用量】煎服,3～10 g。本品有毛,入汤剂宜包煎。

【使用注意】阴虚火旺者忌用。

【现代研究】

1. 化学成分　含挥发油。玉兰主要含柠檬醛、丁香油酚、1,8-桉叶素。武当玉兰主要含萜品烯-4-醇、乙酸龙脑酯、1,8-桉叶素等。

2. 药理作用　本品具有降压、兴奋子宫、抗炎、抗过敏、抗微生物、局麻、镇痛及镇静等作用。

葱白　Congbai　《神农本草经》

为百合科植物葱 *Allium fistulosum* L. 近根部的鳞茎。我国各地均有种植。采挖后,切去须根及叶,剥去外膜,鲜用。

按《中国药典》(2010 年版一部)规定:本品水分不得过 12%,总灰分不得过 10%。酸不溶性灰分不得过 3%。

【药性】辛,温。归肺、胃经。

【功效】发汗解表,散寒通阳,解毒散结。

【应用】

1. 风寒感冒　用于风寒感冒轻证,常配伍淡豆豉、生姜,如葱豉汤(《肘后备急方》)。

2. 阴盛格阳证　用于阴寒内盛、格阳于外,出现的腹痛、下利清谷、里寒外热、脉微欲绝等症,配伍附子、干姜等回阳救逆药,如白通汤(《伤寒论》)。单用本品炒热,外熨脐腹,可治寒凝气阻、腹部冷痛等症。

3. 疮痈肿毒,乳汁积胀　可用本品捣烂外敷。

【用法用量】煎服,3～10 g。外用,适量,捣敷。

【使用注意】表虚多汗者忌用。

【现代研究】

1. 化学成分　鳞茎含黏液质、粗脂肪、粗蛋白质、粗纤维、无氮浸出物等,其中黏液质主要成分是多糖,其次是纤维素、半纤维素、原果胶及水溶性果胶等。此外,鳞茎还含挥发油,油中主要成分为大蒜辣素,二烯丙基硫醚。

2. 药理作用　具有抗菌、杀虫、发汗解热、利尿、祛痰、健胃等作用。

鹅不食草　Ebushicao　《食性本草》

为菊科植物鹅不食草 *Centipeda minima*(L.)A. Br. et Aschers. 的干燥全草。我国各地

均有分布。夏、秋两季花开时采收,洗去泥沙,晒干。除去杂质,切段,干燥。

按《中国药典》(2015 年版)规定:本品水分不得过 12%,杂质不得过 2%。

【药性】辛,温。归肺、肝经。

【功效】发散风寒,宣通鼻窍,祛痰止咳,祛风胜湿,解毒消肿。

【应用】

1. 风寒感冒   本品发散力较弱。用于风寒感冒出现的鼻塞、流清涕、头痛等,常配伍紫苏、荆芥等发散风寒药增强其作用。

2. 鼻渊   本品善治鼻渊出现的鼻塞、头痛。若属寒者,常配伍苍耳子、辛夷等药;若属热者,常配伍黄芩、薄荷等。

3. 寒痰咳嗽   用于寒痰喘咳之证,常配伍麻黄、苦杏仁、紫菀等。

4. 风寒湿痹   用于风寒湿痹出现的关节酸痛,单用或配伍羌活、独活、威灵仙等药。

5. 疮痈肿毒,跌打损伤   用于疮痈未化脓者,单用鲜品或捣烂外敷;脓成将溃者,配伍金银花、蒲公英、穿山甲等药。跌打损伤者,可单用,也可配伍红花、川芎等药。

【用法用量】煎服,6～10 g。外用,适量。

【使用注意】脾胃虚弱、阴虚火旺者忌用。

【现代研究】

1. 化学成分   主要有三萜类、甾醇类、黄酮类、挥发油、有机酸等。

2. 药理作用   煎剂有抗突变、抗菌、抗病毒、抗过敏等作用。挥发油有祛痰、止咳、平喘作用。

胡荽   Husui   《食疗本草》

为伞形科植物胡荽 *Coriandrum sativum* L. 的全草。全国各地均有栽培。春季采收,洗净。晒干入药或鲜用。

【药性】辛,温。归肺、胃经。

【功效】发表透疹,消食下气。

【应用】

1. 麻疹不透   用于麻疹初期,风寒束表,透发不畅,可单用煎汤局部熏洗,也可与荆芥、蝉衣等配伍使用。

2. 饮食不消   本品芳香开胃,能促进食欲,醒脾开胃,可与消食药配伍使用。

【用法用量】煎服,3～6 g。外用适量,局部熏洗。

【使用注意】麻疹已透或虽未透而热毒壅滞,非风寒外束者忌用。

【现代研究】

1. 化学成分   含维生素类、异香豆精类化合物及多种无机元素等。

2. 药理作用   可促进外周血液循环,增进胃肠腺体和胆汁分泌等作用。

柽柳   Chengliu   《日华子本草》

为柽柳科植物柽柳 *Tamarix chinensis* Lour. 的干燥细嫩枝叶。全国各地均有栽培。夏季花未开时采收,阴干。晒干入药或鲜用。

按《中国药典》(2010 年版一部)规定：本品水分不得过 15％，杂质不得过 15％。

【药性】辛、甘，温。归心、肺、胃经。

【功效】解表透疹，祛风除湿。

【应用】

1. 麻疹不透　用于麻疹透发不畅，或因表邪外束，疹毒内陷，常与牛蒡子、蝉蜕、竹叶等配伍，如竹叶柳蒡汤《先醒斋医学广笔记》，也可单用煎汤熏洗。若单用煎汤沐浴可治风疹瘙痒。

2. 风湿痹痛　用于风湿痹痛，常配伍独活、羌活、秦艽等祛风湿药。

【用法用量】煎服，3～6 g。外用，适量，煎汤熏洗。

【使用注意】麻疹已透或体虚多汗者忌用。

【现代研究】

1. 化学成分　含挥发油、芸香苷、槲皮苷、有机酸、胡萝卜苷等。

2. 药理作用　煎剂给小鼠腹腔注射 5 g/kg，有明显的止咳作用，对肺炎球菌、甲型链球菌、白色葡萄球菌和流感杆菌均有抑制作用。其中，柽柳酮和柽柳醇对耐药金黄色葡萄球菌有较强的抑制作用。皮下注射本品浸膏溶液 12 g/kg 对人工发热家兔，有一定的解热作用。乙醇提取物灌胃给药，对四氯化碳诱发的急性肝炎小鼠有保肝作用。

第二节　发散风热药

本类药物性味多为辛凉，以发散风热为主要作用。主治外感风热或温病初起出现的发热、口渴、有汗或无汗、舌苔薄黄、脉浮数的风热表证。对于风热所致的咽喉肿痛、麻疹透发不畅、瘙痒、咳嗽等也可应用。

薄荷　Bohe　《新修本草》

为唇形科植物薄荷 *Mentha haplocalyx* Briq. 的干燥地上部分。全国各地均产，其中以江西、江苏、浙江为主。除去老茎和杂质，略喷清水，稍润，切短段，及时低温干燥。以叶多、色深绿、气味浓者为佳。

按《中国药典》(2015 年版)规定：本品水分不得过 15％，总灰分不得过 11％，酸不溶性灰分不得过 3％。

【药性】辛，凉。归肝、肺经。

【功效】疏散风热，清利头目，利咽透疹，疏解肝郁。

【应用】

1. 风热感冒、温病初起　用于风热感冒、温病初起出现的发热、咳嗽、头痛，常与金银花、桔梗、连翘等配伍，如银翘散(《温病条辨》)。用于外感风寒出现的恶寒无汗，可配伍防风、羌活、苏叶等辛温解表药。

2. 咽喉肿痛　本品辛扬升浮。用于风热上攻出现的目赤、咽喉肿痛、口舌生疮，常与桔梗、金银花、菊花等配伍。

3. 麻疹不透　用于风热束表，麻疹透发不畅，常配伍牛蒡子、蝉蜕、荆芥等。

4. 肝气郁结　用于肝气不舒出现的胸胁胀痛，常配伍白芍、柴胡、当归等。如逍遥散(《太平惠民和剂局方》)。

此外,本品配伍藿香、半夏、豆蔻还可用于感受暑热出现的腹痛、吐泻,如甘露消毒丹(《温热经纬》)。

【用法用量】煎服,3～6 g,入煎剂宜后下。其叶长于发汗,梗偏于理气。

【使用注意】体虚多汗或肝阳偏亢者忌用。

【现代研究】

1. 化学成分　含挥发油。主要有薄荷醇、薄荷脑、薄荷酮等。

2. 药理作用　薄荷油可通过兴奋人中枢神经,使皮肤毛细血管扩张,促进汗腺分泌,增加散热,有发汗解热作用。薄荷提取物有保肝利胆,促进透皮吸收,抗炎,镇痛,抗菌,抗病毒,抗肿瘤等作用。

牛蒡子　Niubangzi　《名医别录》

为菊科植物牛蒡 *Arctium lappa* L. 的干燥成熟果实。主产于河北、吉林、浙江等地。以浙江桐乡产者质佳。秋季果实成熟时采收果序,晒干,打下果实,除去杂质,晒干。生用或炒用,用时捣碎。以粒大,饱满,色灰褐者为佳。

按《中国药典》(2015 年版)规定:本品水分不得过 9%,总灰分不得过 7%。

【药性】辛、苦,寒。归肺、胃经。

【功效】疏散风热,宣肺祛痰,透疹,解毒利咽。

【应用】

1. 风热表证,温病初起　本品辛散苦泄,用于风热感冒出现的发热、咳嗽、咽喉肿痛,常配伍金银花、桔梗、连翘等,如银翘散(《温病条辨》)。若出现肺热咳嗽、咯痰不爽,常与桑叶、贝母、甘草等配伍。

2. 麻疹不透　用于麻疹初期,透发不畅,常与薄荷、蝉蜕、荆芥等配伍,如竹叶柳蒡汤(《先醒斋医学广笔记》)。

3. 热毒疮痛,丹毒,痄腮,咽喉肿痛　用于火毒内结,痈肿疮毒,丹毒,痄腮等热毒病证,常与大黄、薄荷、栀子等同用。治疗热毒咽痛,常与连翘、薄荷、荆芥等配伍,如牛蒡解肌汤(《疡科心得集》);或与板蓝根、桔梗、连翘等配伍,如普济消毒饮(《东垣试效方》)。

【用法用量】煎服,6～12 g。

【使用注意】气虚便溏者慎用。

【现代研究】

1. 化学成分　含牛蒡子苷、生物碱、脂肪油等。

2. 药理作用　水浸液对堇色毛癣菌、同心性毛癣菌、许兰黄癣菌、奥杜盎小芽孢癣菌等致病性真菌有抑菌作用。提取物有降血糖,钙拮抗,抗肿瘤,泻下等作用。

桑叶　Sangye　《神农本草经》

为桑科植物桑树 *Morus alba* L. 的干燥叶。全国各地均有栽培。初霜后采收,先除去杂质,然后晒干。以叶片完整、大而厚、色黄绿、质脆、无杂质者为佳。

按《中国药典》(2015 年版)规定:本品水分不得过 15%,总灰分不得过 13%,酸不溶性灰分不得过 4.5%。

【药性】苦、甘,寒。归肺、肝经。

【功效】疏散风热,清肺润燥,平肝明目。

【应用】

1. 外感风热　用于外感风热出现的发热、头痛、咽痛、咳嗽等症,常与薄荷、连翘、菊花等配伍,如桑菊饮(《温病条辨》)。

2. 燥热伤肺　用于肺燥出现的干咳、少痰或黄痰、咽痒等症,常与杏仁、麦冬、沙参等配伍,如桑杏汤(《温病条辨》)。

3. 肝阳上亢,目赤昏花　用于肝阳上亢出现的头痛眩晕、烦躁、头痛,常配伍石决明、菊花、白芍等,如羚羊钩藤汤(《通俗伤寒论》)。用于肝火上炎,目赤肿痛,常配菊花、蝉蜕、夏枯草配伍;用于肝肾不足,视物昏花,可配菊花、枸杞子、黑芝麻等药。

此外,本品尚能凉血止血,用于血热妄行出现的吐血、衄血,可与其他凉血药同用。

【用法用量】煎服,5～10 g;或入丸剂、散剂。肺燥咳嗽多用蜜制。

【现代研究】

1. 化学成分　含黄酮类,主要有芸香苷、槲皮素、异槲皮苷等;含植物甾醇类,主要有 β-谷甾醇、豆甾醇、菜油甾醇等;含 γ-氨基丁酸以及多糖等。

2. 药理作用　提取物有抗凝血作用,能明显延长小鼠体内全血凝固时间和显著延长家兔血浆的激活部分凝血酶时间。桑叶中 γ-氨基丁酸、芸香苷、槲皮素有降血压的作用;其有效成分还能降血脂,降胆固醇,抗血栓形成,抗动脉粥样硬化,抑菌,抗炎,抗病毒,抗肿瘤,抗衰老,抗疲劳,改善肠道功能,解痉,抗溃疡等。

菊花　Juhua　《神农本草经》

为菊科植物菊 *Chrysanthemum morifolium* Ramat. 的头状花序。主产于安徽、浙江、河南等地。9～11月花盛开时分批采收,阴干或焙干,或熏、蒸后晒干。药材按产地和加工方法不同,分为"亳菊"、"滁菊"、"贡菊"、"杭菊",以花朵完整,颜色新鲜,气清香,少梗者为佳。

按《中国药典》(2015 年版)规定:本品水分不得过 15%。

【药性】辛、甘、苦,微寒。归肺、肝经。

【功效】疏散风热,平肝明目,清热解毒。

【应用】

1. 风热感冒　用于外感风热,温病初起出现的发热、头痛等,常与桑叶、连翘、薄荷等配伍,如桑菊饮(《温病条辨》)。

2. 肝阳上亢证,目赤昏花　用于肝阳上亢出现的头晕目眩、头痛等症,常与白芍、石决明、钩藤等平肝潜阳药同用;用于肝经风热或肝火上炎出现的目赤肿痛,常与蝉蜕、决明子等同用;用于肝阴不足出现的视物昏花,常与地黄、山药、山茱萸等配伍,如杞菊地黄丸(《医级》)。

3. 疗疮肿毒　常与蒲公英、金银花、甘草等配伍,如菊花甘草汤(《外科十法》)。

【鉴别用药】桑叶、菊花均能疏散风热,平肝明目,常相须为用治风热表证,温病初起,肝阳上亢,头晕目眩及肝热目赤肿痛。但桑叶疏散风热之力较强,又能清肺润燥;菊花平肝、清肝明目之功较好,又能清热解毒。

【用法用量】煎服,5～10 g,或入丸剂、泡茶剂。疏散风热宜用黄菊花,清肝、平肝明目宜用白菊花。

【现代研究】

1. 化学成分 含挥发油,主要有龙脑、樟脑、菊油环酮等。黄酮类化合物,主要有香叶木素、芹菜素、木犀草素等。此外,还有三萜及甾醇类化合物、氨基酸等。

2. 药理作用 挥发油对金黄色葡萄球菌、白色葡萄球菌、变形杆菌、乙型溶血性链球菌、肺炎双球菌均有一定的抑制作用,对金黄色葡萄球菌的抑制效果尤为明显。菊花提取物具有良好的抗自由基和抗氧化能力,能明显增加冠脉流量,对抗乌头碱和氯仿诱发的心律失常,拮抗 Ca^{2+} 的内流从而改善心肌细胞的收缩力,而且具有明显的舒张血管和降血脂作用。此外,还有解热、抗氧化、抗肿瘤、抗病毒等作用。

葛根　Gegen　《神农本草经》

为豆科植物野葛 *Pueraria lobata*(Willd.)Ohwi 或甘葛藤 *Pueraria thomsonii* Benth. 的干燥根。全国各地均产。春、秋采挖,洗净,除去外皮,切片,晒干或烘干。以块大,质坚实,色白,粉性足者为佳。

按《中国药典》(2015 年版)规定:本品水分不得过 14%,酸不溶性灰分不得过 7%。

【药性】甘、辛,凉。归脾、胃、肺经。

【功效】解肌退热,透发麻疹,生津止渴,升阳止泻,通经活络,解酒毒。

【应用】

1. 外感表证,头痛项强 外感表证发热,无论寒热均可使用,尤以表证兼项背强痛者最宜。若属风热表证者,常配伍黄芩、柴胡、石膏,如柴葛解肌汤《伤寒六书》。若属风寒表证者,常配伍桂枝、麻黄等,如葛根汤《伤寒论》。

2. 麻疹不透 用于麻疹初期,表邪外束,透发不畅,常与升麻配伍,如升麻葛根汤《阎氏小儿方论》。

3. 口渴,消渴 用于热病津伤口渴,常配伍天花粉、知母、芦根等。用于阴虚消渴,常配伍地黄、麦冬等养阴生津药。

4. 湿热泻痢,脾虚久泻 用于湿热泻痢,常与黄芩、黄连配伍,如葛根芩连汤《伤寒论》。用于脾虚泄泻,常与人参、木香、白术等配伍,如七味白术散《小儿药证直诀》。

5. 眩晕头痛,心痛,肢麻 现代治疗高血压脑病、心绞痛,能改善头痛眩晕,项强,心痛,肢体麻木等,常与丹参、牛膝、红花等配伍。

6. 醉酒 本品有一定的解酒毒作用,可用于饮酒过量后症状的改善,可与藿香、楮实子、石菖蒲等药同用。

【用法用量】煎服,10～15 g。止泻宜煨用,余生用。

【现代研究】

1. 化学成分 含黄酮类化合物,主要有大豆素、大豆苷、大豆素-4,7-二葡萄糖苷、葛根素、葛根素-7-木糖苷、葛根醇、葛根藤及异黄酮苷等。

2. 药理作用 丙酮提取物有使体温恢复正常的作用,对多种发热有效。葛根素有明显的降低血糖的作用,葛根所含的黄酮类化合物有降血脂作用,能降低血清胆固醇,降低甘油三酯。葛根对学习记忆障碍有明显的治疗作用,可用于治疗老年性痴呆,智力障碍,记忆力差等病症。此外,葛根还有解痉、扩张血管、抗动脉粥样硬化、避孕、抗癌等作用。

附 药

葛花

为豆科植物葛的干燥花。立秋后当花未开放时采收,去掉梗叶,晒干。性味甘,凉。功能解酒醒脾。用于伤酒发热烦渴,不思饮食,呕逆吐酸,呕血吐血。用量3～15 g。

柴 胡　Chaihu　《神农本草经》

为伞形科植物柴胡 *Bupleurum chinense* DC. 或狭叶柴胡 *Bupleurum scorzonerifolium* Willd. 的干燥根。按性状不同,分别习称"北柴胡"及"南柴胡"。前者主产于河北、河南、辽宁等省;后者主产于湖北、江苏、四川等地。春、秋两季采挖,除去茎叶及泥沙,干燥。生用或醋炙用。以条粗长,须根少者为佳。

按《中国药典》(2015 年版)规定:本品水分不得过 10％,总灰分不得过 8％,酸不溶性灰分不得过 3％。

【药性】苦、辛,微寒。归肝、胆经。

【功效】疏散退热,疏肝解郁,升举阳气。

【应用】

1. 感冒发热,少阳证　用于感冒发热,常与金银花、连翘、芦根配伍。治疗邪在少阳、寒热往来、胸胁苦满的少阳证,常与黄芩、半夏等同用,如小柴胡汤(《伤寒论》)。若属太阳风寒未解,而又化热入里,恶寒渐轻,身热增盛,常与葛根、黄芩、石膏等配伍,如柴葛解肌汤(《伤寒六书》)。

2. 肝郁气滞证　若属肝郁血虚脾弱证者,出现两胁作痛,头痛目眩,口燥咽干,神疲食少或妇女月经不调,乳房胀痛,脉弦而虚等,常与当归、白芍、白术等配伍,如逍遥散(《太平惠民和剂局方》)。若属肝气郁滞者,症见胁肋疼痛或寒热往来,嗳气太息,脘腹胀满,脉弦等,常与川芎、枳壳、芍药等配伍,如柴胡疏肝散(《景岳全书》)。

3. 气虚下陷诸证　用于治疗脾胃气虚,少气懒言,四肢无力,困倦少食,不耐劳累,动则气短;或气虚发热,气高而喘,脉洪大,按之无力,皮肤不任风寒,而生寒热头痛;或气虚下陷,久泻脱肛,甚或子宫下垂、胃下垂或其他内脏下垂者,常配伍黄芪、人参、白术等,如补中益气汤(《脾胃论》)。

【用法用量】煎服,3～10 g。退热宜生用,疏肝宜醋炙,升阳可生用或酒炙。

【现代研究】

1. 化学成分　含柴胡皂苷 a、柴胡皂苷 b、柴胡皂苷 c、柴胡皂苷 d、甾醇、挥发油、脂肪酸和多糖等。

2. 药理作用　有效成分具有镇静、镇痛、镇咳等作用。挥发油及柴胡皂苷 a 对伤寒、副伤寒疫苗、大肠杆菌液、发酵牛奶、酵母等所致发热有明显解热作用;且能使动物正常体温下降。柴胡多糖可增强吞噬细胞、自然杀伤细胞功能,提高病毒特异性抗体滴度,提高淋巴细胞转核率,提高皮肤迟发性过敏反应以及抗辐射等作用。

蝉 蜕　Chantui　《名医别录》

为蝉科昆虫黑蚱 *Cryptotympana pustulata* Fabricius 的若虫羽化时脱落的皮壳。主产于山东、河南、河北等地。夏、秋两季收集,除去泥沙,晒干。生用。以体轻,完整,色黄亮者为佳。

【药性】甘,寒。归肺、肝经。

【功效】疏散风热,利咽开音,透疹止痒,明目退翳,息风止痉。

【应用】

1. 风热感冒,温病初期,音哑咽痛 用于外感风热或温病初期出现的发热、头痛、咽痒、咳嗽,音哑咽痛,常配伍菊花、连翘、薄荷等,如桑菊饮(《温病条辨》)。用于风热郁肺,肺气失宣,可配伍胖大海、薄荷等,如海蝉散。

2. 麻疹不透,风疹瘙痒 用于麻疹初期,透发不畅,常与牛蒡子、葛根、薄荷等配伍,如竹叶柳蒡汤(《先醒斋医学广笔记》)。用于风疹及风热证出现的皮肤瘙痒,可配伍荆芥、防风、刺蒺藜等。

3. 风热目赤,翳膜遮睛 用于肝经蕴热,风毒内侵,上攻眼目,翳膜遮睛,赤肿疼痛,视物不明,隐涩难开,多生眵泪,内外障眼,常与菊花、谷精草、刺蒺藜等配伍,如蝉花散(《银海精微》)。

4. 破伤风,惊风 用于破伤风轻证,单用研末以黄酒冲服。用于牙关紧闭、角弓反张之破伤风重证,可配伍天南星、僵蚕、全蝎等,如五虎追风散(山西省史全恩家传方)。若治小儿惊风出现的惊痫、筋脉抽掣等,常配伍天竺黄、僵蚕、栀子等,如天竺黄散(《幼科释谜》)。

【用法用量】煎服,3～10 g;或单味研末冲服。

【现代研究】

1. 化学成分 含甲壳质及蛋白质、氨基酸等。

2. 药理作用 煎剂对中枢系统作用表现在对硝酸士的宁所致的惊厥有明显的对抗作用,能延长戊巴比妥钠的睡眠时间以及减少正常小鼠的自发活动。其有效成分还具有镇痛,抗肿瘤,抗过敏,免疫抑制,降低毛细血管通透性等作用。

升麻 Shengma 《神农本草经》

为毛茛科植物大三叶升麻 *Cimicifuga heracleifolia* Kom.、兴安升麻 *Cimicifuga dahurica* (Turcz.) Maxim. 或升麻 *Cimicifuga foetida* L. 的干燥根茎。主产于黑龙江、吉林、辽宁等地。秋季采挖,去净泥土,晒干后,用火燎去须根,切片。生用。以体大,质坚,外皮黑褐色,断面黄绿色,无须根者为佳。

按《中国药典》(2015 年版)规定:本品水分不得过 13%,总灰分不得过 8%,酸不溶性灰分不得过 4%,杂质不得过 5%。

【药性】辛、甘,微寒。归肺、脾、大肠、胃经。

【功效】发表透疹,清热解毒,升阳举陷。

【应用】

1. 外感表证 用治风热感冒,温病初起,头痛、发热,可与桑叶、菊花、薄荷等配伍。用于风寒感冒出现的头痛、恶寒发热、无汗、咳嗽、鼻塞声重,常配伍川芎、麻黄、紫苏等,如十神汤(《太平惠民和剂局方》)。用于外感阳明经头痛,额前作痛,心烦痞满,呕哕者,常配伍苍术、葛根、鲜荷叶,如清震汤(《症因脉治》)。

2. 麻疹不透 用于麻疹初期,透发不畅,身热头痛,目赤流泪,口渴,舌红,苔薄而干,脉浮数等,配伍葛根、芍药、甘草,如升麻葛根汤(《阎氏小儿方论》)。若麻疹透发不出,发热咳嗽,烦躁口渴，小便赤者，可配伍葛根、前胡、桔梗等，如宣毒发表汤（《痘疹仁端录》）。

3. 多种热毒证　用于热邪循足阳明经脉上攻出现的牙痛牵引头疼，面颊发热，唇舌颊腮肿痛，牙龈腐烂，配伍当归、丹皮、黄连等，如清胃散（《兰室秘藏》）。用于风热上壅，咽喉窒塞，肿痛，或生疮疡，配伍牛蒡子、玄参、桔梗等，如牛蒡子汤（《证治准绳》）。用于热病发斑、疮痈肿毒，可配伍金银花、大青叶、连翘等。

4. 气虚下陷证　用于气虚下陷，久泻脱肛、子宫下垂等。本品升举阳气作用与柴胡相似，故两药往往相须为用，并配伍黄芪、人参等补气健脾之品，如补中益气汤（《脾胃论》）。

【鉴别用药】柴胡、升麻与葛根三药均能发表解热，升举阳气，用于外感发热，头痛及阳气下陷之证。但柴胡擅和解少阳，疏肝解郁，治疗少阳病、疟疾、肝气郁结。葛根升阳重在止泻，又能生津，治疗消渴症；善解肌、舒筋活络以治疗项背强痛及头痛，并解酒毒。升麻能解阳明热毒，治疗阳毒发斑，胃火牙痛等。

【用法用量】煎服，3～10 g。发表解毒透疹宜生用，升阳宜炙用。

【现代研究】

1. 化学成分　升麻根茎含升麻碱、水杨酸、鞣质、树脂等。兴安升麻根茎含升麻素、生物碱、糖类、树脂、异阿魏酸等。大三叶升麻含生物碱、升麻素、升麻甙、升麻醇木糖甙、异阿魏酸等。

2. 药理作用　水提取物注射于动物有降压、抑制心肌、减慢心率的作用，还可解热、降温、镇痛。其有效成分对许兰氏黄癣菌等皮肤真菌有不同程度的抑制作用。对大鼠角叉菜胶或右旋糖酐所致脚肿胀均有消炎作用，对乳酸或醋酸引起的肛门溃疡，有使其缩小面积的趋势。能降低血压，加强心跳振幅而不影响其节律；松弛小肠平滑肌；可用于轻型高血压患者，能降低血压、改善症状。能增强支气管及消化道的腺体分泌。对子宫有收缩作用。

蔓荆子　　Manjingzi　《神农本草经》

为马鞭草科植物单叶蔓荆 *Vitex trifolia* L. var. *simplicifolia* Cham. 或蔓荆 *Vitex trifolia* L. 的干燥成熟果实。主产于山东、江西、浙江等地。秋季果实成熟时采收，除去杂质，晒干。炒至焦黄色，用时捣碎。以粒大，饱满，具灰白色粉霜，气辛香者为佳。

按《中国药典》（2015 年版）规定：本品水分不得过 14％，总灰分不得过 7％，杂质不得过 2％。

【药性】苦、辛，凉。归肝、胃、膀胱经。

【功效】疏散风热，清利头目。

【应用】

1. 外感风热，齿龈肿痛　本品辛能散头面之邪，有祛风止痛之效。用治外感风热，头痛头晕，常配伍菊花、薄荷等。头痛头风常配伍刺蒺藜、川芎、钩藤等。用于齿龈肿痛，可配伍生地、石膏、黄连等。

2. 目赤肿痛　用治风热上攻，目赤肿痛，目昏多泪，常与菊花、蝉蜕、龙胆草等同用。治清阳不升，目生翳障，耳鸣耳聋等，与黄芪、党参、白芍等同用，如益气聪明汤（《证治准绳》）。

此外，本品也能祛风止痛。常用于风湿痹痛、肢体挛急等症，配伍防风、秦艽、木瓜等祛风湿药。

【用法用量】煎服，6～12 g。

【现代研究】

1. 化学成分　含挥发油，主要成分为莰烯和蒎烯，并含有微量生物碱和维生素 A。

2. 药理作用　甲醇提取物对小鼠醋酸扭体反应有抑制作用;还能提高小鼠热板致痛的痛阈。水煎浸膏在体外对结核杆菌有抑制作用,对孤儿病毒亦有抑制作用。蔓荆子提取物有强抗凝作用,在体外能显著延长牛凝血酶凝聚人体纤维蛋白原时间。此外,蔓荆子还具有镇静、退热等作用。

淡豆豉　Dandouchi　《名医别录》

为豆科植物大豆 *Glycine max*(L.)Merr. 的成熟种子的发酵加工品。全国各地均产。晒干,生用。

【药性】辛、甘、微苦,寒。归肺、胃经。

【功效】解表,除烦。

【应用】

1. 外感表证　本品辛散苦泄,具有疏散宣透之性,既能透散表邪,又能宣散郁热,发汗解表之力颇为平缓,无论风寒、风热表证,皆可配伍使用。风寒感冒的恶寒、发热等常配伍葱白,如葱豉汤(《肘后备急方》)。风热感冒的头痛、咽痛等,常配伍金银花、薄荷、连翘等,如银翘散(《温病条辨》)。

2. 烦躁满闷　用治热郁于胸膈,身热懊恼,虚烦不得眠,胸脘痞闷,配伍栀子,如栀子豉汤(《伤寒论》)。

【用法用量】煎服,6~12 g。

【现代研究】

1. 化学成分　含蛋白质,脂肪,维生素,氨基酸等。

2. 药理作用　淡豆豉具有解热、消炎、助消化等作用,另外,其所含大豆黄酮对离体小鼠小肠有解痉作用。

附　药

大豆黄卷

为豆科植物大豆的种子发芽后晒干而成。药性甘,平。归脾、胃经。具有清热透表,除湿利气的功效。主治湿温初起,暑湿发热,食滞脘痞,湿痹筋挛,骨节烦疼,水肿胀满,小便不利。用量 10~15 g。

木贼　Muzei　《嘉祐本草》

为木贼科植物木贼 *Equisetum hiemale* L. 的干燥地上部分。主产于东北、华北及长江流域各省。夏、秋两季采割,除去杂质,晒干或阴干,置干燥处,切段,生用。

按《中国药典》(2015 年版)规定:本品水分不得过 13%。

【药性】甘、苦,平。归肺、肝、胆经。

【功效】散风热,退目翳,止血。

【应用】

1. 目疾兼有风热表证者　去翳明目,常与蝉蜕、菊花、谷精草等疏散风热、明目退翳药同用。目昏多泪者,可配伍苍术。

2. 便血或痔疮出血 常配伍地榆、槐角等凉血止血药。

【用法用量】煎服,3～9 g。

【现代研究】

1. 化学成分 含挥发油,如琥珀酸、延胡索酸、戊二酸甲酸等;另含生物碱,如犬问荆碱及微量烟碱;此外,还有葡萄糖、果糖、皂苷等。

2. 药理作用 木贼醇提液能增加离体豚鼠心脏冠脉流量。腹腔注射或十二指肠给药,对麻醉猫有持久的降压作用。降压强度和维持时间与剂量有一定的相关性,并能对抗组胺收缩血管作用,对切断脊髓的猫仍有降压作用。醇提物还能明显增加戊巴比妥钠对中枢神经的抑制作用。木贼在试管内对金黄色葡萄球菌、大肠杆菌、乙型链球菌、绿脓杆菌、伤寒杆菌及痢疾杆菌等有不同程度的抑制作用。木贼提取液能显著延长牛凝血酶凝集人体纤维蛋白原的时间,有明显的抗凝作用。

浮萍 Fuping 《神农本草经》

为浮萍科植物紫萍 *Spirodela polyrrhiza* (L.) Schleid. 的干燥全草。我国各地均产。6～9 月采收。捞出后去杂质,洗净,晒干。生用。

按《中国药典》(2010 年版一部)规定:本品水分不得过 8%。

【药性】辛,寒。归肺、膀胱经。

【功效】发汗解表,透疹止痒,利水消肿。

【应用】

1. 外感风热证 用于表证发热无汗,常配伍连翘、荆芥、薄荷等。

2. 麻疹不透 用于麻疹初起,透发不畅,常配蝉蜕、薄荷、牛蒡子等。

3. 风疹瘙痒 用于皮肤风热,遍身生瘾疹,常配伍牛蒡子、薄荷等。

4. 水肿 用于水肿兼风热表证者为宜,可单用或配伍使用。

【用法用量】煎服,3～10 g;外用,适量。

【现代研究】

1. 化学成分 含黄酮类、碘盐、树脂类、多糖、鞣质等。

2. 药理作用 有利尿、强心、解热、升压、抑制孤儿病毒等作用。

(山西农业大学 吴 磊)

第七章 清热药

凡以清解里热、治疗里热证为主要功用的药物,称为清热药。

清热药,性多寒凉,部分药物多具苦味,沉降入里,通过清解里热作用而产生多种不同的功效,包括清热泻火、清热燥湿、清热凉血、清热解毒、清虚热等,用药原则即《内经》"热者寒之",《神农本草经》"疗热以寒药"。

清热药适用于温热病高热烦渴、湿热泻痢、温毒发斑、痈肿疮毒及阴虚发热等里热证。

里热证发病原因不一,病情表现阶段及脏腑、部位不同,故里热证有气分、血分之分,实热、虚热之别。清热药依据其药性、功效和主治证的不同,分为清热泻火药、清热燥湿药、清热凉血药、清热解毒药、清虚热药五类。

临床上在应用清热药时,应辨明热证的虚实。根据各类药物的不同效用特点随证选用。实热证有气分热、营血分热及气血两燔之别,应分别予以清热泻火、清营凉血、气血两清;虚热证有邪热伤阴、阴虚发热之分,则须清热养阴或滋阴除蒸。若里热兼有表证,当先解表后清里,或与解表药同用,以表里双解;若里热兼积滞,宜配通里泻下药。

本类药物性寒凉,易伤脾胃,故脾胃虚弱,食少便溏者慎用;苦寒药物易化燥伤阴,热证伤阴或阴虚患者慎用;清热药禁用于阴盛格阳或真寒假热之证。

现代药理研究表明,清热药具有抗病原微生物和解热作用;部分药物有增强机体特异性或非特异性功能,抗肿瘤,抗变态反应及镇静,降血压等作用。

第一节 清热泻火药

本类药物多具苦寒或甘寒之药性,清热力较强,以清泄气分邪热为主要作用,主治温热病邪入气分,高热、口渴、汗出、烦躁,甚或神昏谵语、舌红苔黄、脉洪数实等气分实热证。部分药物还分别适用于肺热、胃热、心火、肝火等引起的脏腑火热证。

使用清热泻火药时,若里热炽盛而正气已虚,则宜适配补虚药,以扶正祛邪。

石膏 Shigao 《神农本草经》

为硫酸盐类矿物硬石膏族石膏,主含含水硫酸钙($CaSO_4 \cdot 2H_2O$)。主产于湖北、甘肃、四川等地,以湖北应城产者最佳。全年可采,采挖后,除去杂石及泥沙,研细生用或煅用。以色白,块大,质松脆,纵断面如丝,无夹层,无杂石者为佳。

按《中国药典》(2015年版)规定:本品重金属不得过百万分之十,含砷量不得过百万分之十二。

【药性】甘、辛,大寒。归肺、胃经。

【功效】生用:清热泻火,除烦止渴;煅用:敛疮,生肌,收湿,止血。

【应用】

1. 温热病气分实热证 本品辛甘寒,清热泻火,解肌透热,清胃热、除烦渴,为清泻肺胃气分实热之要药。治温热病气分实热,壮热、烦渴、汗出、脉洪大者,常与知母相须为用,如白虎汤(《伤寒论》)。治温热病邪入血分,气血两燔,神昏谵语、发斑者,可配玄参等,如化斑汤(《温病条辨》)。治暑热初起,伤气耗阴或热病后期,余热未尽,气津两亏,症见身热、心烦、口渴者,可配人参、麦冬等,如竹叶石膏汤(《伤寒论》)。

2. 肺热喘咳 治肺热喘咳、发热口渴者,常配麻黄、杏仁等同用,如麻杏石甘汤(《伤寒论》)。

3. 胃火牙痛,头痛,消渴 治胃火上攻之牙龈肿痛,常配黄连、升麻等同用,如清胃散(《外科正宗》)。治胃火头痛,可配川芎同用,如石膏川芎汤(《云歧子保命集论类要》)。治胃热津伤之消渴证,可配知母、生地黄、麦冬等同用,如玉女煎(《景岳全书》)。

4. 溃疡不敛,湿疹瘙痒,水火烫伤,外伤出血 本品火煅外用,有敛疮生肌、收湿、止血等作用。治溃疡不敛,可配红粉研末置患处,如九一散(《中国药典·2000年版》)。治湿疹瘙痒,可配枯矾,如二味隔纸膏(《景岳全书》)。治湿疮肿痒,可配黄柏研末外掺,如石黄散(《青囊秘传》)。治水火烫伤,可配青黛同用,如牡蛎散(《外台秘要》)。治外伤出血,可单用煅石膏研末外敷。

【用法用量】生品煎服,15～60 g,打碎先煎。煅品外用适量,研末外敷患处。

【使用注意】脾胃虚寒及阴虚内热者忌用。

【现代研究】

1. 化学成分 主要成分为含水硫酸钙($CaSO_4 \cdot 2H_2O$)不得少于95%,尚含有机物,硫化物及微量元素钛、铝、硅等。

2. 药理作用 生石膏对实验性发热动物有明显的解热作用。石膏浸液对离体蟾蜍心及兔心小剂量时兴奋,大剂量时抑制。石膏能提高肌肉和外周神经的兴奋性;小剂量使家兔离体小肠和子宫振幅增大,大剂量则紧张度降低,振幅减小。体外培养实验,1:1的石膏Hands液中能明显增强兔肺泡巨噬细胞对白色葡萄球菌死菌及胶体金的吞噬能力,并能促进吞噬细胞的成熟。有促进血液凝固,缩短血凝时间,促进免疫,抗病毒,抗炎,利尿,增加胆汁排泄等作用。石膏液能使烧伤大鼠降低了的T细胞数、淋转百分率、淋转CPM值显著恢复。煅石膏可使创口成纤维细胞数、肉芽组织中毛细血管数和毛细血管面积明显增加。

寒水石 Hanshuishi 《神农本草经》

为硫酸盐类矿物芒硝族芒硝的天然晶体。主产于山西、河北等地。全年可采,采挖后,去净泥沙、杂石,研碎生用,或煅用。以无色透明,晶体密粒状,无杂质者为佳。

【药性】辛、咸,寒。归心、胃、肾经。

【功效】清热泻火。

【应用】

1. 热病烦渴、癫狂 治温热病邪在气分,壮热烦渴者,常配石膏、滑石同用,如三石汤(《温病条辨》);治伤寒阳明热盛之癫狂,可配黄连、甘草同用,如鹊石散(《普济本事方》);治痰热躁狂,可配天竺黄、冰片等同用,如龙脑甘露丸(《姚僧坦集验方》)。

2. 口疮、热毒疮肿、丹毒烫伤 治口疮,可配黄柏,研末撒敷患处,如蛾黄散(《济生方》)。治热毒疮肿,本品火煅配青黛,研末以香油调搽(《普济方》)。治水火烫伤,可配赤石脂,研末菜油调敷,若破烂有水者,取药末撒患处,如水石散(《古方汇精》)。治小儿丹毒,本品研末,水调和猪胆汁涂之(《本草汇言》)。

【用法用量】煎服,10~15 g。外用适量。

【使用注意】脾胃虚寒者忌用。

【现代研究】

化学成分 主要含硫酸钠,此外常夹有氯化钠、硫酸镁、硫酸钙等。

本品《神农本草经》名凝水石,据考证应为芒硝的天然结晶体。但近代所用之寒水石,在北方多为红石膏(主含硫酸钙),在南方多为方解石(主含碳酸钙)。

知母 Zhimu 《神农本草经》

为百合科植物知母 *Anemarrhena asphodeloides* Bge. 的干燥根茎。主产于河北、山西、山东等地。春、秋两季采挖,以秋季采者为佳。除去须根及泥沙,晒干,习称"毛知母"。或除去外皮,晒干。切片入药,生用,或盐水炙用。以条粗,质硬,断面色黄白者为佳。

按《中国药典》(2015 年版)规定:本品水分不得过 12.0%,总灰分不得过 9.0%,酸不溶性灰分不得过 4.0%。

【药性】苦、甘,寒。归肺、胃、肾经。

【功效】清热泻火,滋阴润燥。

【应用】

1. 热病烦渴 治外感热病,高热烦渴之症见壮热、烦渴、汗出、脉洪大者,常与石膏相须为用,如白虎汤(《伤寒论》)。

2. 肺热燥咳 治肺热咳嗽,痰黄质稠,常配黄芩、栀子、瓜蒌等同用,如清金化痰汤(《统旨方》)。治阴虚燥咳,干咳少痰,常配贝母同用,如二母散(《证治准绳》)。

3. 骨蒸潮热 治阴虚火旺之骨蒸潮热、心烦、盗汗者,常配黄柏、生地黄等同用,如知柏地黄丸(《医宗金鉴》)。

4. 内热消渴 治阴虚内热,口渴引饮之消渴证,常配天花粉、葛根等同用,如玉液汤(《医学衷中参西录》)。

5. 肠燥便秘 治阴虚肠燥便秘证,常配生地黄、玄参、麦冬等。

【用法用量】煎服,6~12 g。

【使用注意】脾虚便溏者不宜用。

【鉴别用药】石膏与知母均有甘寒之性味,能清热泻火,用于温热病气分实热,壮热、烦渴、汗出、脉洪大等肺胃实热证,两者常相须为用。但石膏辛甘大寒,泻火力强,重在清解肺胃实热,又能除烦止渴。煅烧外用又可敛疮,生肌,收湿,止血。知母苦甘性寒质润,滋阴润燥之力较强。

【现代研究】

1. 化学成分 含多种知母皂苷、知母多糖、黄酮类、生物碱类及有机酸类等化学成分。知母皂苷主要有知母皂苷 A-Ⅰ、知母皂苷 A-Ⅱ、知母皂苷 A-Ⅲ、知母皂苷 A-Ⅳ,知母皂苷 B-Ⅰ和知母皂苷 B-Ⅱ。知母多糖主要有知母多糖(Anemarn A,Anemarn B,Anemarn C,Anemarn D)。黄酮类主要有芒果苷、异芒果苷。生物碱类主要有胆碱、尼克酰胺。有机酸类主要有鞣酸、烟酸。此外,尚含铁、锌、锰、铜、铬、镍等多种金属元素以及黏液质、还原糖等。

2. 药理作用 浸膏有解热作用,能防止和治疗大肠杆菌所致的家兔高热,且作用持久。具有降低血压、减弱心脏收缩的作用。体外实验,煎剂对葡萄球菌、伤寒杆菌有较强的抑制作用,对痢疾杆菌、副伤寒杆菌、大肠杆菌、霍乱弧菌、变形杆菌、白喉杆菌、肺炎双球菌、β-溶血性链球菌、白色念珠菌及某些致病性皮肤癣菌等也有不同程度的抑制作用。知母聚糖有降血糖作用,知母皂苷有抗肿瘤作用。

芦根　Lugen　《神农本草经》

为禾本科植物芦苇 *Phragmites communis* Trin. 的新鲜或干燥根茎。全国各地均有分布。全年均可采挖,除去芽、须根及膜状叶。鲜用,或切后晒干用。以条粗壮,色黄白,有光泽,无须根,质嫩者为佳。

按《中国药典》(2015 年版)规定:本品水分不得过 12.0%,总灰分不得过 11.0%,酸不溶性灰分不得过 8.0%。

【药性】甘,寒。归肺、胃经。

【功效】清热泻火,生津止渴,除烦,止呕,利尿。

【应用】

1. 热病烦渴 治热病伤津,烦热口渴者,常配麦门冬、天花粉等同用;或以其鲜汁配麦冬汁、梨汁、荸荠汁、藕汁同用,如五汁饮(《温病条辨》)。

2. 肺热咳嗽,肺痈吐脓 治肺热咳嗽,常配黄芩、浙贝母、瓜蒌等同用。若治风热咳嗽,可配桑叶、菊花、苦杏仁等同用,如桑菊饮(《温病条辨》)。治肺痈吐脓,可配薏苡仁、冬瓜仁等同用,如苇茎汤(《千金方》)。

3. 胃热呕哕 治胃热气逆之呕哕吐逆,用鲜品配竹茹、生姜等同用,如芦根饮子(《千金方》);也可单用煎浓汁频饮(《肘后方》)。

4. 热淋涩痛 治热淋涩痛,小便短赤,常配白茅根、车前子等同用。

【用法用量】煎服,干品 15～30 g;鲜品加倍,或捣汁用。

【使用注意】脾胃虚寒者忌服。

【现代研究】

1. 化学成分 含碳水化合物、黄酮类、多聚醇、甜菜碱、薏苡素、游离脯氨酸、天门冬酰胺等化学成分。碳水化合物主要有木聚糖等多种具免疫活性的多聚糖类化合物。黄酮主要有苜蓿素。

2. 药理作用 有解热、镇静、镇痛、降血压、降血糖、抗氧化及雌性激素样作用,对 β-溶血链球菌有抑制作用。多聚糖类化合物有免疫增强作用;天门冬酰胺有较强的镇咳作用;薏苡素对骨骼肌有抑制作用;苜蓿素对肠管有松弛作用。

天花粉　Tianhuafen　《神农本草经》

为葫芦科植物栝楼 *Trichosanthes kirilowii* Maxim. 或双边栝楼 *Trichosanthes rosthornii* Harms 的干燥根。全国南北各地均产,以河南安阳一带产者质量较好。秋、冬两季采挖,洗净,除去外皮,切厚片。鲜用或干燥用。以色洁白,粉性足,质细嫩,体肥满者为佳。

按《中国药典》(2015 年版)规定:本品水分不得过 15.0%,总灰分不得过 5.0%。

【药性】甘、微苦，微寒。归肺、胃经。

【功效】清热泻火，生津止渴，消肿排脓。

【应用】

1. 热病烦渴　治热病烦渴，常配芦根、麦门冬等同用；或配地黄、五味子等同用，如天花散（《仁斋直指方》）。治燥伤肺胃，咽干口渴，可配沙参、麦门冬、玉竹等同用，如沙参麦冬汤（《温病条辨》）。

2. 肺热燥咳　治燥热伤肺，干咳少痰、痰中带血者，常配天门冬、麦门冬、地黄等同用，如滋燥饮（《杂病源流犀烛》）。治燥热伤肺，气阴两伤之咳喘咯血，可配人参同用，如参花散（《万病回春》）。

3. 内热消渴　治积热内蕴，化燥伤津之消渴证，常配麦门冬、芦根、白茅根等同用。治内热消渴，气阴两伤者，可配人参同用，如玉壶丸（《仁斋直指方》）。

4. 疮疡肿毒　治疮疡初起，热毒炽盛，未成脓者可使消散，脓已成者可溃疮排脓，常配金银花、白芷、穿山甲等同用，如仙方活命饮（《妇人大全良方》）。

【用法用量】煎服，10～15 g。

【使用注意】孕妇忌用。不宜与乌头类药材同用。

【现代研究】

1. 化学成分　含淀粉、皂苷、多糖类、氨基酸类、酶类和天花粉蛋白等化学成分。多糖主要有葡萄糖、半乳糖、果糖、甘露糖、木糖和少量蛋白质等；氨基酸主要有二水合瓜氨酸、α-羟甲基丝氨酸、瓜氨酸以及丙氨酸、缬氨酸、酪氨酸、赖氨酸和 γ-氨基丁酸等；酶主要有 β-半乳糖甙酶、α-甘露糖甙酶。

2. 药理作用　天花粉蛋白有明显的抗早孕效果，皮下或肌肉注射天花粉蛋白，有引产和中止妊娠的作用。并有免疫刺激和免疫抑制两种作用。体外实验可抑制艾滋病病毒（HIV）在感染的免疫细胞内的复制繁衍，减少免疫细胞中受病毒感染的活细胞数，能抑制 HIV 的 DNA 复制和蛋白质合成。天花粉水提物的非渗透部位有降低血糖活性。煎剂（1∶1）在体外对溶血性链球菌、肺炎双球菌、白喉杆菌有一定的抑制作用。有抗病毒、抗肿瘤作用。

3. 毒性与不良反应　小鼠皮下注射原汁冰干天花粉、天花粉蛋白粗制剂、透析天花粉蛋白、结晶天花粉蛋白后，观察 10 天，其 LD_{50} 分别为：2.26 mg/只、0.6 mg/只、0.29 mg/只、0.236 mg/只。临床注射天花粉蛋白制剂，偶有发热、头痛、咽喉痛、关节酸痛、颈项活动不利等副反应出现。在发热的同时白细胞总数可升高至 10 000/mm³ 以上，嗜中性粒细胞百分比可至 90％以上。注射局部可有疼痛、红斑、皮疹，伴有瘙痒；少数患者发生恶心、呕吐反应；个别患者出现荨麻疹、血管神经性水肿、胸闷气急、渗出性皮炎、腹胀、肝脾肿大和低血压。此外，一部分病人在静注后出现可逆性精神状态改变，如痴呆症状，神经中毒症状（包括头痛、定向能力障碍、失眠等）。个别病人出现失语、昏迷等类似急性弥散脑脊髓炎症状。天花粉蛋白制剂的毒副作用与制剂纯度有关。出现发热者，可内服或肌内注射退热剂。出现皮疹或过敏时，可用激素或抗过敏药；出现心动过速、奔马律时，应用地塞米松 10～20 mg，或用氢化可的松 100～300 mg，加入 5％葡萄糖液内静脉点滴；有Ⅲ度房室传导阻滞者，除应用肾上腺皮质激素外，可选用异丙肾上腺素、阿托品等。

竹叶　Zhuye　《名医别录》

为禾本科植物淡竹 *Phyllostachys nigra*（Lodd.）Munro var. *henonis*（Mitf.）Stapf ex

Rendle 的叶。其卷而未放的幼叶，称竹叶卷心。主产于长江流域各地。随时可采，宜用鲜品。以色绿，完整，无枝梗者为佳。

【药性】甘、辛、淡，寒。归心、胃、小肠经。

【功效】清热泻火，除烦，生津，利尿。

【应用】

1. 热病烦渴　治热病伤津，烦热口渴，常配石膏、知母、玄参等同用，如清瘟败毒饮（《疫疹一得》）。治热病后期，余热未清，气津两伤之证，可配人参、麦门冬等同用，如竹叶石膏汤（《伤寒论》）。治外感风热，烦热口渴，可配金银花、连翘、薄荷等同用，如银翘散（《温病条辨》）。

2. 口舌生疮，小便短赤　治心火上炎之口舌生疮，或心火下移之小便短赤涩痛，常配木通、地黄等同用，如导赤散（《小儿药性直诀》）。

此外，治温病热陷心包，神昏谵语之证，用竹叶卷心配玄参、莲子心、连翘心等同用，如清宫汤（《温病条辨》）。

【用法用量】煎服，6～15 g；鲜品 15～30 g。

【使用注意】阴虚火旺，骨蒸潮热者忌用。

【现代研究】

1. 化学成分　含黄酮类、氨基酸、涩味质及酚性等化学成分。

2. 药理作用　煎剂对金黄色葡萄球菌、绿脓杆菌等有抑制作用。

淡竹叶　**Danzhuye**　《神农本草经》

为禾本科植物淡竹叶 *Lophatherum gracile* Brongn. 的干燥茎叶。主产于长江流域至华南各地。夏季末抽花穗前采割，晒干切段，生用。以色青绿，叶大，梗少，无根及花穗者为佳。

按《中国药典》（2015 年版）规定：本品水分不得过 13.0%，总灰分不得过 11.0%。

【药性】甘、淡，寒。归心、胃、小肠经。

【功效】清热泻火，除烦止渴，利尿通淋。

【应用】

1. 热病烦渴　治热病伤津，心烦口渴，常配石膏、芦根等同用；或配黄芩、知母、麦门冬等同用，如淡竹叶汤（《医学心悟》）。

2. 口疮尿赤、热淋涩痛　治心、胃火盛，口舌生疮及移热小肠热淋涩痛，可配滑石、白茅根、灯心草等同用。

【用法用量】煎服，6～10 g。

【现代研究】

1. 化学成分　含三萜类、甾类等化学成分。三萜类主要有芦竹素、白茅素、蒲公英赛醇等。甾类主要有 β-谷甾醇、豆甾醇、菜油甾醇、蒲公英甾醇等。

2. 药理作用　水浸膏有退热作用；本品利尿作用较弱，但能明显增加尿中氯化钠的含量；其粗提物有抗肿瘤作用；水煎剂对金黄色葡萄球菌、溶血性链球菌有抑制作用；尚有升高血糖作用。

栀子　**Zhizi**　《神农本草经》

为茜草科植物栀子 *Gardenia jasminoides* Ellis 的干燥成熟果实。主产于长江以南各地。

9～11月果实成熟呈红黄色时采收，除去果梗和杂质。生用、炒焦或炒炭用。以个小，完整，仁饱满，内外色红者为佳。

按《中国药典》(2015年版)规定：本品水分不得过8.5%，总灰分不得过6.0%。

【药性】苦，寒。归心、肺、三焦经。

【功效】泻火除烦，清热利湿，凉血解毒；外用消肿止痛。

【应用】

1. 热病心烦　治热病心烦、躁扰不宁，常配淡豆豉同用，如栀子豉汤(《伤寒论》)。治热病火毒炽盛，三焦俱热，高热烦躁，神昏谵语者，可配黄芩、黄连、黄柏，如黄连解毒汤(《外台秘要》)。

2. 湿热黄疸　治湿热蕴蒸肝胆之黄疸、小便短赤，常配茵陈、大黄等同用，如茵陈蒿汤(《伤寒论》)。

3. 血淋涩痛　治血淋涩痛或热淋证，常配木通、车前子、滑石等同用，如八正散(《和剂局方》)。

4. 血热吐衄　治血热妄行之吐血、衄血等证，常配白茅根、大黄、侧柏叶等同用，如十灰散(《十药神书》)。

5. 目赤肿痛　治肝胆火热上攻之目赤肿痛，常配大黄用，如栀子汤(《圣济总录》)。

6. 火毒疮疡　治火毒疮疡、红肿热痛者，常配金银花、连翘、蒲公英等同用。

本品外用尚能消肿止痛，治扭挫伤痛，以生栀子粉与黄酒调成糊状，外敷患处。

【用法用量】煎服，5～10 g；外用生品适量，研末调敷。清热泻火、解毒宜生用，止血宜炒炭用。

【使用注意】脾虚便溏者忌用。

【现代研究】

1. 化学成分　含黄酮类、三萜类、环烯醚萜类等化学成分。黄酮类主要有栀子素；三萜类主要有藏红花素、藏红花酸及 α-藏红花苷元；环烯醚萜类主要有栀子苷、异栀子苷、去羟栀子苷、栀子酮苷、山栀子苷、京尼平苷酸等。此外，尚含有 D-甘露醇、β-谷甾醇、二十九烷、熊果酸。

2. 药理作用　栀子提取物对结扎胆总管动物的 GOT 升高有明显的降低作用。栀子及其所含环烯醚萜有利胆作用，其提取物及藏红花苷、藏红花酸、格尼泊素等能促进胆汁分泌。栀子及其提取物有利胰及降胰酶作用，京尼平苷降低胰淀粉酶的作用最显著。煎剂及醇提物有降压作用，其所含成分藏红花酸有减少动脉硬化发生率的作用；对金黄色葡萄球菌、脑膜炎双球菌、卡他球菌等有抑制作用；水浸液在体外对多种皮肤真菌有抑制作用。此外，还具有解热、抗炎、镇静等作用。

鸭跖草　Yazhicao　《本草拾遗》

为鸭跖草科植物鸭跖草 *Commelina communis* L. 的干燥地上部分。全国各地均产。夏、秋两季采收，晒干，切段，生用或洗净鲜用。以整齐，无杂质，色绿或暗紫者为佳。

按《中国药典》(2015年版)规定：本品水分不得过12.0%。

【药性】甘、淡，寒。归肺、胃、小肠经。

【功效】清热泻火，解毒，利水消肿。

【应用】

1. 风热感冒,高热烦渴　治风热感冒初起,常配银花、连翘、薄荷等同用。治热入气分,高热烦渴,可配石膏、知母、芦根等同用。

2. 咽喉肿痛,痈疮疔毒　治咽喉肿痛,常配板蓝根、玄参等同用。治痈疮疔毒,可配紫花地丁、野菊花等同用。

3. 水肿尿少,热淋涩痛　治湿热水肿尿少、热淋涩痛,常配车前子、白茅根等同用。

【用法用量】煎服,15～30 g;鲜品 60～90 g;外用适量。

【使用注意】脾胃虚弱者用量宜少。

【现代研究】

1. 化学成分　含花色素糖苷类、氨基酸、黏液质、鸭跖黄酮苷、多聚肽等化学成分。花色素糖苷主要有飞燕草素、飞燕草素双葡萄糖苷、飞燕草苷、阿伏巴苷等。

2. 药理作用　煎剂对金黄色葡萄球菌、大肠杆菌等有抑制作用,有明显的解热作用。水提物有保肝作用,能降低谷丙转氨酶和谷草转氨酶。

夏枯草　Xiakucao　《神农本草经》

为唇形科植物夏枯草 *Prunella vulgaris* L. 的干燥果穗。全国各地均产,主产于江苏、浙江、安徽等地。夏季果穗呈棕红色时采收,除去杂质,晒干。生用。以色紫褐,穗大者为佳。

按《中国药典》(2015 年版)规定:本品水分不得过 14.0%,总灰分不得过 12.0%,酸不溶性灰分不得过 4.0%。

【药性】辛、苦,寒。归肝、胆经。

【功效】清热泻火,明目,散结消肿。

【应用】

1. 目赤肿痛,头痛眩晕,目珠疼痛　治肝火上炎,目赤肿痛,常配桑叶、菊花、决明子等同用。治肝火上攻,头痛眩晕者,可配钩藤、菊花同用。治肝阴不足,目珠疼痛,至夜尤甚者,可配当归、枸杞子同用。

2. 瘰疬,瘿瘤　治肝郁化火,痰火凝聚之瘰疬,常配浙贝母、玄参、海藻等同用,如内消瘰疬丸(《疡医大全》)。治瘿瘤,常配昆布、玄参等用,如夏枯草膏(《医宗金鉴》)。

3. 乳痈肿痛　治乳痈肿痛,常配蒲公英、浙贝母、柴胡同用。

【用法用量】煎服,9～15 g。或熬膏服。

【使用注意】脾胃虚弱者慎用。

【现代研究】

1. 化学成分　含三萜类、黄酮类、甾体糖苷及香豆素类等化学成分。三萜类主要有齐敦果酸、熊果酸等。黄酮类主要有飞燕草素、矢车菊素、木犀草素、迷迭香酸等。其他尚有 D-樟脑、D-小茴香酮等。

2. 药理作用　煎剂、水浸出液、乙醇-水浸出液及乙醇浸出液对实验动物均有明显的降低血压作用。对心脏的作用表现为低浓度时兴奋,高浓度时抑制。水煎醇沉液有明显的抗炎和免疫抑制作用。煎剂在体外对痢疾杆菌、伤寒杆菌、霍乱弧菌、大肠杆菌、变形杆菌、葡萄球菌及人型结核杆菌均有一定的抑制作用。此外,尚有抑制免疫、降血糖及组织胺样作用。

决明子　Juemingzi　《神农本草经》

为豆科植物决明 *Cassia obtusifolia* L. 或小决明 *Cassia tora* L. 的干燥成熟种子。全国南北各地均有栽培，主产于安徽、广西、四川等地。秋季采收成熟果实，晒干，打下种子，除去杂质。生用，或炒用。以颗粒均匀、饱满、色黄褐者为佳。

按《中国药典》(2015 年版)规定：本品水分不得过 15.0%，总灰分不得过 5.0%。

【药性】甘、苦、咸，微寒。归肝、大肠经。

【功效】清热明目，平抑肝阳，润肠通便。

【应用】

1. 目赤肿痛，羞明多泪，目暗不明　治肝火上炎之目赤肿痛、羞明多泪，常配黄芩、赤芍、木贼等同用，如决明子散(《银海精微》)。治风热上攻之头痛目赤，可配菊花、青葙子、茺蔚子等同用，如决明子丸(《证治准绳》)。治肝肾阴亏，视物昏花、目暗不明，可配山茱萸、地黄等同用，如决明散(《银海精微》)。

2. 头痛，眩晕　治肝阳上亢之头痛、眩晕，常配菊花、钩藤、夏枯草等同用。

3. 肠燥便秘　治内热肠燥，大便秘结，常配火麻仁、瓜蒌仁、郁李仁等同用。

【用法用量】煎服，10～15 g。用于润肠通便，不宜久煎。

【使用注意】气虚便溏者不宜用。

【现代研究】

1. 化学成分　含蒽醌类、萘并吡咯酮类等化学成分。蒽醌类主要有大黄酸、大黄素、芦荟大黄素、决明子素、橙黄决明子素、决明素等；萘并吡咯酮主要有决明苷、决明酮、决明内酯等。此外，尚含甾醇、脂肪酸、糖类、蛋白质等。

2. 药理作用　水浸出液、醇水浸出液及乙醇浸出液均有降压作用。蒽醌类物质有缓和的泻下作用。对细胞免疫功能有抑制作用；对体液免疫功能无明显影响；对吞噬细胞吞噬功能有增强作用，可使小鼠腹腔巨噬细胞吞噬百分率和吞噬指数上升；注射液可使小鼠胸腺萎缩，结构改变显著，但对脾脏和其结构无明显影响。醇浸出液去醇后对金黄色葡萄球菌、白色葡萄球菌、桔色葡萄球菌、白喉杆菌、巨大芽孢杆菌、伤寒杆菌、副伤寒杆菌、乙型副伤寒杆菌及大肠杆菌均有抑制作用；其水浸液对皮肤真菌有不同程度的抑制作用。此外，尚有降低血浆总胆固醇、甘油三酯、促胃液分泌及催产等作用。

谷精草　Gujingcao　《开宝本草》

为谷精草科植物谷精草 *Eriocaulon buergerianum* Koern. 的干燥带花茎的头状花序。主产于江苏、浙江、安徽等地。秋季采收，将花序连同花茎拔出，晒干，切段。生用。以株大而紧、灰白色，花茎短、黄绿色，无根、叶及杂质者为佳。

【药性】辛、甘，平。归肝、肺经。

【功效】疏散风热，明目退翳。

【应用】

1. 风热目赤，眼生翳膜　治风热上攻之目赤肿痛、羞明多泪、眼生翳膜，常配荆芥、决明子、龙胆草等同用，如谷精草汤(《审视瑶函》)。

2. 风热头痛，齿痛　治风热头痛、齿痛，常配薄荷、菊花、牛蒡子等同用。

【用法用量】煎服，5～10 g。

【使用注意】阴虚血亏之眼疾者不宜用。

【现代研究】

1. 化学成分　含谷精草素。

2. 药理作用　煎剂对绿脓杆菌有较强的抑制作用，对金黄色葡萄球菌、福氏痢疾杆菌、伤寒杆菌、肺炎双球菌、大肠杆菌亦有抑制作用；水浸剂对某些皮肤真菌、铁锈色小孢癣菌、奥杜益氏小芽孢癣菌有不同程度的抑制作用。

密蒙花　Mimenghua　《开宝本草》

　　为马钱科植物密蒙花 *Buddleja officinalis* Maxim. 的干燥花蕾和花序。主产于湖北、四川、陕西等地。春季花未开放时采收，除去杂质，干燥。生用。以花密集，色灰黄，有茸毛，质柔软者为佳。

【药性】甘，微寒。归肝、胆经。

【功效】清热泻火，养肝明目，退翳。

【应用】

1. 目赤肿痛，羞明多泪，目生翳膜　治肝火上炎之目赤肿痛，常配菊花、甘草等同用，如密蒙花散（《圣济总录》）。治风火上攻之羞明多泪，可配木贼、石决明、羌活等同用，如密蒙花散（《和剂局方》）。治肝火郁滞之目生翳膜，可配蝉蜕、刺蒺藜等同用，如拨云退翳丸（《原机启微》）。

2. 肝虚目暗，视物昏花　治肝虚有热之目暗干涩、视物昏花，常配菟丝子、山药、肉苁蓉等同用，如绿风还睛丸（《医宗金鉴》）。

【用法用量】煎服，9～15 g。

【现代研究】

1. 化学成分　含黄酮类、三萜皂苷和环烯醚萜类等化学成分。黄酮主要有刺槐苷；三萜皂苷主要有密蒙皂苷 A、密蒙皂苷 B；环烯醚萜主要有对甲氧基桂皮酰梓醇等。

2. 药理作用　提取物体外对金黄色葡萄球菌、乙型溶血性链球菌有抑制作用。刺槐苷水解后得刺槐素有维生素 P 样作用。小鼠口服刺槐素，能减轻甲醛性炎症，还能降低皮肤、小肠血管的通透性及脆性。刺槐素对氯化钡、组胺、乙酰胆碱等引起的大鼠离体小肠张力增加，有解痉作用。对乙酰胆碱所致的小鼠离体小肠痉挛，刺槐素的解痉效力为罂粟碱的 75%。动物实验表明：小肠或静脉注射，均可使胆汁分泌有短暂、轻度的增加，对胆管平滑肌有松弛作用。对兔静脉注射 25 mg/kg 能在 25～30 min 内使尿量略有增加。

青葙子　Qingxiangzi　《神农本草经》

　　为苋科植物青葙 *Celosia argentea* L. 的干燥成熟种子。产于我国中部及南部各地。秋季果实成熟时采割植株或摘取果穗，晒干，收集种子，除去杂质。生用。以色黑光亮、饱满者为佳。

　　按《中国药典》（2015 年版）规定：本品杂质不得过 2.0%。

【药性】苦,微寒。归肝经。

【功效】清肝泻火,明目退翳。

【应用】

1. 肝热目赤,眼生翳膜,视物昏花 治肝火上炎之目赤肿痛、眼生翳膜、视物昏花,常配决明子、茺蔚子、羚羊角等同用,如青葙丸(《证治准绳》)。治肝虚血热之视物昏花,可配地黄、玄参、车前子,如青葙丸(《医宗金鉴》)。治肝肾亏损,目昏干涩,可配菟丝子、肉苁蓉、山药等同用,如绿风还睛丸(《医宗金鉴》)。

2. 肝火眩晕 治肝阳化火所致头痛、眩晕、烦躁不寐,常配石决明、栀子、夏枯草等同用。

【用法用量】煎服,9~15 g。

【使用注意】本品有扩散瞳孔作用,青光眼患者禁用。

【现代研究】

1. 化学成分 含对羟基苯甲酸、棕榈酸胆甾烯酯、烟酸、β-谷甾醇、脂肪油及丰富的硝酸钾等。

2. 药理作用 本品有降低血压作用,水煎液可降低眼内压,其所含油脂有扩瞳作用。水煎液对绿脓杆菌有较强的抑制作用;水提物有降血糖和保肝作用。

第二节 清热燥湿药

本类药物性味苦寒,寒能清热,苦能燥湿,清热之中兼能燥湿,以清热燥湿为主要作用,因其苦降泄热力大,故兼能清热泻火,主治湿热证及脏腑火热证。因湿热所侵机体部位的不同,临床症状各有所异。如湿温或暑温夹湿,湿热壅结,气机不畅所致身热不扬、胸脘痞闷、小便短赤、舌苔黄腻;湿热蕴结脾胃,升降失常所致脘腹胀满、呕吐、泻痢;湿热壅滞大肠,传导失职所致泄泻、痢疾、痔疮肿痛;湿热蕴蒸肝胆所致黄疸尿赤、胁肋胀痛、耳肿流脓;湿热下注所致带下色黄,或热淋灼痛;湿热流注关节所致关节红肿热痛;湿热浸淫肌肤所致湿疹、湿疮。亦用于诸脏腑火热证及热毒疮痈。

本类药物性味苦寒,燥湿力强,过服易伐胃伤阴,故脾胃虚寒,津液亏耗者当慎用,必要时可与健胃药或养阴药同用。此外,本类药物治疗火热证及痈疽肿毒,可配清热泻火药、清热解毒药同用。

黄芩 Huangqin 《神农本草经》

为唇形科植物黄芩 *Scutellaria baicalensis* Georgi 的干燥根。主产于河北、山西、内蒙古等地。春、秋两季采挖,除去须根和泥沙,晒后撞去粗皮,蒸透或开水润透切片,晒干。生用、酒炙或炒炭用。以条粗长,质坚实,色黄,除净外皮者为佳。

按《中国药典》(2015 年版)规定:本品水分不得过 12.0%,总灰分不得过 6.0%。

【药性】苦,寒。归肺、胆、脾、胃、大肠、小肠经。

【功效】清热燥湿,泻火解毒,止血,安胎。

【应用】

1. 湿温,暑湿,胸闷呕恶,湿热痞满,黄疸泻痢 本品善清肺胃胆及大肠之湿热,尤长于清中上焦湿热。治湿温、暑湿证,湿热阻遏气机而致胸闷恶心呕吐、身热不扬、舌苔黄腻者,常配滑石、白豆蔻、通草等同用,如黄芩滑石汤(《温病条辨》)。治湿热中阻,痞满呕吐,可配黄连、干姜、半夏等同用,如半夏泻心汤(《伤寒论》)。治大肠湿热之泄泻、痢疾,可配黄连、葛根等同用,如葛根黄芩黄连汤(《伤寒论》)。治湿热黄疸,可配茵陈、栀子等同用。

2. 肺热咳嗽,高热烦渴 本品善清泻肺火及上焦实热。治肺热壅遏之咳嗽痰稠,可单用,如清金丸(《丹溪心法》)。治肺热咳嗽气喘,可配苦杏仁、桑白皮、苏子,如清肺汤(《万病回春》)。治肺热咳嗽痰多,可配法半夏、瓜蒌等。若治外感热病,中上焦热盛所致之高热烦渴、面赤唇燥、尿赤便秘、苔黄脉数者,可配薄荷、栀子、大黄等,如凉膈散(《和剂局方》)。

3. 血热吐衄 治火毒炽盛迫血妄行之吐血、衄血等症,常配大黄同用,如大黄汤(《圣济总录》)。若治血热便血,可配地榆、槐花同用。治崩漏,可配当归同用,如子芩丸(《古今医鉴》)。

4. 痈肿疮毒 治火毒炽盛之痈肿疮毒,常配黄连、黄柏、栀子同用,如黄连解毒汤(《外台秘要》)。治热毒壅滞痔疮肿痛,可配黄连、大黄、槐花等同用。

5. 胎动不安 治血热胎动不安,常配地黄、黄柏等同用,如保阴煎(《景岳全书》)。治气虚血热胎动不安,可配白术同用,如芩术汤(《医学入门》)。治肾虚有热胎动不安,可配熟地黄、续断、人参等同用,如泰山磐石散(《景岳全书》)。

【用法用量】煎服,3~10 g。清热泻火、解毒多生用,安胎多炒用,清上焦热可酒炙用,止血宜炒炭用。

【使用注意】脾胃虚寒、食少便溏者不宜用。

【现代研究】

1. 化学成分 含黄酮类、挥发油类、氨基酸类以及葡萄糖、蔗糖、淀粉等化学成分。黄酮主要有黄芩苷元、黄芩苷、汉黄芩素、汉黄芩苷、黄芩新素等。挥发油主要有多种萜类、苯乙酮、棕榈酸、油酸等。氨基酸主要有脯氨酸,约占 80%。

2. 药理作用 黄芩有较广的抗菌谱。煎剂在体外对痢疾杆菌、白喉杆菌、绿脓杆菌、伤寒杆菌、副伤寒杆菌、变形杆菌、金黄色葡萄球菌、溶血性链球菌、肺炎双球菌、脑膜炎球菌、霍乱弧菌等有不同程度的抑制作用。对金黄色葡萄球菌、绿脓杆菌及霍乱弧菌的抑制作用较其他多种中草药为强。黄芩苷、黄芩苷元对豚鼠离体气管过敏性收缩及整体动物过敏性气喘,均有缓解作用,并与麻黄碱有协同作用,能降低小鼠耳毛细血管通透性。本品还有解热、降压、镇静、保肝、利胆、抑制肠管蠕动、降血脂、抗氧化、调节 CAMP 水平、抗肿瘤等作用。黄芩水提物对前列腺素生物合成有抑制作用。

黄连 Huanglian 《神农本草经》

为毛茛科植物黄连 *Coptis chinensis* Franch.、三角叶黄连 *Coptis deltoidea* C. Y. Cheng et Hsiao 或云连 *Coptis teeta* Wall. 的干燥根茎。以上三种分别习称"味连"、"雅连"、"云连"。味连主产于四川、贵州、湖北等地,雅连主产于四川,云连主产于云南、西藏。多系栽培,秋季采挖,除去须根和泥沙,干燥。生用或清炒、姜汁炙、酒炙、吴茱萸水炙用。以条肥壮,连珠形,质坚实,断面黄,无残茎及须根者为佳。

按《中国药典》(2015 年版)规定:本品水分不得过 14.0%,总灰分不得过 5.0%。

【药性】苦,寒。归心、脾、胃、肝、胆、大肠经。

【功效】清热燥湿,泻火解毒。

【应用】

1. 湿热痞满,呕吐吞酸　本品清热燥湿之力胜于黄芩,尤长于清中焦湿热。治湿热阻滞中焦,气机不畅之脘腹痞满、恶心呕吐,常配黄芩、干姜、半夏等同用,如半夏泻心汤(《伤寒论》)。治肝火犯胃之胁肋胀痛、呕吐吞酸,可配吴茱萸,如左金丸(《丹溪心法》)。治胃热呕吐,可配半夏、竹茹等同用。治脾胃虚寒,呕吐酸水,可配人参、白术、干姜等同用,如连理汤(《症因脉治》)。

2. 湿热泻痢　本品善去脾胃大肠湿热,为治泻痢要药,单用有效。治湿热泻痢,腹痛里急后重,常配木香,如香连丸(《兵部手集方》)。治湿热泻痢兼表证发热,可配葛根、黄芩等同用,如葛根黄芩黄连汤(《伤寒论》)。治湿热下痢脓血日久,可配乌梅,如黄连丸(《外台秘要》)。

3. 高热神昏,心烦不寐,血热吐衄　本品善能清泻心经实火。治三焦热盛,高热烦躁,常配黄芩、黄柏、栀子等同用,如黄连解毒汤(《外台秘要》)。治高热神昏,可配石膏、知母、玄参等同用,如清瘟败毒饮(《疫疹一得》)。治热盛伤阴,心烦不寐,可配黄芩、白芍、阿胶等同用,如黄连阿胶汤(《伤寒论》)。治心火亢旺,心肾不交之怔忡不寐,可配肉桂。治邪火内炽,迫血妄行之吐血衄血,常配大黄、黄芩等同用,如泻心汤(《金匮要略》)。

4. 痈肿疔疮,目赤肿痛,口舌生疮,胃火牙痛　本品尤善疗疔毒。治痈肿疔毒,常配黄芩、黄柏、栀子同用,如黄连解毒汤(《外台秘要》)。治目赤肿痛,可配淡竹叶,如黄连汤(《普济方》);治眼目红肿,以之煎汁滴眼。治心火上炎、口舌生疮,可配栀子、竹叶等同用,如清心导赤散(《医宗金鉴》)。治胃火上攻,牙龈肿痛,可配地黄、升麻、丹皮等同用,如清胃散(《兰室秘藏》)。

5. 消渴　本品善清泻胃经火热。治胃火炽盛,消谷善饥,烦渴多饮之消渴证,常配麦冬同用,如消渴丸(《普济方》)。治肾阴不足,心胃火旺之消渴,可配地黄同用,如黄连丸(《外台秘要》)。

6. 湿疹湿疮,耳道流脓　治皮肤湿疹、湿疮,取之制成软膏外敷。治耳道流脓,取之浸汁涂患处。

【用法用量】煎服,2~5 g;外用适量。酒炙善清上焦火热,姜炙善清胃和胃止呕,吴茱萸炙善舒肝和胃止呕。

【使用注意】脾胃虚寒者忌用,阴虚津伤者慎用。

【现代研究】

1. 化学成分　含多种生物碱及黄柏酮、黄柏内酯、木兰花碱、阿魏酸等化学成分。生物碱主要有小檗碱(黄连素),为 5%~8%,其次为黄连碱、甲基黄连碱、掌叶防己碱、非洲防己碱、吐根碱等。此外,还含有多种微量元素。

2. 药理作用　黄连及其有效成分黄连素有广谱抗菌作用。本品对葡萄球菌、链球菌、肺炎球菌、霍乱弧菌、炭疽杆菌及除宋内氏以外的痢疾杆菌均有较强的抗菌作用。对肺炎杆菌、白喉杆菌、枯草杆菌、百日咳杆菌、鼠疫杆菌、布氏杆菌、结核杆菌也有抗菌作用。对肺炎球菌的抑制强度同青霉素,对金黄色葡萄球菌的抗菌力优于青霉素;对大肠杆菌、变形杆菌、伤寒杆菌作用较差。黄连制剂或小檗碱对鸡胚中培养的各型流感病毒有明显的抑制作用,对新城鸡瘟病毒也有一定的抑制作用。黄连煎剂及小檗碱在体外及体内均有抗阿米巴原虫作用。黄连煎剂对阴道滴虫也有杀灭作用。小檗碱小剂量时能兴奋心脏,增强其收缩力,增加冠状动脉血流量,大剂量时抑制心脏,减弱其收缩;小檗碱对离体兔心表现负性肌力作用;可减少蟾蜍心率,对兔、豚鼠、大鼠离体心房有兴奋作用并有抗心律失常的作用;可对抗乙酰胆碱所引起的家兔心动过缓与 ST 段下移,其对抗乙酰胆碱的剂量也能对抗毛果芸香碱,但不能对抗氯化钾;小檗碱和四氢小檗碱能降低心肌的耗氧量,从而使家兔及大鼠由于结扎冠脉所致的实验性心肌梗死的范围和程度显著减轻。小檗碱小剂量对小鼠大脑皮层的兴奋过程有加强作用,大剂量则对抑制过程有加强作用;能降低小鼠直肠温度和自发活动,并延长戊巴比妥钠的睡眠时间。有利胆、抑制胃液分泌、抗腹泻等作用;有抗急性炎症、抗癌、抑制组织代谢等作用。黄连及其提取成分有抗溃疡作用。

黄柏　Huangbo　《神农本草经》

为芸香科植物黄皮树 *Phellodendron chinense* Schneid. 或黄檗 *Phellodendron amurense* Rupr. 的干燥树皮。前者习称"川黄柏",后者习称"关黄柏"。川黄柏主产于四川、贵州、湖北等地,关黄柏主产于辽宁、吉林、河北等地。野生或栽培。3～6 月采收。剥取树皮,除去粗皮、晒干压平;润透,切片或切丝。生用或盐水炙、炒炭用。以片张厚大、鲜黄色、无栓皮者为佳。

按《中国药典》(2015 年版)规定:本品水分不得过 12.0%,总灰分不得过 8.0%。

【药性】苦,寒。归肾、膀胱经。

【功效】清热燥湿,泻火解毒,除骨蒸。

【应用】

1. 湿热带下,热淋涩痛　本品善清泻下焦湿热。治湿热下注之带下黄浊臭秽、阴痒,常配山药、芡实、车前子等同用,如易黄汤(《傅青主女科》)。治湿热下注膀胱之小便短赤、热淋涩痛,常配萆薢、茯苓、车前子等同用,如萆薢分清饮(《医学心悟》)。

2. 湿热泻痢,黄疸尿赤　治湿热泻痢,常配白头翁、黄连、秦皮等同用,如白头翁汤(《伤寒论》)。治湿热郁蒸之黄疸尿赤,可配栀子同用,如栀子柏皮汤(《伤寒论》)。

3. 湿热脚气,痿证　治湿热下注之脚气肿痛、痿软无力,常配苍术、牛膝同用,如三妙丸(《医学心悟》)。若治阴虚火旺之痿证,可配知母、熟地、龟甲等同用,如虎潜丸(《丹溪心法》)。

4. 疮疡肿毒,湿疹瘙痒　治疮疡肿毒,常配黄芩、黄连、栀子等同用,如黄连解毒汤(《外台秘要》),或以本品配大黄研末,醋调外搽,如二黄散(《痈疽神验秘方》)。治湿疹瘙痒,可配荆芥、苦参、白鲜皮等同用。或以黄柏配煅石膏为末,外撒或油调搽患处,如石黄散(《青囊秘传》)。

5. 骨蒸劳热,盗汗,遗精　本品善清泻肾经相火,除骨蒸。治阴虚火旺,骨蒸潮热、盗汗遗精,常配知母、生地黄、山药等同用,如知柏地黄丸(《医宗金鉴》);或配熟地黄、龟甲等同用,如大补阴丸(《丹溪心法》)。

【用法用量】煎服,3～12 g;外用适量。清热燥湿、泻火解毒宜生用,滋阴降火宜盐水炙用。

【使用注意】脾胃虚寒者忌用。

【鉴别用药】黄芩、黄连、黄柏三药性味皆苦寒,均能清热燥湿、泻火解毒,用治湿热内盛及热毒炽盛之证,常相须为用。黄芩善清泻上焦湿热及肺经火热,用于湿温、暑湿所致胸闷恶心呕吐、身热不扬及肺热咳嗽等,又可止血,安胎。黄连善清泻中焦、大肠湿热及心胃二经实火,用于中焦、胃肠湿热之痞满呕逆、泻痢,以及心火亢盛之高热神昏、胃火牙痛等。黄柏善清泻下焦湿热及相火,用于湿热下注诸证及阴虚火旺之骨蒸潮热、盗汗等。

【现代研究】

1. 化学成分　含多种生物碱及黄柏内酯、黄柏酮、黄柏酮酸、7-脱氢豆甾醇、β-谷甾醇、菜油甾醇、青萤光酸等化学成分。生物碱主要有小檗碱、黄柏碱、木兰花碱、药根碱、掌叶防己碱、N-甲基大麦芽碱、蝙蝠葛碱等。

2. 药理作用　黄柏抗菌有效成分为小檗碱。煎剂或醇浸剂体外试验对金黄色葡萄球菌、白色葡萄球菌、柠檬色葡萄球菌、肺炎双球菌、脑膜炎双球菌、草绿色链球菌、霍乱弧菌、白喉杆菌、痢疾杆菌、绿脓杆菌等均有抑制作用;对某些皮肤真菌、钩端螺旋体、乙肝表面抗原也有抑制作用。药根碱对心肌的作用与小檗碱相似,有正性肌力作用和抗心律失常作用,其正性肌力作用与细胞外 Ca^{2+} 内流有关,而不涉及细胞内 Ca^{2+} 的释放。黄柏提取物有降压、抗溃疡、镇静、肌松、降血糖及促进小鼠抗体生成等作用。

龙胆　Longdan　《神农本草经》

为龙胆科植物条叶龙胆 *Gentiana manshurica* Kitag.、龙胆 *Gentiana scabra* Bge.、三叶龙胆 *Gentiana triflora* Pall. 或滇龙胆 *Gentiana rigescens* Franch. 的干燥根和根茎。前三种习称"龙胆",后一种习称"坚龙胆"。龙胆主产于吉林、辽宁、黑龙江等地,以东北产量最大,故习称"关龙胆"。坚龙胆主产于云南。春、秋两季采挖,洗净,晒干,切段。生用。以根条粗长、黄色或黄棕色、无碎断者为佳。

按《中国药典》(2015 年版)规定:本品水分不得过 9.0%,总灰分不得过 7.0%,酸不溶性灰分不得过 3.0%。

【药性】苦,寒。归肝、胆经。

【功效】清热燥湿,泻肝胆火。

【应用】

1. 湿热黄疸,阴肿阴痒,带下,湿疹瘙痒　本品善清下焦湿热。治湿热黄疸,常配苦参同用,如苦参丸(《杂病源流犀烛》);或配栀子、大黄、白茅根等同用,如龙胆散(《圣惠方》)。治湿热下注,阴肿阴痒、湿疹瘙痒、带下黄臭,常配泽泻、木通、车前子等同用,如龙胆泻肝汤(《兰室秘藏》)。

2. 肝火头痛,目赤耳聋,胁痛口苦　治肝火上攻,头痛目赤、耳鸣耳聋、口苦胁痛,常配柴胡、黄芩、栀子等同用,如龙胆泻肝汤(《兰室秘藏》)。

3. 惊风抽搐　治肝经热盛,热极生风之高热惊风、痉挛抽搐,常配牛黄、钩藤、黄连等同用,如凉惊丸(《小儿药证直诀》);或配大黄、芦荟、青黛等同用,如当归芦荟丸(《宣明论方》)。

【用法用量】煎服,3～6 g。

【使用注意】脾胃寒者不宜用,阴虚津伤者慎用。

【现代研究】

1. 化学成分　含龙胆苦苷、獐牙菜苦苷、当药苷、三叶苷、苦龙苷、四乙酰龙胆苦苷、苦樟苷、龙胆黄碱、龙胆碱、秦艽乙素、秦艽丙素、龙胆三糖、β-谷甾醇等化学成分。

2. 药理作用　龙胆有健胃作用,龙胆等苦味健胃药可使大鼠胃液和胃酸分泌增加。龙胆苦苷有直接保肝作用,其保护肝细胞作用在一定范围内与剂量呈正比。龙胆水浸剂(1∶4)在试管内对石膏样毛癣菌、星形奴卡氏菌等皮肤真菌有不同程度的抑制作用,对钩端螺旋体、绿脓杆菌、变形杆菌、伤寒杆菌也有抑制作用。龙胆苦苷对角叉菜胶引起的大鼠足跖水肿有抑制作用,口服龙胆碱可使大鼠甲醛性关节炎肿胀减轻,对小鼠的抗炎作用较水杨酸强。对疟原虫有较高的毒性。龙胆碱有镇静、肌松作用,大剂量龙胆碱有降压作用,并能抑制心脏、减缓心率。龙胆有抑制抗体生成的作用。

秦皮 Qinpi 《神农本草经》

为木犀科植物苦枥白蜡树 *Fraxinus rhynchophylla* Hance、白蜡树 *Fraxinus chinensis* Roxb.、尖叶白蜡树 *Fraxinus szaboana* Lingelsh. 或宿柱白蜡树 *Fraxinus stylosa* Lingelsh. 的干燥枝皮或干皮。主产于吉林、辽宁、河南等地。春、秋两季剥取，晒干。生用。以整齐、长条呈筒状者为佳。

按《中国药典》(2015 年版)规定：本品水分不得过 7.0%，总灰分不得过 8.0%。

【药性】苦、涩，寒。归肝、胆、大肠经。

【功效】清热燥湿，收涩止痢，止带，明目。

【应用】

1. 湿热泻痢，带下阴痒 治湿热泻痢，里急后重，常配白头翁、黄连、黄柏等同用，如白头翁汤(《伤寒论》)；治湿热下注之带下阴痒，可配牡丹皮、当归等同用。

2. 目赤肿痛，目生翳膜 治肝经郁火所致目赤肿痛、目生翳膜，可单用煎水洗眼；或配栀子、淡竹叶同用，如秦皮汤(《外台秘要》)。治肝经风热、目赤生翳，可配秦艽、防风等同用，如秦皮汤(《眼科龙木论》)。

【用法用量】煎服，6~12 g；外用适量，煎洗患处。

【使用注意】脾胃虚寒者忌用。

【现代研究】

1. 化学成分 苦枥白蜡树树皮中含马栗树皮素(七叶素，秦皮乙素)、马栗树皮苷(七叶苷，秦皮甲素)等香豆精类及鞣质。白蜡树树皮中含有马栗树皮素、秦皮素。尖叶白蜡树树皮中含有马栗树皮素、马栗树皮苷、秦皮苷、莨菪亭、2,6-二甲氧基对苯醌及微量的 N-苯基-2-萘胺。宿柱白蜡树树皮中含有马栗树皮素、马栗树皮苷、秦皮苷、丁香苷、多糖苷(宿柱白蜡苷)。

2. 药理作用 煎剂对金黄色葡萄球菌、大肠杆菌、福氏痢疾杆菌、宋内氏痢疾杆菌均有抑制作用。苦枥白蜡树皮的抑菌作用最强，抑菌力和黄连相近。七叶苷对金黄色葡萄球菌、卡他球菌、链球菌、奈瑟氏双球菌有抑制作用；秦皮乙素对卡他双球菌、金黄色葡萄球菌、大肠杆菌、福氏痢疾杆菌也有抑制作用。秦皮对抗流感病毒、疱疹病毒有一定的抑制作用。秦皮乙素、七叶苷及秦皮苷均有抗炎作用；秦皮乙素有镇静、镇咳、祛痰和平喘作用；秦皮苷有利尿、促进尿酸排泄等作用；七叶树苷亦有镇静、祛痰、促进尿酸排泄等作用。

苦参 Kushen 《神农本草经》

为豆科植物苦参 *Sophora flavescens* Ait. 的干燥根。我国各地均产。春、秋两季采挖，除去根头和小支根，洗净，干燥；或趁鲜切片，干燥。生用。以整齐、色黄白，味苦者为佳。

按《中国药典》(2015 年版)规定：本品水分不得过 11.0%，总灰分不得过 8.0%。

【药性】苦，寒。归心、肝、胃、大肠、膀胱经。

【功效】清热燥湿，杀虫，利尿。

【应用】

1. 湿热泻痢，便血，黄疸 治胃肠湿热之泄泻、痢疾，可单用；治血痢不止，以本品制丸服(《仁存堂经验方》)。治湿热便血、痔漏出血，可配地黄同用，如苦参地黄丸(《外科大成》)。治湿热蕴蒸之黄疸,可配龙胆、牛胆汁等同用,如谷疸方(《补缺肘后方》)。

2. 湿热带下,阴痒,湿疹,湿疮,皮肤瘙痒,疥癣 本品善治湿热所致带下证及某些皮肤病症。治湿热带下、阴肿阴痒,可配蛇床子、鹤虱等同用,如樗痒汤(《外科正宗》)。治湿疹、湿疮,可单用煎水外洗,或配黄柏、蛇床子煎水外洗。治皮肤瘙痒,可配皂角、荆芥等同用,如参角丸(《鸡峰普济方》)。治风疹瘙痒,可配防风、蝉蜕、荆芥等同用,如消风散(《外科正宗》)。治疥癣,可配花椒煎汤外搽,如参椒汤(《外科证治全书》);或配硫黄、枯矾制成软膏外涂。

3. 湿热淋证,小便不利 治湿热蕴结之小便不利、灼热涩痛,常配石韦、车前子、栀子等同用。

【用法用量】煎服,5~9 g;外用适量,煎洗患处。

【使用注意】脾胃虚寒者忌用,反藜芦。

【现代研究】

1. 化学成分 含多种生物碱及多种黄酮类等化学成分。生物碱主要以苦参碱、氧化苦参碱为主,其次为异苦参碱、槐果碱、异槐果碱、槐胺碱、氧化槐果碱以及微量的 *D*-槐醇碱、*L*-臭豆碱、*L*-甲基金雀花碱、赝靛叶碱、*L*-槐根碱等;黄酮类主要有苦醇 C、苦醇 G、异苦参酮、苦参醇、新苦参醇、降苦参醇、芒柄花黄素、苦参啶醇、苦参素、次苦参素等。

2. 药理作用 本品对心脏有明显的抑制作用,可使心率减慢,心肌收缩力减弱,心输出量减少,其减慢心率、延缓传导、降低心肌兴奋等作用不受预先注射阿托品的影响。苦参、苦参碱、苦参黄酮均有抗心律失常作用;苦参注射液对乌头碱所致心律失常,作用较快而持久,并有降压作用。1%苦参碱体外对痢疾杆菌、大肠杆菌、变形杆菌、乙型链球菌及金黄色葡萄球菌均有明显抑制作用;醇浸膏在体外有对抗滴虫作用;苦参煎剂高浓度(1∶100)对结核杆菌有抑制作用;煎剂(8%)、水浸剂(1∶3)体外对某些常见的皮肤真菌有不同程度的抑制作用。此外,还有利尿、抗炎、抗过敏、镇静、平喘、祛痰、升高白细胞、抗肿瘤等作用。

白鲜皮 Baixianpi 《神农本草经》

为芸香科植物白鲜 *Dictamnus dasycarpus* Turcz. 的干燥根皮。主产于辽宁、河北、四川等地。春、秋两季采挖根部,除去泥沙和粗皮,剥取根皮,切片,干燥。生用。以卷筒状、无木心、皮厚、块大者为佳。

按《中国药典》(2015 年版)规定:本品水分不得过 14.0%。

【药性】苦,寒。归脾、胃、膀胱经。

【功效】清热燥湿,祛风解毒。

【应用】

1. 湿热疮毒,湿疹,疥癣 治湿热疮毒,肌肤溃烂、黄水淋漓者,常配苍术、苦参、连翘等同用。治湿疹、风疹、疥癣,可配苦参、防风、地肤子等同用,煎汤内服、外洗。

2. 湿热黄疸,风湿热痹 治湿热蕴蒸之黄疸、尿赤,常配茵陈、栀子等同用,如茵陈汤(《圣济总录》)。治风湿热痹,关节红肿热痛者,可配苍术、黄柏、薏苡仁等同用。

【用法用量】煎服,5~10 g;外用适量,煎汤洗或研末敷。

【使用注意】脾胃虚寒者慎用。

【现代研究】

1. 化学成分 本品含白鲜碱、白鲜内酯、葫芦巴碱、胆碱、谷甾醇、白鲜脑交酯、梣皮酮、黄柏酮、黄柏酮酸及脂肪酸、粗皂苷等化学成分。

2. 药理作用 水浸剂（1:4）体外对堇色毛癣菌、同心性毛癣菌、许兰氏黄癣菌、奥杜盎氏小芽孢癣菌、铁锈色小芽孢癣菌、羊毛状小芽孢癣菌、腹股沟表皮癣菌、星形奴卡氏菌等多种致病性真菌有不同程度的抑制作用。浸出液对因温刺而发热的家兔有解热作用。白鲜碱对家兔和豚鼠子宫平滑肌有强力的收缩作用，小剂量对离体蛙心有兴奋作用，对离体兔耳血管有明显的收缩作用。本品挥发油在体外有抗癌作用。

苦豆子 Kudouzi 《新疆中草药手册》

为豆科植物苦豆子 *Sophora alopecuroides* L. 的干燥全草及种子。主产于新疆、西藏、内蒙古等地。全草夏季采收，种子春季采收，干燥。全草生用，种子炒用。

【药性】苦，寒。有毒。归胃、大肠经。

【功效】清热燥湿，止痛，杀虫。

【应用】

1. 湿热泻痢 治湿热泻痢，里急后重，单用有效。

2. 疮疖，溃疡 治热毒疮疖、溃疡等证，可用本品适量砸碎，煎汤外洗患处。

3. 白带过多 可取本品单味吞服。

4. 胃脘痛，吞酸 治胃热胃脘痛、吞酸，可单用种子研末冲服，或配蒲公英、生姜等同用（《新疆中草药手册》）。

5. 湿疹，顽癣 治湿疹、顽癣，以本品干馏油制为软膏外搽。

【用法用量】全草煎汤服，1.5～3 g；种子炒用，研末服，每次 5 粒。

【使用注意】本品有毒，内服用量不宜过大。

【现代研究】

1. 化学成分 含槐果碱、苦参碱、槐胺碱、槐定碱、苦豆碱、氧化槐果碱、氧化苦参碱等 15种以上生物碱类。

2. 药理作用 从全草中提取的苦豆子总生物碱有抗炎、抗癌、抗变态反应、抗心律失常、抗溃疡、升高白细胞、平喘、解热、杀虫、镇静、镇痛、抗病毒等作用；苦豆子散剂外用对葡萄球菌、大肠杆菌、链球菌、真菌、加德纳氏菌及滴虫有杀灭或抑制作用。苦参碱对纤维蛋白、纤维蛋白原降解产物有抑制作用。氧化苦参碱能明显增加正常蟾蜍心肌收缩力、心输出量，在强心的同时不增加心率。苦参碱、槐果碱、槐定碱静脉注射可引起动物血压先升后降。

3. 不良反应 本品内服可出现头晕、恶心、呕吐、烦躁、心慌、面色苍白等副作用。产生副作用的原因，可能与剂量过大（一次服药种子 2 g）及药物炒制减毒不合要求有关。原有风湿性心脏病或肾脏病者亦易出现副作用。因此，用其种子入药，必须将其炒至冒烟，呈黑色为度。预防苦豆子中毒的主要措施是严格掌握用药剂量以及严格炮制。出现不良反应，可用催吐、洗胃、导泻等方法，或进行西医对症处理。

三棵针 Sankezhen 《分类草药性》

为小檗科植物小黄连刺 *Berberis wilsonae* Hemsl. 和匙叶小檗 *Berberis vernae* Schneid. 或细叶小檗 *Berberis poiretii* Schneid. 或拟豪猪刺 *Berberis soulieana* Schneid. 以及同属多种

植物的干燥根。产于西北及西南各地。春、秋两季采收，除去泥沙和须根，晒干。生用。

按《中国药典》(2015 年版)规定：本品水分不得过 12.0％，总灰分不得过 3.0％。

【药性】苦，寒；有毒。归肝、胃、大肠经。

【功效】清热燥湿，泻火解毒。

【应用】

1. 湿热泻痢，黄疸，湿疹　治湿热泻痢，单用有效，或配马齿苋、秦皮等同用。治湿热蕴蒸之黄疸，可配茵陈、金钱草等同用。治湿疹，可取本品研末外撒，或配青黛、滑石等药外用。

2. 痈肿疮毒，咽喉肿痛，目赤肿痛　治痈肿疮毒、咽喉肿痛，可配金银花、野菊花、连翘等同用。治目赤肿痛，可配龙胆草、车前子、栀子等同用。

此外，以其根浸酒内服及外搽，可治跌打损伤。

【用法用量】煎服，9～15 g；外用适量。

【现代研究】

1. 化学成分　含小檗碱、小檗胺、巴马亭、药根碱、尖刺碱、异汉防己碱、木兰花碱等生物碱类化学成分。

2. 药理作用　具有广谱抗菌作用，对金黄色葡萄球菌、溶血性链球菌、肺炎球菌、痢疾杆菌、大肠杆菌、绿脓杆菌、变形杆菌以及钩端螺旋体等均有抑制作用；巴马亭及药根碱还能强烈抑制白色念珠菌。小檗胺有抗肿瘤、升高白细胞、抑制血小板集聚和抗血栓形成、抗实验性心肌缺血与脑缺血、抗心律失常等作用。小檗碱、巴马亭、小檗胺、药根碱、尖刺碱及木兰花碱等均有降压作用。异汉防己碱具有明显的抗炎作用。药根碱有镇静作用。巴马亭还能兴奋子宫、肌肉松弛作用。

第三节　清热解毒药

本类药物性味大多苦寒，功能清热解毒，主要用于温热病及痈肿疔毒、丹毒、痄腮、热毒下痢，咽喉肿痛及虫蛇咬伤、癌肿、水火烫伤等热毒病证。

清热解毒药各药物功效特性不同，在应用上各有特长，应用时必须有针对性地选择，并结合兼有症状适当配伍。若热毒在血分，可与凉血药配合应用；火热炽盛，可与泻火药配合应用；挟湿者，可与燥湿药配合应用。此外，痢疾里急后重，宜配行气药；疮痈兼虚者，宜配补益药等等。但发斑、疮疡、喉痹、痢疾等疾患，而属于阴证、寒证者，则不宜使用清热解毒药。本类药物大多药性寒凉，过量或久用易伤脾胃，宜中病即止。

金银花　Jinyinhua　《新修本草》

为忍冬科植物忍冬 *Lonicera japonica* Thunb. 的花蕾或带初开的花。主产于河南、山东、江西等地。夏初花开放前采摘。阴干。生用或炒炭用。以花蕾初开、完整、色黄白、肥大者为佳。

按《中国药典》(2015 年版)规定：本品水分不得过 12.0％，总灰分不得过 10.0％，酸不溶性灰分不得过 3.0％。

【药性】甘，寒。归肺、心、胃经。

【功效】清热解毒，疏散风热。

【应用】

1. 疮痈肿毒　治疮痈初起，红肿热痛，常配天花粉、白芷、防风等同用，如仙方活命饮（《妇人良方》）。如疔疮疖疮形如栗，坚硬根深，常与紫花地丁、野菊花、蒲公英等配伍，如五味消毒饮（《医宗金鉴》）。治脱疽热毒内蕴，溃烂脓水淋漓，常配玄参、当归、甘草同用，如四妙勇安汤（《验方新编》）。治肠痈腹痛，配薏苡仁、黄芩、红藤等同用。治肺痈咳吐脓血，常与天花粉、桔梗等同用。

2. 外感风热或温病初起　治外感风热或温病初起，常配合连翘、牛蒡子、薄荷等同用，如银翘散（《温病条辨》）。若热入营血，神昏舌绛，可与黄连、生地黄、麦冬等同用，如清营汤（《温病条辨》）。若治疗暑瘟，发热烦渴，无汗头痛，可与香薷、厚朴、连翘同用，如新加香薷饮（《温病条辨》）。

此外，本品又治热毒血痢。可单用，或炒炭与白头翁、秦皮、马齿苋等同用。经蒸馏制成金银花露，有清解暑热作用，可用于暑热烦渴，以及小儿热疖、痱子等证。

【用法用量】煎服，10～15 g。

【使用注意】脾胃虚寒或气虚疮疡脓稀者应慎用。

【现代研究】

1. 化学成分　主要含有黄酮、有机酸、挥发油、苷类等。黄酮类如木犀草素、木犀草素-7-O-D-葡萄糖苷、金丝桃苷等；有机酸类如绿原酸、异绿原酸；挥发油如双花醇和芳樟醇；其他如皂苷、环烯醚萜苷等。现已证明金银花的抗菌有效成分以绿原酸和异绿原酸为主，黄酮类及挥发油也可能有一定抗菌活性。

2. 药理作用　本品具有广谱抗菌作用，对金黄色葡萄球菌、肺炎双球菌、痢疾杆菌、脑膜炎双球菌等具有抑制作用。水煎剂有明显抑制炎症及解热作用；还能促进白细胞吞噬能力，提高淋巴细胞转化率。水浸液能抑制多种皮肤真菌、有明显的抗病毒活性。提取液有较强的抗内毒素作用。水及醇浸液对肉瘤和艾氏腹水癌有一定的细胞毒作用。此外，还有提高机体免疫功能、利胆、降血脂、止血、抗早孕作用。

3. 毒性与不良反应　不良反应较少，但有报道金银花注射液可引起过敏性休克，银黄注射液也可引起过敏反应，因此使用含金银花的注射剂应注意过敏反应。金银花水浸剂口服，未见对实验动物呼吸、血压、尿量等有明显影响，提示无明显毒性。

连翘　Lianqiao　《神农本草经》

为木犀科植物连翘 *Forsythia suspensa* (Thunb.) Vahl 的干燥果实。主产于山西、河南、陕西等地。秋季果实初熟尚带绿色时采收，除去杂质，蒸熟，晒干，习称"青翘"；果实熟透时采收，晒干，除去杂质，习称"老翘"或"黄翘"。"青翘"以色绿，不开裂者为佳；"老翘"以色黄，瓣大，壳厚者为佳。

按《中国药典》（2015 年版）规定：本品水分不得过 10.0%，总灰分不得过 4.0%。

【药性】苦，微寒。归肺、心、小肠经。

【功效】清热解毒，消肿散结，疏散风热。

【应用】

1. 痈肿疮毒，瘰疬痰核　本品具有泻火解毒的功效，能消痈散结，有"疮家圣药"之称。治疮痈初起，红肿未溃，常与蒲公英、皂角刺、穿山甲等药同用，如加减消毒饮（《外科真诠》）。治疮疡溃烂,红肿脓出不畅,可与天花粉、金银花等药同用,如连翘解毒汤(《疡医大全》)。治痰火郁结,瘰疬痰核,多与夏枯草、玄参、浙贝母等同用。

2. 风热表证,温病初期 本品苦寒,质轻上浮,善于清热解毒透邪,并长于清心泻火。治外感风热、温病初起之头痛发热、口渴咽痛,常与金银花、薄荷、牛蒡子等配伍,如银翘散(《温病条辨》)。治热入营血,神昏舌绛、斑疹隐现等,则与水牛角、地黄、金银花等同用,如清营汤(《温病条辨》)。治热陷心包,高热烦躁、心烦不寐,常与麦冬、莲子心等配伍,如清宫汤(《温病条辨》)。

此外,本品还能清心利尿,与车前子、白茅根、竹叶等同用,治湿热壅滞所致的小便不利或淋漓涩痛等证。

【鉴别用药】金银花与连翘均性寒,能清热解毒,疏散风热,既能透热达表,又能清里热、解疮毒,故在临床上治外感风热、温病初起或热毒疮疡等证,两药常配合相须为用。但金银花疏散表热作用较佳,且炒炭后能凉血止痢;连翘清心解毒作用强,并能消肿散结,为疮家圣药。

【用法用量】煎服,6～15 g。

【使用注意】脾胃虚寒或气虚疮疡脓清者不宜用。

【现代研究】

1. 化学成分 本品含连翘酚、连翘酯苷、齐墩果酸、熊果酸、6,7-二甲氧基香豆素、甾醇化合物、白桦脂醇酸、连翘苷、连翘苷元、松脂素、牛蒡子苷、牛蒡子苷元、黄酮醇苷、皂苷及蒎烯等。连翘酚为抗菌成分。

2. 药理作用 本品对金黄色葡萄球菌、肺炎双球菌、痢疾杆菌、人型结核杆菌、百日咳杆菌及流感病毒、鼻病毒、真菌等均有抑制作用。能明显抑制炎性渗出,增强小鼠吞噬细胞能力。水溶液能降血压,能增强毛细血管致密度。此外,还具有解热、镇吐、镇痛、利尿、强心、抗肝损伤等作用。

3. 毒性与不良反应 本品制剂连翘败毒丸可导致恶心、呕吐、腹痛或腹泻等消化道反应;皮疹、渗出性多形红斑,偶可发生严重的剥脱性皮炎(常伴随肝功能损害)等过敏反应;治疗过程中可发生轻度一过性血清氨基转移酶升高的肝毒性症状、头晕头痛。对于有严重疾病(如艾滋病和癌症)的患者,可能出现肾功能异常或偶可发生周围血象一过性中性粒细胞减少和血小板减少等血液学检查指标改变。

板蓝根　Banlangen　《本草纲目》

为十字花科植物菘蓝 *Isatis indigotica* Fort. 的干燥根。主产于河北、陕西、江苏等省。大多为栽培品。秋季采挖,除去泥沙,晒干,切厚片,生用。以条长,粗大,体实者为佳。

按《中国药典》(2015 年版)规定:本品水分不得过 15.0%,总灰分不得过 9.0%。

【药性】苦,寒。归心、胃经。

【功效】清热解毒,凉血利咽。

【应用】

1. 外感风热,温病初起,头痛,咽痛或斑疹 本品功善解毒散结、凉血利咽。治外感风热或温病初起,发热头痛、咽喉肿痛等或身发斑疹,常与金银花、连翘、生石膏等同用。其单用(板蓝根冲剂)或与羌活配伍煎汤,可治流行性感冒。

2. 大头瘟疫,丹毒、痄腮等热毒证 治大头瘟疫,头面红肿、咽喉不利,常与黄芩、牛蒡子、连翘等配伍,如普济消毒饮(《东垣试效方》)。治疬腮,常与蒲公英、紫花地丁等配伍。治发斑发疹、舌绛暗紫,常与水牛角、地黄、紫草等配伍,如神犀丹(《温热经纬》引叶天士方)。

【用法用量】煎服,10～15 g。

【使用注意】脾胃虚寒者忌用。

【现代研究】

1. 化学成分 本品含靛蓝、靛玉红、芥子苷,板蓝根乙素、丙素、丁素等。并含色氨酮等生物碱类及精氨酸、脯氨酸、谷氨酸等氨基酸。

2. 药理作用 本品水浸液具有抗菌、抗病毒作用,对枯草杆菌、金黄色葡萄球菌、大肠杆菌、伤寒杆菌、痢疾杆菌等及流感病毒 PR_2 株有明显抑制作用。可增强免疫功能,对抗 ADP 诱导的血小板聚集。此外还具有解热、抗炎、抗内毒素、抗肿瘤等作用。

3. 毒性与不良反应 有报道本品口服可引起消化系统症状,或引起溶血反应;其注射剂可致过敏反应,如头昏、眼花、胸闷、气短、呕吐、面色青紫、四肢麻木或全身潮红、荨麻疹、多形性红斑型药疹、过敏性皮炎、多发性肉芽肿以及过敏性休克,甚至危及生命。

大青叶　Daqingye　《名医别录》

为十字花科植物菘蓝 *Isatis indigotica* Fort. 的干燥叶。主产于河北、陕西、江苏等省。大多为栽培品。夏、秋两季分 2～3 次采收,除去杂质,鲜用或晒干。生用。以完整、色暗灰绿者为佳。

按《中国药典》(2015 年版)规定:本品水分不得过 13.0%。

【药性】苦,寒。归心、胃经。

【功效】清热解毒,凉血消斑。

【应用】

1. 疮痈丹毒,口疮,咽痛 本品既能解瘟毒,又能利咽喉。治瘟毒上攻所致的疮痈、疬腮、丹毒等证,可以鲜品捣烂外敷患处,或与蒲公英、紫花地丁、野菊花等配伍,煎汤内服。治心胃火盛之口舌生疮、咽喉唇肿,可与地黄、大黄、栀子等配伍,如大青汤(《圣济总录》)。

2. 风热表证,温病初起 本品具有表里两清之效。治外感风热或温病初起的头痛发热、口渴、咽喉肿痛等证,常与金银花、连翘、牛蒡子等配伍,如清瘟解毒丸(《中国药典》2000 版)。

3. 热入营血证 治热入营血,气血两燔,高热神昏,发斑发疹,常与栀子、紫草、玄参等药同用,如犀角大青汤(《医学心悟》)。

【用法用量】煎服,9～15 g。

【使用注意】胃虚寒者忌用。

【现代研究】

1. 化学成分 本品含靛蓝、靛玉红、靛红烷 B、菘蓝苷等,以及水杨酸、邻氨基苯甲酸、丁香酸、苯甲酸、棕榈酸等有机酸类,此外还含有挥发性成分。

2. 药理作用 本品水煎剂对金黄色葡萄球菌、甲型链球菌、肺炎双球菌、痢疾杆菌、百日咳杆菌等均有抑制作用;并能抑制流感病毒、腮腺炎病毒等;能增强白细胞吞噬能力。靛玉红能抑制移植性肿瘤。此外,还具有解热、保肝、抗炎、抗内毒素、促进免疫等作用。

3. 毒性与不良反应 本品的长期毒性试验,中剂量组在服药 10～30 d 之间出现轻微的腹泻,有灶性肝细胞坏死;大剂量组在服药 4～60 d 之间出现严重的腹泻、便血,病理切片显示有明显中毒性病灶,可使肝脏发生肝窦扩张瘀血、肝细胞普遍萎缩和肝细胞肿胀变性。

青黛　Qingdai　《药性论》

　　为爵床科植物马蓝 *Baphicacanthus cusia*(Nees)Bremek.、蓼科植物蓼蓝 *Polygonum tinctorium* Ait. 或十字花科植物菘蓝 *Isatis indigotica* Fort. 的叶或茎叶经加工制得的干燥粉末、团块或颗粒。主产于福建、河北、云南等地,以福建产者质优,称为"建青黛"。夏、秋季采收茎叶,加水浸泡,至叶腐烂、茎脱皮时,将茎枝捞出,加入石灰充分搅拌,待浸液色由乌绿色转为紫红色时,捞出液面泡沫状物,晒干。以蓝色均匀,体轻能浮于水面,火烧时产生紫红色烟雾时间长者为佳。

　　按《中国药典》(2015 年版)规定:本品水分不得过 7.0%。

　　【药性】咸,寒。归肝经。

　　【功效】清热解毒,凉血消斑,泻火定惊。

　　【应用】

　　1. 痄腮喉痹,咽痛口疮,火毒疮疡　本品具有清热解毒、凉血消肿的功效。治痄腮喉痹,内服与金银花、黄芩、玄参等配伍;外用单味水调外敷或配冰片同用。治口舌生疮,常与黄柏、甘草配伍同用。治热毒疮疡丹毒,则多与蒲公英、紫花地丁等药同用。治湿疹瘙痒,常与蛤粉、煅石膏等配伍。与马齿苋同捣涂敷,可治疮疡。与雄黄配伍,可治诸毒虫伤。

　　2. 热毒发斑,吐血,衄血　本品寒咸,能入血分,善清热凉血、解毒消斑。治温毒发斑,常与石膏、升麻、地黄等配伍,如青黛石膏汤(《通俗伤寒论》)。治血热吐血、衄血,轻者青黛单用,水调服,即青金散(《普济方》)。重者与地黄、白茅根等药配伍。

　　3. 肝热惊痫　本品专入肝经,善清泄肝火而祛暑热、止惊痫。治暑热惊痫、目赤咽痛或肝火旺盛,常与甘草、滑石配伍同用,如碧玉散(《宣明论方》)。治惊悸抽搐,常与龙胆草、芦荟、黄连等配伍,如当归龙荟丸(《丹溪心法》)。此外,本品用水研服之,可治小儿惊痫,或与钩藤、牛黄等同用,如凉惊丸(《小儿药证直诀》)。

　　4. 咳嗽痰血　本品有清肝泻肺之功。治肝火犯肺,咳嗽胸痛,痰中带血,轻者与海蛤壳同用,即黛蛤散(《卫生鸿宝》);重者配栀子、丹皮、瓜蒌等同用。

　　【用法用量】入丸散,1～3 g;外用适量。

　　【使用注意】胃寒者慎用。

　　【现代研究】

　　1. 化学成分　本品主要含靛蓝、靛玉红,此外还含有靛棕、靛黄、鞣酸、色氨酮、青黛酮、蛋白质及大量无机盐等。

　　2. 药理作用　本品醇浸液及水煎剂体外对炭疽杆菌、肺炎球菌、金黄色葡萄球菌、痢疾杆菌等均有抑制作用。此外还具有保肝、抗癌等作用。

　　3. 毒性与不良反应　靛玉红可引起强烈腹泻和便血。

蒲公英　Pugongying　《新修本草》

　　为菊科植物蒲公英 *Taraxacum mongolicum* Hand. Mazz.、碱地蒲公英 *Taraxacum sinicum* Kitag. 或同属数种植物的干燥全草。全国各地均有分布。春至秋季花初开时采挖,除去杂质,洗净,晒干。生用。以叶多,色绿,根完整者为佳。

按《中国药典》(2015 年版)规定:本品水分不得过 13.0%。

【药性】苦、甘,寒。归肝、胃经。

【功效】清热解毒,消肿散结,利尿通淋。

【应用】

1. 疮痈、乳痈、疔毒肿痛及内痈 本品苦寒,既能清热解毒,又能消痈散结,为治热毒内外痈肿的常用药。因其兼能疏郁通乳,故又是治乳痈肿痛要药。治热毒疮疡肿痛,常与金银花、野菊花、紫花地丁等配伍,如五味消毒饮(《医宗金鉴》)。治乳痈,可用鲜品捣烂外敷或与全瓜蒌、连翘、忍冬藤同煎浓汤内服。治肠痈腹痛,配大黄、牡丹皮、桃仁等同用。治肺痈吐脓,与鱼腥草、芦根、冬瓜仁等同用。

2. 热淋涩痛,湿热黄疸 本品兼有利尿通淋作用。治热淋涩痛,常与金钱草、车前子、白茅根等同用,或与蒲公英鲜品单用。治湿热黄疸,常与茵陈蒿、栀子、大黄等同用。

此外,本品还具有清肝明目的功效,可治肝火上炎所致的目赤肿痛、羞明多泪等症。

【用法用量】煎服,10~15 g;捣敷或煎汤熏洗患处;外用鲜品适量。

【使用注意】胃寒者慎用。大量可致缓泻。

【现代研究】

1. 化学成分 本品含三萜类(蒲公英甾醇、伪蒲公英甾醇棕榈酸酯、伪蒲公英甾醇乙酸乙酯等)、黄酮类(木犀草素、槲皮素等)、有机酸类(咖啡酸、绿原酸、阿魏酸等)以及胆碱、菊糖、果胶等。

2. 药理作用 本品水煎剂或浸剂对金黄色葡萄球菌、溶血性链球菌等有较强的抑制作用;对肺炎双球菌、脑膜炎双球菌、绿脓杆菌、福氏痢疾杆菌亦有一定的抑制作用。能抑制胃酸分泌,有抗溃疡和保护胃黏膜作用。提取液还能拮抗内毒素。此外,还具有抗病毒、利胆、保肝、抗肿瘤等作用。

3. 毒性与不良反应 本品不良反应较少。煎剂常规用量口服偶见恶心、呕吐、腹部不适及轻度泄泻;个别患者会出现荨麻疹、全身瘙痒等过敏反应。注射剂静脉滴注后,亦偶有寒战、面色苍白、青紫或精神症状。大剂量(30 g/kg)灌服煎剂 3 d,可见实验兔肝细胞及肾小管上皮细胞轻度浊肿,肾小管变窄,其他无明显改变。小鼠和兔亚急性毒性试验,尿中可出现少量管型,肾小管上皮细胞浊肿。

鱼腥草 Yuxingcao 《名医别录》

为三白草科植物蕺菜 *Houttuynia cordata* Thunb. 的新鲜全草或干燥地上部分。主产于浙江、江苏、安徽等地。鲜品全年均可采割;干品夏季茎叶茂盛花穗多时采割,除去杂质,迅速洗净,切段,晒干。生用。以叶多、色绿、有花穗、鱼腥气浓者为佳。

按《中国药典》(2015 年版)规定:本品水分不得过 15.0%,酸不溶性灰分不得过 2.5%。

【药性】辛,微寒。归肺经。

【功效】清热解毒,消痈排脓,利尿通淋。

【应用】

1. 肺痈,肺热咳嗽 本品辛散寒泄,专入肺经,善清泻肺热、消痈排脓,为治肺痈吐脓、肺热咳嗽的要药。治肺痈咳吐脓血,可单用捣汁或与桔梗、芦根、薏苡仁等药同用。治肺热咳嗽,痰黄黏稠,多与桑白皮、贝母、瓜蒌等药同用。

2. 热毒疮痈 治热毒疮痈,红肿热痛,可本品单用研末,用蜂蜜调敷患处,或与蒲公英、野菊花、连翘等药配伍。治毒蛇虫伤,可与槐树叶、草决明等配伍同用。

3. 湿热淋证 治热淋小便涩痛,可本品单用,或与车前子、金钱草、海金砂等药配伍。

【用法用量】煎服,15～25 g;鲜品用量加倍,水煎或捣汁服;外用适量,捣敷或煎汤熏洗患处。

【使用注意】本品含有挥发油成分,故不宜久煎。

【现代研究】

1. 化学成分 本品主要含癸酰乙醛、月桂醛、甲基壬酮、香叶烯、癸醛等挥发油类;蕺菜碱、鱼腥草素、槲皮素、槲皮苷、异槲皮苷、芦丁等黄酮类;棕榈酸、亚油酸、天门冬氨酸、马兜铃酸等有机酸以及谷氨酸、天冬氨酸等氨基酸类成分。

2. 药理作用 本品水煎剂对金黄色葡萄球菌、肺炎双球菌、结核杆菌、痢疾杆菌以及钩端螺旋体均有抑制作用;对病毒感染小鼠有预防作用。能明显促进白细胞和巨噬细胞的吞噬能力,具有抗炎作用。槲皮素苷有利尿作用。鱼腥草油镇咳、平喘作用明显。具有镇痛,此外本品还具有止血、提高机体免疫力等作用。有研究证明鱼腥草注射剂具有抑制小鼠免疫功能的作用。

3. 毒性与不良反应 本品毒性很低。其副作用一般较轻微,口服有鱼腥味,肌内注射可致少数患者局部疼痛、个别患者阴道内给药出现阴道充血,上述反应停药后均消失。另有报道,少数患者应用本品的注射液可引起大疱性药物性皮炎、末梢神经炎等,甚至导致过敏性休克,乃至死亡。给犬皮下注射每日 80～160 mg/kg,连续 1 个月,可见有大量的流涎,早期常出现呕吐,但对食欲、血象及肝肾功能等均无明显的影响。

射干 Shegan 《神农本草经》

为鸢尾科植物射干 *Belamcanda chinensis*(L.)DC. 的干燥根茎入药。主产于湖北、河南、江苏等地。春初刚发芽或秋末茎叶枯萎时采挖,除去须根及泥沙,干燥。切片,生用。以粗壮、坚硬,断面色黄者为佳。

按《中国药典》(2015 年版)规定:本品水分不得过 10.0%,总灰分不得过 7.0%。

【药性】苦,寒。归肺经。

【功效】清热解毒,消痰,利咽。

【应用】

1. 咽喉肿痛 本品苦寒,专入肺经,为治热毒痰火郁结之咽喉肿痛要药。治外感风热或热毒壅盛,痰火郁结所致的咽喉肿痛,可单味应用,即射干汤(《圣济总录》)。与山豆根配伍同用,阴干为末,吹喉,如吹喉散。或与荆芥、连翘、牛蒡子等配伍,如射干消毒饮(《张氏医通》)。

2. 痰壅咳喘 本品善清肺火,亦能祛痰止咳平喘。治肺热咳喘,痰多而黄,常与桑白皮、马兜铃、桔梗等配伍,如射干兜铃汤(《痧胀玉衡》)。治寒饮郁肺之咳嗽气喘、痰多清稀,常与麻黄、生姜、细辛等配伍,如射干麻黄汤(《金匮要略》)。

【用法用量】煎服,3～10 g。

【使用注意】本品苦寒,无实火及脾虚便溏者慎用,孕妇忌用。

【现代研究】

1. 化学成分 本品含鸢尾苷、鸢尾苷元、野鸢尾苷、野鸢尾苷元、鸢尾异黄酮、鸢尾黄酮苷、射干异黄酮等异黄酮类化合物,还含射干酮、香草乙酮、射干醛等。

2. 药理作用 本品能抑制流感病毒、疱疹病毒,对致病菌性皮肤真菌有较强抑制作用。有解热、抗炎、抗血栓、利尿、止痛、雌激素样作用等。

3. 毒性与不良反应 醇提取物给小鼠灌服的 LD_{50} 为 66.78 g/kg,对家兔注射,可引起血压下降。本品副作用较小,临床曾有服用本品致泻的报道,但尚无中毒的报道。

白头翁 Baitouweng 《神农本草经》

为毛茛科植物白头翁 *Pulsatilla chinensis* (Bge.) Regel 的干燥根。主产于东北、华北、华东等地。春、秋两季采挖,除去茎叶、须根,保留根头白绒毛,除去泥沙,干燥。切薄片,生用。

按《中国药典》(2015 年版)规定:本品水分不得过 13.0%,总灰分不得过 11.0%,酸不溶性灰分不得过 6.0%。

【药性】苦,寒。归胃、大肠经。

【功效】清热解毒,凉血止痢。

【应用】

热毒血痢 本品苦寒,入胃、大肠二经,尤善清胃肠湿热及血分热毒,为治热毒血痢要药。近年来用治细菌性痢疾及阿米巴痢疾效果良好。治热痢下重,常与黄连、黄柏、秦皮配伍同用,如白头翁汤(《伤寒论》)。治休息痢,日夜不止,腹内冷痛,可与干姜、赤石脂、莨菪子等配伍,如白头翁丸(《圣济总录》)。治小儿热毒下痢如鱼脑,可与黄连、石榴皮同用,如白头翁散(《太平圣惠方》)。若治产后血虚下痢,常与甘草、阿胶、秦皮等配伍,如白头翁加甘草阿胶汤(《金匮要略》)。

【用法用量】煎服,9～15 g。

【使用注意】虚寒泻痢者忌用。

【现代研究】

1. 化学成分 本品含三萜皂苷、三萜酸、木脂素、白头翁素、原白头翁素、白头翁内酯、胡萝卜苷以及糖蛋白等成分。

2. 药理作用 本品水煎剂及皂苷能显著抑制阿米巴原虫的生长。鲜汁、煎剂、乙醇提取物等对金黄色葡萄球菌、绿脓杆菌、痢疾杆菌、伤寒杆菌等均有抑制作用。有抑制杀灭阴道滴虫、抗流感病毒等作用。醇提物还有镇静、镇痛作用。此外还具有抗炎、抗氧化、抗肿瘤、杀精、保肝及提高免疫力等作用。

3. 毒性与不良反应 本品新鲜全草捣烂后因原白头翁素而有强烈的刺激性气味,对皮肤黏膜有强烈的刺激作用,接触眼部可引起流泪;吸入可引起喷嚏、咳嗽;内服可引起流涎、胃肠炎症、呕吐、腹痛、肾炎、血尿及心衰,并可导致呼吸衰竭而死亡。干燥久贮者局部刺激作用大为降低,因此一般用干品或入煎剂使用。本品煎剂及其皂苷的毒性很低,对大鼠几乎无毒,皂苷的溶血指数为 1:666,与纯皂苷相比,其溶血强度仅及后者的 1/100。

大血藤 Daxueteng 《本草图经》

为木通科植物大血藤 *Sargentodoxa cuneata* (Oliv.) Rehd. et Wils. 的干燥藤茎。主产于河南、浙江、安徽等地。秋、冬两季采收,除去侧枝,截断,干燥。生用。以条匀、粗如拇指者为佳。

按《中国药典》（2015 年版）规定：本品水分不得过 12.0％，总灰分不得过 4.0％。

【药性】苦，平。归大肠、肝经。

【功效】清热解毒，活血，祛风止痛。

【应用】

1. 肠痈腹痛，热毒疮疡　本品味苦，入大肠经，长于清热解毒、消痈止痛，为治肠痈腹痛要药。可与连翘、大黄、牡丹皮等配伍，如红藤煎（《中医方剂临床手册》）。治热毒疮疡，与连翘、金银花、贝母等配伍，如连翘金贝煎（《景岳全书》）。

2. 跌打损伤，经行腹痛　治跌打损伤瘀肿疼痛，可与骨碎补同用，捣烂敷伤处，或与赤芍、牛膝、续断等同用。治瘀滞痛经、血虚经闭，常与益母草、香附、当归等配伍。

3. 风湿痹痛　治风湿痹痛、关节屈伸不利，可本品单用煎服或配伍络石藤、威灵仙等同用。治风湿腰腿痛，可与牛膝、青皮等配伍同用。

【用法用量】煎服，9～15 g；外用适量。

【使用注意】孕妇慎用。

【现代研究】

1. 化学成分　本品含鞣质约 7％，此外还含有大黄素、大黄素甲醚、毛柳苷、鹅掌楸苷、红藤苷、无梗五加苷 D、β-谷甾醇、β-胡萝卜苷及硬脂酸等成分。

2. 药理作用　本品对金黄色葡萄球菌、大肠杆菌、乙型链球菌、绿脓杆菌等有抑制作用。水提取物能抑制血小板聚集，抑制血栓形成；还能增加冠状动脉流量，扩张冠脉，缩小心肌梗死范围。此外，还具有抗炎、抗病毒、抗自由基、抗缺氧等作用。

3. 毒性与不良反应　本品水提取物 10 g/kg 灌胃，上、下午各 1 次，对小鼠不引起毒性反应。腹腔注射时，则有明显刺激性，剂量超过 18 g/kg 时可引起小鼠死亡。

马齿苋　　Machixian　《名医别录》

为马齿苋科植物马齿苋 *Portulaca oleracea* L. 的干燥地上部分。全国大部分地区均产。夏、秋两季采收，除去残根及杂质，洗净，略蒸或烫后晒干。生用。以株小、质嫩、整齐少碎、叶多、青绿色、无杂质者为佳。

按《中国药典》（2015 年版）规定：本品水分不得过 12.0％。

【药性】酸，寒。归大肠、肝经。

【功效】清热解毒，凉血止血，止痢。

【应用】

1. 热毒血痢　本品为治热毒血痢的常用药物。治热毒血痢，可单味水煎服用，或与黄连、黄柏、白头翁等配伍，亦可与粳米煮粥，空腹淡食。治腹痛泄泻，可与辣蓼、铁苋菜等配伍，如马齿苋汤（《中医方剂临床手册》）。治产后血痢，《经效产宝》单用本品捣汁入蜜调服。

2. 疮痈肿毒　治血热毒盛所致的痈肿疮疡、丹毒肿痛，单用本品煎汤内服并外洗，再用鲜品捣敷，如马齿苋膏（《医宗金鉴》）。治多年恶疮，可与木香、朱砂等同用外敷。马齿苋汁涂敷，还可治蜈蚣咬伤。

3. 崩漏便血　治血热妄行之崩漏下血，可用鲜品捣汁内服，或与郁金、苎麻根、血余炭等配伍；治大肠湿热之便血、痔血，可单用或配地榆、槐角、凤尾草等凉血止血药同用。

【用法用量】煎服,9～15 g,鲜品 30～60 g;外用适量,捣敷患处。

【使用注意】脾胃虚寒者及孕妇慎用。

【现代研究】

1. 化学成分 本品含 β-香树脂醇、丁基迷帕醇、帕克醇等三萜醇类。尚含槲皮素、木犀草素、山奈素、芹菜素等黄酮类化合物及马齿苋碱、糖类、有机酸和氨基酸等。

2. 药理作用 本品煎剂和醇提取物对痢疾杆菌、大肠杆菌、金黄色葡萄球菌等均有抑制作用,尤对痢疾杆菌作用明显。水提取物能收缩家兔主动脉,减弱心肌收缩力,升高大鼠血压;能增强豚鼠离体回肠的收缩。对子宫有收缩作用,对产后流血、功能性子宫出血可止血。此外,还有镇痛、抗炎、抗病毒、抗氧化、抗衰老、降血脂、降血糖、松弛肌肉、降胆固醇、增强免疫、利尿、升高血钾作用。

3. 毒性与不良反应 本品收缩子宫,对孕妇,尤其是有习惯性流产者,可导致堕胎,应禁止食用。

山豆根 Shandougen 《开宝本草》

为豆科植物越南槐 *Sophora tonkinensis* Gapnep. 的干燥根及根茎。主产于广西、广东,贵州亦产。习称"广豆根"。秋季采挖,除去杂质,洗净,干燥。切片,生用。以根条粗壮,外色棕褐,质坚,味苦者为佳。

按《中国药典》(2015 年版)规定:本品水分不得过 10.0%,总灰分不得过 6.0%。

【药性】苦,寒。有毒。归肺、胃经。

【功效】清热解毒,利咽消肿。

【应用】

1. 咽喉肿痛 本品苦寒,清火力强,可解毒利咽,为治热毒咽喉肿痛的第一要药。轻者可单味煎服或含漱;重者可配伍连翘、桔梗、牛蒡子等,如清凉散(《增补万病回春》),或与大黄、升麻、朴硝配伍,如山豆根丸(《仁斋直指方》),或与射干、麦冬、甘草等配伍,如山豆根汤(《慈幼新书》)。

2. 牙龈肿痛 治胃火上炎所致的牙龈肿痛、口舌生疮,可单用煎汤漱口,或与石膏、升麻、黄连等配伍同用。

此外,本品还可用治湿热黄疸、肺热咳嗽、痈肿疮毒等。

【用法用量】煎服,3～6 g。

【使用注意】脾胃虚寒泄泻者慎用。过量易致呕吐、腹泻、胸闷等,须注意用量。

【现代研究】

1. 化学成分 本品含槐果碱、苦参碱、氧化苦参碱、安那吉碱、甲基金雀花碱等生物碱及广豆根素、环广豆根素、紫檀素、L-三叶豆紫檀苷素等黄酮类物质。

2. 药理作用 本品浸剂有抗癌作用,水提液能抑制迟发性超敏反应。所含总碱能增加心肌收缩力,显著增加冠脉流量,苦参碱、氧化苦参碱能升高家兔外周白细胞;苦参总碱对结核杆菌、霍乱弧菌、皮肤致病性真菌有抑制作用。此外,还有抗炎、抗溃疡、抗肿瘤、抗心律失常、抗氧化、保肝等作用。

3. 毒性与不良反应 本品有严重的毒副作用,临床中毒发生率极高,尤其是超量服用者。中毒量与个体之间的差异较大,一般在 10 g 以上便容易引起中毒,少数病人服用 6 g 亦可出现毒性反应。中毒反应多在服药后 5～30 min 出现,亦有几小时后出现者。另外,煎煮时间延长,则毒性显著增加,可能与所含神经毒成分有关。本品所含苦参碱对中枢神经系统有初期呈兴奋,继以麻痹的作用,临床表现为头昏、眼花、疲乏无力、嗜睡、微恶寒(毛孔粟粒),或口吐白沫、步态不稳,或共济失调、视物不明,个别出现急性视神经炎或眼球震颤、语言障碍,严重者可引起大汗淋漓、深浅感觉障碍、意识不清,全身肌肉颤动、抽搐、惊厥、昏迷,终至中枢性呼吸衰竭而死亡。本品有肝毒性,可使肝脏中 TNF-A 水平升高,并使肝组织 ICAM-1 的表达增强,通过炎症反应加重肝细胞的损伤,最后导致肝损伤。据报道,有因牙痛、肝炎服用含山豆根煎剂后出现肝昏迷者。山豆根能使胆碱能自主神经系统兴奋,并对胃肠道有较强的刺激作用,引起胃肠功能紊乱,表现为恶心、呕吐、腹部不适、纳差、腹痛、腹泻等。轻者一般不会出现心血管系统症状,严重中毒时可引起心慌,心率加快,血压下降等症状。苦参碱能麻痹呼吸肌运动神经末梢,引起呼吸急促、呼吸暂停、发绀。检查双肺可闻及大量水泡音,口鼻腔有血性泡沫溢出。据报道,严重中毒可发生肺水肿,呼吸衰竭而死亡。此外少数病人尚可出现少尿或无尿等急性肾功能衰竭。

附　药

北豆根

为防己科植物蝙蝠葛 *Menispermum dauricum* DC. 的干燥根茎。为北方地区习用。苦,寒;有小毒。归肺、胃、大肠经。清热解毒,祛风止痛。适用于咽喉肿痛,热毒泻痢,风湿痹痛等证。煎服,3～10 g。

贯众　Guanzhong　《神农本草经》

为鳞毛蕨科植物粗茎鳞毛蕨 *Dryopteris crassirhizoma* Nakai 的干燥根茎和叶柄残基。习称"绵马贯众"。主产于黑龙江、吉林、辽宁等地。秋季采挖,削去叶柄,须根,除去泥沙,刮去粗皮。晒干。切成块,或厚片。生用或炒炭用。以个大、质坚实,叶柄残基断面棕绿色者为佳。

按《中国药典》(2010 年版一部)规定:本品水分不得过 12.0%,总灰分不得过 7.0%,酸不溶性灰分不得过 3.0%。

【药性】苦,微寒;有小毒。归肝、胃经。

【功效】清热解毒,止血,杀虫。

【应用】

1. 风热感冒,热毒斑疹,痄腮　治风热感冒、斑疹、痄腮,可单用,或配伍板蓝根、金银花、连翘等同用。

2. 吐血衄血,便血崩漏　治血热吐衄便血,常与侧柏叶、白茅根、血余炭等同用。治崩漏下血,常与五灵脂、乌贼骨等配伍。

3. 多种肠道寄生虫病　治绦虫,配槟榔、雷丸等同用。治蛔虫腹痛,与使君子、苦楝皮等同用;治钩虫,配榧子、槟榔等同用。治蛲虫,可单用煎汁,临睡前洗肛门周围。

【用法用量】煎服,5～10 g。清热解毒、杀虫宜生用;止血宜炒炭用。

【使用注意】脾胃虚寒者慎用。不宜过量。

【现代研究】

1. 化学成分　本品含绵马酸类、黄绵马酸类等间苯三酚衍生物。此外尚含微量白绵马素、绵马酚以及粗蕨素、羊齿三萜、绵马三萜、鞣质、挥发油、树脂等。研究认为间苯三酚类化合物为抗肿瘤和杀虫的有效成分。

2. 药理作用　本品煎剂对各型流感病毒有不同程度抑制作用,亦有一定的抑菌作用。能使绦虫麻痹,对整体猪蛔虫的活动有抑制作用。对家兔在体或离体子宫均有明显收缩作用。此外,还能抗早孕、抗肿瘤、抗疟、止血、保肝。

3. 毒性与不良反应　本品所含多种间苯三酚衍生物有一定毒性。绵马酸镁盐大剂量可损害视神经,导致失明,大脑白质也可受损。中毒主要表现为,轻者头痛头晕、腹泻腹痛、呼吸困难、黄视或短暂失明,重者有谵妄、昏迷、黄疸、肾功能损伤,最后四肢强直,阵发性惊厥,终因呼吸衰竭而死亡。中毒后恢复缓慢,可造成永久性失明。狗每日灌胃 40 mg/kg 可致精母细胞变异、腹泻和消瘦;如用药增至 40～80 mg/kg,给药 10～15 d 后,犬由于视神经损害而失明,大脑白质也出现损害,但肝功能仍能正常。

野菊花　Yejuhua　《本草正》

为菊科植物野菊 *Chrysanthemum indicum* L. 的干燥头状花序。我国大部分地区均产。秋冬两季花初开时采摘。晒干或蒸后晒干,生用。以色黄无梗,完整,气香,花未全开者为佳。

按《中国药典》(2015 年版)规定:本品水分不得过 14.0%,总灰分不得过 9.0%,酸不溶性灰分不得过 2.0%。

【药性】苦、辛,微寒。归肝、心经。

【功效】清热解毒,泻火平肝。

【应用】

1. 疮痈疖肿　治热毒炽盛的疮痈疖肿,常与蒲公英、紫花地丁、金银花等同用,如五味消毒饮(《医宗金鉴》)。

2. 咽痛,目赤　治热毒咽喉肿痛,常与牛蒡子、蒲公英、蝉蜕等配伍。若治风热上攻,目赤肿痛,多与金银花、密蒙花、决明子等同用。

【用法用量】煎服,9～15 g。外用适量,煎汤外洗或制膏外涂。

【现代研究】

1. 化学成分　本品含挥发油,其主要成分为樟脑、α-蒎烯、野菊花内酯、藏茴香酮等。尚含蒙花苷、木犀黄酮苷、菊苷、香豆精类、多糖等。

2. 药理作用　本品能增加冠脉流量,保护心肌缺血,抑制血小板凝集。有明显降压作用。煎剂对痢疾杆菌、金黄色葡萄球菌、白喉杆菌及流感病毒均有抑制作用。此外,还能增强白细胞的吞噬能力。

3. 毒性与不良反应　本品的毒性低,全草制剂的毒性大于花的提取物,慢性用药无蓄积中毒现象。少数患者口服本品煎剂或醇浸膏可致胃部不适、胃纳欠佳、肠鸣、便溏等消化道反应。注射液偶可引起轻度腹泻。心电图显示野菊花对心脏无毒性,不麻醉大鼠腹腔注射 36 g/kg 以下,心电图无改变,剂量增至 52 g/kg,心搏显著变慢,P-R 及 Q-T 间期延长及 T 波变宽而圆钝。正常大鼠每日服提取物 HC 1 300 mg/kg 连续 3 周,除有时呕吐外,无严重毒性反应,肝、肾功能之测定亦显示正常。本品流浸膏水溶液腹腔注射于清醒大鼠 52 g(生药)/kg

时,出现心率显著变慢,P-R 和 Q-T 间期延长及 T 波变宽而圆钝,于 4 h 后死亡。据初步观察,此制剂的致死量约为有效量的 9 倍。

白花蛇舌草 Baihuasheshecao 《广西中药志》

为茜草科植物白花蛇舌草 *Hedyotis diffusa* Willd. 的干燥或新鲜全草。主产于福建、广东、广西等地。夏、秋两季采收。洗净。鲜用或晒干。生用。以茎叶完整,色灰绿,带果实,无杂质者为佳。

【药性】苦、甘,寒。归胃、大肠、小肠经。

【功效】清热解毒,消痈,利湿通淋。

【应用】

1. 热毒疮痈,咽喉肿痛,毒蛇咬伤,肿瘤 本品苦寒,善能清热解毒,消痈,为治内、外痈的常用药。治热毒疮痈,毒蛇咬伤,可单用本品水煎服或捣烂绞汁,渣敷伤口,亦可与蒲公英、野菊花、紫花地丁等清热解毒药配合内服。治咽喉肿痛,多与牛蒡子、玄参、射干等药同用。治肿瘤,常配半枝莲、半边莲、山慈姑等同用。

2. 肠痈腹痛 治肠痈腹痛,常与红藤、败酱草、牡丹皮等配伍。本品单用水煎服,可治痢疾。与羊蹄草、两面针根同用,可治急性阑尾炎。

3. 热淋涩痛 治膀胱湿热蕴结所致的小便不利、淋沥涩痛,可本品单用水煎服,或与白茅根、车前草、石韦等配伍同用。

【用法用量】煎服,15～30 g。外用适量。

【使用注意】阴疽及脾胃虚寒者忌用。

【现代研究】

1. 化学成分 本品含齐墩果酸、乌索酸等有机酸、山柑子酮等三萜类、豆甾醇、β-谷甾醇-D-葡萄糖等甾醇类、槲皮素等黄酮类以及车叶草苷等环烯醚萜苷类成分。

2. 药理作用 本品有抗肿瘤作用。体外抗菌作用不显著,高浓度煎剂才能抑制绿脓杆菌、伤寒杆菌及变形杆菌;能增强白细胞的吞噬能力,具有抗炎作用。此外,尚具有镇静、保肝利胆、增强免疫、抗化学诱变等作用。

3. 毒性与不良反应 本品用量在 15～30 g 时未见明显毒性和不良反应,个别患者连续服药后有口干现象;其注射液大剂量静脉注射,可使白细胞轻度下降,停药后可恢复正常。偶见丘疹和呼吸困难等过敏反应,停药后缓解。浸膏 LD_{50},小鼠腹腔注射为生药 104 g/kg。

穿心莲 Chuanxinlian 《岭南采药录》

为爵床科植物穿心莲 *Andrographis paniculata*(Burm. f.)Nees 的干燥地上部分。主产于广东、广西、福建等地。秋初茎叶茂盛时采割,晒干,切段。生用。以色绿,叶多者为佳。

按《中国药典》(2015 年版)规定:本品叶不得少于 30%。

【药性】苦,寒。归心、肺、大肠、膀胱经。

【功效】清热解毒,凉血,消肿。

【应用】

1. 温病初起,外感风热 本品苦寒降泄,清热解毒,善清泄肺火而凉血消肿。治温病初起或外感风热,发热头痛,可单用,如穿心莲片(《中国药典》);或常与金银花、连翘、薄荷等同用。治肺热咳嗽,常配伍黄芩、桑白皮、瓜蒌等;治肺痈咳吐脓痰,常与鱼腥草、芦根、桔梗等配伍。若治咽喉肿痛,可单味应用,亦可配伍射干、牛蒡子、大青叶等同用。

2. 疮痈肿痛,毒蛇咬伤　本品能清热解毒以消散痈肿、解除蛇毒。治热毒疮痈,常配伍野菊花、紫花地丁、重楼等。治毒蛇咬伤,可单用本品捣烂外敷,或配伍白花蛇舌草、重楼等水煎服。

3. 湿热泻痢,湿疹瘙痒,热淋　治胃肠湿热之腹痛泻痢,常与马齿苋、黄连等配伍。治湿疹瘙痒,可单品研末,甘油调外敷。若用治膀胱湿热之小便淋沥涩痛,常与车前子、白茅根等药同用。

【用法用量】煎服,6～9 g;外用适量。

【使用注意】本品极苦,剂量较大易导致恶心呕吐、食欲减退,故一般不宜多服久服。脾胃虚寒者不宜用。

【现代研究】

1. 化学成分　本品含大量苦味素,为穿心莲内脂、新穿心莲内脂、去氧穿心莲内酯等二萜内酯及多甲氧基黄酮等化合物。尚含甾体皂苷、缩合性鞣质、糖类、蜡及氯化钾、氯化钠等。

2. 药理作用　本品煎剂对肺炎球菌、金黄色葡萄球菌、绿脓杆菌、痢疾杆菌等有不同程度的抑制作用;能提高白细胞吞噬能力;能终止小鼠早孕、中孕、晚孕等不同阶段的妊娠。穿心莲各种内酯成分均有不同程度的抗炎作用。黄酮对实验性心肌损伤有保护作用。此外,有抗蛇毒、抗氧化、抗肿瘤、解热、镇静、利胆、保肝、降血压、促免疫活性等作用。

3. 毒性与不良反应　本品及其制剂口服较大剂量可致胃肠不适,食欲减退。有报道称本品片剂及注射剂能引起药疹、上腹痛、过敏性休克,严重者可致死亡。

土茯苓　Tufuling　《滇南本草》

为百合科植物光叶菝葜 *Smilax glabra* Roxb. 的干燥根茎。主产于广东、湖南、湖北等地。夏、秋两季采挖,除去须根,洗净,干燥;或趁鲜切成薄片,干燥。生用。以断面色淡棕,粉性足,纤维少者为佳。

按《中国药典》(2015 年版)规定:本品水分不得过 15.0%,总灰分不得过 5.0%。

【药性】甘、淡,平。归肝、胃经。

【功效】解毒除湿,通利关节。

【应用】

1. 梅毒　本品兼能解汞毒。对梅毒或因梅毒服汞剂中毒而致肢体拘挛、筋骨疼痛者,功效尤佳,为治梅毒要药。治梅毒初起,可单味大剂量水酒浓煎内服,即土萆薢汤(《景岳全书》);或与川椒、甘草等配伍同用,以酒煮服。若伴肢体拘挛者,常与木瓜、防风、薏苡仁等同用,如搜风解毒汤(《本草纲目》)。

2. 热淋,带下,湿疹,痈肿疮毒　治热淋,与木通、车前子、海金沙等配伍。治湿热带下,常配伍黄柏、苦参等。治湿疹,可与地肤子、蛇床子、白鲜皮等配伍。治风毒疮癣、毒疮红肿,本品单用酿酒或单用研末以醋调敷。治风湿骨痛,疮疡肿痛,本品可与猪肉炖服。

【用法用量】煎服,15～60 g。

【使用注意】肝肾阴虚者慎用。古有"服土茯苓并饮茶,有脱发之弊"一说,故服药时忌茶饮。

【现代研究】

1. 化学成分 本品含菝葜皂苷元、薯蓣皂苷元、提果皂苷元等皂苷类，以及落新妇苷及新落新妇苷等黄酮类成分，尚含鞣质、树脂等。

2. 药理作用 本品有抑制金黄色葡萄球菌、溶血性链球菌、大肠杆菌、绿脓杆菌、痢疾杆菌等作用。所含落新妇苷有利尿、镇痛、抗肿瘤、抗棉酚毒性等作用。此外还有抗炎、抗血栓、抗动脉粥样硬化、抗心肌缺血、抗脂质过氧化等作用。

3. 毒性与不良反应 本品治疗钩端螺旋体病过程中少数病例出现恶心、呕吐等反应。另据报道曾有1例患者因皮肤病服含土茯苓的中药后致过敏，周身皮肤瘙痒，并起散在性大小红斑丘疹。原方去土茯苓后不发生过敏症状，如再加土茯苓则过敏症状又出现。

熊胆粉　Xiongdanfen　《药性论》

为熊科动物黑熊 *Selenarctos thibetanus* G. Cuvier、棕熊 *Ursus arctos* Linnaeus 的干燥胆汁。主产于云南、四川、贵州等地。以云南产者最佳。现多人工引流胆汁，将引流胆汁经二次过滤或减压过滤、低温离心方式除去熊胆汁中的异物，自然干燥、低温干燥或冷冻干燥而得熊胆粉。棕黄色、绿黄色或深棕色，半透明，有玻璃样光泽，质脆，气清香微腥，味极苦微回甜，有清凉感者为佳。

【药性】苦，寒。归肝、胆、心经。

【功效】清热解毒，清肝明目，息风止痉。

【应用】

1. 疮痈痛疽、痔疮肿痛 本品具有较强的清热解毒功效，并能消痈散结。治热毒疮痈，可用本品加冰片化水，涂患处，可单用，如《千金方》中熊胆单用外涂，治久痔不瘥。

2. 惊痫抽搐 治肝经热盛，热极生风所致的高热惊风、癫痫、手足抽搐等，如《食疗本草》单用本品和乳汁及竹沥化服，治小儿痰热惊痫。若治子痫，可单用本品温开水化服。

3. 目赤翳障 治肝火上炎之目赤肿痛、羞明多泪、目生翳障等症，可用本品与冰片化水外用点眼或内服，如熊胆丸(《本草纲目》)。

【用法用量】内服，0.2～0.5 g，多入丸散；外用适量。

【使用注意】脾胃虚寒者忌用。

【现代研究】

1. 化学成分 本品主要含胆汁酸类，其主要成分为熊去氧胆酸、鹅去氧胆酸、牛磺熊去氧胆酸、胆酸及去氧胆酸等；含胆固醇类，胆红素、胆黄素等胆色素类成分。此外，尚含蛋白质、肽、游离氨基酸、脂肪酸、磷脂和无机元素。

2. 药理作用 本品能降低心肌耗氧量，有抗心律失常作用。所含胆汁酸能促进胆汁分泌。鹅去氧胆酸能提高胆汁溶解胆固醇能力，减少胆固醇生物合成。熊去氧胆酸有降血脂、降血糖等作用。此外，还有解热、镇咳、祛痰、平喘、助消化、降压、解毒、抑菌、抗炎、抗病毒、抗过敏、抗动脉粥样硬化、抗血栓、抑制血小板聚集、抗癌、抗辐射及免疫调节等作用。

3. 毒性与不良反应 本品毒副作用轻微。长期服用可引起肝肾损害。其注射液有刺激性，眼结膜下注射可致疼痛，宜在注射前麻醉。近期有报道称服用熊胆丸可致出现皮疹、瘙痒等过敏现象，使用扑尔敏可缓解。

重楼 Chonglou 《神农本草经》

为百合科植物云南重楼 *Paris polyphylla* Smith var. *yunnanensis*（Franch.）Hand.-Mazz. 或七叶一枝花 *Paris polyphylla* Smith var. *chinensis*（Franch.）Hara 的干燥根茎。主产于云南、四川、广西等地。秋季采挖，除去须根，洗净，晒干。切片，生用。

按《中国药典》（2015 年版）规定：本品水分不得过 12.0%，总灰分不得过 6.0%，酸不溶性灰分不得过 3.0%。

【药性】苦，微寒；有小毒。归肝经。

【功效】清热解毒，消肿止痛，凉肝定惊。

【应用】

1. 痈肿疮毒，毒蛇咬伤，咽喉肿痛 本品为治疮痈肿痛、毒蛇咬伤的要药。治痈肿疔毒，可单味研末醋调外敷，或与金银花、赤芍、黄连等配伍同用，如夺命汤（《外科全生集》）。治毒蛇咬伤，常与半边莲同用，或水煎内服，或鲜品捣烂外敷。治咽喉肿痛，本品研粉吞服。

2. 跌打损伤，瘀血肿痛 本品专入肝经血分，为治跌打损伤良药。治跌打损伤，瘀肿疼痛，可单用研末冲服，或与三七、自然铜、血竭等同用。

3. 小儿惊风 治小儿高热，热极生风之手足抽搐，常与钩藤、蝉蜕、菊花等同用。

【用法用量】煎服，3～9 g；外用适量，研末调敷。

【使用注意】有小毒，用量不宜过大。体虚、无实火热毒阴证疮疡者及孕妇忌用。

【现代研究】

1. 化学成分 本品主要含有蚤休皂苷、薯蓣皂苷元、薯蓣皂苷元-3-四糖苷、薯蓣皂苷元-3-鼠李糖-阿拉伯糖-葡萄糖苷等多种皂苷类成分，尚含黄酮、生物碱、甾酮、肌酐酸及氨基酸等。

2. 药理作用 本品有广谱抗菌作用，对痢疾杆菌、伤寒杆菌、绿脓杆菌、金黄色葡萄球菌、溶血性链球菌均有抑制作用。对小鼠蝮蛇毒中毒有明显保护作用。能解除实验动物因组织胺引起的支气管痉挛。此外，还具有镇静、镇痛、抗炎、抗病毒、止咳、平喘、止血、抗肿瘤、收缩子宫、杀灭精子、免疫调节等作用。

3. 毒性与不良反应 本品有小毒，超量应用可致中毒。对消化系统、神经系统和心脏均有毒害作用。主要临床表现为恶心、呕吐、头晕、眼花、头痛、腹泻、面色苍白、烦躁不安、精神萎靡、唇绀，严重者痉挛、抽搐、脉速、心律不齐、心音迟钝。本品实验毒性较低，小鼠灌服煎剂 30～60 g/kg，3 d 内未见死亡。小鼠每日灌服 0.4 g，每天 3 次，连续 3 d；或静脉注射 0.2% 0.4 mL/只，均无死亡。

败酱草 Baijiangcao 《神农本草经》

为败酱科植物黄花败酱 *Patrinia scabiosaefolia* Fisch. ex Link.、白花败酱 *Patrinia villosa* Juss. 的干燥全草。主产于四川、河北、河南等地。夏、秋两季采挖，全株拔起，除去泥沙，洗净，阴干或晒干，切段。鲜用或生用。

【药性】辛，苦，微寒。归肝、胃、大肠经。

【功效】清热解毒，消痈排脓，祛瘀止痛。

【应用】

1. 肠痈、肺痈、疮痈 本品清热解毒，消痈排脓力强，为治肠痈腹痛之要药，亦治肺痈。治肠痈初起,常配伍红藤、牡丹皮等。若肠痈脓成,常与薏苡仁、附子配伍同用,即薏苡附子败酱散(《金匮要略》)。治肺痈吐脓,常与鱼腥草、芦根、桔梗等配伍同用。治痈疽肿毒,无论已溃未溃,可单味煎汤顿服,或鲜品与地瓜酒用水冲炖服,将渣捣烂,用蜂蜜调敷患处。

2. 产后瘀阻腹痛　治产后腹痛如锥刺痛,败酱草单用煎服,或与五灵脂、蒲黄等活血止痛药同用。治产后腰痛,可与当归、芍药、桂心等配伍同用。

【用法用量】煎服,6~15 g;外用适量。

【使用注意】脾胃虚弱者慎用。

【现代研究】

1. 化学成分　黄花败酱中主要含有败酱烯、异败酱烯等挥发油类及常春藤皂苷元,黄花龙芽苷、胡萝卜苷、黄花败酱苷 A、黄花败酱苷 B、黄花败酱苷 C、黄花败酱苷 D、黄花败酱苷 E 等多种皂苷;亦含生物碱、鞣质等,所含的多种苷,水解后的配基为齐墩果酸。白花败酱中主要含有白花败酱苷、番木鳖苷、莫诺苷等环烯醚萜苷类;干燥果枝含黑芥子苷等;根和根茎中含莫罗念冬苷、番木鳖苷、白花败酱苷等。

2. 药理作用　黄花败酱的浸剂对金黄色葡萄球菌、白色葡萄球菌、类白喉杆菌、痢疾杆菌、伤寒杆菌、绿脓杆菌、大肠杆菌有轻度抑制作用。其乙醇浸膏或挥发油有镇静作用;能促进肝细胞再生,抗肝炎病毒及保肝。尚有抗肿瘤作用。其乙醇浸膏或挥发油均有明显镇静作用。白花败酱的提取物对流感病毒有抑制作用。

3. 毒性与不良反应　据报道,个别患者服黄花败酱后有口干和胃部不适等反应。大量应用,易引起暂时性白细胞减少和头昏、恶心。在用白花败酱注射液试治的 134 例急性细菌性炎症中,有 3 例分别于用药的 2 d、5 d、7 d 时白细胞降至 2 200~2 800,停药 1 周左右恢复正常。

鸦胆子　*Yadanzi*　《生草药性备要》

为苦木科植物鸦胆子 *Brucea javanica*(L.)Merr. 的干燥成熟果实。主产于广东、广西、云南等地,以广东产者质佳。秋季果实成熟时采收,除去杂质,晒干。去壳取仁,生用。以粒大、饱满,种仁白色,油性足者为佳。

按《中国药典》(2015 年版)规定:本品杂质不得过 2.5%,水分不得过 10.0%,总灰分不得过 6.5%。

【药性】苦,寒;有小毒。归大肠、肝经。

【功效】清热解毒,截疟,止痢,腐蚀赘疣。

【应用】

1. 热毒血痢,休息痢　本品为治热毒血痢、休息痢的常用药物,尤善治阿米巴痢疾。治热毒血痢或休息痢乍轻乍重,大便乍红乍白,《医学衷中参西录》中单用本品,包龙眼肉或白糖水送下。

2. 疟疾　本品可治各种疟疾,尤善治间日疟和三日疟。可单用本品放入龙眼肉内,吞服,一日 3 次,3 d 后减半量,连服 5 d。

3. 鸡眼赘疣　本品外用有腐蚀赘疣的作用。治鸡眼、赘疣,本品捣烂涂敷患处,或用鸦胆子油局部外涂,或鸦胆子杵末,以烧酒和涂少许。注意用胶布保护好周围正常皮肤,以防止对正常皮肤的刺激。

【用法用量】内服,0.5～2 g,本品须用龙眼肉包裹或装入胶囊吞服;外用适量。

【使用注意】本品有毒,对胃肠道及肝肾均有损害作用,故胃肠出血者及肝病患者应忌用或慎用。

【现代研究】

1. 化学成分　本品含鸦胆子素、鸦胆子苷、鸦胆子碱、鸦胆子苦醇及鸦胆子酚等苦木内酯类成分,尚含黄酮苷、脂肪油等。

2. 药理作用　本品煎剂及氯仿提取物体外实验能抗疟原虫。鸦胆子提取物对犬肠道线虫、绦虫、鞭虫、蛔虫、钩虫等都有驱杀作用。去油鸦胆子水浸液和乙醚浸膏能抑杀阿米巴原虫。另有抗癌、抗病毒、兴奋离体子宫、抗消化道溃疡、降血脂等作用。

3. 毒性与不良反应　鸦胆子的有毒部位为果壳和种子。成年人吃 12 粒有中毒危险,中毒症状表现为恶心,呕吐,腹痛,腹泻,头昏,全身无力,呼吸慢或困难,昏睡,最后四肢麻痹、昏迷、抽搐等。局部应用对皮肤和黏膜有强烈的刺激性。解救方法:洗胃;内服蛋清或牛奶及活性炭;内服或注射维生素 B_1;静脉滴注葡萄糖盐水及维生素 C。腹剧痛时给止痛剂;昏睡时给兴奋剂等对症治疗。

紫花地丁　Zihuadiding　《本草纲目》

为堇菜科植物紫花地丁 *Viola yedoensis* Makino 的干燥全草。主产于江苏、浙江、安徽及东北等地。夏、秋两季采收,除去杂质,鲜用,或晒干生用。以根、花、叶、果齐全,叶灰绿色,花紫色,根黄,整齐,无杂质,味微苦者为佳。

【药性】苦、辛,寒。归心、肝经。

【功效】清热解毒,凉血消肿。

【应用】

1. 疮痈疔肿,乳痈,肠痈　本品为治热毒疮疡的常用品,尤善于治疗毒。治热毒疮痈,可与金银花、野菊花等配伍同用,如五味消毒饮(《医宗金鉴》)。治疗疮初起肿痛,常与连翘、栀子等同用。治乳痈,常配伍蒲公英等,煎汤内服,以渣外敷,或熬膏摊贴患处。治肠痈腹痛,配伍红藤、黄芩、白花蛇舌草等。

2. 毒蛇咬伤　治毒蛇咬伤,单用鲜品捣汁内服,药渣加雄黄少许,调敷患处,或与鲜半边莲、鲜野菊花等,捣烂外敷。

【用法用量】煎服,15～30 g;外用鲜品适量,捣烂敷患处。

【使用注意】体质虚寒者忌用。

【现代研究】

1. 化学成分　本品含棕榈酸、对羟基苯甲酸、反式对羟基桂皮酸、丁二酸、软脂酸等有机酸,山奈酚-3-O-鼠李吡喃苷等黄酮类,酚性成分;含糖类、氨基酸、多肽和蛋白质、皂苷、植物甾醇、黏液质、蜡及鞣质等成分。

2. 药理作用　本品在试管内能抑制结核杆菌生长,具有解热、消炎、抗病毒作用。提取液对内毒素有拮抗作用。

3. 毒性与不良反应　本品苦寒,食用过多或素有脾胃虚寒的患者服用,可引发胃痛、腹胀及腹泻等药物所致的不良反应。

马勃 Mabo 《名医别录》

为灰包科真菌脱皮马勃 *Lasiosphaera fenzlii* Reich.、大马勃 *Calvatia gigantea*(Batsch ex Pers.)Lloyd 或紫色马勃 *Calvatia lilacina*(Mont. et Berk.)Lloyd 的干燥子实体。脱皮马勃主产于辽宁、甘肃、江苏等地;大马勃主产于内蒙古、青海、河北等地;紫色马勃主产于广东、广西、江苏等地。夏、秋两季子实体成熟时及时采收,除去泥沙,干燥。切成方块,生用。均以个大,皮薄,饱满,松泡有弹性者为佳。

按《中国药典》(2015年版)规定:本品水分不得过 15.0%,总灰分不得过 15.0%,酸不溶性灰分不得过 10.0%。

【药性】辛,平。归肺经。

【功效】清肺利咽,止血。

【应用】

1. 咽喉肿痛,咳嗽失音 本品长于清肺解毒而利咽消肿。治咽喉肿痛,可单味研末含咽,或配伍板蓝根、牛蒡子、玄参等同用,如普济消毒饮(《东垣试效方》)。若治肺热咳嗽失音,可与蝉蜕、桔梗等配伍。

2. 吐血衄血,外伤出血 治吐血衄血,可单用本品研末吞服,或配止血药同用。外伤出血,多研末外敷。

【用法用量】煎服,3~6 g;外用适量。

【现代研究】

1. 化学成分 脱皮马勃含亮氨酸、酪氨酸、尿素、麦角甾醇、类脂质、马勃素及磷酸钠、铝、镁、矽酸等。大马勃子实体内含有一种秃马勃素,是一种抗癌物质,尚含氨基酸、磷酸盐。紫色马勃含有马勃酸,尚含氨基酸、磷酸盐。

2. 药理作用 脱皮马勃对口腔出血性疾患有明显的止血作用,对鼻出血亦有效。煎剂对金黄色葡萄球菌、绿脓杆菌、肺炎双球菌有一定的抑制作用,对少数致病真菌亦有抑制作用。大马勃制剂经动物试验,有显著的抗癌活性。紫色马勃的制剂对细菌和真菌有一定抑制作用。

3. 毒性与不良反应 本品用药过程中,偶有身热、头昏、倦怠、呕吐、腹痛或失眠,尿频及皮肤过敏等,一般在 1~2 周内可消失,严重者停药后即可愈。

金荞麦 Jinqiaomai 《新修本草》

为蓼科植物金荞麦 *Fagopyrum dibotrys*(D. Don)Hara 的干燥根茎。主产于河南、河北、江苏等地。冬季采挖,除去茎及须根,洗净,晒干。切厚片生用。

按《中国药典》(2015年版)规定:本品水分不得过 15.0%,总灰分不得过 5.0%。

【药性】微辛、涩,凉。归肺经。

【功效】清热解毒,排脓祛瘀。

【应用】

1. 肺痈,肺痨 治热毒壅肺所致的肺痈,咳吐脓血,可单用本品。治肺痨咳嗽,则可与穿心莲、鱼腥草等配伍同用。治肺热咳嗽,则可与天花粉、射干、矮地茶等同用。

2. 瘰疬,疮疖,咽喉肿痛 治瘰疬痰核,可与何首乌、铁菱角配伍同用。治疮痈疖肿,则与蒲公英、紫花地丁等配伍。治咽喉肿痛，常与牛蒡子、山豆根、射干等配伍。

此外，本品有清热祛风湿的作用，可单味水煎，治风湿热痹关节不利。

【用法用量】15～45 g，用水或黄酒隔水密闭炖服。

【现代研究】

1. 化学成分　本品含野荞麦苷、双聚原失菊苷元、海柯皂苷、β-谷甾醇、对香豆酸、阿魏酸及羟基蒽醌类等成分。

2. 药理作用　本品体外实验虽无明显抗菌作用，但对金黄色葡萄球菌的凝固酶、溶血素及绿脓杆菌内毒素等有对抗作用。此外还具有解热、镇咳、祛痰、抗炎、抗突变、抗肿瘤、降血脂、降血糖等作用。

3. 毒性与不良反应　本品提取物小鼠口服给药（100 mg/kg），连续 5 d 后，实验动物体重及脾脏重量较对照组明显减轻，如剂量加大（500 mg/kg），脾重减轻则更明显。

半边莲　Banbianlian　《本草纲目》

为桔梗科植物半边莲 *Lobelia chinensis* Lour. 的干燥全草。主产于安徽、江苏、浙江等长江以南各地。夏季采收，除去泥沙，洗净，鲜用或晒干生用。以身干，色鲜，无杂质，无霉变，无虫害，青绿色者为佳。

按《中国药典》（2015 年版）规定：本品水分不得过 10.0%。

【药性】辛，平。归心、小肠、肺经。

【功效】清热解毒，利尿消肿。

【应用】

1. 疮痈肿毒，乳痈肿痛及毒蛇咬伤　本品清热解毒之力较强，为治热毒所致的疮痈肿毒诸证及毒蛇咬伤的常用药物。治疮痈肿毒，本品可加食盐捣烂外敷患处，或配伍清热解毒药金银花、野菊花、重楼等。治乳腺炎，鲜品单用捣烂涂敷。本品浸烧酒涂患处或生品捣烂外敷，可治毒蛇咬伤。

2. 腹胀水肿，黄疸尿少　治水湿内停所致的大腹膨胀，本品可单用，或与泽泻、茯苓、槟榔等药配伍同用。治黄疸水肿、小便不利，则与白茅根水煎，用白糖调服。此外，本品单用煎服，可治晚期血吸虫病腹水、肾炎水肿。

【用法用量】煎服，9～15 g，鲜品 30～60 g；外用适量。

【使用注意】虚证水肿忌用。

【现代研究】

1. 化学成分　本品含山梗菜碱、山梗菜酮碱、山梗菜酮醇碱、异山梗菜酮碱等生物碱类成分及黄酮苷、皂苷、延胡索酸、对羟基苯甲酸、琥珀酸、氨基酸、菊糖、半边莲果聚糖等。

2. 药理作用　本品煎剂及延胡索酸有抗蛇毒作用。其浸剂有持久而显著的降压作用。浸剂或半边莲总生物碱利尿作用显著。半边莲碱吸入能扩张支气管。此外还具有抑菌、利胆、止血、抗炎、抗溃疡、兴奋呼吸等作用。

3. 毒性与不良反应　本品有小毒，过量使用可致中毒。其针剂肌内注射，少数患者有头晕汗出等反应。注射给药过量时可出现流涎、恶心呕吐、头痛、腹泻、血压增高、脉搏先缓后快、心动过速、传导阻滞，继而肌肉颤搐、呼吸困难，重者昏迷瞳孔散大、血压下降，最终呼吸中枢麻痹而死亡的中毒症状。煎剂小鼠静注 LD_{50} 为 (6.10 ± 0.26)g(生药)/kg。死前有呼吸兴奋,狂躁不安等现象,继之发生抽搐,一般在 5 min 内死亡。浸剂大鼠灌胃 LD_{50} 为 (75.1 ± 13.1)g(生药)/kg。大鼠每日腹腔注射浸剂 0.1 g(生药)/kg、0.3 g(生药)/kg 和 1.0 g(生药)/kg,连续3 个月,体重、尿沉渣及尿蛋白检查均无异常发现。病理检查,除部分大鼠肾脏有轻度浊肿外,未见显著器质性变化。

山慈姑　　Shancigu　《本草拾遗》

为兰科植物杜鹃兰 *Cremastra appendiculata*(D. Don)Makino、独蒜兰 *Pleione bulbocodioides*(Franch.)Rolfe 或云南独蒜兰 *Pleione yunnanensis* Rolfe 的干燥假鳞茎。前者习称"毛慈姑",后二者习称"冰球子"。主产于贵州及四川等地。夏、秋两季采挖,除去地上部分及泥沙,分开大小,置沸水中蒸煮至透心,干燥。切片或捣碎,生用。以饱满坚实者为佳。

【药性】甘、微辛,凉;有小毒。归肝、脾经。

【功效】清热解毒,化痰散结。

【应用】

痈疽疔毒,发背恶疮,瘰疬痰核　治痈疽、恶疮、瘰疬等,常与雄黄、朱砂、麝香等药同用,如紫金锭(《百一选方》),内服外用皆宜。

此外,本品有解毒散结作用,治癥瘕积痞块、癌肿。

【用法用量】煎服,3～9 g;或磨汁;或入丸、散。外用适量,磨汁涂;或研末调敷。

【使用注意】正虚体弱者慎用。

【现代研究】

1. 化学成分　杜鹃兰含杜鹃兰素、黏液质、葡萄糖配甘露醇聚糖及甘露糖等。

2. 药理作用　本品内服有抗甲状腺瘤作用。杜鹃兰素Ⅱ有降压作用。

3. 毒性与不良反应　本品的地方代用品丽江山慈姑,即商品"光慈姑"毒性较强,过量可引起中毒(丽江山慈姑每次 0.6～0.9 g),大量久服可引起胃肠道不适、多发性神经炎、白细胞减少以及中枢神经系统的抑制等,大剂量可引起死亡。

金果榄　　Jinguolan　《药性考》

为防己科植物青牛胆 *Tinospora sagittata*(Oliv.)Gagnep. 或金果榄 *Tinospora capillipes* Gagnep. 的干燥块根。主产于广西、湖南、四川等地。秋、冬两季采挖,除去须根,洗净。切厚片,晒干。生用。

按《中国药典》(2015 年版)规定:本品水分不得过 13.0%,总灰分不得过 7.0%。

【药性】苦,寒。归肺、大肠经。

【功效】清热解毒,利咽,止痛。

【应用】

1. 咽喉肿痛　本品善解毒利咽。治热毒壅盛、咽喉肿痛,可单用本品煎服,亦可与栀子、桔梗、甘草等配伍,或与冰片共研粉吹喉。

2. 痈疽疔毒,泻痢腹痛,脘腹疼痛　治热毒疮痈,可用鲜品捣汁服用或外敷,或配合清热解毒药同用。治泻痢腹痛,或胃热脘腹疼痛,可单味研粉服用。

【用法用量】煎服,3～9 g;外用适量,研末吹喉或醋磨涂敷患处。

【现代研究】

1. 化学成分 本品含青牛胆苦素、掌叶防己碱、金果榄苷、巴马亭、药根碱等。

2. 药理作用 本品煎剂对金黄色葡萄球菌、抗酸性分枝杆菌、结核杆菌有较强抑制作用。掌叶防己碱能使动物胸腺萎缩;有抗肾上腺素作用;能兴奋未孕家兔子宫。水或醇提物能降低空腹血糖,并增加葡萄糖耐量。

3. 毒性与不良反应 青牛胆煎剂灌胃对小鼠的 LD_{50} 为 (18.14 ± 0.04)g/kg,腹腔注射对小鼠的 LD_{50} 为 (9.49 ± 0.023)g/kg。

拳参　Quanshen　《图经本草》

为蓼科植物拳参 *Polygonum bistorta* L. 的干燥根茎。主产于华北、西北及山东等地。春初发芽时或秋季茎叶将枯萎时采挖,除去泥沙及须根,晒干,切薄片。生用。

按《中国药典》(2015 年版)规定:本品水分不得过 15.0%,总灰分不得过 9.0%。

【药性】苦、涩,微寒。归肺、肝、大肠经。

【功效】清热解毒,消肿,止血。

【应用】

1. 痈肿,瘰疬,口舌生疮,痔疮出血,毒蛇咬伤 治毒热疮痈肿痛、瘰疬、口舌生疮、痔疮出血、毒蛇咬伤,可用本品捣烂敷患处或煎汤外洗,亦可与其他清热解毒药同用。

2. 赤痢热泻 治湿热泄泻及赤痢脓血,可单用本品煎汤内服。或与白头翁、秦皮等配伍同用。

3. 出血证 治血热妄行之吐血、衄血、崩漏,本品可与白茅根、大蓟、贯众等配伍同用。

【用法用量】煎服,5～10 g。外用适量。

【使用注意】无实火热毒者及阴证外疡忌用。

【现代研究】

1. 化学成分 本品含鞣质,其中包括可水解鞣质和缩合鞣质。尚有没食子酸、逆没食子酸、*D*-儿茶酚、6-没食子酰葡萄糖、绿原酸、莽草酸、阿魏酸、咖啡酸、原儿茶酸、羟甲基蒽醌、β-谷甾醇以及槲皮素、槲皮素-5-O-β-D-葡萄糖苷等黄酮类成分。

2. 药理作用 本品提取物对金黄色葡萄球菌、绿脓杆菌、枯草杆菌、痢疾杆菌、大肠杆菌、脑膜炎双球菌等均有抑制作用,另具有镇痛、止血、抗肿瘤、抗心肌缺血等作用。

3. 毒性与不良反应 本品毒性很小,用其提取液(100%)小鼠腹腔注射的 LD_{50} 为 0.33 g/鼠;兔用止血净(含本品)腹腔注射(0.2 g/kg),观察 5 d,于 30 d 后解剖,未发现异常。

白蔹　Bailian　《神农本草经》

为葡萄科植物白蔹 *Ampelopsis japonica*(Thunb.)Makino 的干燥块根。主产于河南、安徽、江西等地。春、秋两季采挖,除去泥沙及细根,切成纵瓣或斜片,晒干,切厚片。生用。以肥大,断面色白,粉性足者为佳。

按《中国药典》(2015 年版)规定:本品杂质不得过 3.0%,水分不得过 15.0%,总灰分不得过 12.0%,酸不溶性灰分不得过 3.0%。

【药性】苦,微寒。归心、胃经。

【功效】清热解毒,消痈散结,敛疮生肌。

【应用】

1. 疮痈肿痛,溃久不收,瘰疬 治热毒壅聚所致的痈肿疮毒,本品可单用,或配伍金银花、蒲公英、野菊花等同用。治疮疡溃久不敛者,常与白及、乌头、黄芩等同用,如白蔹散(《鸡峰普济方》)。治痰火郁结所致的痰核瘰疬,则与黄连、胡椒配伍同用,如白蔹膏(《刘涓子鬼遗方》)。

2. 水火烫伤 治水火烫伤,可单味研末外敷,或与地榆共研粉外涂患处。

【用法用量】煎服,5～10 g;外用适量,煎汤洗或研成极细粉敷患处。

【使用注意】脾胃虚寒者慎用。不宜与乌头类药材同用。

【现代研究】

1. 化学成分 本品含黏液质、淀粉、大黄素、大黄素甲醚、大黄酚、槲皮素、羽扇豆醇、β-谷甾醇、豆甾醇、豆甾醇-β-D-葡萄糖苷、卫矛醇、碳十六酸、富马酸、没食子酸、胡萝卜苷、二十五烷、三十烷酸、二十八烷酸等成分。

2. 药理作用 本品水浸液在试管内对奥杜益氏小芽孢癣菌、红色表皮癣菌等皮肤真菌有不同程度的抑制作用。煎剂体外能抑制金黄色葡萄球菌。所含的多种多酚化合物有较强的抗肝毒素作用及很强的抗脂质过氧化活性。另具有抗癌及辅助镇痛作用。

漏芦 Loulu 《神农本草经》

为菊科植物祁州漏芦 *Rhaponticum uniflorum*(L.)DC. 的干燥根。主产于河北、辽宁、山西等地。春、秋两季采挖,除去须根和泥沙,晒干,切厚片。生用。以条粗,棕黑色,质坚实,不碎裂者为佳。

按《中国药典》(2015 年版)规定:本品水分不得过 15.0%,酸不溶性灰分不得过 5.0%。

【药性】苦,寒。归胃经。

【功效】清热解毒,消痈,下乳,舒筋通脉。

【应用】

1. 疮痈,乳痈,瘰疬 本品以清热解毒,消痈散结见长,尤善治乳痈,为治乳痈要药。治热毒壅聚所致的疮痈初起,红肿疼痛,常与大黄、连翘、紫花地丁等配伍同用,如漏芦汤(《千金方》)。若治乳痈肿痛,可与瓜蒌、蛇蜕配伍,如漏芦散(《和剂局方》)。治痰火郁结所致的瘰疬,可与海藻、玄参、连翘等配伍,如漏芦汤(《圣济总录》)。

2. 乳汁不下 治气血亏损,乳络壅滞所致的产后乳汁不下,可与黄芪、鹿角胶、穿山甲等配伍同用。

3. 湿痹拘挛 治湿痹筋脉拘挛、骨节疼痛,可与地龙配伍同用,如古圣散(《圣济总录》)。

【用法用量】煎服,5～9 g。

【使用注意】正虚体弱者及孕妇慎用。

【现代研究】

1. 化学成分 本品含牛蒡子醛、牛蒡子醇 B、齐墩果酸、棕榈酸、硬脂酸乙酯、β-谷甾醇及蜕皮甾酮、漏芦甾酮、土克甾酮等甾体。此外尚含挥发油。

2. 药理作用 本品水煎剂能抑制动物肝、脑等脏器过氧化脂质的形成。能降低血浆胆固醇水平。乙醇提取物能显著抑制大脑线粒体 B 型单胺氧化酶的活性,提示具有抗衰老作用。

漏芦蜕皮甾酮能增强巨噬细胞的吞噬能力,提高细胞免疫功能。

3. 毒性与不良反应　本品所含的蓝刺头碱,小剂量能引起中枢神经系统的兴奋,大剂量可导致痉挛,其后出现全身抑制,同时血压下降,心肌收缩力增强,高浓度可使心脏停止在收缩期。中毒量为常用量的 2 倍。有报道,服用本品 30 g 治乳汁不下而引起严重中毒。

千里光　Qianliguang　《图经本草》

为菊科植物千里光 *Senecio scandens* Buch. -Ham 的干燥地上部分。主产于江苏、浙江、广西等地。全年均可采收。除去杂质,扎成小把或切段,阴干。生用。以色暗绿或棕黄,叶多完整者为佳。

按《中国药典》(2015 年版)规定:本品水分不得过 14.0%,总灰分不得过 10.0%,酸不溶性灰分不得过 2.0%。

【药性】苦,寒。归肺、肝经。

【功效】清热解毒,明目,利湿。

【应用】

1. 痈肿疮毒,水火烫伤　本品为治疗疮要药。治热毒壅聚所致痈肿疮毒,可单味水煎内服或外洗,亦可用鲜品捣烂外敷或与金银花、野菊花、紫花地丁等同用。治水火烫伤,常与白及配伍,水煎浓汁外擦。

2. 目赤肿痛　本品清肝明目之效较佳。治风热或肝火目赤,可单味煎汤水洗眼部,或配伍夏枯草、决明子、谷精草等清肝明目药同用。

3. 湿热泻痢　治大肠湿热,腹痛泄泻,或下痢脓血,可单用本品制成片剂服用。

【用法用量】煎服,15~30 g;外用适量,煎水熏洗。

【使用注意】脾胃虚寒者慎服。

【现代研究】

1. 化学成分　本品含生物碱、黄酮苷、挥发油、鞣质及酚类等。尚含毛根黄素、菊黄素、β-胡萝卜素、香荚兰酸、对羟基苯乙酸、水杨酸等有机酸类。

2. 药理作用　本品煎剂有广谱抗菌作用,对福氏痢疾杆菌、志贺痢疾杆菌、金黄色葡萄球菌、伤寒杆菌、绿脓杆菌等有较强的抑制作用。不同提取物体外实验能抗钩端螺旋体,尤以醚提取物作用最好。其煎剂可一定程度抑制阴道滴虫,也能缓解咳嗽。千里光宁碱能抑制大鼠瓦克氏癌肉瘤 W256,提示有抗肿瘤作用。此外,千里光宁碱及千里光菲灵碱对大鼠小肠痉挛有解痉作用。

3. 毒性与不良反应　本品水煎浸膏片治疗各种炎症性疾病,临床治疗过程中仅个别患者有恶心、食欲减退及大便次数增多等现象。此外,曾发现 1 例过敏性药疹,经用抗过敏药物后即好转。动物实验表明,大剂量灌服本品水煎剂,可致食欲减退,体重减轻,并可引起部分动物死亡,小剂量实验组,可致肝脏发生轻度脂肪性变。另据国外报道,本品含多种肝毒性生物碱,对肝脏有明显毒性,可致动物和人肝脏损害,甚至死亡。

半枝莲　Banzhilian　《江苏省植物药材志》

为唇形科植物半枝莲 *Scutellaria barbata* D. Don 的干燥全草。主产于华北、中南、华东等地。夏、秋两季茎叶茂盛时采收,除去杂质,鲜用或晒干。切段,生用。以色绿,味苦者为佳。

【药性】辛、苦,寒。归肺、肝、肾经。

【功效】清热解毒,利尿,化瘀。

【应用】

1. 痈疮肿毒,毒蛇咬伤,咽喉肿痛 治热毒疮痈肿痛,毒蛇咬伤,可单用鲜品捣烂取汁服,并以汁外涂或以渣外敷,或与清热解毒药紫花地丁、重楼等同用。治毒热上攻所致的咽喉肿痛,可鲜品捣汁,加少许烧酒,含漱。

2. 大腹水肿 治大腹水肿,可单用,亦可与泽泻、半边莲、车前子等药同用。

3. 跌打损伤,癌肿 本品有化瘀定痛之效。治跌打损伤,瘀肿疼痛,常与乳香、没药配伍。治癌肿,可与莪术、白花蛇舌草等配伍。

此外,本品尚有凉血止血、利湿、退黄疸的功效。可治血热吐衄、湿热蕴结肝胆所致的面目周身发黄、小便黄赤等。

【用法用量】煎服,15～30 g,鲜品加倍;外用适量。

【使用注意】血虚者及孕妇慎用。

【现代研究】

1. 化学成分 本品含红花素、异红花素、野黄芩素、野黄芩苷等黄酮类成分。此外尚含生物碱、多糖、β-谷甾醇类和三萜硬脂酸等化合物。

2. 药理作用 本品有中等强度的抑制乙型肝炎病毒的作用。多糖具有抗突变、促进细胞免疫、抑制腹水肝癌细胞作用。此外,还具有抑菌、解痉、利尿、祛痰等作用。

3. 毒性与不良反应 本品毒性较小,临床实验在处方中应用大剂量(药典规定用量的4～8倍)本品后,肝肾功能、血常规、血浆蛋白、免疫球蛋白等指标均无明显变化,说明本品水煎剂大剂量口服无明显毒性。仅有少数患者发生如全身燥热难熬,乏力,随即出现头面、胸背、四肢皮疹,如风团状,大片、色红,瘙痒难耐,双眼上下眼睑均红肿,难以睁开等不良反应,停药后恢复正常。

绿豆 Lvdou 《日华子本草》

为豆科植物绿豆 *Phaseolus radiatus* L. 的干燥成熟种子。全国大部分地区均有栽培。秋季采收,簸净杂质,洗净,晒干。打碎生用。以颗粒均匀、饱满、色绿者为佳。

【药性】甘,寒。归心、胃经。

【功效】清热解毒,消暑,利水。

【应用】

1. 疮痈肿痛 治热毒疮痈肿痛,单味煎服,或研粉冷开水浸泡滤汁服用。治小儿遍身火丹赤肿,本品可与大黄配伍同用,研末,用薄荷汁、蜂蜜调和涂敷患处。还可与赤小豆、黑豆同用研末,用姜汁和水调敷患处预防痘疮及麻疹,如三豆饮(《世医得效方》)。

2. 药食中毒 本品善于解药食之毒,为乌头、附子、巴豆、砒霜等药物中毒及食物中毒的解毒良药。与甘草配伍煎汤内服,可解乌头中毒。解金石丹火药毒、酒毒、烟毒、煤毒,可生用本品捣末,用豆腐浆调服,或浓煎频服,也可配伍黄连、葛根、甘草同用,如绿豆饮(《证治准绳》)。

3. 暑热烦渴 治暑热烦渴、小便赤短,本品单用,熬汤内服,即绿豆饮(《景岳全书》),也可与西瓜翠衣、荷叶、青蒿等同用,以增强疗效。

4. 水肿,小便不利 本品可利水消肿,可通利小便。治小便不通、淋沥、水肿,可与冬麻子、陈皮等配伍同用。

【用法用量】煎服,15～30 g;外用适量。

【使用注意】脾胃虚寒滑肠泄泻者慎用。

【现代研究】

1. 化学成分 本品含蛋白质、氨基酸、脂肪、淀粉、鞣质、香豆素、生物碱、皂苷、黄酮以及磷脂酰胆碱、磷脂酰乙醇胺、磷脂酸等磷脂类成分。

2. 药理作用 本品提取液有降低实验动物的血清胆固醇,抑制动脉粥样硬化作用;所含的蛋白质、磷脂有兴奋神经、增进食欲的作用。此外,还具有抑菌、抗病毒、抗过敏、降血脂、抗肿瘤、保肝护肾、解毒等作用。

附 药

绿豆衣

为豆科植物绿豆的种皮。取清水浸泡后的绿豆种皮,晒干即得。甘,寒。归心、胃经。功效同绿豆,但解暑之力不及绿豆,其清热解毒之功强于绿豆;且能明目退翳,治疗斑痘目翳。煎服,6～12 g。

第四节 清热凉血药

本类药物性味多甘苦咸寒,具有清解营分、血分热的功效。因心主血,肝藏血,故本类药物大多入心、肝二经。主治热入营血的实热证。如温邪入营所致的心神被扰、身热心烦、舌绛脉细、神昏谵语以及热入血分所致的热盛迫血吐衄下血、尿血便血,身发斑疹、躁扰不安,甚则昏狂等实热证。此外,部分药物还具有养阴生津的作用,可用于治疗阴虚发热,伤津口渴等证。其清热凉血功效亦可用于其他疾病所致的出血证。

生地黄 Shengdihuang 《神农本草经》

为玄参科植物地黄 *Rehmannia glutinosa* Libosch. 的新鲜或干燥块根。主产于河南、河北、内蒙古等地,以河南产量最大,质量最佳,为"四大怀药"之一。全国大部分地区有栽培。秋季采挖,除去芦头、须根及泥沙,鲜用,或缓缓烘焙至约八成干。前者习称"鲜地黄",后者习称"生地黄"。切片,生用。以块大,体重,断面乌黑色者为佳。

按《中国药典》(2010 年版一部)规定:本品水分不得过 15.0%,总灰分不得过 8.0%,酸不溶性灰分不得过 3.0%。

【药性】甘,寒。归心、肝、肾经。

【功效】清热凉血,养阴生津。

【应用】

1. 热入营血 本品为清热凉血要药。治温热病热入营血,身热口干、神昏舌绛,常与水牛角、玄参、连翘等配伍,如清营汤(《温病条辨》)。治疗温热病后期,余热未尽,阴津已伤所致的发热，夜热早凉，常与知母、青蒿、鳖甲等配伍，如青蒿鳖甲汤（《温病条辨》）。

2. 血热出血 治热入血分，迫血妄行所致的吐血、衄血、便血、崩漏，常与生荷叶、生艾叶、生侧柏叶等配伍，如四生丸（《妇人大全良方》）。若治血淋、尿血可与小蓟、藕节、蒲黄等配伍，如小蓟饮子（《济生方》）。治热毒斑疹色紫暗，多与赤芍、紫草、水牛角等配伍，如犀角地黄汤（《备急千金要方》）。

3. 热病伤阴 本品甘寒质润，既能清热凉血，又能养阴生津。治热病伤阴所致的舌红口干、口渴多饮，与麦冬、北沙参、玉竹等配伍，如益胃汤（《温病条辨》）。若治内热消渴，常与山药、黄芪等配伍或与葛根、天花粉、五味子等同用，如玉泉散（《百代医宗》）。如热甚伤阴劫液所致的肠燥便秘，可与麦冬、玄参配伍，如增液汤（《温病条辨》）。

【用法用量】煎服，10～15 g；鲜品用量加倍，或以捣汁入药。

【使用注意】本品性寒而滞，脾虚湿滞、腹满便溏者慎用。

【现代研究】

1. 化学成分 本品主要含苷类、多糖类，尚含有氨基酸、有机酸、无机离子、卵磷脂、维生素类等多种成分。其中梓醇、二氢梓醇、乙酰梓醇、桃叶珊瑚苷、地黄苷 A、地黄苷 B、地黄苷 C、地黄苷 D 等环烯醚萜苷类和地黄多糖为其主要活性成分。

2. 药理作用 本品能对抗连续服用地塞米松后血浆皮质酮浓度的下降。水提取物对急性实验性高血压有显著降压作用。能增加外周血液中的 T 淋巴细胞数量，提高网状内皮系统的吞噬能力。还能抗炎、镇静、利尿、降血糖及保肝。乙醇提取物能缩短凝血时间。此外，还有抗癌、抗辐射、益智、促进免疫、抗骨质疏松、抗衰老、抗胃溃疡、抑制真菌等作用。

3. 毒性与不良反应 对心脏作用的实验中发现，生地黄流浸膏虽然对蛙心的收缩力有显著增强作用，对衰弱的心脏更显著，但大剂量能使正常蛙心中毒。大鼠静脉注射地黄的乙醇提取物、水提取物，也发现对其心脏有明显的抑制作用，使心跳变慢甚至停止，因此，大剂量使用地黄时应注意对心脏的毒性。

玄参　Xuanshen　《神农本草经》

为玄参科植物玄参 *Scrophularia ningpoensis* Hemsl. 的干燥根。主产于浙江、江苏、四川等地，以浙江产者质佳。冬季茎叶枯萎时采挖，除去根茎、幼芽、须根及泥沙，晒或烘至半干，堆放 3～6 d，反复数次至干燥。切片，生用。以条粗壮、坚实、断面乌黑色者为佳。

按《中国药典》（2015 年版）规定：本品水分不得过 16.0%，总灰分不得过 5.0%，酸不溶性灰分不得过 2.0%。

【药性】甘、苦、咸，微寒。归肺、胃、肾经。

【功效】清热凉血，滋阴降火，解毒散结。

【应用】

1. 热入营血 治温热病热入营血，高热、烦躁不安、口渴舌红、身热夜甚，常与水牛角、生地、麦冬等配伍，如清营汤（《温病条辨》）。治热入心包，神昏谵语，常配莲子心、竹叶卷心等以清心泻火，如清宫汤（《温病条辨》）。治温热病，气血两燔，身发斑疹，与石膏、水牛角、桔梗等配伍，如清瘟败毒饮（《疫疹一得》）。治邪入营血之神昏谵语，与黄芩、连翘、板蓝根等配伍，如神犀丹（《温热经纬》）。

2. 热病伤阴 治劳嗽咯血，常与百合、贝母等配伍同用，如百合固金汤（《慎斋遗书》）。治阴虚发热、骨蒸劳热,常与地骨皮等同用。治内热消渴,常配伍麦冬、五味子等。治津亏便秘,多与地黄、麦冬配伍,即增液汤(《温病条辨》)。

3. 咽喉肿痛,目赤涩痛,白喉,瘰疬痰核,脱疽　治热毒壅盛,咽喉肿痛、大头瘟疫,常与连翘、牛蒡子、板蓝根等配伍,如普济消毒饮(《东垣试效方》)。治肝经风热之目赤涩痛,与菊花、防风、赤芍等配伍,如玄参散(《圣济总录》)。治白喉,与生地、麦冬、贝母等配伍使用,如养阴清肺汤(《重楼玉钥》)。治瘰疬痰核,常配牡蛎、贝母以化痰软坚,如消瘰丸(《医学心悟》)。治脱疽,常配金银花、当归、甘草,即四妙勇安汤(《验方新编》)。

【鉴别用药】生地黄与玄参,均能清热凉血、养阴生津,用治热入营血、热病伤阴、阴虚内热等证,常相须为用。但生地黄清热凉血、养阴生津功效较强,故血热出血、内热消渴多用。玄参泻火解毒作用较强,故咽喉肿痛、痰火瘰疬多用。

【用法用量】煎服,9～15 g。

【使用注意】本品性寒而滞,脾胃虚寒者不宜用。反藜芦。

【现代研究】

1. 化学成分　本品主要含环烯醚萜苷类成分,如哈巴帕苷、哈巴俄苷、桃叶珊瑚苷、6-对甲基梓醇、异玄参苷 A、异玄参苷 B、京尼平苷等。此外尚含安哥拉苷 C 等苯丙素类、氨基酸、挥发油、植物甾醇、糖类、微量生物碱等。环烯醚萜苷类成分是使药材加工后内部变乌黑色的成分。

2. 药理作用　本品对金黄色葡萄球菌、伤寒杆菌绿脓杆菌、大肠杆菌等多种细菌有抑制作用。其水煎液和醇浸剂能使血压下降;浸膏能使血糖轻微降低;醇浸膏水溶液能明显增加冠脉血流量,对抗冠脉收缩。此外,还具有解痉、镇痛、抗炎、抗缺氧、抗血小板聚集、抗心律不齐、抗肿瘤、保肝等作用。

3. 毒性与不良反应　本品毒性极低,未见有中毒、过敏报道,但动物实验结果表明,玄参流浸膏微量对蟾蜍有轻微强心作用,剂量稍大则使心脏呈中毒现象。流浸膏对正常家兔皮下注射(5g/kg),能引起局部刺激。

牡丹皮　　Mudanpi　《神农本草经》

为毛茛科植物牡丹 *Paeonia suffruticosa* Andr. 的干燥根皮。主产于安徽、四川、湖南等地。以四川、安徽产量最大,以安徽铜陵产者质最佳。全国各地均有栽培。秋季采挖根部,除去细根及泥沙,剥取根皮,晒干或刮去粗皮,除去木心,晒干。前者习称连丹皮,后者习称刮丹皮。生用或炒用。以条粗长,皮厚,无木心,断面淡粉红色,粉性足,结晶多,香气浓者为佳。

按《中国药典》(2015 年版)规定:本品水分不得过 13.0%,总灰分不得过 5.0%。

【药性】苦、辛,微寒。归心、肝、肾经。

【功效】清热凉血,活血化瘀。

【应用】

1. 血热出血,斑疹吐衄　治温热病热入营血,身发斑疹,常配生地、赤芍等药同用,如犀角地黄汤(《备急千金要方》)。若治血热妄行,吐血、咯血、咳血、衄血,可与大蓟、小蓟、茜草等配伍,如十灰散(《十药神书》)。

2. 热病伤阴,骨蒸潮热　本品甘寒,善透阴分伏热,为治无汗骨蒸之佳品。治温病伤阴,邪伏阴分,夜热早凉,热退无汗、舌红少苔、脉细数,常配青蒿、鳖甲、生地等,如青蒿鳖甲汤(《温病条辨》)。若与养阴药同用,亦可用于阴虚内热,骨蒸潮热等证。

3. 经闭痛经,癥瘕积聚,跌打损伤 治瘀滞经闭、痛经,常配丹参、当归等药同用。治癥瘕积聚,常与桂枝、茯苓、芍药等配伍,如桂枝茯苓丸(《金匮要略》)。若用于治跌打损伤,局部瘀血肿痛,常配红花、乳香、没药等,如牡丹皮散(《证治准绳》)。

4. 疮痈,肠痈 治疮痈,多与大黄、贝母、白芷等配伍,如将军散(《本草汇言》)。治肠痈腹痛,则可与大黄、桃仁、芒硝等配伍,如大黄牡丹皮汤(《金匮要略》)。

【用法用量】煎服,6～12 g。清热凉血宜生用,活血化瘀宜酒炒用,止血宜炒炭用。

【使用注意】血虚有寒、孕妇及月经过多者慎用。

【现代研究】

1. 化学成分 本品含牡丹酚苷、牡丹酚、牡丹酚原苷等酚类,尚含芍药苷、羟基芍药苷、苯甲酰芍药苷、苯甲酰氧化芍药苷、挥发油及没食子酸、植物甾醇等。

2. 药理作用 本品煎剂对枯草杆菌、大肠杆菌、伤寒杆菌、绿脓杆菌、溶血性链球菌、肺炎球菌等有较强抑制作用。牡丹皮能显著降低心排血量,轻度降低心肌耗氧量。牡丹酚及芍药酚有抗血小板凝集作用,牡丹酚能抑制实验动物动脉粥样硬化斑块形成。能抑制肥大细胞脱颗粒而能抗变态反应。煎剂、牡丹酚均有降压作用。牡丹酚及其以外的糖苷类成分均有抗炎作用。此外,牡丹酚还有镇静、镇痛、解痉、解热、利尿、抗溃疡等作用。

3. 毒性与不良反应 牡丹皮和牡丹酚的毒性小。牡丹酚对小鼠的 LD_{50}(观察 48h),静脉注射为 96 mg/kg,腹腔注射为 781 mg/kg,灌胃为 3430 mg/kg。牡丹酚溶于 50% 花生油中,小鼠 1 次灌胃,观察 3 d,其 LD_{50} 为 (4.9 ± 0.47) g/kg;用于治疗实验性高血压犬,未见肝功能、血象、血液非蛋白氮、心电图等异常,仅有眼分泌物稍增加,眼黏膜有充血现象。

赤芍 Chishao 《神农本草经》

为毛茛科植物芍药 *Paeonia lactiflora* Pall. 或川赤芍 *Paeonia veitchii* Lynch 的干燥根。芍药主产于内蒙古和东北等地;川赤芍主产于四川。以内蒙古多伦所产质最佳。春、秋两季采挖,除去根茎、须根及泥沙,晒干,切片。生用或炒用。以根粗壮,断面粉白色,粉性大者为佳。

【药性】苦,微寒。归肝经。

【功效】清热凉血,散瘀止痛。

【应用】

1. 热入营血之斑疹,吐衄 治温热病热入营血,身发斑疹,常与牡丹皮配伍。若治因血热所致吐衄者,多与地黄等药配伍。

2. 肝郁胁痛,血瘀经闭痛经 癥瘕积聚,跌损瘀肿。治肝郁胁痛,与柴胡、牡丹皮、甘草等配伍同用,如赤芍药散(《博济方》)。治经闭痛经,多与益母草、丹参等药配伍。治癥瘕积聚,常配伍桂枝、茯苓等。若治瘀滞伤痛,常与乳香、没药等同用。用于热毒疮痈,则多与金银花、黄连等药配伍,如追疔夺命丹(《医方集宜》)。

此外,本品有清泄肝火之效,可治肝热目赤肿痛或目生翳障。

【鉴别用药】牡丹皮与赤芍均能清热凉血、活血化瘀,治热入营血之斑疹吐衄、血滞经闭、痛经、癥瘕积聚、痈疮肿毒及跌打肿痛等证。但牡丹皮善透阴分伏热而退虚热,温病后期之阴虚发热、久病阴伤而无汗骨蒸用之为宜;又治肠痈腹痛。赤芍善清泄肝火,止痛,治肝郁化火胸胁痛及肝火目赤肿痛。

【用法用量】煎服,6～12 g。

【使用注意】血虚闭经者不宜用。反藜芦。

【现代研究】

1. 化学成分　本品主要含芍药苷、芍药内酯苷、芍药吉酮、羟基芍药苷、苯甲酰芍药苷、芍药新苷等，尚含有没食子鞣质、苯甲酸、挥发油、蛋白质等。

2. 药理作用　本品 $0.7 \sim 3.3$ mg/mL 能明显增强肝细胞 DNA 的合成，能显著促进 ^{3}H-胸腺嘧啶核苷渗入肝细胞。注射液或赤芍苷能直接扩张冠状动脉，对急性心肌缺血有保护作用。煎剂、芍药苷能抗血小板凝集、抗血栓形成。芍药苷抗炎作用较弱，并有镇静、镇痛、解痉、解热及抗惊厥、抗溃疡和降压作用，能对抗乙酰胆碱引起的平滑肌痉挛。

3. 毒性与不良反应　本品毒性极小，临床未见有中毒及不良反应的报道。但因其活血之力较大，平素有出血倾向、月经过多、出凝血机制异常者不宜使用，否则会造成出血灶或增加月经量，出现人为的不良反应。

紫草　Zicao　《神农本草经》

为紫草科植物新疆紫草 *Arnebia euchroma*（Royle）Johnst. 或内蒙紫草 *Arnebia guttata* Bunge 的干燥根。分别习称为"软紫草"和"内蒙紫草"。新疆紫草主产于新疆、西藏；内蒙紫草主产于内蒙古、甘肃。春、秋两季采挖，除去泥沙，干燥。切片，生用。均以条粗大，色紫，皮厚者为佳。

按《中国药典》（2015年版）规定：本品水分不得过 15.0%。

【药性】甘、咸，寒。归心、肝经。

【功效】清热凉血，活血解毒，透疹消斑。

【应用】

1. 斑疹紫黑，麻疹不透　本品为治热毒血滞斑疹、麻疹之要药。治温热病血热毒盛，身发斑疹，色紫黑而不红活，常与赤芍、蝉蜕、甘草配伍，如紫草快斑汤《张氏医通》。若用于麻疹紫暗，疹出不畅，咽喉肿痛者，多与牛蒡子、连翘、山豆根等药同用，如紫草消毒饮《张氏医通》。若治疗麻疹气虚、疹出不畅，多与黄芪、升麻、荆芥等配伍，如紫草解肌汤《证治准绳》。与甘草配伍，水煎服，能预防麻疹。

2. 痈疽疮疡，湿疹瘙痒，水火烫伤　多作外用。治痈疽疮疡，溃而不敛，常与当归、白芷、血竭等配伍同用，如生肌玉红膏《外科正宗》。用于湿疹瘙痒，可与黄连、黄柏、漏芦等配伍，如紫草膏《仁斋直指方》。若治水火烫伤发泡溃烂，与当归、大黄、甘草等用麻油熬膏外涂，如紫草润肌膏《幼科金针》。

【用法用量】煎服，$5 \sim 10$ g；外用适量，熬膏或用植物油浸泡涂擦。

【使用注意】本品性寒而滑，易致泻，故脾虚便溏者忌用。

【现代研究】

1. 化学成分　本品主要含紫草素、乙酰紫草素、去氧紫草素、异丁酰紫草素、异戊酰紫草素、紫草烷、β,β'-二甲基丙烯酰阿卡宁、β-羟基异戊酰紫草素等脂溶性萘醌类色素。还含有水溶性成分，主要是多糖。尚含亚油酸、软脂酸等。

2. 药理作用　本品煎剂、紫草素对金黄色葡萄球菌、大肠杆菌、枯草杆菌等有抑制作用。能抗单纯疱疹病毒Ⅰ型。水、乙醚、乙醇提取物均有一定的抗炎作用。新疆紫草对健康家兔在体及蟾蜍离体心脏有明显兴奋作用。新疆紫草中提取的紫草素有抗癌作用。此外，还有降血糖,降血脂,抗凋亡,抗突变,解热,止血,抑制子宫、回肠平滑肌,保肝,可逆性的抗生育及提高免疫等作用。

3. 毒性与不良反应 有报道认为,紫草煎剂对心脏的作用为小量兴奋,大量则抑制,最后停止于舒张期。对蟾蜍内脏血管、后肢血管及离体兔耳血管灌流量无明显影响。在全身麻醉下静脉注射或肌内注射紫草煎液,能使近半数的实验动物血压急剧下降甚至死亡,但对未麻醉的动物注射或口服则无明显作用。国外所产路边紫草50%的醇浸出液,能降低小鼠的生育率,对未成熟的雄性或雌性小鼠,可引起卵巢、子宫、胸腺、垂体重量减轻,生长发育延缓。30%新疆紫草药饵喂饲小鼠,1周内体重减轻30%左右,15 d内有40%死亡;用根粉 5 g/kg 给家兔灌胃,3 d后尿色深紫,尿中出现蛋白和红细胞,并有腹泻,停药 2 d后症状消失。

水牛角 Shuiniujiao 《名医别录》

为牛科动物水牛 *Bubalus bubalis* Linnaeus 的角。主产于华南、华东地区。取角后,水煮,除去角塞,干燥。镑片或锉粉用。以光润、无裂纹者为佳。

【药性】苦,寒。归心、肝经。

【功效】清热凉血,解毒,定惊。

【应用】

1. 热入营血 治温热病热入营血,高热不退,甚则神昏谵语,或身发斑疹,常与金银花、玄参等配伍。若高热惊厥抽搐,多与羚羊角等清热息风止痉药同用。

2. 血热吐衄 治血热出血,常与地黄、牡丹皮、赤芍等药配伍,如清热地黄丸(《现代中成药手册》)。若治外伤出血,可锉末外敷。

3. 咽喉肿痛,疮痈肿痛 治疮疡红肿,多与黄连、黄芩、连翘等清热解毒药配伍,如水牛角解毒丸(《卫生部药品标准—中药成方制剂》)。用治热毒喉痹咽痛,常与玄参、桔梗等同用。

【用法用量】煎服,15～30 g,宜先煎 3 h以上;或锉为细末冲服或磨汁服,或入丸、散剂;外用适量。

【使用注意】脾胃虚寒者不宜用。

【现代研究】

1. 化学成分 本品含胆甾醇、强心成分、肽类、氨基酸以及铁、锰、磷、锌等多种微量元素。

2. 药理作用 本品煎剂及提取物能增强离体蟾蜍心脏的收缩力。提取物注射后,能使淋巴小结、脾脏小结增生活跃。能缩短凝血时间,降低毛细血管通透性。还有抗炎、抗感染、镇静、抗惊厥、降低总胆固醇、兴奋垂体肾上腺系统等作用。

3. 毒性与不良反应 本品无明显不良反应。仅有少数病人服用后出现消化道症状,如胃部不适、腹胀、腹泻、恶心等。亦有少数病人出现失眠。动物实验把本品浓缩液按正常人用量的 25～250 倍量给小鼠灌胃,观察 72 h,均无急性中毒或死亡。

第五节　清虚热药

本类药物性味甘寒,多归肝、肾经。功能清虚热、退骨蒸。主治肝肾阴虚所致的发热诸证,如骨蒸潮热、手足心热、口燥咽干、虚烦不寐、盗汗遗精、舌红少苔、脉细数等证以及热病后期,邪热未尽,伤阴劫液所致的夜热早凉、热退无汗、舌质红绛等。本类药中部分药物既能清虚热又能清实热,所以在用治虚热病证的同时,还能用于各种实热病证,在应用本类药物时须辨清寒热虚实。

青蒿　Qinghao　《神农本草经》

为菊科植物黄花蒿 *Artemisia annua* L. 的干燥地上部分。全国各地均有分布。秋季花盛开时采收,除去老茎,阴干,切段。生用。以色绿,叶多,香气浓者为佳。

按《中国药典》(2015 年版)规定:本品水分不得过 14.0％,总灰分不得过 8.0％。

【药性】苦、辛,寒。归肝、胆经。

【功效】清虚热,除骨蒸,解暑热,截疟,退黄。

【应用】

1. 温病后期,夜热早凉　对温热邪入阴分所致的伤阴发热,夜热早凉、热退无汗或热病后低热不退等证,常与鳖甲、生地、知母等配伍,如青蒿鳖甲汤(《温病条辨》)。

2. 阴虚发热　治阴虚发热而见骨蒸劳热、日晡潮热、手足心热,古方常单味应用,或配伍知母、鳖甲、地骨皮等滋阴清热以退骨蒸,如清骨散(《证治准绳》)。

3. 暑热外感　本品苦寒且芳香,具有清热解暑功效,为治暑热外感要药。治外感暑邪所致的发热、口渴、头昏、头痛、脉洪数,常配伍藿香、绿豆、荷叶等药。

4. 疟疾　本品自古为治疟疾良药。治疟疾兼感冒证或兼暑湿而恶心、胸闷、发热甚,可单用大量鲜青蒿绞汁服用,或与草果等药同用,也可与黄芩、半夏、竹茹等配伍应用,如蒿芩清胆汤(《通俗伤寒论》)。

5. 湿热黄疸　治湿热黄疸,常配茵陈、栀子等同用。

【用法用量】煎服,6～12 g。入煎剂宜后下。

【使用注意】脾胃虚弱、大便泄泻者忌服。妊娠早期慎用。

【现代研究】

1. 化学成分　本品含青蒿素、青蒿甲素、青蒿乙素等倍半萜类。尚含槲皮黄素、山柰黄素、藤菊黄素、黄色黄素等黄酮类成分,东莨菪内酯等香豆素,及莰烯、异蒿酮、L-樟脑、β-蒎烯、β-丁香烯等挥发油。

2. 药理作用　本品醇提取物、醚提取物对金黄色葡萄球菌的抑制作用最强。水煎液对表皮葡萄球菌、卡他球菌、炭疽杆菌、白喉杆菌有较强的抑菌作用,对金黄色葡萄球菌、绿脓杆菌、痢疾杆菌、结核杆菌等也有一定的抑制作用。乙醚提取物和稀醇浸膏有显著抗疟作用。所含青蒿素抗疟作用快,主要作用于疟原虫红细胞内期;青蒿素及衍生物能抗动物血吸虫、华支睾吸虫;能促进机体细胞免疫;能抗流感病毒。挥发油有祛痰、镇痛、镇咳、平喘作用。

3. 毒性与不良反应　本品毒性低,一般无明显不良反应。少数病例出现食欲减退、恶心呕吐、腹痛腹泻等胃肠道反应,但不严重,可自行恢复。个别人一过性转氨酶升高,轻度皮疹。水混悬剂对注射部位有轻度刺激。青蒿素治疗系统性红斑狼疮及盘状红斑狼疮,初期病情可能有所加重,全身出现蚁走感,半个月后逐渐减轻,月余后一般情况改善。

地骨皮　Digupi　《神农本草经》

为茄科植物枸杞 *Lycium chinense* Mill. 或宁夏枸杞 *Lycium barbarum* L. 的干燥根皮。

主产于山西、河南、河北、浙江、江苏等地。以山西、河南产量大,江苏、浙江所产质最佳。春初或秋后采挖根部,洗净,剥取根皮,晒干。切段,生用。清明节前采的质量较好,皮厚且易剥取。以块大、肉厚、无木心者为佳。

按《中国药典》(2015 年版)规定:本品水分不得过 11.0%,总灰分不得过 11.0%,酸不溶性灰分不得过 3.0%。

【药性】甘,寒。归肺、肝、肾经。

【功效】凉血除蒸,清肺降火。

【应用】

1. 阴虚发热,内热消渴　本品甘寒质润,既能清热凉血,又能生津止渴,为凉血退蒸佳品。治肝肾阴虚发热、盗汗骨蒸、潮热、口渴心烦、舌红少苔、脉细数,常配银柴胡、知母、胡黄连等药同用,如清骨散(《证治准绳》)。

2. 血热出血　治血热妄行所致的吐血、衄血、尿血诸证,可单味煎服。治血淋,地骨皮用酒煎服,即地骨酒(《本草纲目》);或配伍栀子、白茅根等同用。

3. 肺热咳嗽　治肺火郁结,气逆不降所致的咳嗽气喘、皮肤蒸热,可与桑白皮、甘草等配伍,如泻白散(《小儿药证直诀》)。

此外,本品还能泻肾经虚火,治虚火牙痛。

【鉴别用药】牡丹皮与地骨皮均能退虚热、凉血,治阴虚发热、骨蒸潮热、血热吐衄、经前发热、月经先期。但牡丹皮辛苦微寒,偏清散而性燥,虽不恋邪,但有伤阴之嫌,故善治阴伤不甚之无汗骨蒸,又专入血分,能活血化瘀,有凉血而不留瘀、活血而不动血之优,且善清泄肝火,又善治血热斑疹、血滞经闭、痛经、月经不调、癥瘕、跌打瘀肿、热毒疮肿、肠痈腹痛、肝郁化火胸胁痛及肝热目赤肿痛。地骨皮甘寒,退虚热之中又略兼润补,虽不伤阴但有恋邪之嫌,故善治阴伤重之有汗骨蒸;又入气分善清肺降火,治肺热咳嗽;益阴生津,治内热消渴;泄肾经虚火,治虚火牙痛。

【用法用量】煎服,9~15 g。

【使用注意】外感风寒发热及脾胃虚寒便溏者不宜用。

【现代研究】

1. 化学成分　本品含桂皮酸、多量酚性物质和地骨皮甲素、地骨皮乙素等生物碱。此外尚含 β-谷甾醇、亚油酸、亚麻酸、卅一酸、蜂花酸、枸杞酰胺、苦柯胺 A、东莨菪内酯、甜菜碱,维生素 B 等。

2. 药理作用　本品煎剂能抑制伤寒杆菌、甲型副伤寒杆菌、福氏痢疾杆菌;能显著提高由环磷酰胺所致小鼠脾细胞 IL-2 的低下。水提物、乙醇提取物、甜菜碱等有较强的解热作用。煎剂、浸膏、酊剂、注射剂均有降压作用。煎剂、浸膏有免疫调节、抗病毒、降血糖、降血脂及兴奋子宫等作用。

3. 毒性与不良反应　本品毒性较小,煎剂给小鼠腹腔注射 LD_{50} 为 12.83±1.9 g/kg,酊剂给药 1 次或 1 次/d,连续 7 d,LD_{50} 分别为 4.7 g/kg 和 4.1 g/kg,说明在体内无明显蓄积性。煎剂给家兔灌胃 80 g/kg 或腹腔注射 60 g/kg,仅见其蜷伏不动,3~4 h 后恢复。犬灌胃 120 g/kg 或腹腔注射 30 g/kg,均很快出现呕吐,四肢无力,蜷伏,2~3 d 后才完全恢复。煎剂小鼠静脉注射的 LD_{50} 为 12.8 g/kg。酊剂小鼠静脉注射的 LD_{50} 为 4.7 g/kg。本品 10% 注射液肌肉注射治疗青年扁平疣,个别人注射后不久感觉轻度头痛及面部潮红。

银柴胡 Yinchaihu 《本草纲目》

为石竹科植物银柴胡 *Stellaria dichotoma* L. var. *lanceolata* Bge. 的干燥根。主产于宁夏、甘肃、内蒙古等地。春、夏间植株萌发，或秋后茎叶枯萎时采挖。栽培品于种植后第 3 年 9 月中旬或第 4 年 4 月中旬采挖，除去残茎、须根及泥沙，晒干。生用。以根长均匀，外皮淡棕黄色，断面黄白色者为佳。

按《中国药典》(2015 年版)规定：本品酸不溶性灰分不得过 5.0%。

【药性】甘，微寒。归肝、胃经。

【功效】清虚热，除疳热。

【应用】

1. 阴虚发热 治阴虚发热，骨蒸劳热，潮热盗汗，常与地骨皮、胡黄连、秦艽等配伍同用，如清骨散（《证治准绳》）。

2. 小儿疳热 治小儿食滞或虫积所致的疳积发热，腹大消瘦，毛发焦枯，常与胡黄连、鸡内金、党参等配伍同用，或与栀子、人参、薄荷等同用，如柴胡清肝汤（《证治准绳》）。

【用法用量】煎服，3~10 g。

【使用注意】外感风寒及血虚无热者忌用。

【现代研究】

1. 化学成分 本品含 α-菠甾醇、β-谷甾醇、豆甾醇等甾类，汉黄芩素等黄酮类，银柴胡环肽及糠醇等挥发油类成分。

2. 药理作用 本品水煎醇沉液有解热作用，能降低血清胆固醇浓度，使主动脉类脂质含量降低而抗动脉粥样硬化。此外，还有抗菌、杀精等作用。

胡黄连 Huhuanglian 《新修本草》

为玄参科植物胡黄连 *Picrorhiza scrophulariiflora* Pennell 的干燥根茎。主产于四川、云南、西藏南部。秋季采挖，除去须根及泥沙，晒干。切薄片或用时捣碎。生用。以条粗，折断时有粉尘，断面灰黑色，味苦者为佳。

按《中国药典》(2015 年版)规定：本品水分不得过 13.0%，总灰分不得过 7.0%，酸不溶性灰分不得过 3.0%。

【药性】苦，寒。归肝、胃、大肠经。

【功效】退虚热，除疳热，清湿热。

【应用】

1. 骨蒸潮热 治阴虚劳热骨蒸，潮热盗汗，常与地骨皮、秦艽、鳖甲等配伍同用，如清骨散（《证治准绳》）。

2. 小儿疳热 本品退热除疳之力似银柴胡，且功力较强。治小儿疳积发热，饮食不消，腹大肌瘦，低热不退，常与黄连、朱砂等配伍同用，如胡黄连丸（《小儿药证直诀》）；或与党参、白术、山楂等配伍同用，如肥儿丸（《万病回春》）。

3. 湿热泻痢，痔疮肿痛 本品为治湿热泻痢良药。治湿热壅滞，气机不畅所致的下痢赤白，里急后重或久痢下血，常与白头翁、乌梅、灶心土配伍。治痔疮肿痛，可研末，以鹅胆汁调涂局部，或与刺猬皮、麝香配伍内服，如胡连追毒丸（《外科正宗》）。

【鉴别用药】黄连与胡黄连均能清热燥湿解毒，治湿热火毒诸证。但黄连大苦大寒，药力颇强，善清热燥湿、泻火解毒，作用偏于心及中焦，善清心火、除中焦湿热，凡湿热火毒重证多用；胡黄连沉降走下，又善退虚热、除疳热，善治中下二焦湿热火毒诸证及骨蒸潮热、小儿疳热。

【用法用量】煎服，3～10 g。

【使用注意】脾胃虚寒者慎用。

【现代研究】

1. 化学成分　本品含梓醇、胡黄连苷、胡黄连素、桃叶珊瑚苷等环烯醚萜苷类，以及少量生物碱、酚酸、糖苷、甾醇等。

2. 药理作用　本品提取物有抗菌、消炎、保肝、降脂、利胆、抗哮喘、抗糖尿病、抗癌等作用。

白薇　Baiwei　《神农本草经》

为萝藦科植物白薇 Cynanchum atratum Bge. 或蔓生白薇 Cynanchum versicolor Bge. 的干燥根及根茎。主产于山东、安徽、辽宁等省。春、秋两季采挖，洗净，干燥，切段。生用。以根粗长，色棕黄者为佳。

按《中国药典》（2015 年版）规定：本品杂质不得过 4.0%，水分不得过 11.0%，总灰分不得过 13.0%，酸不溶性灰分不得过 4.0%。

【药性】苦、咸，寒。归胃、肝、肾经。

【功效】清热凉血，利尿通淋，解毒疗疮。

【应用】

1. 阴虚内热，产后虚热　治阴虚发热，骨蒸潮热，多与知母、青蒿、地骨皮等药配伍。若治产后血虚发热，低热不退及昏厥等症，可与当归、人参、甘草等配伍，如白薇汤（《全生指迷方》）。

2. 温病后期，热入营血　治热入营血高热烦躁，舌绛红者，常配伍生地黄、玄参、水牛角等药同用。

3. 热淋，血淋　治膀胱湿热所致的小便淋沥涩痛之热淋或尿色红赤之血淋，常与车前草、竹叶、木通等同用。

4. 疮痈肿毒，毒蛇咬伤，咽痛　治血热毒盛所致的疮痈肿毒及毒蛇咬伤，常与天花粉、赤芍、甘草等配伍，如白薇散（《证治准绳》）；治咽喉肿痛，则常配桔梗、山豆根、金银花等。

【用法用量】煎服，5～10 g。

【使用注意】脾胃虚寒者忌用。

【现代研究】

1. 化学成分　本品含白薇素等挥发油类，白薇苷甲、白薇苷乙、白薇苷丙、白薇苷丁等双裂环孕甾烷及白薇苷元甲、白薇苷元乙等。

2. 药理作用　本品对肺炎球菌有抑制作用。有解热、镇痛、利尿、抗炎、抗肿瘤等作用。所含白薇素可增强心肌收缩力，可使心率减慢。

3. 毒性与不良反应　白薇素有较强的强心作用，内服过量，可引起强心苷样中毒反应，中毒量为 30～45 g，可出现心悸、恶心、呕吐、头晕、头痛、腹泻、流涎等中毒症状，临床用药应予以注意。

（甘肃中医学院　邓毅，黑龙江八一农垦大学　贾桂艳）

第八章 泻下药

凡能引起腹泻，或润滑大肠，促使排便，以治疗便秘为主要功用的药物，称为泻下药。

本类药性沉降，主归大肠经。主要具有泻下通便作用。用于里实证。其主要功用有三：一为通利大便，以排除肠道内的宿食积滞或燥屎及有害物质（毒、瘀、虫等）；二为清热泻火，使实热壅滞通过泻下而解除；三为逐水退肿，使水邪从大小便排出，以达到驱除停饮、消退水肿的目的。有些药物兼能逐瘀、消癥瘕、杀虫等。

根据本类药物作用的特点及使用范围的不同，可分为攻下药、润下药及峻下逐水药三类。其中攻下药和峻下逐水药泻下作用较强，尤以后者为甚。这两类药物，奏效迅速，但易伤正气，宜用于邪实而正气不虚者。对久病正虚、年老体弱以及妇女胎前产后、月经期等均应慎用或禁用。润下药作用较缓和，能滑润大肠而解除排便困难，且不致引起大泻，故对老年虚弱患者，以及妇女胎前产后等由于血虚或津液不足所致的肠燥便秘，均可应用。

使用泻下药应根据兼证不同及病人体质进行适当配伍。里实兼表邪者，当先解表后攻里，必要时可与解表药同用，以表里双解，避免表邪内陷；里实而正虚者，应与补益药同用，攻补兼施，使攻邪而不伤正。本类药亦常配伍行气药，以加强泻下导滞作用。若属热结者还应配伍清热药；属寒积者应与温里药同用。

使用攻下药、峻下逐水药时因其作用峻猛，或具有毒性，应用时当奏效即止，慎勿过剂，以免伤正气及脾胃。对作用峻猛而有毒性的泻下药，一定要严格炮制法度，控制用量，避免中毒现象发生，确保用药安全。

现代药理研究证明，泻下药主要通过不同的作用机理刺激肠道黏膜使其蠕动增加而致泻。另外大多药物具有利胆、抗菌、抗炎、抗肿瘤作用及增强机体免疫功能的作用。

第一节 攻下药

攻下药大多苦寒沉降，主入胃、大肠经。既有较强的泻下通便作用，又有清热泻火之效。主要用于大便秘结，燥屎坚结及实热积滞的里实证。此外，攻下药在临床应用上还可用于以下方面：

（1）对于火热上攻、血热出血等兼见便秘者，用攻下药可使病情缓解，即"上病下治"。

（2）痢疾初起，里急后重、泻而不畅者，虽无便秘现象，也可酌用攻下药，可促使病情减轻，即"通因通用"。

（3）近年来，中、西医结合治疗急腹症，在内服药方面，根据中医的"不通则痛"以及"六腑以通为用"等原理，对某些急腹症属于实热积滞者，应用通里攻下，清热泻火的方法，可获得良好疗效。

本类药常配行气药以加强泻下的力量，并消除腹满证候。对于某些实热证，高热不退、谵语发狂,或火热上炎、头痛、目赤、咽喉肿痛、牙龈肿痛以及火热炽盛所致的衄血、吐血、咯血等证,不论有无便秘均可酌情使用,以清除实热或导热下行。对于热痢初起、下痢后重,或饮食积滞,泻而不畅等症,亦可酌用攻下药清利湿热积滞,缓解腹泻。还常与驱虫药配伍,驱除肠道寄生虫,以利虫体排出。

大黄　　Dahuang　《神农本草经》

为蓼科植物掌叶大黄 *Rheum palmatum* L. 、唐古特大黄 *Rheum tanguticum* Maxim. ex Balf. 或药用大黄 *Rheum officinale* Baill. 的干燥根及根茎。掌叶大黄和唐古特大黄称"北大黄",主产于青海、甘肃等地。药用大黄称"南大黄",主产于四川。秋末春初时采挖,除去细根,刮去外皮,干燥。生用或酒炒,酒蒸,炒炭用。以外表黄棕色,锦纹及星点明显,体重,质坚实,有油性,气清香者为佳。

按《中国药典》(2015 年版)规定:本品水分不得过 15.0%。总灰分不得过 10.0%。

【药性】苦,寒。归脾、胃、大肠、肝、心包经。

【功效】泻下攻积,清热泻火,凉血解毒,逐瘀通经,利湿退黄。

【应用】

1. 胃肠积滞,大便秘结,湿热泻痢　本品为治热结便秘要药,治疗热结便秘,可配芒硝、枳实、厚朴等如大承气汤(《伤寒论》)。治疗热结伤津证,常配麦冬、生地、玄参等,如增液承气汤(《温病条辩》)。治疗寒积便秘,常配附子、细辛等,如大黄附子汤(《金匮要略》)。治湿热泻痢,里急后重,常配黄连、木香等同用,如木香导滞丸(《幼科发挥》)。

2. 目赤咽肿,口舌生疮,牙龈肿痛,肠痈腹痛　治咽痛口疮,牙龈肿痛,常配黄连、黄芩,如泻心汤(《金匮要略》)。治肠痈腹痛,可与金银花、大血藤等同用。

3. 热毒疮肿,水火烫伤　可配解毒敛疮的地榆研末,麻油调敷患处。

4. 血热出血证　治血热吐血、衄血、咯血、便血,可用大黄炒炭口服。

5. 瘀血证　治妇女产后瘀阻腹痛、恶露不尽者,常与桃仁、蟅虫等同用,如下瘀血汤(《金匮要略》)。治妇女瘀血经闭,常与红花、当归等同用。治跌打损伤,瘀血肿痛,可与桃仁、红花、穿山甲等同用,如复元活血汤(《医学发明》)。

6. 湿热黄疸,淋证　治湿热黄疸,常配茵陈、栀子,如茵陈蒿汤(《伤寒论》)。治湿热淋证,常配木通、车前子、栀子等,如八正散(《太平惠民和剂局方》)。

【用法用量】煎服,3～15 g,用于泻下不宜久煎;外用适量。生大黄泻下力较强,酒制大黄泻下力较弱,活血作用较好,大黄炭止血作用较好。

【使用注意】妇女怀孕、月经期、哺乳期应慎用或忌用。脾胃虚寒者忌服。

【现代研究】

1. 化学成分　大黄中具有致泻作用的主要成分是蒽醌苷及双蒽酮苷,其泻下作用较其相应苷元作用为强。大黄的致泻效力与其中的结合性大黄酸含量呈正比,游离的蒽醌类成分无致泻作用。番泻苷的泻下作用较蒽醌苷为强,但含量则远较后者为少。游离型蒽醌类,此类物质有止泻作用。此外,大黄尚含有脂肪酸、草酸钙、葡萄糖、果糖和淀粉等。

2. 药理作用　大黄具有泻下、抗炎、解热作用。对多种病原菌如葡萄球菌、溶血性链球菌、厌氧菌、淋病双球菌、白喉杆菌、炭疽杆菌等有抑制作用。重用大黄还可疏通胆小管及微胆小管内胆汁的淤积,并增加胆管舒缩功能。有人报道,大黄酚有明显的抗衰老作用,用大黄素、芦荟大黄素、大黄酸处理可诱导多种肿瘤细胞凋亡的发生，表明大黄蒽酮衍生物有明显抗肿瘤作用。

3. 毒性与不良反应　目前对于大黄国内文献尚未见有明显的毒性报道，但是近年来国外学术刊物较多地报道了大黄素及其蒽醌类在一定的给药剂量和用药时间下，对大鼠和小鼠可能出现一定的肾毒性和致癌性。

芒硝　Mangxiao　《名医别录》

为硫酸盐类矿物芒硝族芒硝，经加工精制而成的结晶体。主含含水硫酸钠（$Na_2SO_4 \cdot 10H_2O$）。主产于河北、河南、山东等地。将天然产品用热水溶解，滤过，放冷析出结晶，通称"皮硝"。再取萝卜洗净切片，置锅内加水与皮硝共煮，取上层液，放冷析出结晶，即"芒硝"。经风化失去结晶水而成的白色粉末称"玄明粉（元明粉）"。

按《中国药典》（2015年版）规定：本品含重金属不得过百万分之十，含砷量不得过百万分之一，含硫酸钠（Na_2SO_4）不得少于99.0％。

【药性】咸、苦，寒。归胃、大肠经。

【功效】泻下通便，润燥软坚，清火消肿。

【应用】

1. 实热便秘，大便燥结，积滞腹痛　芒硝性寒能清热，味咸润燥软坚，对实热积滞，大便燥结者尤为适宜。常与大黄相须为用，以增强泻下通便作用，如大承气汤、调胃承气汤（《伤寒论》）。

2. 咽痛，口疮，目赤，肠痈肿痛，乳痈，痔疮肿痛　本品外用有清热消肿功效。治咽喉肿痛，口舌生疮，与冰片、硼砂、朱砂配伍，如冰硼散（《外科正宗》）。用芒硝放于豆腐上化水或用玄明粉配制眼药水，外用滴眼可治疗目赤肿痛。治乳痈初起，用本品化水或用纱布包裹外敷。治肠痈初起，可与大黄、大蒜同用，捣烂外敷。治痔疮肿痛，可单用本品煎汤外洗。

【鉴别用药】芒硝与大黄均性味苦寒，均为作用较强的泻下药，具有泻下通便作用，主治实热积滞，大便秘结；二药外用又能泻火解毒，用治痈疮肿毒。但芒硝咸苦寒，长于润燥软坚，主治实热积滞，大便燥结证，其外用善治咽喉肿痛、口疮、目赤等。而大黄苦寒，长于泄热通便，与其他药物配伍后，可用于多种便秘证；又能凉血止血，逐瘀通经，利湿退黄。

【用法用量】6～12 g，一般不入煎剂，待汤剂煎得后，溶入汤液中服用；外用适量。

【使用注意】不宜与硫黄、三棱同用。脾胃虚寒及孕妇忌服。芒硝含钠离子较多，故水肿者慎用。

【现代研究】

1. 化学成分　主要含硫酸钠，尚含少量氯化钠、硫酸镁、硫酸钙等无机盐。

2. 药理作用　芒硝所含的主要成分硫酸钠，其硫酸根离子不易被肠壁吸收，存留肠内形成高渗溶液，阻止肠内水分的吸收，使肠内容积增大，引起机械刺激，促进肠蠕动而致泻。外用对感染性创伤的创面达到消炎、消肿止痛的目的。有研究报道，用芒硝外敷治疗产后乳房胀痛疗效明显，外敷治疗期间对母婴未带来任何毒副作用。

芦荟 Luhui 《药性论》

为百合科植物库拉索芦荟 *Aloe barbadensis* Miller 叶的汁液浓缩干燥物。习称"老芦荟"。主产非洲,我国广东、广西、福建等地亦有栽培。全年可采,割取植物的叶片,收集流出的液汁,置锅内熬成稠膏,倾入容器,冷却凝固后即得。

按《中国药典》(2015 年版)规定:本品水分不得过 12.0%,总灰分不得过 4.0%。

【药性】苦,寒。入肝、胃、大肠经。

【功效】泻下通便,清肝泻火,杀虫疗疳。

【应用】

1. 热结便秘或习惯性便秘 治热结便秘、头晕目赤、烦躁失眠,可与茯苓、朱砂等配伍应用。

2. 肝经实火,头晕头痛,躁狂易怒 本品对肝经实火而兼大便秘结者,可以起到"釜底抽薪"的功效。治肝经实火的躁狂易怒、惊悸抽搐等症,常与龙胆草、大黄、当归等同用。如当归龙荟丸(《宣明论方》)。

3. 蛔虫腹痛或小儿疳积 治蛔虫腹痛,可与使君子、苦楝根皮等配合应用。

此外,本品外用有杀虫之功,可用治癣疾。

【用法用量】宜作丸、散剂用,2~5 g;外用适量,研末敷患处。

【使用注意】孕妇慎用。

【现代研究】

1. 化学成分 芦荟中所含的成分有 30 多种,包括多种黏多糖、多种维生素、氨基酸、脂肪酸、蒽醌类及黄酮类化合物、糖、矿物质、活性酶等。

2. 药理作用 芦荟大黄素对葡萄球菌、链球菌及白喉、枯草、炭疽、副伤寒和痢疾等杆菌均有抑制作用,其中对葡萄球菌和链球菌最敏感;芦荟有较好的抗溃疡、抗炎症作用,能覆盖溃疡、炎症表面,保护黏膜,促进细胞再生长。近年来发现芦荟多糖对免疫系统也有作用。有一定防治癌症的作用。同时发现芦荟含有一种强心物质,这种物质具有强心作用及促进血液循环,扩张冠状动脉,增加冠状动脉血流量,软化及扩张毛细血管,降低胆固醇等作用。在美容方面,芦荟苷可作防晒剂。

3. 毒性与不良反应 芦荟的表皮含有芦荟大黄素,可以令服用者腹泻,及令孕妇流产。

番泻叶 Fanxieye 《饮片新参》

为豆科植物狭叶番泻 *Cassia angustifolia* Vahl 或尖叶番泻 *Cassia acutifolia* Delile 的干燥小叶。前者主产于印度、埃及和苏丹,后者主产于埃及,我国广东、广西及云南亦有栽培。通常于 9 月采收。晒干,生用。

按《中国药典》(2015 年版)规定:杂质不得过 6%,水分不得过 10.0%。

【药性】甘、苦,寒。归大肠经。

【功效】泻热行滞,通便,利水。

【应用】

1. 热结便秘 用于热结便秘,习惯性便秘及老年便秘。大多单味泡服,小剂量可起缓泻作用,但剂量过大,则有恶心、呕吐、腹痛等副作用,一般配木香、藿香等药同用,可减少此弊。若热结便秘,腹满胀痛者,可与枳实、厚朴配伍,以增强泻下导滞作用。

2. 腹水肿胀　可单味泡服或与牵牛子、大腹皮同用。

【用法用量】2～6 g,后下;或开水泡服。

【使用注意】孕妇慎用。

【现代研究】

1. 化学成分　主要含番泻苷 A、番泻苷 B、番泻苷 C、番泻苷 D、大黄酚、大黄素、大黄素甲醚,其小叶含山柰酚等。

2. 药理作用　番泻叶的泻下作用以双蒽酮苷类如番泻苷 A 作用最强,蒽醌苷次之,游离蒽醌可能经消化道氧化,故作用较弱;结合型的苷类有保护作用,达大肠时经细菌或酶分解成苷元,刺激大肠,增加张力和蠕动,并减少水分吸收而致泻。

3. 毒性与不良反应　番泻叶苷腹腔注射,对小鼠的 LD_{50} 为 1.141 g/kg。有报道,服用番泻叶后有面部麻木、头晕、大小便时无感觉或痒感、三叉神经分布区内有程度不等的痛觉减退。服用大剂量番泻叶可出现尿潴留、恶性血压变化,有时可致腹痛,呕吐或使原有的肠部炎症加重等。

第二节　润下药

润下药多为植物种子或种仁,富含油脂,味甘质润,多入脾、大肠经,能润滑大肠促使排便,泻下作用缓和,有的略有滋补作用,故适用于老年津枯、产后血亏、病后津液未复及失血病人的肠燥便秘。应用时,根据病情不同,适当配伍其他药物同用,如热盛津伤便秘者,可与清热养阴药同用;兼血虚者,宜与补血药同用;兼气滞者,须与理气药同用。

火麻仁　Huomaren　《神农本草经》

为桑科植物大麻 *Cannabis sativa* L. 的干燥成熟果实。全国各地均有栽培。主产于山东、河北、黑龙江、吉林、辽宁、江苏等地。秋季果实成熟时采收,除去杂质、晒干,生用,用时打碎。以色黄、无皮壳、饱满者为佳。

【药性】甘,平。归脾、胃、大肠经。

【功效】润肠通便。

【应用】

肠燥便秘　本品甘平,质润多脂,能润肠通便,且又兼有滋养补虚作用。适用于老人、产妇及血虚津亏、肠燥便秘,单用有效。用本品研碎,与米煮粥服。亦常与其他润肠通便药同用,如郁李仁、瓜蒌仁、苏子等,或与大黄、厚朴等配伍,如麻子仁丸(《类证活人书》)。

【用法用量】煎服,10～15 g,打碎入煎。

【使用注意】大量用药(60～120 g)时可致中毒。

【现代研究】

1. 化学成分　火麻种子含脂肪油约30%。其油的脂肪酸,饱和的含量为 4.9%～9.5%,不饱和的脂肪酸中,油酸约为 12%,亚油酸 53%,亚麻酸 25%。另含微量生物碱,有毒蕈碱、葫芦巴碱、胆碱。并含有葡萄糖醛酸、甾醇、卵磷脂及维生素 B$_1$ 等。

2. 药理作用　本品能刺激肠黏膜,使分泌增加,蠕动加快,减少大肠吸收水分,有缓泻作用,同时还有降压和降脂作用。

3. 毒性与不良反应　误食一定数量之火麻仁(炒熟者),可发生中毒。据报道,大多在食火麻仁后 1~2 h 内发病,最长 12 h。临床症状表现为恶心、呕吐、腹泻、四肢发麻、烦躁不安、精神错乱、手舞足蹈、脉搏增速、瞳孔散大、昏睡以致昏迷。解救方法:经洗胃、补液及一般对症治疗,均在 1~2 d 内症状先后消失而愈。

郁李仁　Yuliren　《神农本草经》

为蔷薇科植物欧李 *Prunus humilis* Bge.、郁李 *Prunus japonica* Thunb. 或长柄扁桃 *Prunus pedunculata* Maxim. 的干燥成熟种子。前二种习称"小李仁",后一种习称"大李仁"。全国各地均有分布,主产于河北、辽宁、内蒙古等地。夏、秋两季采收成熟果实,除去果肉和核壳,取出种子,干燥。用时捣碎。

按《中国药典》(2015 年版)规定:本品水分不得过 6.0%。

【药性】辛、苦、甘,平。归脾、大肠、小肠经。

【功效】润肠通便,下气利水。

【应用】

1. 肠燥便秘　本品辛苦、体润滑降,具缓泻之功,善导大肠燥秘,常配火麻仁、瓜蒌仁同用。

2. 小便不利,水肿,脚气　治水肿腹满、二便不利者,常配生苡仁、冬瓜皮等同用。

【用法用量】煎服,6~10g。

【使用注意】孕妇慎用。

【现代研究】

1. 化学成分　郁李种子含苦杏仁苷、脂肪油 58.3%~74.2%、挥发性有机酸、粗蛋白质、纤维素、淀粉、油酸。又含皂苷 0.96% 及植物甾醇、维生素 B$_1$。欧李果实含果糖 5.2%。

2. 药理作用　郁李仁有显著的促进小肠蠕动的作用。郁李糖苷对实验动物有强烈泻下作用,亦有镇静及利尿作用。郁李糖苷与番泻叶苷同是大肠性泻剂,但前者副作用较后者小。欧李对小肠运动的作用以直接水提物作用显著,脂肪油次之,而醇提物及醚提、醇提过的水提液都无明显作用。

3. 毒性与不良反应　郁李仁含少量氰苷,遇酶水解后产生氢氰。其致泻成分为郁李仁苷。对实验动物有强烈泻下作用。其泻下作用机制类似番泻苷,均属大肠性泻剂。

第三节　峻下逐水药

本类药物大多苦寒有毒,泻下作用峻猛,能引起剧烈腹泻,使体内潴留的水液从大便排出,部分药物还兼有利尿作用。适用于水肿、胸腹积水,以及痰饮喘满等邪实而正气未衰之证。

本类药攻伐力强,副作用大、易伤正气,而其所适用的水肿、腹水等症,病程较长,大多邪实而正虚,所以在使用时要注意维护正气,采用先攻后补、先补后攻或攻补兼施的方法,中病即止,不宜久服。注意本类药物的炮制、剂量、用法及禁忌的掌握,以确保用药安全、有效。

甘遂 Gansui 《神农本草经》

为大戟科植物甘遂 *Euphorbia kansui* T. N. liou ex T. P. Wang 的干燥块根。主产于陕西、山西、河南等地。春季开花前或秋末茎叶枯萎后采挖,撞去外皮,晒干。生用或醋制用。

按《中国药典》(2015年版)规定:本品水分含量不得过12.0%总灰分不得过3.0%。

【药性】苦,寒;有毒。归肺、肾、大肠经。

【功效】泻水逐饮,消肿散结。

【应用】

1. 水肿,大腹膨胀,胸胁停饮等证 本品善行经隧之水湿,泻下逐饮力峻,药后可连续泻下,使潴留水饮排泄体外,常配大戟、芫花、大枣等同用,如十枣汤(《伤寒论》)。

2. 风痰癫痫 以甘遂为末,入猪心煨熟后,与朱砂末为丸,如遂心丹(《本草纲目》)。

3. 疮痈肿毒 可用甘遂末水调外敷。

【用法用量】0.5~1.5 g,炮制后多入丸、散用;外用适量,生用。

【使用注意】孕妇禁用。不宜与甘草同用。

【现代研究】

1. 化学成分 本品含四环三萜类化合物,如大戟酮、甘遂醇、α-大戟甾醇、β-大戟甾醇,尚含有机酸、鞣质、树脂、糖及维生素 B_1 等。

2. 药理作用 具有泻下、镇痛、利尿、引产、免疫抑制、抗白血病等作用。本品能刺激肠管,增加肠蠕动,产生泻下作用。对人体有利尿作用,对大鼠无利尿作用,亦有报道健康人口服甘遂煎剂亦无明显利尿。用甘遂乙醇浸出物给妊娠豚鼠进行引产实验,发现无论是腹腔或是肌内注射甘遂浸出物,均呈现出一定的抗生育作用。甘遂萜酯 A、甘遂萜酯 B 对小鼠扭体法有镇痛作用,并有毒性。

3. 毒性与不良反应 生甘遂作用较强,毒性也较大,制甘遂则毒性降低;甘遂含有大戟固醇等多种萜醇,其毒理类似巴豆酸和斑蝥素的作用,中毒潜伏期约 30 min 至 2 h。能刺激肠道,增加肠蠕动,对黏膜有较强的刺激作用,引起炎症、充血及蠕动增加,并有凝集、溶解红细胞及麻痹呼吸和血管运动中枢作用。主要中毒表现为:恶心、呕吐、腹痛、腹泻、水样大便、里急后重,同时产生头痛、头晕、心悸、血压下降、脉搏细而弱、发绀、谵语、体温下降、脱水、昏迷、痉挛、呼吸困难、瞳孔散大,最后可由于呼吸、循环衰竭而导致死亡。

牵牛子 Qianniuzi 《名医别录》

为旋花科植物裂叶牵牛 *Pharbitis nil* (L.) Choisy 或圆叶牵牛 *Pharbitis purpurea* (L.) Voigt 的干燥成熟种子。表面灰色者称黑丑,淡黄色者称白丑,同等使用。全国大部分地区均产。秋末果实成熟、果壳未开裂时采割植株,晒干,打下种子,除去杂质。生用或炒用。

按《中国药典》(2015年版)规定:本品水分不得过10.0%,总灰分不得过5.0%。

【药性】苦,寒。有毒。入肺、肾、大肠经。

【功效】泻水通便,祛痰逐饮,杀虫攻积。

【应用】

1. 水肿腹水，二便不利，脚气 本品泻下之力强，又能通利小便，可使水湿从二便排出。治水肿喘满、二便不利，可配合桑白皮、木通、白术等同用。治腹水肿胀，可配合甘遂、芫花、大戟等同用，如舟车丸（《丹溪心法》）。

2. 痰壅气滞，咳逆喘满 常与葶苈子、杏仁等配合应用。

3. 虫积腹痛 本品对蛔虫、绦虫都有驱杀作用，且能泻下，使虫体得以排除，常配伍槟榔、大黄等同用。

【用法用量】煎服，3～6 g；入丸、散服，每次 1.5～3 g。

【使用注意】孕妇禁用。不宜与巴豆、巴豆霜同用。

【现代研究】

1. 化学成分 种子含牵牛子苷、脂肪油和麦角醇、裸麦角碱、野麦碱等生物碱。未成熟种子中含多种赤霉素和赤霉素葡萄糖苷。

2. 药理作用 牵牛子苷有强烈的泻下作用，在肠内遇胆汁及肠液分解出牵牛子素，刺激肠道，增进蠕动，导致泻下。一般在服后 3 h 即出现泻下，量大则泻出水样便。动物实验表明：种子的乙醇或水浸出液按 1.5～3 g/kg 给小鼠灌胃产生泻下作用，但用其煎剂则泻下作用消失。黑丑、白丑的泻下作用无明显区别。牵牛子的泻下机制与硫酸镁、大黄不同，不会引起血糖的剧烈变化。除去牵牛子苷的水溶液仍有泻下作用，提示除牵牛子苷外，可能还含有其他泻下成分。牵牛子苷对离体兔肠及离体大鼠子宫均有兴奋作用。黑丑、白丑对猪蛔尚有驱虫效果。

3. 毒性与不良反应 本品用量过大可出现神经系统症状及便血、腹痛、呕吐等，严重者可出现语言障碍、昏迷等。正气亏虚所致的虚胀不宜应用，对于痰壅气滞、咳逆喘满，则只宜暂用，不可久服。

京大戟　Jingdaji　《神农本草经》

为大戟科植物大戟 *Euphorbia pekinensis* Rupr. 的干燥根。主产江苏、四川、江西等地。秋、冬两季采挖，除去残茎及须根，洗净，晒干。生用或醋制用。

【药性】苦，寒。有毒。入肺、脾、肾经。

【功效】泻水逐饮，消肿散结。

【应用】

1. 水肿腹水，痰饮胸痛 本品攻水逐饮功效与甘遂相似，用于胸水、腹水、水肿喘满等症，多与甘遂、芫花等同用。

2. 疮痈肿痛，瘰疬痰核 本品外用能消肿散结，内服能攻泻而通结滞。外涂用于消疮肿，治疮痈肿痛，瘰疬痰核。

【用法用量】煎服，1.5～3 g；入丸、散服，每次 1 g，内服醋制用；外用适量，生用。

【使用注意】孕妇禁用；不宜与甘草同用。

【现代研究】

1. 化学成分 含大戟苷、生物碱、树胶、树脂等。

2. 药理作用 本品能刺激肠管，引起肠蠕动增加，产生泻下作用。提取物能扩张末梢血管，兴奋妊娠离体子宫及对抗肾上腺素的升压作用。水浸物、浓煎剂、醇提物对小鼠自发活动均有抑制作用,但水浸物作用较浓煎剂明显。

3. 毒性与不良反应 有报道与甘草配伍,毒性增加。

附 药

红大戟

为茜草科植物红大戟 *knoxia vaierianoides* Thotel et Pitard 的根。又名红芽大戟、广大戟。性味苦寒。功用与京大戟略同。但京大戟泻下逐水力强,红芽大戟消肿散结力胜。煎服,1.5～3 g;入丸、散服,每次 1 g;内服醋制用;外用适量,醋制用或生用。虚弱者及孕妇忌用。

芫花 Yuanhua 《神农本草经》

为瑞香科植物芫花 *Daphne genkwa* Sieb. et Zucc. 的干燥花蕾。主产安徽、江苏、四川等地。春季花未开放时采收,除去杂质,干燥。生用或醋制用。

【药性】苦、辛,温;有毒。归肺、脾、肾经。

【功效】泻水逐饮;外用杀虫疗疮。

【应用】

1. 水肿胀满,胸腹积水,痰饮积聚,气逆咳喘,二便不利 本品泻水逐饮与大戟、甘遂相似,故在临床上用治水肿腹水、留饮胁痛等症,三药常配合应用,如十枣汤(《伤寒论》)。

2. 虫积腹痛,疥癣秃疮 本品治虫积腹痛,可醋炒配合雄黄,研末内服。研末用猪油拌和,可外治疥癣秃疮,痈肿,冻疮。

【用法用量】煎服,1.5～3 g;研末吞服,0.6～0.9 g;外用适量。

【使用注意】孕妇禁用。不宜与甘草同用。

【现代研究】

1. 化学成分 本品含芫花素、羟基芫花素、芹菜素及谷甾醇;另含苯甲酸及刺激性油状物。花与花蕾含二萜原酸酯类化合物;花挥发油中含大量脂肪酸。

2. 药理作用 有利尿、镇咳、祛痰、抗生育作用。同时对中枢神经系统和消化系统也有一定作用;对黄嘌呤氧化酶具有强的抑制作用;另有研究表明本品还具有抗白血病作用和抗菌作用。

3. 毒性与不良反应 全株有毒,以花蕾和根毒性较大。刺激皮肤、黏膜起泡,内服中毒后引起剧烈的腹痛和水泻。

商陆 Shanglu 《神农本草经》

为商陆科植物商陆 *Phytolacca acinosa* Roxb. 或垂序商陆 *Phytolacca americana* L. 的干燥根。我国大部分地区均产。秋季至次春采挖,除去须根和泥沙,切成块或片,晒干或阴干。生用或醋制用。

按《中国药典》(2015 年版)规定:本品杂质不得过 2%,水分不得过 13.0%,酸不溶性灰分不得过 2.5%。

【药性】苦，寒。有毒。入肺、脾、肾、大肠经。

【功效】逐水消肿，通利二便。

【应用】

1. 水肿胀满　本品能通利二便，且长于行水。治水肿胀满、小便不利者，常与甘遂、大戟等配伍应用。

2. 疮痈肿毒　可用新鲜商陆，酌加食盐，捣烂外敷。

【用法用量】煎服，3～9 g；外用适量，煎汤熏洗。

【使用注意】孕妇禁用。

【现代研究】

1. 化学成分　根含商陆碱、商陆酸、商陆皂苷元 A、商陆皂苷元 B、商陆皂苷元 C 及三萜皂苷类成分及大量硝酸钾和降压成分 γ-氨基丁酸；垂序商陆根中含商陆皂苷 A、商陆皂苷 B、商陆皂苷 D、商陆皂苷 E、商陆皂苷 F、商陆皂苷 D_2、商陆皂苷元、加利果酸及甾体混合物。

2. 药理作用　除泻下作用外，还有祛痰、镇咳、利尿和抗菌作用。

3. 毒性与不良反应　本品有毒，如服用不当，可引起中毒。大剂量可使中枢神经麻痹，呼吸运动障碍，血压下降，心肌麻痹而死亡。孕妇多服有流产的危险。有轻度的胃肠道反应，经3～5 d 可自行消失。解救方法可用生甘草、生绿豆1～2 两（30～60 g），捣烂，开水泡服或煎服。

巴豆　Badou　《神农本草经》

为大戟科植物巴豆 *Croton tigLium* L. 的干燥成熟果实。主产四川、广西、云南等地。秋季果实成熟时采收，堆置 2～3 d，摊开，干燥。去皮用仁或制霜。其巴豆仁，将巴豆用米汤浸拌，置日光下曝晒或烘裂，去皮，取净仁，炒焦黑用。巴豆霜，取净巴豆仁，碾碎，用多层吸油纸包裹，加热微炕，压榨去油后，碾细，过筛。

按《中国药典》（2015 年版）规定：本品含水分不得过 12.0%，总灰分不得过 5.0%。

【药性】辛，热；有大毒。归胃、大肠经。

【功效】峻下冷积，逐水退肿，豁痰利咽；外用蚀疮。

【应用】

1. 寒积便秘　本品辛热，能峻下寒积，开通闭塞，为治寒积便秘要药。治寒邪食积，阻结肠道，腹满胀痛，大便不通，病情急剧，气血未衰者，配干姜、大黄为丸服，即三物备急丸（《金匮要略》）。

2. 大腹水肿　治水蛊腹满，用巴豆霜、杏仁炙黄为丸服（《补缺肘后方》）。近代有用本品配绛矾、神曲，名含巴绛矾丸，治疗晚期血吸虫病肝硬化腹水。

3. 喉痹　治喉痹窒息，只有余气者，可单用巴豆（《千金方》）。近用治白喉及喉炎引起的喉梗阻，用巴豆霜吹喉。

4. 痈肿成脓未溃，疥癣恶疮　治痈肿成脓未溃者，常与乳香、没药、木鳖子研末同用，外敷患处。治恶疮，单用本品炸油，以油调雄黄、轻粉末，外涂疮面。

【鉴别用药】巴豆与大黄均有泻下通便的作用。但巴豆性味辛热、有大毒，适用于寒积便秘急症；尚能逐水退肿，豁痰利咽，外用还有蚀疮作用。而大黄性味苦寒，适用于实热积滞；另外还有清热泻火，凉血解毒，逐瘀通经，利湿退黄之功。

【用量用法】0.1～0.3 g，制成巴豆霜，多入丸、散用；外用适量，研末涂患处，或捣烂以纱布包擦患处。

【使用注意】孕妇及体虚者忌用。不宜与牵牛子同用。

【现代研究】

1. 化学成分　种仁含脂肪油 40%～60%，油中含巴豆树脂，有强烈的致泻作用。此外，含蛋白质约 18%，其中包括一种毒性球蛋白，称巴豆毒素。另含有巴豆苷 1%～3.8%、精氨酸、赖氨酸、解脂酶及一种类似蓖麻碱的生物碱。巴豆油中含有辅致癌物，为无色树脂状物，经水解后产生辅致癌物 A_3 及致癌物 B_2。

2. 药理作用　巴豆油至肠内遇碱性肠液，水解后释放出巴豆酸，刺激肠黏膜，使之发炎，增加分泌，促进蠕动，于 0.5～3 h 内产生剧烈腹泻，伴有剧烈腹痛和里急后重。体外抑菌实验证明：巴豆煎剂对金黄色葡萄球菌、白喉杆菌有较强的抑制作用，对绿脓杆菌、流感杆菌亦有一定的抑制作用。巴豆浸出液能杀灭血吸虫的中间寄主钉螺、姜片虫的中间寄主扁卷螺。巴豆提取物对小鼠肉瘤 S-180 实体型和 S-180 腹水型，小鼠宫颈癌 U-14 实体型和 U-14 腹水癌，以及艾氏腹水癌皆有抑制作用。巴豆油注射液在试管内有杀癌细胞作用。巴豆醇二酯对小鼠淋巴细胞性白血病 P-388 有一定的抑制作用。

3. 毒性与不良反应　全株有毒，种子毒性最大；巴豆油对皮肤有强烈刺激作用。口服 0.5～1 滴即能产生口腔及胃黏膜的烧灼感及呕吐，短时期内有可能多次大量水泻，伴有剧烈腹痛和里急后重，人服 20 滴可致死。食后引起口腔、咽喉、食道灼烧感、恶心、呕吐、上腹部剧痛、剧烈腹泻，严重者大便带血、头痛、头晕、脱水、呼吸困难、痉挛、昏迷、肾损伤，最后因呼吸及循环衰竭而死。孕妇食后可致流产，接触巴豆可引起急性皮炎及全身症状。以巴豆液喂小鼠、兔、山羊、鸭、鹅等均无反应。牛、马食之引起腹泻、食欲不振等症状，重者死亡。对青蛙无害，对鱼虾、田螺及蚯蚓等则有毒杀作用。巴豆油小鼠耳廓试验 ED_{50} 为 0.5 μg/kg。

千金子　Qianjinzi　《开宝本草》

为大戟科植物续随子 *Euphorbia tathyris* L. 的干燥成熟种子。主产于河北、浙江、四川等地。夏、秋两季果实成熟时采收，除去杂质，干燥。去皮取净仁，去油制霜用。

【药性】辛，温；有毒。入肝、肾、大肠经。

【功能】泻下逐水，破血消癥。

【应用】

1. 二便不通，水肿，痰饮，积滞胀满　千金子泻下逐水作用甚为峻烈，且能利尿。治二便不利之水肿实证，常与大黄等配合应用。

2. 月经闭止，症瘕积聚　治血瘀经闭者，可与当归、川芎、红花同用；治癥瘕痞块者，可配轻粉、青黛为末，糯米饭黏合为丸服，如续随子丸（《证治准绳》）。

本品外用，可疗癣蚀疣。

【用法用量】0.5～1 g，多入丸、散服；外用适量。

【使用注意】孕妇禁用。

【现代研究】

1. 化学成分　种子含脂肪油 40%～50%，油中含多种脂肪酸、千金子甾醇、巨大戟萜醇-20-棕榈酸酯等萜的酯类化合物。此外还含瑞香素、马栗树皮苷、千金子素及异千金子素等。

2. 药理作用　其脂肪油对胃肠有刺激，可产生峻泻，作用强度为蓖麻油的 3 倍。山羊食此植物后,在其乳汁中亦含有此种毒性物质。除此之外,本品还有抗菌、抗肿瘤、抗炎、镇痛、镇静作用。对尿量及尿酸排泄也有一定的影响。

3. 毒性与不良反应 本品有毒,不可过量过久服用。病人元气虚,脾胃弱,大便不固者禁用。

（四川农业大学　范巧佳）

第九章　祛风湿药

凡以祛除风湿之邪,解除风湿痹痛为主要功用的药物,称祛风湿药。

祛风湿药味多辛苦,性寒或温或凉,主要归肝肾二经。本类药能祛除留着于肌肉、经络、筋骨的风湿之邪,部分还兼有散寒、舒筋、通络、止痛、活血或补肝肾、强筋骨等作用。适用于风湿痹证之肢体疼痛、关节不利、麻木肿大、筋脉拘挛、屈伸不利等症。部分药物还适用于腰膝酸软、下肢痿弱等。

根据祛风湿药的药性、功效特点分为祛风寒湿药、祛风湿热药、祛风湿强筋骨药三类。

应用本类药物时,应根据痹证的类型、病程新久,或邪犯部位的不同,作适当的选择和相应的配伍。如风邪偏盛的行痹,应选善能祛风的祛风湿药,佐以活血养血之品;湿邪偏盛的着痹,应选温燥的祛风湿药,配以健脾渗湿之品;寒邪偏盛的痛痹,宜选散寒止痛的祛风湿药,配以通阳温经之品;外邪入里而从热化或郁久化热的热痹,当选用寒凉的祛风湿药,酌配凉血清热解毒药;病邪在表,多配祛风胜湿的解表药;久病体虚,肝肾不足,应选强筋骨的祛风湿药,并配伍补肝肾、益气血的药物。由于风湿痹痛,每多夹有痰湿、瘀滞等,故往往又需分别与活血祛瘀药、化痰药同用。

辛温性燥的祛风湿药,易伤阴耗血,阴血亏虚者应慎用。

痹证多属慢性疾病,为服用方便,可制成酒剂或丸散剂。酒还能增强祛风湿药的功效。也可制成外敷剂型,直接用于患处。

现代药理研究证明,祛风湿药具有不同程度的镇痛、解热、抑菌、消炎、抗过敏作用;部分药还有镇静、催眠、抗惊厥,以及利尿、强心等作用。常用于风湿性关节炎、类风湿性关节炎、肌肉风湿痛、强直性脊柱炎、坐骨神经痛、纤维组织炎、肩周炎、腰肌劳损、骨质增生、跌打损伤、神经痛、半身不遂及某些皮肤病等。部分药物对高血压、中风偏瘫、破伤风、心脏病以及肠炎、痢疾等也有治疗作用。

第一节　祛风寒湿药

本节药物多味辛、苦,性温,入肝、脾、肾经。辛散苦燥散寒,有较好的祛风、除湿、散寒、止痛、通经络等作用,尤以止痛为其特点,主要适用于风寒湿痹,肢体关节疼痛,筋脉拘挛,痛有定处,遇寒加重等。若配伍清热药,亦可用于风湿热痹。

独活　Duhuo　《神农本草经》

为伞形科植物重齿毛当归 *Angelica pubescens* Maxim. f. *biserrata* Shan et Yuan 的干燥

根。主产于四川、湖北、安徽等地。春初苗刚发芽或秋末茎叶枯萎时采挖，除去须根和泥沙，炕至半干，堆置2～3 d，发软后再炕至全干。切片，生用。以根条粗壮、油润、香气浓者为佳。

《中国药典》(2015年版)规定：本品水分不得过10.0%，总灰分不得过8.0%，酸不溶性灰分不得过3.0%。饮片酸不溶性灰分不得过2.0%。

【药性】辛、苦，微温。归肾、膀胱经。

【功效】祛风除湿，通痹止痛，解表。

【应用】

1. 风湿寒痹　本品治风湿寒痹，关节疼痛，无论新久，均可应用，尤以下部之痹痛、腰膝酸痛、两足痿痹、屈伸不利等症为适宜，常与桑寄生、秦艽、牛膝等同用，如独活寄生汤(《千金方》)。治感受风寒湿邪的风湿寒痹，肌肉、腰背、手足疼痛，常与当归、白术、牛膝等同用，如独活汤(《活幼新书》)。

2. 少阴头痛　治少阴伏风头痛，可与细辛、川芎等配伍，如独活细辛汤(《症因脉治》)。

3. 风寒挟湿表证　治外感风寒挟湿所致的头痛头重，一身尽痛，多配羌活、藁本、防风等，如羌活胜湿汤(《内外伤辨惑论》)。

此外，内服或外洗亦治皮肤瘙痒。

【鉴别用药】羌活与独活均能祛风解表，除湿止痛，均治外感表证，风湿痹证，且两者往往配合应用。但羌活解表力佳，善治上半身痹痛，治头痛因于风寒属太阳者；独活则解表力缓，祛风湿力较强，善治下半身痹痛，治头痛属少阴者。

【用法用量】煎服，3～10 g；外用，适量。

【现代研究】

1. 化学成分　本品主要包括香豆素类和挥发油类，还有少量甾醇和糖类成分。其中香豆素类主要包括甲氧基欧芹素、香柑内酯、花椒毒素、伞形花内酯、佛手酚、欧芹烯酚、欧芹酚甲醚、二氢欧山芹醇、二氢欧山芹素、二氢欧山芹醇乙酸酯、异欧前胡素、补骨脂素、2-去氧橙皮内酯水合物、没药当归烯酮、川白芷素、胡萝卜苷、异紫花前胡苷、3-O-反式香豆酰基奎宁酸、3-O-反式阿魏酰基奎宁酸、毛当归醇、当归醇D、当归醇G、当归醇B，γ-氨基丁酸B等；挥发油类主要包括枞油烯、律草烯、α-蒎烯、β-水芹烯、β-蒈烯、荒漠木烯、α-雪松烯、β-雪松烯、百里香酚、对甲基苯酚、间-聚伞花素等。

2. 药理作用　独活有抗炎、镇痛及镇静作用；对血小板聚集有抑制作用；并有降压作用，但不持久。独活的有效成分蛇床子素、补骨脂素、花椒毒素、香柑内酯等均具有抗肿瘤作用。有试验表明，独活对大鼠AD(老年痴呆)模型的学习记忆能力有一定改善作用；且可以通过提高血清SOD活力，降低脑组织Ach E活性等方面来延缓AD的发生。所含香柑内酯、花椒毒素等有光敏及抗肿瘤作用。

3. 毒性与不良反应　有报道用独活治疗气管炎时，曾发现服用煎剂有头昏、头痛、舌发麻、恶心呕吐、胃部不适等副作用。

威灵仙　Weilingxian　《新修本草》

为毛茛科植物威灵仙 *Clematis chinensis* Osbeck、棉团铁线莲 *C. hexapetala* Pall. 或东北铁线莲 *C. manshurica* Rupr. 的干燥根及根茎。前一种主产于江苏、安徽、浙江等地，应用较广。后两种部分地区应用。秋季采挖，除去泥沙，晒干，切段。生用。以根长，色黑，无地上残基者为佳。

《中国药典》(2015年版)规定:本品水分不得过15.0%,总灰分不得过10.0%,酸不溶性灰分不得过4.0%,醇溶性浸出物不得少于15.0%。

【药性】辛、咸,温。归膀胱经。

【功效】祛风湿,通络止痛,消骨鲠。

【应用】

1. 风湿痹证 本品既能祛风湿,又能通经络而止痛,为治风湿痹痛要药。凡风湿痹痛,肢体麻木,筋脉拘挛,屈伸不利,无论上下皆可应用,尤宜于风邪偏盛,拘挛掣痛者。可单用为末服,如威灵仙散(《圣惠方》)。与当归、肉桂同用,可治风寒腰背疼痛,如神应丸(《证治准绳》)。

2. 骨鲠咽喉 本品味咸,能软坚而消骨鲠,可单用或与砂糖、醋煎后慢慢咽下,亦可与砂仁、砂糖煎服(《本草纲目》)。

此外,本品亦可外用,治跌打伤痛、头痛、牙痛、胃脘痛等。

【用法用量】煎服,6~12 g;治骨鲠可用30~50 g;外用,适量。

【使用注意】本品辛散走窜,气血虚弱者慎服。

【现代研究】

1. 化学成分 本品含原白头翁素、白头翁内酯、甾醇、糖类、皂苷、木脂素类等。

2. 药理作用 威灵仙有镇痛、抗利尿、抗疟、降血糖、降血压、保肝利胆、抗氧化、抗肿瘤等作用;原白头翁素对革兰氏阳性及阴性菌和真菌都有较强的抑制作用;煎剂可使食管蠕动节律增强,频率加快,幅度增大,能松弛肠平滑肌;醋浸液对鱼骨刺有一定软化作用,并使咽及食道平滑肌松弛,增强蠕动,促使骨刺松脱;其醇提取物有引产作用。

3. 毒性与不良反应 威灵仙偶有过敏反应,有大面积外敷鲜威灵仙全草10 h后,致重症接触性皮炎和全身性不良反应1例报道。原白头翁素易聚合成白头翁素,为威灵仙的有毒成分,过量服用威灵仙可导致呕吐、胃腹灼痛、剧烈腹泻(排出黑便及大量液体)、口唇轻度糜烂、烦躁不安、面色苍白、出冷汗、低血容量休克甚至死亡。有报道威灵仙25 g、15 g导致心律失常各1例,经静脉使用阿托品及异丙肾上腺、静脉补液等,并使用甘草15 g,绿豆60 g煎服恢复正常,故使用威灵仙应从小剂量开始为宜。

川乌 Chuanwu 《神农本草经》

为毛茛科植物乌头 *Aconitum carmichaeli* Debx. 的干燥母根。主产于四川、云南、陕西等地。6月下旬至8月上旬采挖,除去子根、须根及泥沙,晒干。生用或水浸、煮透、切片,制后用。以饱满,质地坚实,断面色白,有粉性者为佳。

《中国药典》(2015年版)规定:本品水分不得过12.0%,总灰分不得过9.0%,酸不溶性灰分不得过2.0%。

【药性】辛、苦,热;有大毒。归心、肝、肾、脾经。

【功效】祛风除湿,温经止痛。

【应用】

1. 风湿寒痹 本品辛热升散苦燥,善于祛风除湿、温经散寒,有明显的止痛作用,为治风寒湿痹证之佳品,尤宜于寒邪偏盛之风湿痹痛。治寒湿侵袭,历节疼痛,不可屈伸者,常与麻黄、芍药、甘草等配伍,如乌头汤(《金匮要略》)。若与草乌、地龙、乳香等同用,可治寒湿瘀血留滞经络、肢体筋脉挛痛、关节屈伸不利、日久不愈者,如活络丹(《和剂局方》)。

2. 心腹冷痛,寒疝疼痛 本品辛散温通,散寒止痛之功显著,常用于阴寒内盛之心腹冷痛。治心痛彻背,背痛彻心者,常配赤石脂、干姜、蜀椒等,如乌头赤石脂丸(《金匮要略》)。治寒疝,绕脐腹痛,手足厥冷者,多与蜂蜜同煎,如大乌头煎(《金匮要略》)。

3. 跌打损伤,麻醉止痛 本品止痛作用可治跌打损伤,骨折瘀肿疼痛,多与自然铜、地龙、乌药等同用,如回生续命丹(《跌损妙方》)。古方又常以本品作为麻醉止痛药,多以生品与生草乌并用,配伍羊踯躅、姜黄等内服,如整骨麻药方(《医宗金鉴》);配生南星、蟾酥等外用,如敷麻药方(《医宗金鉴》)。

【用法用量】煎服,1.5～3 g,宜先煎、久煎;外用,适量。

【使用注意】孕妇忌用。不宜与半夏、白蔹、白及、天花粉、瓜蒌(瓜蒌仁、瓜蒌皮)、贝母(川贝母、浙贝母)同用。内服一般应炮制用,生品内服宜慎;酒浸、酒煎服易致中毒,应慎用。

【现代研究】

1. 化学成分 本品含多种生物碱:如乌头碱,次乌头碱,中乌头碱,消旋去甲乌药碱,酯乌头碱,酯次乌头碱,酯中乌头碱,3-去氧乌头碱,多根乌头碱,新乌宁碱,川附宁,附子宁碱,森布宁 A、森布宁 B,北草乌碱、惰碱、塔拉胺、异塔拉定,以及乌头多糖 A、乌头多糖 B、乌头多糖 C、乌头多糖 D 等。

2. 药理作用 川乌有明显的抗炎、镇痛作用,有扩血管降压、强心等药理作用,但剂量加大则引起心律失常,终致心脏抑制;乌头碱可引起心律不齐和血压升高,还可增强毒毛旋花子苷 G 对心肌的毒性作用,有明显的局部麻醉作用;乌头多糖有显著降低正常血糖作用;注射液对胃癌细胞有抑制作用。

3. 毒性与不良反应 川乌、草乌不适当使用可引起严重不良反应,国内外均有所报道。其症状为口舌、四肢及全身麻木,流涎,恶心,呕吐,腹泻,头昏,眼花,口干,脉搏减缓,呼吸困难,手足搐搦,神志不清,大小便失禁,血压及体温下降,心律紊乱,室性期前收缩和窦房停搏等。中毒严重者,可死于循环、呼吸衰竭及严重心律紊乱。中毒原因多因误服、过量,或用生品不经久煮、服生品药酒、配伍不当等。一般中毒救治为:早期应催吐、导泻,或高位灌肠,并补液和注射阿托品。重症者,加大剂量和缩短间隔时间,或同时服用金银花、甘草、绿豆、生姜、黑豆等。如出现频发早搏或阵发性室性心动过速,可用利多卡因、普鲁卡因等。轻度中毒者,可用绿豆 60 g,黄连 6 g,甘草 15 g,生姜 15 g,红糖适量水煎后鼻饲或口服;还可用蜂蜜 50～120 g,用凉开水冲服;心律失常,可用苦参 30 g,煎服。由于川乌的药用剂量与中毒剂量很接近,因此,用药必须谨慎,以避免发生不良反应。

附 药

草乌

为毛茛科植物北乌头 *Aconitum kusnezoffii* Reichb. 的干燥根。主产于东北、华北。秋季茎叶枯萎时采挖,除去须根及泥沙,干燥。药性、功效、应用、用法用量、使用注意与川乌同,而毒性更强。一般宜炮制后用,炮制方法同川乌。

蕲蛇 Qishe 《雷公炮炙论》

为蝰科动物五步蛇 *Agkistrodon acutus* (Güenther)除去内脏的干燥全体。又称白花蛇。

主产于湖北、江西、浙江等地。多于夏、秋两季捕捉,剖开蛇腹,除去内脏,洗净,用竹片撑开腹部,盘成圆盘状干燥,拆除竹片。去头鳞,切段生用、酒炙用。以条大,花纹明显,内壁洁净者为佳。

《中国药典》(2015 年版)规定:醇溶性浸出物不得少于 10.0%。

【药性】甘、咸,温;有毒。归肝经。

【功效】祛风,通络,止痉。

【应用】

1. 风湿顽痹　本品为截风要药,性善走窜,搜风邪,通经络,祛内外之风邪,凡风湿痹证无不宜之。尤善治风湿顽痹,经络不通,麻木拘挛,以及中风口眼㖞斜,半身不遂者,常与防风、羌活、当归等配伍,如白花蛇酒(《濒湖集简方》)。

2. 小儿惊风,破伤风　本品入肝,既能祛外风,又能息内风,风去则惊搐自定,为治抽搐痉挛常用药。治小儿急慢惊风、破伤风之抽搐痉挛,多与乌梢蛇、蜈蚣同用,如定命散(《圣济总录》)。

3. 麻风疥癣　本品能外走肌表而祛风止痒,兼以毒攻毒,用于麻风疠毒、手足麻木、皮肤瘙痒及瘰疬、梅毒、恶疮等。治麻风,每与大黄、蝉蜕、皂角刺等相配,如追风散(《秘传大麻风方》)。治疥癣,可与荆芥、薄荷、天麻同用,如驱风膏(《医垒元戎》)。

【用法用量】煎汤,3～9 g;研末吞服,1～1.5 g/次,2～3 次/d;或酒浸、熬膏、入丸散服。

【使用注意】阴虚内热者忌服。

【现代研究】

1. 化学成分　本品含 3 种毒蛋白:AaT-Ⅰ、AaT-Ⅱ、AaT-Ⅲ,由 18 种氨基酸组成,并含透明质酸酶,出血毒素等。

2. 药理作用　蕲蛇有镇静、催眠及镇痛作用;注射液有显著降压作用;水提物能激活纤溶系统;蕲蛇水提取物高剂量,对大鼠胶原诱导性、佐剂性关节炎有治疗作用;醇提物可增强巨噬细胞吞噬能力,显著增加炭粒廓清率。蕲蛇酶现已用于治疗缺血性脑血管病,用药后能显著降低纤维蛋白原及全血黏度和血浆黏度,改善脑缺血,并缓解因梗死引起的中枢与肢体的临床症状。

3. 毒性与不良反应　有蕲蛇制剂引起过敏反应的报道。

附　药

金钱白花蛇

为眼镜蛇科动物银环蛇 Bungarus multicinctus multicinctus Blyth 的幼蛇干燥体。分布于长江以南各地。夏、秋两季捕捉,剖开蛇腹,除去内脏,干燥,切段用。药性、功效、应用与蕲蛇相似而力较强。煎服,3～4.5 g;研粉吞服 1～1.5 g。亦可酒浸服。

乌梢蛇　Wushaoshe　《药性论》

为游蛇科动物乌梢蛇 Zaocys dhumnades (Cantor) 的干燥体。全国大部分地区有分布。多于夏、秋两季捕捉,除去内脏,干燥。切段生用、酒炙,用时去头及鳞片。以头尾齐全,皮黑肉黄,质坚实者为佳。

《中国药典》(2015年版)规定:醇溶性浸出物不得少于12.0%。

【药性】甘,平。归肝经。

【功效】祛风,通络,止痉。

【应用】

1. 风湿顽痹 本品性走窜,搜风邪,透关节,通经络。常用于风湿痹证及中风半身不遂,治风痹,手足缓弱,麻木拘挛,不能伸举,如乌蛇丸(《圣惠方》)。或制酒饮,以治顽痹瘫痪,挛急疼痛,如乌蛇酒(《本草纲目》)。

2. 小儿惊风,破伤风 本品有定惊止痉之功,治小儿急慢惊风,可与麝香、皂荚等同用,如乌蛇散(《卫生家宝》)。治破伤风之抽搐痉挛,多与蕲蛇、蜈蚣配伍,如定命散(《圣济总录》)。

3. 干湿癣证 本品善祛风而能止痒,配枳壳、荷叶,可治干湿癣证,如三味乌蛇散(《圣济总录》)。此外,本品又可治麻风、瘰疬、恶疮。

【用法用量】煎服,6~12 g;研末,每次2~3 g;或入丸剂、酒浸服;外用,适量。

【使用注意】血虚生风者慎服。

【现代研究】

1. 化学成分 本品含赖氨酸、亮氨酸、谷氨酸、丙氨酸、胱氨酸等17种氨基酸,并含果糖-1,6-二磷酸酶、原肌球蛋白、brachystemidines A、邻苯二甲酸丁酯异丁酯、二氢阿魏酸、β-谷甾醇、胸腺嘧啶、4-羟基苯甲醛等。

2. 药理作用 乌梢蛇水煎液和醇提取液有抗炎、镇静、镇痛作用。其血清有对抗五步蛇毒作用。

附 药

蛇蜕

为游蛇科动物王锦蛇 *Elaphe carinata*(Guenther)、红点锦蛇 *E. rufodorsata*(Cantor)和黑眉锦蛇 *E. taeniurus* Cope、锦蛇 *E. carinata*(Gtienther)或乌梢蛇 *Zaocys dhumnades*(Cantor)等多种蛇蜕下的表皮膜。全国各地均产。全年均可收集,去净泥沙,晾干。性味甘、咸,平。归肝经。功效祛风,定惊,退翳,解毒止痒。用于惊风癫痫,翳障,喉痹,口疮,痈疽疔毒,瘰疬,皮肤瘙痒,白癜风等。煎汤,2~3 g;研末吞服,每次0.3~0.6 g;外用适量。孕妇忌服。

木瓜 Mugua 《名医别录》

为蔷薇科植物贴梗海棠 *Chaenomeles speciosa*(Sweet)Nakai 的干燥近成熟果实,习称"皱皮木瓜",主产于安徽、湖北、四川等地。安徽宣城产者称"宣木瓜",质量较好。夏、秋两季果实绿黄时采摘,置水中烫至外皮灰白色,对半纵剖后晒干,切片生用。以外皮抽皱,肉厚,内外紫红色,质坚实,味酸者为佳。

《中国药典》(2015年版)规定:本品水分不得过15.0%,总灰分不得过5.0%;酸度测定pH应为3.0~4.0,醇溶性浸出物不得少于15.0%。

【药性】酸,温。归肝、脾经。

【功效】舒筋活络,和胃化湿。

【应用】

1. 风湿痹证 本品味酸入肝,益筋和血,舒筋活络,为风湿痹痛、筋脉拘挛常用药,亦常用于腰膝关节酸重疼痛。常与乳香、没药、地黄同用,治筋急项强,不可转侧,如木瓜煎《普济本事方》。与羌活、独活、附子配伍,治脚膝疼重,不能远行久立者,如木瓜丹《传信适用方》。

2. 脚气水肿 本品又为治脚气水肿常用药,多配吴茱萸、槟榔、苏叶等,治感受风湿,脚气肿痛不可忍者,如鸡鸣散《朱氏集验方》。

3. 吐泻转筋 本品温香入脾,能化湿和胃,湿去则中焦得运,泄泻可止。味酸入肝,舒筋活络而缓挛急。治湿阻中焦之腹痛吐泻转筋,偏寒者,常配吴茱萸、茴香、紫苏等,如木瓜汤《三因方》;偏热者,多配蚕沙、薏苡仁、黄连等,如蚕矢汤《霍乱论》。

此外,本品尚有消食作用,用于消化不良;并能生津止渴,可治津伤口渴。

【用法用量】煎服,6~15 g。

【使用注意】胃酸过多者不宜用。内有郁热,小便短赤者忌服。

【现代研究】

1. 化学成分 本品含齐墩果酸、苹果酸、枸橼酸、酒石酸、肉桂酸、2′-methoxyaucuparin、2-羟基-丁二酸-4-甲酯、七叶内酯以及皂苷等。

2. 药理作用 木瓜混悬液有保肝作用;新鲜木瓜汁和木瓜煎剂对肠道菌和葡萄球菌有明显的抑菌作用;其提取物对小鼠艾氏腹水癌及腹腔巨噬细胞吞噬功能有抑制作用。有使用含木瓜蛋白酶的医学护肤品治疗寻常痤疮的报道。

【其他】除上述品种外,同属植物榠楂 *C. sinensis*（Thouin）Koehne 的果实作木瓜用,习称光皮木瓜。此外,毛叶木瓜 *C. cathayensis*（Hemsl.）Schneid.、西藏木瓜 *C. thibetica* Yü 在某些地区也作木瓜使用。

徐长卿 Xuchangqing 《神农本草经》

为萝藦科植物徐长卿 *Cynanchum paniculatum*（Bge.）Kitag. 的根及根茎。全国大部分地区有分布,主产于江苏、安徽、河北等地。秋季采挖,除去泥沙,阴干,切碎生用。

《中国药典》（2015 年版）规定:水分不得过 15.0%,总灰分不得过 10.0%,酸不溶性灰分不得过 5.0%,醇溶性浸出物不得少于 10.0%。

【药性】辛,温。归肝、胃经。

【功效】祛风除湿,止痛止痒,活血解毒。

【应用】

1. 风湿痹证,跌打瘀肿 本品辛温,行散温通,能祛风散寒除湿、活血止痛。用治风湿痹痛,配威灵仙、五加皮等同用。治跌打瘀肿疼痛,可单用鲜品适量,捣烂外敷患处,亦可与乳香、没药等活血止痛之品配用。治恶疟心痛,痛绝欲死,《圣惠方》用本品与安息香为丸服。治疗牙痛、腰痛,单味服用即有良效。

2. 风疹湿疹瘙痒 用治风疹、湿疹、皮肤瘙痒、顽癣等皮肤病,可单味煎汤外洗或内服,祛风止痒亦可与苦参、白鲜皮、地肤子等同用。

3. 脘腹痛、牙痛、痛经 气滞疼痛配高良姜、延胡索等。龋齿牙痛配细辛、花椒等。痛经配川芎、当归等。近年来也用于手术后疼痛及癌肿疼痛,有一定的止痛作用。可单味应用,或随证配伍有关的药物。

此外,现代又常用于登山呕吐、晕车晕船等症。

【用法用量】煎服,6～12 g;散剂 1.5～3 g,本品芳香入汤剂不宜久煎;外用适量。

【现代研究】

1. 化学成分 全草含丹皮酚约 1%。另含有与肉珊瑚苷元、去酰牛皮泊苷元、茸毛牛奶藤苷元和去酰萝藦苷元极为相似的物质以及醋酸、桂皮酸等。根含黄酮甙、糖类、氨基酸、丹皮酚等。

2. 药理作用 徐长卿具有镇痛、镇静、抗菌、解热、松弛平滑肌作用,尤其对心血管系统,有降低血压、减慢心率、降低血脂等作用;并发现除丹皮酚为主要成分外,去除丹皮酚后仍能降压,这初步说明徐长卿尚有其他降压成分;还发现徐长卿似有增加冠脉血流量、改善心肌代谢、缓解心脏缺血作用,对痢疾杆菌、金黄色葡萄球菌等有抑制作用。丹皮酚还有防治肝癌的作用。

蚕沙　Cansha　《名医别录》

为蚕蛾科昆虫家蚕 *Bombyx mori* L. 幼虫的粪便。育蚕地区皆产。以江苏、浙江、四川等地产量最多。6～8 月收集,以二眠到三眠时的粪便为主,收集后晒干,簸净泥土及桑叶碎屑。生用。

【药性】甘、辛,温。归肝、脾、胃经。

【功效】祛风湿,和胃化湿。

【应用】

1. 风湿痹证 本品辛甘发散祛风,温燥除湿舒筋,作用缓和,治风湿痹痛,肢体不遂者,可单用蒸热,更熨患处(《千金方》)。若与羌活、独活、威灵仙等同用,可治风湿寒痹。与防己、薏苡仁、栀子等配伍,可治风湿热痹,肢节烦疼,如宣痹汤(《温病条辨》)。

2. 吐泻转筋 本品入脾胃,能和胃化湿,湿去则泄泻可止、筋脉可舒。治湿浊中阻而致的腹痛吐泻转筋,常配木瓜、吴茱萸、薏苡仁等,如蚕矢汤(《霍乱论》)。

3. 风疹湿疹瘙痒 本品善祛风湿,止痒,可单用煎汤外洗,或与白鲜皮、地肤子、蝉蜕等同用。

【用法用量】煎服,5～15 g,宜布包入煎;外用,适量。

【现代研究】

1. 化学成分 本品含叶绿素、植物醇、β-谷甾醇、胆甾醇、麦角甾醇、蛇麻脂醇、氨基酸、胡萝卜素、维生素 B、维生素 C 等。

2. 药理作用 蚕沙煎剂有抗炎,促生长,降血糖,改善贫血,抗氧化,消炎抑菌及治疗口腔溃疡等作用;叶绿素衍生物具有抗肿瘤,对体外肝癌细胞有抑制作用。也有研究报道治白细胞减少症、缺铁性贫血等病症有效。

伸筋草　Shenjincao　《本草拾遗》

为石松科植物石松 *Lycopodium japonicum* Thunb. 的干燥全草。主产于东北、华北、华中、西南各省区。夏、秋两季茎叶茂盛时采收,除去杂质,晒干。切段,生用。以茎长,色黄绿,无泥土杂质者为佳。

《中国药典》(2015年版)规定:本品水分不得过10.0%,总灰分不得过6.0%。

【药性】微苦、辛,温。归肝、脾、肾经。

【功效】祛风除湿,舒筋活络。

【应用】

1. 风寒湿痹　本品辛散苦燥、温通祛风湿,入肝尤善通经络。治风寒湿痹,关节酸痛,屈伸不利,多与羌活、独活、桂枝等配伍。肢体软弱,肌肤麻木,宜与鸡血藤、松节、威灵仙等同用。

2. 跌打损伤　本品辛散,舒筋活络,消肿止痛。治跌打损伤,瘀肿疼痛,多配苏木、土鳖虫、红花等药,内服外洗均可。

【用法用量】煎服,10~15 g,可浸酒服;外用,适量。

【使用注意】孕妇慎服。

【现代研究】

1. 化学成分　本品含石松碱、棒石松宁碱等生物碱,石松三醇、石松四醇酮等萜类化合物,β-谷甾醇等甾醇,香草酸,阿魏酸,还含少量的蒽醌类和挥发油类成分。

2. 药理作用　伸筋草醇提取物有明显抗炎,镇痛作用;水浸液有解热作用;其混悬液能显著延长戊巴比妥钠睡眠时间和增强可卡因的毒性反应;其透析液对实验性矽肺有良好的疗效;所含石松碱对小肠及子宫有兴奋作用。

3. 毒性与不良反应　伸筋草有致接触性皮炎的病例报道。

海风藤　Haifengteng　《本草再新》

为胡椒科植物风藤 *Piper kadsura* (Choisy) Ohwi 的干燥藤茎。主产于广东、福建、台湾等地。夏、秋两季采割,除去根、叶,晒干,切厚片。生用。以茎条粗壮、均匀、气香者为佳。

【药性】辛、苦,微温。归肝经。

【功效】祛风湿,通经络,止痹痛。

【应用】

1. 风寒湿痹　本品辛散、苦燥、温通,为治风寒湿痹,肢节疼痛,筋脉拘挛,屈伸不利的常用药,每与羌活、桂枝、秦艽、当归等配伍,如蠲痹汤(《医学心悟》)。亦可入膏药方中外用,如珍宝方(《医宗金鉴》)。

2. 跌打损伤　本品能通络止痛,治跌打损伤,瘀肿疼痛,可与三七、地鳖虫、红花等配伍煎服,也可泡药酒服用。

【用法用量】煎服,6~15 g;外用,适量。

【现代研究】

1. 化学成分　本品含细叶青蒌藤素、细叶青蒌藤烯酮、细叶青蒌藤醌醇、细叶青蒌藤酰胺、β-谷甾醇、豆甾醇及挥发油等。

2. 药理作用　海风藤具有明确的抑制血小板活化因子的作用,由此产生抗炎作用、对局部缺血器官病理变化的保护作用。能对抗内毒素性休克;能增加心肌营养血流量,降低心肌缺血区的侧枝血管阻力;可降低脑干缺血区兴奋性氨基酸含量,对脑干缺血损伤具有保护作用;能明显降低小鼠胚卵的着床率。酮类化合物有抗氧化作用,并拮抗血栓形成,延长凝血时间;酚类化合物、醇类化合物有抗血小板聚集作用。

青风藤 Qingfengteng 《本草纲目》

为防己科植物青藤 *Sinomenium acutum*（Thunb.）Rehd. et Wils. 及毛青藤 *S. acutum*（Thunb.）Rehd. et Wils. var. *cinereum* Rehd. et Wils. 的干燥根茎。主产于长江流域及其以南各地。秋末冬初采割，扎把或切长段晒干，切片。生用。

《中国药典》（2015年版）规定：本品水分不得过13.0%，总灰分不得过6.0%。饮片水分不得过9.0%。

【药性】苦、辛，平。归肝、脾经。

【功效】祛风湿，通经络，利小便。

【应用】

1. 风湿痹证 本品辛散苦燥，有较强的祛风湿，通经络作用。治风湿痹痛，关节肿胀，或风湿麻木，单用或与防己配伍，加酒煮饮（《普济方》）。或与红藤、防风、桂枝等同用；肩臂痛可配姜黄、羌活等，腰膝痛可配独活、牛膝等。

2. 水肿、脚气 本品通经络又能利小便，可单用或与白术、车前、泽泻等同用治水肿。治脚气湿肿，宜随证配伍吴茱萸、木瓜等。

此外，本品尚可用于胃痛、皮肤瘙痒。

【用法用量】煎服，6～12 g；外用，适量。

【现代研究】

1. 化学成分 本品藤茎及根含青风藤碱、青藤碱、尖防己碱、N-去甲尖防己碱、白兰花碱、光千金藤碱、木兰花碱、四氢表小檗碱、异青藤碱、土藤碱、豆甾醇、β-谷甾醇、消旋丁香树脂酚及十六烷酸甲酯等。

2. 药理作用 青藤碱有抗炎、镇痛、镇静、镇咳作用，对非特异性免疫、细胞免疫和体液免疫均有抑制作用，可使心肌收缩力、心率、舒张压、左心室收缩压、心脏指数、外周血管阻力及心输出量显著下降，有抗心肌缺血、保护再灌注损伤的作用，对心律失常有明显拮抗作用。青风藤总碱的降压作用迅速、强大，多次给药不易产生快速耐受性，但青藤碱反复应用易出现快速耐受性。青风藤能抑制肠平滑肌的收缩，甲醇提取液能使子宫平滑肌收缩力增强，肌张力增高；尚有一定的降温和弱的催吐作用。注射青藤碱，能使血浆中组织胺含量上升。

3. 毒性与不良反应 据报道，应用煎剂、片剂、注射剂时，部分病例出现皮肤瘙痒、皮疹、头昏、头痛、腹痛、畏寒发热、食欲减退、白细胞减少、血小板减少等，其中以皮肤瘙痒、皮疹发生率最高，极少数出现恶心、口干、心悸、休克。每次服药前30 min服扑尔敏（氯苯那敏）4 mg或非那根（异丙嗪）25 mg，可降低副反应或不出现副反应。另有报道服青风藤30 g出现胃脘疼痛，呕吐剧烈，视物模糊，头冒冷汗等严重不良反应。

雪上一枝蒿 Xueshangyizhihao 《科学的民间药草》

为毛茛科植物短柄乌头 *Aconitum brachypodum* Diels.、展毛短柄乌头 *A. brachypodum* Diels var. *laxiflorum* Fletcher et Lauener、曲毛短柄乌头 *A. brachypodum* Diels var. *crispulum* W. T. Wang、宣威乌头 *A. nagarum* Stapf var. *lasiandrum* W. T. Wang、小白撑 *A. nagurum* Stapf var. *heterotrichum* Fletcher et Lauener、铁棒锤 *A. pendulum* Busch、伏毛铁棒锤 *A. flavum* Hand.-

Mazz. 等的干燥块根。主产于云南、四川等地。夏末秋初采挖,晒干。以质坚实、断面色白、粉性足者为佳。经水泡或童尿制后,漂净,切片用。以断面白色、粉性足者为佳。

【药性】苦、辛,温;有大毒。归肝经。

【功效】祛风除湿,活血止痛。

【应用】

1. 诸痛证 本品辛散温通,祛风湿,活血脉,尤擅止痛,为治疗多种疼痛的良药。常用于风湿痹痛、神经痛、牙痛、跌打伤痛、术后疼痛及癌肿疼痛等。可单用研末服,或泡酒外擦,或制成注射剂用。

2. 疮痈肿毒,虫蛇咬伤 本品以毒攻毒,活血止痛,用治疮痈肿毒,毒虫及毒蛇咬伤、蜂蜇伤等。可单用 15 g,泡酒 500 g,10 d 后外擦。

【用法用量】研末服,0.02～0.04 g;外用,适量。

【使用注意】本品有大毒,内服须经炮制并严格控制剂量。孕妇、老弱、小儿及心脏病、溃疡病患者忌服。

【现代研究】

1. 化学成分 本品含雪上一枝蒿甲、乙、丙、丁、戊、己、庚素,乌头碱,宣威乌头碱,次乌头碱,3-去氧乌头碱,3-乙酰乌头碱,雪乌碱,丽鲁碱,准噶尔乌头碱,欧乌头碱等。

2. 药理作用 雪上一枝蒿甲、乙、丙、丁素均有镇痛作用,伏毛铁棒锤总生物碱的镇痛作用较强;3-乙酰乌头碱是一种不成瘾镇痛剂,对炎性肿胀、渗出及棉球肉芽增生等均有明显的抑制作用;伏毛铁棒锤总碱具有较强的局部麻醉作用。雪上一枝蒿对蛙心有近似洋地黄样作用,其所致心功能障碍,可被阿托品拮抗;雪上一枝蒿甲、乙素对心呈乌头碱样作用;宣威乌头碱有抗肿瘤作用;准噶尔乌头碱和欧乌头碱具有抗生育活性;铁棒锤可引起心律失常和血压下降。

3. 毒性与不良反应 本品用量过大、生品内服或与酒同服、注射等均可致中毒。可见腹痛,吐泻,流涎;口舌发麻,肢端瘙痒、灼痛,继而肢体或全身麻木,感觉消失;心悸,血压下降,头昏。重者可见肢体僵硬、强直,牙关紧闭,谵妄狂躁,呼吸抑制以至昏迷。严重的心律失常是死亡的最主要原因。一般救治方法为:早期洗胃,并输液,足量使用阿托品等莨菪类药物,可使用奎尼丁、普鲁卡因酰胺等。给予肌苷、ATP、细胞色素 c、维生素 C 等。亦可任选竹笋、竹根、竹子、芫荽、防风、茶叶、甘草等 2～3 种,各 15 g,水煎服。

【其他】民间作为雪上一枝蒿入药的尚有:凉山乌头 *A. liangshanicum* W. T. Wang、江孜乌头 *A. ludlowii* Exell、缩梗乌头 *A. sessiliflorum*(Frnet et Gagnep.)Hand. Mazz. 。

昆明山海棠 **Kunmingshanhaitang** 《滇南本草》

为卫矛科植物昆明山海棠 *Tripterygium hypoglaucum*(Levl.)Hutch. 的全株或根皮。产于云南、四川、贵州等地。全株全年可采,根秋季采挖,洗净,切片,晒干。生用。

【药性】苦、辛,温;有大毒。归肝、脾、肾经。

【功效】祛风湿,祛瘀通络,续筋接骨。

【应用】

1. 风湿痹证 本品辛散苦燥温通,能"行十二经络",善祛风湿,通经络而止痛,为治风寒湿痹日久关节肿痛麻痹良药。单用酒浸、煎服或与鸡血藤等配伍。与当归、川牛膝、羌活、木瓜配伍酒浸（《滇南本草》），治筋骨疼痛，瘫痪痿软。

2. 跌打损伤，骨折 治跌打损伤，骨折肿痛，可单用外敷，亦可与天南星、半夏、川芎等配伍，如紫金皮散（《证治准绳》）；或与芙蓉叶、地黄同用，如紫金膏（《证治准绳》）。

此外，本品尚有止血、解毒杀虫作用，用于产后出血过多、癌肿、顽癣等。

【用法用量】煎服，根 6～15 g，茎枝 20～30 g，宜先煎或酒浸服；外用，适量。

【使用注意】孕妇及体弱者忌服。本品可引起女子月经紊乱或闭经、男子精子减少，影响生育。生育年龄有孕育要求者不宜服用。

【现代研究】

1. 化学成分 本品含雷公藤碱、次碱、晋碱、春碱，卫矛碱，雷公藤甲素、丙素，山海棠素，山海棠内酯，黑蔓酮酯甲，雷公藤三萜酸 C、A，山海棠萜酸，齐墩果酸，3β-羟基-12-齐墩果烯-29-羧酸，齐墩果酸乙酸酯，雷公藤内酯 A、B，雷酚萜醇，雷酚萜甲醚，山海棠酸，山海棠二萜内酯，3-氧代-无羁萜烷-29-羧酸，3β,22α-二羟基-12-齐墩果烯-29-羧酸，3β,22α-二羟基-12-熊果烯-30-羧酸，β-谷甾醇，以及十六酸、8,9-十八碳二烯酸、9-十八碳烯酸、9,12,15-十八碳三烯酸、L-表儿茶精等。

2. 药理作用 昆明山海棠有免疫调节、明显的抗炎效果，由于有肾上腺糖皮质激素样作用而无毒副作用的特点，被临床上广泛用于治疗许多疾病，疗效确定，尤对治疗免疫性疾病、原因未明的疑难性疾病如类风湿性关节炎、强直性脊柱炎、风湿性关节炎均有较好疗效。乙醇提取物有非常显著的抗生育作用，停药后可恢复其生育能力；有抗癌作用。

3. 毒性与不良反应 服用昆明山海棠部分病人可出现胃部不适或胃痛、闭经，精子计数、活动度与活动率明显下降，有的可出现药疹。出现胃部症状时可加用胃舒平、胃仙-U、香砂养胃丸等对症治疗或减量用药。若误服或过量可致急性中毒，主要症状有口唇、食道和肠胃等黏膜广泛散在性出血糜烂和坏死、恶心、呕吐、胃部有烧灼感、强烈腹痛、腹泻、大便中有血和黏膜的坏死组织；后期还可有肝脏肿大、头痛、头晕、四肢发麻、乏力，进而烦躁不安、精神亢进、幻觉，重者可有阵发性强直性惊厥、脉弱而慢、心律不齐、期前收缩；中毒初期血压下降，后期有暂时性升高；呼吸急促，紫绀，肺下部有湿啰音，急性期可见肺水肿；严重者往往因混合型循环衰竭、呼吸突然停止而死亡。还可有尿闭、血红蛋白尿、体温升高、毛发脱落等。中毒的一般治疗为：早期催吐洗胃；输液排毒；使用氟美松等肾上腺皮质激素，同时肌内注射 654-2；用低分子右旋糖酐、甘露醇、速尿扩容利尿；纠正酸中毒；以毒毛旋花苷纠正心衰；有出血倾向则用抗血纤溶芳酸、VitK3；胃肠道出血，服云南白药或静滴甲氰咪胍等。并可用甘草绿豆汤（甘草15 g，绿豆 30 g，茶叶 30 g，红糖 15 g）、清凉解毒饮（冰片 3 g，硼砂 6 g，甘草 15 g，绿豆 30 g）、疏风解毒饮（荆芥 6 g，防风 9 g，桔梗 6 g，连翘 6 g，羌活 6 g，棠木 6 g，甘草 3 g，薄荷 6 g）、杞木解毒饮（杞木树皮 9 g，红糖 9 g，茶叶 6 g），煎服以解毒。

路路通 Lulutong 《本草纲目拾遗》

为金缕梅科植物枫香树 *Liquidambar formosana* Hance 的干燥成熟果序。全国大部分地区有产。冬季果实成熟后采收，除去杂质，干燥，生用。以个大、色黄、无杂质、无果柄者为佳。

《中国药典》（2015 年版）规定：水分不得过 9.0%，总灰分不得过 5.0%，酸不溶性灰分不得过 2.5%。

【药性】苦，平。归肝、肾经。

【功效】祛风活络,利水,通经,通乳。

【应用】

1. 风湿痹痛,中风半身不遂　本品既能祛风湿,又能舒筋通脉。常与伸筋草、络石藤、秦艽等配伍治风湿痹痛,麻木拘挛;与黄芪、川芎、红花等配伍治气血瘀滞,脉络痹阻所致的中风半身不遂。

2. 跌打损伤　本品通行经脉、散瘀止痛,常配桃仁、红花、苏木等治跌打损伤,瘀肿疼痛。

3. 水肿　本品味苦降泄,能通经利水消肿,治水肿胀满、小便不利,多与茯苓、猪苓、泽泻等同用。

4. 经行不畅,经闭　本品常与当归、川芎、茺蔚子等配伍,疏理肝气而通经,治气滞血瘀之经少不畅或经闭,小腹胀痛。

5. 乳少,乳汁不通　本品常配通草、王不留行、青皮等治乳汁不通,乳房胀痛,或乳少之证。

此外,本品与地肤子、刺蒺藜、苦参等配伍,治风疹瘙痒,可内服或外洗。

【用法用量】煎服,5~10 g;外用,适量。

【使用注意】月经过多及孕妇忌服。

【现代研究】

1. 化学成分　本品含 28-去甲齐墩果酮酸、苏合香素、环氧苏合香素、异环氧苏合香素、氧化丁香烯、白桦脂酮酸、24-乙基胆甾-5-烯醇等。

2. 药理作用　路路通对蛋清性关节炎肿胀、角叉菜胶引起的小鼠足肿胀有抑制作用;其甲醇提取物白桦脂酮酸有明显的抗肝细胞毒活性。有应用路路通治疗脑梗死临床报道,疗效满意。

第二节　祛风湿热药

　　本节药物多味辛、苦,性寒凉,入肝、脾、肾经。辛行散,苦降泄,寒清热,具有良好的祛风除湿,通络止痛,清热消肿之功,主要用于风湿热痹,关节红肿热痛等症。经配伍亦可用于风湿寒痹。

秦艽　Qinjiao　《神农本草经》

　　为龙胆科植物秦艽 *Gentiana macrophylla* Pall. 、麻花秦艽 *G. straminea* Maxim. 、粗茎秦艽 *G. crassicaulis* Duthie ex Burk. 或小秦艽 *G. dahurica* Fisch. 的干燥根。前三种按性状不同分别习称"秦艽"和"麻花秦艽",后一种习称"小秦艽"。主产于陕西、甘肃、内蒙古等地。春、秋两季采挖,除去泥沙;秦艽及麻花秦艽晒软,堆置"发汗"至表面呈红黄色或灰黄色时,摊开晒干,或不经"发汗"直接晒干;小秦艽趁鲜时搓去黑皮,晒干。切片,生用。均以独根粗大,质实,色棕黄,气味浓者为佳。

　　《中国药典》(2015 年版)规定:本品水分不得过 9.0%,总灰分不得过 8.0%,酸不溶性灰分不得过 3.0%,醇溶性浸出物不得少于 24.0%。饮片醇溶性浸出物不得少于 20.0%。

【药性】辛、苦,平。归胃、肝、胆经。

【功效】祛风湿,止痹痛,清湿热,退虚热。

【应用】

1. 风湿痹证 本品辛散苦泄,质偏润而不燥,为风药中之润剂。风湿痹痛,筋脉拘挛,骨节酸痛,无问寒热新久,均可随证配伍应用。其性微寒,兼有清热作用,故痹证属热者尤为适宜,且多配防己、牡丹皮、络石藤、忍冬藤等。若配天麻、羌活、当归等,可治风寒湿痹,如秦艽天麻汤(《医学心悟》)。

2. 中风不遂 本品祛风邪,舒筋络,可用于中风半身不遂,口眼歪斜,四肢拘急,言语不利等,单用或与升麻、葛根、防风等配伍,如秦艽升麻汤(《卫生宝鉴》)。与当归、熟地、白芍等同用,可治血虚中风者,如秦艽汤(《不知医必要》)。

3. 湿热黄疸 本品苦以降泄,能清肝胆湿热而退黄,单用即验(《海上集验方》)。亦可与茵陈蒿、栀子、大黄等配伍,如山茵陈丸(《圣济总录》)。此外,本品尚能治痔疮、肿毒等证属湿热者。

4. 骨蒸潮热,疳积发热 本品能退虚热,除骨蒸,亦为治虚热要药。治骨蒸日晡潮热,常与青蒿、地骨皮、知母等同用,如秦艽鳖甲散(《卫生宝鉴》)。若与人参、鳖甲、柴胡等配伍,可治肺痿劳嗽、体虚自汗,如秦艽扶羸汤(《杨氏家藏方》)。治小儿疳积发热,多与薄荷、炙甘草相配伍,如秦艽散(《小儿药证直诀》)。

【用法用量】煎服,3～10 g。

【现代研究】

1. 化学成分 本品含环烯醚萜类如龙胆苦苷、獐牙菜苦苷、獐牙菜苷、当药苦苷和马钱甘酸等;黄酮类如苦参素、异荭草苷和异牡荆苷等;生物碱类如秦艽碱甲、秦艽碱乙、秦艽碱丙及褐煤酸,褐煤酸甲酯,栎瘿酸,α-香树脂醇,β-谷甾醇等。

2. 药理作用 秦艽具有镇静、镇痛、解热、抗炎作用;能抑制反射性肠液的分泌;能明显降低胸腺指数,有抗组胺作用;对病毒、细菌、真菌皆有一定的抑制作用。秦艽碱甲能降低血压、升高血糖、减慢心率;龙胆苦苷能抑制 CCl_4 所致转氨酶升高,具有抗肝炎作用;秦艽总苷对移植性肿瘤有一定的抑制作用,能延长荷瘤动物的生存时间。

3. 毒性与不良反应 曾有报道 4 例风湿性关节炎患者,口服秦艽碱甲 100 mg,1 日 3 次,共 4～13 d,先后均出现恶心、呕吐等反应。1 例患者服 100 mg 后感心悸及心率减缓,但很快恢复。

【其他】各地作秦艽药用的尚有:天山秦艽 *G. tianschanica* Rupr.、西藏秦艽 *G. tibetica* King ex Hook. f.、中亚秦艽 *G. kaufmanniana* Regel et Schmalh.、管花秦艽 *G. siphonantha* Maxim. ex Kusnez.、斜生秦艽 *G. decumbens* L. f.。

防己　Fangji　《神农本草经》

为防己科植物粉防己 *Stephania tetrandra* S. Moore 的干燥根。习称"汉防己"。主产于安徽、浙江、江西等地。秋季采挖,洗净,除去粗皮,切段,粗根纵切两半,晒干。切厚片,生用。以条匀、质坚实、粉性足者为佳。

《中国药典》(2015 年版)规定:本品水分不得过 12.0%,总灰分不得过 4.0%,醇溶性浸出物不得少于 5.0%。

【药性】苦、辛,寒。归膀胱、肺经。

【功效】祛风湿，止痛，利水消肿。

【应用】

1. 风湿痹证　本品辛散苦降，祛风除湿、清热止痛，对痹痛湿热偏盛，肢体酸重，关节肿痛不利者，尤为要药，常与滑石、薏苡仁、栀子等配伍，如宣痹汤（《温病条辨》），亦可用于风湿寒痹，四肢挛急者，与麻黄、肉桂、茯苓等同用，如防己饮（《圣济总录》）。

2. 脚气水肿，小便不利　本品苦寒降泄，能清热利水，善走下行，治下焦膀胱湿热，尤宜于下肢水肿，小便不利者。常与黄芪、白术、甘草等配伍，用于风水脉浮，身重汗出恶风者，如防己黄芪汤（《金匮要略》）。若与茯苓、黄芪、桂枝等同用，可治一身悉肿，小便短少者，如防己茯苓汤（《金匮要略》）。与椒目、葶苈子、大黄合用，又治湿热腹胀水肿，如己椒苈黄丸（《金匮要略》）。治脚气足胫肿痛、重着、麻木，可与吴茱萸、槟榔、木瓜等同用。治脚气肿痛，则配木瓜、牛膝、桂枝煎服（《本草切要》）。

3. 湿疹疮毒　本品苦以燥湿，寒以清热，治湿疹疮毒，可与苦参、金银花等配伍。

此外，本品有降血压作用，可用于高血压病。

【用法用量】煎服，5～10 g。

【使用注意】本品苦寒之性较强，易伤胃气，无湿邪者及胃纳不佳、阴虚体弱者慎服。

【现代研究】

1. 化学成分　汉防己（粉防己）含多种生物碱，如粉防己碱（即汉防己甲素）、防己诺灵碱、轮环藤酚碱、氧防己碱、防己斯任碱、小檗胺、2,2′-N,N-二氯甲基粉防己碱、粉防己碱 A、粉防己碱 B、粉防己碱 C、粉防己碱 D 等。

2. 药理作用　粉防己能明显增加排尿量。总碱及流浸膏或煎剂有镇痛作用。粉防己碱有抗炎作用；对心肌有保护作用，能扩张冠状血管，增加冠脉流量，有显著降压作用，能对抗心律失常；能明显抑制血小板聚集，还能促进纤维蛋白溶解，抑制凝血酶引起的血液凝固过程；对实验性矽肺有预防治疗作用；对子宫收缩有明显的松弛作用；低浓度的粉防己碱可使肠张力增加，节律性收缩加强，高浓度则降低张力减弱节律性收缩；有抗菌和抗阿米巴原虫的作用；可使正常大鼠血糖明显降低，血清胰岛素明显升高；有一定抗肿瘤作用；对免疫有抑制作用；有广泛的抗过敏作用。

【其他】马兜铃科植物广防己 *Aristolochia fangchi* Y. C. Wu ex L. D. Chou et S. M. Hwang 的根称为广防己（木防己）。过去通称为防己。但由于广防己含有马兜铃酸，具有肾毒性，为保证用药安全，国家已于 2004 年下文停用广防己药用标准，以粉防己代之。

桑枝　Sangzhi　《本草图经》

为桑科植物桑 *Morus alba* L. 的干燥嫩枝。全国各地均产。春末夏初采收，去叶，晒干，或趁鲜切片，晒干。生用或炒用。

《中国药典》（2015 年版）规定：本品水分不得过 11.0%，总灰分不得过 4.0%，醇溶性浸出物不得少于 3.0%。饮片水分不得过 10.0%。

【药性】微苦，平。归肝经。

【功效】祛风湿，利关节。

【应用】

1. 风湿痹证　本品性平,祛风湿而善达四肢经络,通利关节,痹证新久、寒热均可应用,尤宜于风湿肩臂、关节酸痛麻木者。《普济本事方》单用煎服治风热痹痛,《景岳全书》一味熬膏治筋骨酸痛,四肢麻木。但因单用力弱,多随寒热新久之不同,配伍其他药物。偏寒者,配桂枝、威灵仙等;偏热者,配络石藤、忍冬藤等;偏气血虚者,配黄芪、鸡血藤、当归等。若与柽柳枝、杉枝、槐枝等配伍外洗,可治风毒致手足疼痛,皮肤不仁,如桑枝汤(《圣惠方》)。

2. 水肿脚气　本品兼能行水消肿,治水肿脚气,如《圣济总录》单用本品炒香水煎服。

此外,本品还有祛风止痒的功效,用治白癜风、皮疹瘙痒等。

【用法用量】煎服,9～15 g;外用,适量。

【现代研究】

1. 化学成分　桑枝含鞣质、多糖、黄酮、生物碱和氨基酸等活性成分。多糖类有蔗糖、果糖、水苏糖、葡萄糖、麦芽糖、棉子糖、阿拉伯糖、木糖等。近来从桑枝水提物中分得 4 个多羟基生物碱及 2 个氨基酸(γ-氨基丁酸和 L-天门冬氨酸)。

2. 药理作用　桑枝有较强的抗炎活性,可提高人体淋巴细胞转化率,具有增强免疫的作用。桑枝提取物治疗Ⅱ型糖尿病与西药拜糖平比较疗效相同,但对改善倦怠乏力、口渴不欲饮等症状的疗效明显优于拜糖平。桑枝提取产物使小鼠血清总胆固醇水平和甘油三酯水平与阳性组比较差异极显,桑枝对机体免疫功能亦有较强的增强作用。

豨莶草　　Xixiancao　《新修本草》

为菊科植物豨莶 *Siegesbeckia orientalis* L.、腺梗豨莶 *S. pubescens* Makino 或毛梗豨莶 *S. glabrescens* Makino 的干燥地上部分。我国大部分地区有产,以湖南、湖北、江苏等地产量较大。夏、秋两季花开前及花期均可采割,除去杂质,晒干。切段,生用或黄酒蒸制用。以叶多、枝嫩、色深绿者为佳。

《中国药典》(2015 年版)规定:本品水分不得过 15.0%,总灰分不得过 12.0%。

【药性】辛、苦,寒。归肝、肾经。

【功效】祛风湿,利关节,解毒。

【应用】

1. 风湿痹痛,中风半身不遂　本品性味苦寒,又有化湿热作用,故痹痛偏于湿热者尤为适宜。酒制蒸熟又能强筋骨、补肝肾,常用于风湿痹痛,筋骨无力,腰膝酸软,四肢麻痹,或中风半身不遂。可单用为丸服,如豨莶散(《活人方汇编》)、豨莶丸(《万氏家抄方》);或与臭梧桐合用,如豨桐丸(《济世养生经验集》)。《方脉正宗》配蕲蛇、黄芪、当归、威灵仙等,治中风口眼喎斜,半身不遂者。

2. 风疹,湿疮,疮痈　本品辛能散风,生用苦寒能清热解毒,化湿热。可用于疮痈肿毒,以及风疹湿疮、皮肤瘙痒等症。内服外用均可。可单用内服或外洗,亦可配刺蒺藜、地肤子、白鲜皮等祛风利湿止痒之品。热痛者,可配蒲公英、野菊花等清热解毒药。

此外,本品能降血压,可治高血压病。

【用法用量】煎服,9～12 g;外用,适量。一般治风湿痹痛、半身不遂宜制用,治风疹湿疮、疮痈宜生用。

【现代研究】

1. 化学成分　本品含生物碱、酚性成分、豨莶苷、豨莶苷元、氨基酸、有机酸、糖类、苦味质等。还含有微量元素 Zn、Cu、Fe、Mn 等。

2. 药理作用　豨莶草有抗炎和较好的镇痛作用;有降压作用;对细胞免疫、体液免疫及非特异性免疫均有抑制作用;可增强 T 细胞的增殖功能,促进 IL-2 的活性,抑制 IL-1 的活性,可通过调整机体免疫功能,改善局部病理反应而达到抗风湿作用;有扩张血管作用;对血栓形成有明显抑制作用;对金黄色葡萄球菌有较强的抑制作用,对大肠杆菌、绿脓杆菌、痢疾杆菌、伤寒杆菌、白色葡萄球菌、卡他球菌、肠炎杆菌、鼠疟原虫等也有一定抑制作用,对单纯疱疹病毒有中等强度的抑制作用。豨莶苷有兴奋子宫和明显的抗早孕作用。

臭梧桐　Chouwutong　《本草图经》

为马鞭草科植物海州常山 *Clerodendron trichotomum* Thunb. 的干燥嫩枝和叶。主产于江苏、安徽、浙江等地。夏季尚未开花时采收,晒干,切段。生用。

【药性】辛、苦、甘,凉。归肝经。

【功效】祛风湿,通经络,平肝阳。

【应用】

1. 风湿痹证　本品辛散苦燥,能祛风湿,通经络。治风湿痹痛,四肢麻木,半身不遂,可单用,常与稀莶草配伍,如豨桐丸(《济世养生经验集》)。本品甘凉泄热,用治风湿热痹,酌配忍冬藤、秦艽、络石藤等。

2. 风疹,湿疮　本品辛能散风,燥可除湿,治风疹等皮肤瘙痒、湿疮,可单用煎洗或外敷。

3. 头痛眩晕　本品性凉入肝,能凉肝平肝,治肝阳偏亢,头痛眩晕者,可单用,或与豨莶草同用,或与钩藤、菊花、夏枯草等配伍。现常用于高血压病。

【用法用量】煎服,5~15 g;研末服,每次 3 g;外用,适量。治高血压病一般认为开花以前的臭梧桐疗效较好,且不宜久煎,否则降压功效可能减弱。

【现代研究】

1. 化学成分　本品含海州常山黄酮苷,臭梧桐素 A、臭梧桐素 B,海州常山苦素 A、海州常山苦素 B,内消旋肌醇,刺槐素-7-双葡萄糖醛酸苷,洋丁香酚苷,植物血凝素及生物碱等。

2. 药理作用　臭梧桐煎剂及臭梧桐素 B 有镇痛作用,开花前较开花后的镇痛作用为强;煎剂及臭梧桐素 A 有镇静作用;其降血压作用以水浸剂与煎剂最强。有报道用臭梧桐叶洗净,晒干研末,高压消毒后外敷治疗糖尿病并发下肢溃疡,收到良好疗效。

海桐皮　Haitongpi　《海药本草》

为豆科植物刺桐 *Erythrina variegata* L. 或乔木刺桐 *E. arborescens* Roxb. 的干燥干皮或根皮。主产于浙江、福建、台湾等地。夏、秋剥取树皮,晒干,切丝。生用。

【药性】苦、辛,平。归肝经。

【功效】祛风湿,通络止痛,杀虫止痒。

【应用】

1. 风湿痹证　本品辛散苦燥,入肝经,祛风湿,行经络,止疼痛,达病所,尤善治下肢关节痹痛。治风湿痹痛,四肢拘挛,腰膝酸痛,或麻痹不仁,常与薏苡仁、牛膝、五加皮等同用,如海桐皮酒(《杂病源流犀烛》)。或与丹参、肉桂、附子等配伍,如海桐皮汤(《圣济总录》)。

2. 疥癣,湿疹　治疥癣、湿疹瘙痒,可单用或配蛇床子、苦参、土茯苓等煎汤外洗或内服。

【用法用量】煎服,5～15 g;或酒浸服;外用,适量。

【现代研究】

1. 化学成分　本品含刺桐文碱、水苏碱等多种生物碱,还含黄酮、氨基酸和有机酸等。

2. 药理作用　海桐皮有抗炎、镇痛、镇静作用;并能增强心肌收缩力;且有降压作用;对金黄色葡萄球菌有抑制作用,对堇色毛癣菌等皮肤真菌亦有不同程度的抑制作用。煎汤外用熏洗治疗重度膝骨关节炎,修复术后关节功能障碍,早、中期膝关节骨性关节炎有效。

络石藤　Luoshiteng　《神农本草经》

为夹竹桃科植物络石 *Trachelospermum jasminoides*(Lindl.)Lem. 的干燥带叶藤茎。主产于江苏、湖北、山东等地。冬季至次春采割,除去杂质,晒干,切段。生用。以茎条均匀,带叶,枝赤褐色者为佳。

《中国药典》(2015 年版)规定:本品水分不得过 8.0%,总灰分不得过 11.0%,酸不溶性灰分不得过 4.5%。

【药性】苦,微寒。归心、肝、肾经。

【功效】祛风通络,凉血消肿。

【应用】

1. 风湿热痹　本品善走经络,性寒清热,尤宜风湿痹痛偏热者,可单味浸酒服,也可与木瓜、海风藤、桑寄生、生苡仁等同用。

2. 喉痹,痈肿　本品入心肝血分,味苦性微寒,能清热凉血,利咽消肿,故可用于热毒壅盛之喉痹、痈肿。《近效方》以之单用水煎,慢慢含咽,治热毒之咽喉肿塞。与皂角刺、瓜蒌、乳香、没药等配伍,可治痈肿疮毒,如止痛灵宝散(《外科精要》)。

3. 跌扑损伤　本品能通经络,凉血而消肿止痛。治跌扑损伤,瘀滞肿痛,可与伸筋草、透骨草、红花、桃仁等同用。

【用法用量】煎服,6～12 g;外用,适量,鲜品捣敷。

【现代研究】

1. 化学成分　目前从该植物中已分离出 15 种黄酮类化合物,8 种木脂素类物化合物,8 种三萜类化合物等活性物质。本品藤茎含络石苷、去甲络石苷、牛蒡苷、穗罗汉松树脂酚苷、橡胶肌醇等,叶含生物碱、黄酮类化合物。

2. 药理作用　络石藤具有抗疲劳、抗氧化、抗癌、抗雌激素样、抗炎镇痛等作用。络石藤甲醇提取物对动物双足浮肿、扭体反应有抑制作用;所含黄酮苷对尿酸合成酶黄嘌呤氧化酶有显著抑制作用而能抗痛风;煎剂对金黄色葡萄球菌、福氏痢疾杆菌及伤寒杆菌有抑制作用;牛蒡苷可引起血管扩张、血压下降,对肠及子宫有抑制作用。

雷公藤　Leigongteng　《本草纲目拾遗》

为卫矛科植物雷公藤 *Tripterygium wilfordii* Hook. f. 的干燥根或根的木质部。主产于浙江、江苏、安徽等地。秋季挖取根部，去净泥土，晒干，切厚片。生用。因根皮毒性较木质部大，有些地区将根皮剥净晒干入药。以块大、断面红棕色者为佳。

【药性】苦、辛，寒；有大毒。归肝、肾经。

【功效】祛风湿，活血通络，消肿止痛，杀虫解毒。

【应用】

1. 风湿顽痹　本品苦寒清热力强，消肿止痛功效显著，常用于治疗风湿顽痹日久不愈，关节红肿热痛，肿胀难消，晨僵，功能受限，甚至关节变形者尤为适宜。可单用内服或外敷，能改善功能活动，减轻疼痛。亦常与威灵仙、独活、防风等同用，并宜配伍黄芪、党参、当归等补气养血药，以防久服而克伐正气。

2. 麻风，顽癣，湿疹，疥疮，皮炎，皮疹　本品苦燥除湿止痒，杀虫攻毒，对多种皮肤病皆有良效。治麻风病，可单用煎服，或配金银花、黄柏、当归等；随证配伍防风、荆芥、刺蒺藜等治疗皮肤瘙痒，内服或外用。

3. 疔疮肿毒　本品苦寒有毒，善于以毒攻毒，且有消肿之功，常可用于治疗热毒疔疮、带状疱疹、脓疱疮等，常与蟾酥配伍应用。

【用法用量】煎汤，10～25 g（带根皮者减量），文火先煎 1～2 h；研粉，每日 1.5～4.5 g；外用，适量。

【使用注意】内脏有器质性病变及白细胞减少者均慎用。孕妇忌用。

【现代研究】

1. 化学成分　雷公藤含有 140 多种天然化合物，主要为半萜类（包括半萜生物碱类）、二萜类和三萜类，还含有少量木质素和其他化合物。主要成分有雷公藤碱、雷公藤宁碱、雷公藤春碱、雷公藤甲素、雷公藤乙素、雷公藤酮、雷公藤红素、雷公藤三萜酸 A、雷公藤三萜酸 C、黑蔓酮酯甲、黑蔓酮酯乙、雷公藤内脂和雷公藤内酯二醇等。还有卫矛醇、卫矛碱、β-谷甾醇、L-表儿茶酸和苷等。

2. 药理作用　雷公藤有抗炎、镇痛、抗肿瘤、抗生育作用；有降低血液黏滞性、抗凝、纠正纤溶障碍，改善微循环及降低外周血阻力的作用；对多种肾炎模型有预防和保护作用，有促进肾上腺合成皮质激素样作用；对免疫系统主要表现为抑制作用，可减少器官移植后的急性排异反应；雷公藤红素可有效地诱导肥大细胞白血病细胞的凋亡，雷公藤甲素能抑制白介素、粒细胞/巨噬细胞集落刺激因子表达，诱导嗜酸性细胞凋亡；对金黄色葡萄球菌、革兰阴性细菌、真菌、枯草杆菌及 607 分枝杆菌等 48 种细菌均有抑制作用，对真菌特别是皮肤白色念珠菌抑菌效果最好；提取物对子宫、肠均有兴奋作用；雷公藤可引起视丘、中脑、延脑、小脑及脊髓严重营养不良性改变。

3. 毒性与不良反应　虽然雷公藤临床应用广泛，但是由于其有效成分也是其有毒部分，主要的手段是通过改良剂型来降低雷公藤的毒副作用，如雷公藤总苷片、雷公藤微囊片、雷公藤缓释片、雷公藤滴丸、雷公藤双层栓和雷公藤巴布剂等。此外，还有雷公藤注射剂、膜剂、贴剂、软膏及糖浆等。目前临床报道的雷公藤不良反应主要源自服用含雷公藤的制剂，如雷公藤片和雷公藤多苷片；毒理研究主要集中于雷公藤多苷片和雷公藤有效成分雷公藤甲素。

雷公藤中毒，轻者可出现恶心，呕吐，食少，食管下部烧灼感，口干，肠鸣，腹痛，腹泻，便秘，便血；白细胞、血小板减少；头晕，乏力，嗜睡；月经紊乱，闭经；影响睾丸生殖上皮，抑制精原细胞减数分裂;心悸,胸闷,心律不齐,心电图异常;湿疹样皮炎,皮疹,色素沉着,干燥,瘙痒,口周疱疹,口角炎,黏膜溃疡,少数见脱发及指(趾)甲变薄及软化。以上副反应一般停药后不再出现,自行恢复正常,轻者可不必停药,采用对症治疗。长期服用雷公藤,对系统性红斑狼疮患者骨骼系统有显著影响,使之以后发生骨质疏松和骨折的危险度增加。若服用过量,重者可致中毒,主要表现为剧烈呕吐,腹中绞痛,腹泻,脉搏细弱,心电图改变,血压下降,体温降低,休克,尿少,浮肿,尿液异常;后期发生骨髓抑制,黏膜糜烂,脱发等,个别可有抽搐。主要死因为循环及肾功能衰竭。

在治疗剂量范围内采用雷公藤制剂,毒副作用则较轻。雷公藤与其他中药配伍主要运用的是"七情"中"相畏""相杀"的原理,以减轻或消除雷公藤所致的毒性。有研究显示六味地黄丸、八珍汤、参芪地黄汤、四物汤、乌鸡白凤丸等补益剂与雷公藤多苷联合应用可以减轻雷公藤多苷的毒副作用。中毒的一般疗法为:及时洗胃,催吐,输液,纠正酸中毒,对症支持疗法。如中毒在 12 h 以内,亦可用新鲜羊血或白鹅血 200～300 mL,口服 1～2 次;或用鲜萝卜 125 g,或莱菔子 250 g 炖服;或用绿豆 125 g,甘草 50 g,煎水分服。

【其他】同属植物东北雷公藤 *Tripterygium regelii* Spragus et Takeda 根的木质部在东北地区亦作雷公藤入药。

老鹳草　Laoguancao　《救荒本草》

为牻牛儿苗科植物牻牛儿苗 *Erodium stephanianum* Willd.、老鹳草 *Geranium wilfordii* Maxim. 或野老鹳草 *G. carolinianum* L. 的干燥地上部分,前者习称"长嘴老鹳草",后两者习称"短嘴老鹳草"。全国大部分地区有产。夏、秋两季果实近成熟时采割,捆成把,晒干。切段,生用。以灰绿色、果实多、无根、无泥土者为佳。

《中国药典》(2015 年版)规定:杂质不得过 2%,水分不得过 12.0%,总灰分不得过10.0%,水溶性浸出物不得少于 18.0%。

【药性】辛、苦,平。归肝、肾、脾经。

【功效】祛风湿,通经络,清热毒,止泻痢。

【应用】

1. 风湿痹证　本品辛能行散,苦而能燥,性善疏通,有较好的祛风湿,通经络作用。治风湿痹痛,麻木拘挛,筋骨酸痛,可单用煎服或熬膏。或配威灵仙、独活、红花等祛风通络活血之品。

2. 泄泻,痢疾　本品能清热解毒而止泻痢,治湿热、热毒所致泄泻、痢疾,可单用或与黄连、马齿苋等配伍。

3. 疮疡　本品有清热解毒之功,治疮疡内服外用皆可。内服可与蒲公英、金银花、紫花地丁等同用;外敷可制成软膏,以治湿毒蕴结之痈疔疮疖、湿疹、水火烫伤等,如老鹳草软膏(《中国药典》)。

【用法用量】煎服,9～15 g;或熬膏、酒浸服;外用,适量。

【现代研究】

1. 化学成分　本品主要含有鞣质、黄酮类、有机酸和挥发油等。牻牛儿苗全草含挥发油,油中主要成分为牻牛儿醇;又含槲皮素。老鹳草全草含鞣质及金丝桃苷。

2. 药理作用　老鹳草总鞣质有明显的抗炎、抑制免疫和镇痛作用,有抗癌、抑制诱变作用和抗氧化作用；牻牛儿苗煎剂有明显的抗流感病毒作用，对金黄色葡萄球菌等球菌及痢疾杆菌有较明显的抑制作用；醇提物有明显的镇咳作用；西伯利亚老鹳草对蛋清性关节炎有明显抑制作用；日本产尼泊尔老鹳草的煎剂或干燥提取物，均能抑制十二指肠和小肠的活动，并促进盲肠的逆蠕动，但剂量过大，则能促进大肠的蠕动而出现泻下作用；老鹳草可能具有黄体酮样作用或有升高体内黄体酮水平的作用。

【其他】作老鹳草使用的还有：*Geranium sibiricum* L.，尼泊尔老鹳草 *G. nepalense* Sweet，块根老鹳草 *G. dahuricum* DC.，毛蕊老鹳草 *G. eriostemon* Fisch.，草原老鹳草 *G. Pratense* L.。

丝瓜络　Sigualuo　《本草纲目》

为葫芦科植物丝瓜 *Luffa cylindrica*（L.）Roem. 的干燥成熟果实的维管束。我国各地均有栽培。夏、秋两季果实成熟、果皮变黄、内部干枯时采摘，除去外皮及果肉，洗净，晒干，除去种子切段，生用。以筋细、质韧、洁白、无残皮种子者为佳。

《中国药典》（2015 年版）规定：本品水分不得过 9.5%，总灰分不得过 2.5%。

【药性】甘，平。归肺、胃、肝经。

【功效】祛风，通络，活血。

【应用】

1. 风湿痹证　本品善祛风通络，唯药力平和，多入复方中应用。治风湿痹痛，筋脉拘挛，肢体麻痹，常与秦艽、防风、当归、鸡血藤等配伍。

2. 胸胁胀痛　本品能入肝活血通络，常用于气血瘀滞之胸胁胀痛，多配柴胡、香附、瓜蒌皮等。

3. 乳汁不通　本品体轻通利，善通乳络，治产后乳少或乳汁不通者，常与王不留行、路路通、穿山甲等同用；治乳痈肿痛，内服与外敷，有明显效果；也可与蒲公英、浙贝母、瓜蒌等配用。

此外，本品又能治跌打损伤、胸痹等。

【用法用量】煎服，5～12 g；外用，适量。

【现代研究】

1. 化学成分　本品含有蛋白质、氨基酸、多肽、多糖（木聚糖、甘露聚糖、半乳聚糖）、苷类（皂苷、强心苷）、有机酸、蒽醌类、酚类、鞣质、黄酮、香豆素、萜内酯及生物碱。丝瓜络中人体所必需的钙、镁、磷、钾、铁元素含量相当高，而铅、镉等有害的重金属元素含量却很低。

2. 药理作用　丝瓜络水煎剂有明显的镇痛、镇静和抗炎作用。治疗急性乳腺炎有良好效果。

【其他】粤丝瓜 *L. acutangula*（L.）Roxb. 的成熟果实亦作丝瓜络使用。

第三节　祛风湿强筋骨药

本节药物主入肝肾经，既有祛风湿作用，又兼有一定补肝肾、强筋骨作用，主要用于风湿日久，肝肾虚损，腰膝酸软，脚弱无力等。风湿日久，易损肝肾；肝肾虚损，风寒湿邪又易犯腰膝部位。因此选用本节药物能扶正祛邪、标本兼顾，可用于肾虚腰痛，骨痿，软弱无力者；风湿病证基本控制后，也可运用本节药物，善后调理。

五加皮　Wujiapi　《神农本草经》

为五加科植物细柱五加 *Acanthopanax gracilistylus* W. W. Smith 的干燥根皮。主产于湖北、河南、安徽等地，习称南五加皮。以湖北产品最优，夏、秋采挖，剥取根皮，晒干，切厚片。生用。以粗长、皮厚、整齐、无木心者为佳。

《中国药典》(2015 年版)规定：本品水分不得过 13.0%，总灰分不得过 11.5%，酸不溶性灰分不得过 3.5%。

【药性】辛、苦，温。归肝、肾经。

【功效】祛风除湿，补益肝肾，强筋壮骨，利水消肿。

【应用】

1. 风湿痹证　本品辛能散风，苦能燥湿，温能祛寒，且兼补益之功，为强壮性祛风湿药，尤宜于老人及久病体虚者。治风湿痹证，腰膝疼痛，筋脉拘挛，可单用、浸酒饮或配当归、牛膝、地榆等，如五加皮酒(《本草纲目》)；亦可与木瓜、松节同用，如五加皮散(《沈氏尊生书》)。

2. 筋骨痿软，小儿行迟，体虚乏力　本品有温补之效，能补肝肾，强筋骨，常用于肝肾不足，筋骨痿软者，常与杜仲、牛膝等配伍，如五加皮散(《卫生家宝》)。治小儿行迟，则与龟甲、牛膝、木瓜等同用，如五加皮散(《保婴撮要》)。

3. 水肿，脚气　本品能温肾而除湿利水。配茯苓皮、大腹皮、生姜皮治水肿，小便不利，如五皮散(《和剂局方》)。与远志肉同用为丸，治风寒湿壅滞之脚气肿痛，如五加皮丸(《瑞竹堂经验方》)。

【用法用量】煎服，5～10 g；或酒浸、入丸散服。

【现代研究】

1. 化学成分　本品含丁香苷、刺五加苷 B₁、右旋芝麻素、16α-羟基-(-)-贝壳松-19-酸、左旋对映贝壳松烯酸、β-谷甾醇、β-谷甾醇葡萄糖苷、硬脂酸、棕榈酸、亚麻酸、维生素 A、维生素 B₁、挥发油等。

2. 药理作用　五加皮有抗炎、镇痛、镇静作用，能提高血清抗体的浓度、促进单核巨噬细胞的吞噬功能，有抗应激作用，能促进核酸的合成、降低血糖，有性激素样作用，并能抗诱变、抗溃疡，且有一定的抗排异作用。五加皮提取物对多种组织来源的肿瘤细胞增殖有较强的抑制作用。

【其他】同属植物作五加皮入药的尚有：无梗五加 *Acanthopanax sessiliflorus* (Rupr. et Maxim.) Seem.、红毛五加 *A. giraldii* Harms、糙叶五加 *A. henryi* (Oliv.) Harms、藤五加 *A. leucorrhizus* (Oliv.) Harms、乌蔹莓五加 *A. cissifolius* (Griff.) Harms 等。古代所用的五加皮包括五加科五加属的多种植物，除上述品种外，似亦应包括刺五加 *Acanthopanax senticosus* (Rupr. et Maxim.) Harms 在内，而《中国药典》现已将其作为独立的药物收载。

附　药

香加皮

为萝藦科植物杠柳 *Periploca sepium* Bge 的根皮，主产于山西、河南、河北等省。亦称北五加皮。春、秋两季均可采挖，剥取根皮，干燥。生用。苦、辛，微温；有毒。利水消肿，祛风湿止痛。煎服，3～10 g。《中国药典》以"香加皮"之名收入。南五加皮与北五加皮科属不同，功效有异,且北五加皮有毒,不应混用。

桑寄生　Sangjisheng　《神农本草经》

为桑寄生科植物桑寄生 *Taxillus chinensis*(DC.)Danser 的干燥带叶茎枝。主产于广东、广西、云南等地。冬季至次春采割,除去粗茎,切段,干燥,或蒸后干燥。切厚片,生用。以枝细、质嫩、红褐色、叶未脱落者为佳。

【药性】苦、甘,平。归肝、肾经。

【功效】祛风湿,补肝肾,强筋骨,安胎元。

【应用】

1. 风湿痹证　本品苦能燥,甘能补,祛风湿又长于补肝肾、强筋骨,对痹证日久,伤及肝肾,腰膝酸软,筋骨无力者尤宜,常与独活、杜仲、牛膝等同用,如独活寄生汤(《千金方》)。

2. 胎动不安,胎漏下血　本品能补肝肾,养血而固冲任,安胎。治肝肾亏虚,月经过多,崩漏,妊娠下血,胎动不安者,每与阿胶、续断、当归等配伍,如桑寄生散(《证治准绳》);或配阿胶、续断、菟丝子,如寿胎丸(《医学衷中参西录》)。《名医别录》载"去痹,女子崩中,内伤不足,产后余疾,下乳汁。"亦适于产后乳汁少、乳汁不畅,或乳房胀痛,可与路路通、丝瓜络配伍应用。

此外,本品又有降压作用,近年来临床上常用于高血压。

【用法用量】煎服,9～15 g。

【现代研究】

1. 化学成分　桑寄生含广寄生苷、槲皮素、槲皮苷、萹蓄苷等黄酮类及少量的右旋儿茶酚。

2. 药理作用　桑寄生有降压作用;注射液对冠状血管有扩张作用,并能减慢心率;萹蓄苷有利尿作用;煎剂或浸剂在体外对脊髓灰质炎病毒和多种肠道病毒、流感病毒均有明显抑制作用,能抑制伤寒杆菌及葡萄球菌的生长;提取物对乙型肝炎病毒表面抗原有抑制活性。

【其他】古代所用的桑寄生,来源于桑寄生科不同属的数种植物,除钝果寄生属、梨果寄生属外,尚包括槲寄生属植物桑寄生科植物槲寄生 *Viscum coloratum*(Komar.)Nakai 的干燥带叶茎枝,其性能、功效与应用均与桑寄生相似,过去作桑寄生应用,《中国药典》已将其单独收载。另外,四川寄生 *Taxillus sutchuenensis*、红花寄生 *Scurrula parasitica* L.、毛叶钝果寄生 *Taxillus nigrans*(Hance)Danser 等多种植物亦作桑寄生入药。

狗脊　Gouji　《神农本草经》

为蚌壳蕨科植物金毛狗脊 *Cibotium barometz*(L.)J. Sm. 的干燥根茎。产于云南、广西、浙江等地。秋、冬两季采挖,除去泥沙,干燥;或去硬根、叶柄及金黄色绒毛,切厚片,干燥,为生狗脊片;蒸后切片晒干或砂烫用,为熟狗脊片。以个大,质坚实,叶柄残基断面棕绿色为佳。

《中国药典》(2015 年版)规定:本品水分不得过 13.0%,总灰分不得过 3.0%,醇溶性浸出物不得少于 20.0%。

【药性】苦、甘,温。归肝、肾经。

【功效】祛风湿,补肝肾,强腰膝。

【应用】

1. 风湿痹证　本品苦温能温散风寒湿邪,甘温以补肝肾、强腰膝、坚筋骨,能行能补,对肝肾不足,兼有风寒湿邪之腰痛脊强,不能俯仰者最为适宜。常与杜仲、续断、海风藤等配伍,如狗脊饮(《中国医学大辞典》);与萆薢、菟丝子同用,以治腰痛,如狗脊丸(《圣惠方》)。

2. 腰膝酸软,下肢无力 本品补肝肾,强腰膝之功,又能治肝肾虚损,腰膝酸软,下肢无力者,可配杜仲、牛膝、熟地等。

3. 遗尿,白带过多 本品又有温补固摄作用。治肾虚不固之尿频、遗尿,可与益智仁、茯苓、杜仲等配伍;若冲任虚寒,带下过多清稀,宜与鹿茸、白蔹、艾叶同用,如白蔹丸(《普济方》)。

此外,狗脊的绒毛外敷能止外伤出血,亦可治疗因烫伤、创伤或手术创口不愈所致的慢性溃疡,有止血生肌的作用。

【用法用量】煎服,6～15 g。

【使用注意】肾虚有热,小便不利或短涩黄赤者慎服。

【现代研究】

1. 化学成分 本品含蕨素、金粉蕨素、金粉蕨素-2′-O-葡萄糖苷、金粉蕨素-2′-O-阿洛糖苷、欧蕨伊鲁苷、原儿茶酸、5-甲糠醛、β-谷甾醇、胡萝卜素等。

2. 药理作用 100％狗脊注射液 20 g/kg,可使心肌对[86]Rb(铷)的摄取率增加 54％;其绒毛有较好的止血作用。

千年健　　Qiannianjian　《本草纲目拾遗》

为天南星科植物千年健 *Homalomena occulta* (Lour.)Schott 的干燥根茎。主产于云南、广西等地。春、秋两季采挖,洗净,除去外皮,晒干。切片,生用。以条粗质硬,色红棕,香气浓者为佳。

《中国药典》(2015 年版)规定:本品水分不得过 13.0％,总灰分不得过 7.0％,醇溶性浸出物不得少于 15.0％。饮片总灰分不得过 6.0％。

【药性】苦、辛,温。归肝、肾经。

【功效】祛风湿,强筋骨。

【应用】

风寒湿痹 本品辛散苦燥温通,既能祛风湿,又能入肝肾强筋骨,尤宜老人。治风寒湿痹,腰膝冷痛,下肢拘挛麻木,常与钻地风相须为用,并配牛膝、枸杞子、萆薢等酒浸服(《本草纲目拾遗》)。

【用法用量】煎服,5～10 g;或酒浸服。

【使用注意】阴虚内热者慎服。

【现代研究】

1. 化学成分 本品含挥发油及总黄酮等,主要为 α-蒎烯、β-蒎烯、柠檬烯、芳樟醇、α-松油醇、β-松油醇、橙花醇、香叶醇、香叶醛、丁香油酚、异龙脑、广藿香醇等。

2. 药理作用 千年健甲醇提取物有明显的抗炎、镇痛作用,醇提液有抗组胺作用,其水提液具有较强的抗凝血作用,所含挥发油对布氏杆菌、Ⅰ型单纯疱疹病毒有抑制作用。

雪莲花　　Xuelianhua　《本草纲目拾遗》

为菊科植物绵头雪莲花 *Saussurea laniceps* Hand.-Mazz.、鼠曲雪莲花 *S. gnaphaloides*

(Royle) Sch. -Bip. 、水母雪莲花 *S. medusa* Maxim. 等的带花全株。主产于四川、云南、西藏等地。6～7 月间，待花开时拔取全株，除去泥土，晾干，切段。生用。

【药性】甘、微苦，温。归肝、肾经。

【功效】祛风湿，强筋骨，补肾阳，调经止血。

【应用】

1. 风湿痹证　本品苦燥温通，甘而能补，既能祛风湿，又能补肝肾、强筋骨，尤宜于风湿痹证而寒湿偏胜及风湿日久，肝肾亏损，腰膝软弱者。可单用泡酒服，或与五加皮、桑寄生、狗脊等同用。

2. 阳痿　本品能补肾壮阳，治肾虚阳痿，腰膝酸软，筋骨无力，可单用或与冬虫夏草酒浸饮。

3. 月经不调，经闭痛经，崩漏带下　本品能补肾阳，调冲任，止血。治下元虚冷，寒凝血脉之月经不调、经闭痛经、崩漏带下，可单用蒸服，或与党参等炖鸡食。

【用法用量】煎服，6～12 g；外用，适量。

【使用注意】孕妇忌服。

【现代研究】

1. 化学成分　本品含多种黄酮类、生物碱、苷类、多糖及挥发油等化学成分。如东莨菪素，伞形花内酯，伞形花内酯-7-O-β-D-葡萄糖苷，牛蒡苷，大黄素甲醚，芸香苷，金圣草素-7-O-β-D-葡萄糖苷，芹菜素，芹菜素-7-O-β-D-葡萄糖苷，芹菜素-7-O-α-L-吡喃鼠李糖基（1→2）-β-D-吡喃葡萄糖苷，木犀草素，木犀草素-7-O-β-D-葡萄糖苷，木犀草素-7-O-α-L-吡喃鼠李糖基（1→2）-β-D-吡喃葡萄糖苷，槲皮素-3-O-β-D-吡喃葡萄糖苷，3-吲哚乙酸，秋水仙碱，雪莲多糖，β-谷甾醇，对-羟基苯乙酮，对-羟基苯甲酸甲酯，正三十一烷，二十三烷等。

2. 药理作用　雪莲煎剂、乙醇提取物、总黄酮、总生物碱有显著的药理作用。东莨菪素具有抗炎、镇痛、祛风、祛痰及抗肿瘤作用；对羟基苯乙酮具有明显的利胆作用；伞形花内酯具有抗菌、降压、镇静、解痉及抗肿瘤作用；大黄素甲醚对金黄色葡萄球菌、大肠杆菌、绿脓杆菌、链球菌和痢疾杆菌等 26 种细菌均有抑制作用；在沙门氏菌 TA 1535 试验中有突变作用；对人体宫颈癌 Hela 细胞生长抑制作用较强；谷甾醇对慢性气管炎、高血脂、宫颈癌、皮肤癌及皮肤溃疡均有较好的治疗效果；芹菜素具有平滑肌解痉和抗胃溃疡作用。煎剂有免疫与抗氧化作用，对小鼠中枢神经系统有明显的抑制作用，对子宫有兴奋作用，且可终止妊娠；煎剂可增强心脏收缩力，增加心输出量，但对心率无明显影响，而总生物碱则对心脏有抑制作用，使心肌收缩力减弱，心率减慢；煎剂、总生物碱对肠有抑制作用，并能明显对抗肠肌强直性痉挛。所含的秋水仙碱，能抑制癌细胞的增长，临床用以治疗癌症，特别以乳腺癌有一定疗效，对皮肤癌、白血病和何金氏病等亦有一定作用。对痛风急性发作有特异功效，在 12～24 h 内可减轻炎症并迅速止痛，长期使用可减少发作次数。此外，还具有雌激素样作用活性，能延长大鼠动情期和动情后期，而缩短间情期和动情前期。

3. 毒性与不良反应　由于藏雪莲花中含有疗效好而毒性较大的秋水仙碱，所以民间在用藏雪莲花泡酒主治风湿性关节炎和妇科病时，切不可多服。

【其他】同属植物三指雪莲花 *S. tridactyla* Sch. -Bip. ex Hook. f. 、槲叶雪莲花 *S. quercifolia* W. W. Smith. 、毛头雪莲花 *S. eriocephala* Franch. 、苞叶雪莲花 *S. obvallata* （DC. ） Edgew. 、东方雪莲花 *S. obvallata* （DC. ） Edgew. var. *orientalis* Diels、雪兔子

S. gossypiphora D. Don.、白毛雪莲花 *S. leucoma* Diels. 等亦作雪莲花入药。

附　药

天山雪莲花

天山雪莲花又称大苞雪莲、藏雪莲、新疆雪莲花,为菊科凤毛菊多年生草本植物 *Saussurea involucrata* Kar. et Kir. 的带花全株,绝大部分产于我国青藏高原及其毗邻地区。6～7 月开花时采收,除去泥沙,晾干。味微苦,温。效用与雪莲花相似,并治寒饮咳嗽。煎服,3～6 g;或酒浸服。外用适量。孕妇忌服。

鹿衔草　Luxiancao　《滇南本草》

为鹿蹄草科植物鹿蹄草 *Pyrola calliantha* H. Andres 或普通鹿蹄草 *P. decorata* H. Andres 的干燥全草。全国大部分地区有产。全年均可采收,除去杂质,晒至叶片较软时,堆置至叶片变紫褐色,晒干。切段,生用。以紫红色或紫褐色、无杂质、叶大者为佳。

《中国药典》(2015 年版)规定:本品水分不得过 13.0%,总灰分不得过 7.0%,醇溶性浸出物不得少于 11.0%。

【药性】甘、苦,温。归肝、肾经。

【功效】祛风湿,强筋骨,止血,止咳。

【应用】

1. 风湿痹证　本品补肝肾而强筋骨,常用于风湿日久,痹痛而腰膝无力者,单用即效,或与桑寄生、独活、牛膝等配伍。与白术、羌活、防风等同用治风湿性关节炎、类风湿性关节炎。

2. 月经过多,崩漏,咯血,外伤出血　本品有收敛止血作用,可单用或随证配伍。治月经过多、崩漏下血,可配棕榈炭、地榆炭等;治肺痨咯血,可配伍白及、阿胶等;治外伤出血,可与三七等研末调敷。

3. 久咳劳嗽　本品能补益肺肾而定喘嗽,治肺虚久咳或肾不纳气之虚喘,常与五味子、百合、百部等配伍。

此外,本品尚可用于泻痢日久,治慢性肠炎、痢疾诸病。

【用法用量】煎服,9～15 g;外用,适量。

【现代研究】

1. 化学成分　鹿蹄草含鹿蹄草素、N-苯基-2-萘胺、高熊果酚苷、伞形梅笠草素、没食子酸、原儿茶酸、没食子鞣质、肾叶鹿蹄草苷、6-O-没食子酰高熊果酚苷、槲皮素、金丝桃苷、没食子酰金丝桃苷等。普通鹿蹄草含鹿蹄草素、山奈酚-3-O-葡萄糖苷、槲皮素-3-O-葡萄糖苷等。

2. 药理作用　鹿蹄草有抗炎、降压作用;能扩张心、脑、脾、肾、四肢、耳血管,增加血流量;能明显升高血浆 cAMP 含量;增强免疫功能;对多种细菌有抑制作用。所含 N-苯基-2-萘胺、伞形梅笠草素、鹿蹄草素、没食子酸等对 P_{388} 淋巴细胞白血病有抑制作用。鹿衔草提取液对高脂血症小鼠三酰甘油有显著的降低作用。熊果酚苷在体外能抑制胰岛素降解,口服可致糖尿。

【其他】在不同地区作鹿衔草药用的还有:日本鹿蹄草 *Pyrola japonica* Klenze ex Alef.、

红花鹿蹄草　*P. incarnata* Fisch. ex DC.、圆叶鹿蹄草 *P. rotundifolia* L.、紫背鹿蹄草 *P. atropupurea* Franch.、长叶鹿蹄草 *P. elegantula* H. Andr.、短柱鹿蹄草 *P. minor* L.、肾叶鹿蹄草 *P. renifolia* Maxim.。

（安徽农业大学　陈琳琳）

第十章　化湿药

凡气味芳香,性偏温燥,能化湿运脾,以治疗湿阻中焦为主要功用的药物,称为化湿药。

本类药物辛香温燥,主入脾、胃经,能促进脾胃运化,消除湿浊,前人谓之"醒脾","醒脾化湿"等。同时,其辛可行气,香可通气,能行中焦之气机,以解除因湿浊引起的脾胃气滞之症状。此外,部分药还兼有解暑、截疟等作用。

化湿药主要用于湿浊内阻,脾为湿困,运化失常所致的脘腹痞满、呕吐泛酸、大便溏薄、食少体倦、口甘多涎、舌苔白腻等症。此外,有芳香解暑之功,湿温、暑湿等症,亦可选用。

使用化湿药,应根据病因的不同情况及兼症进行适当的配伍,如脘腹冷痛者,可配伍温中祛寒药;脾虚湿阻、脘痞纳呆、神疲乏力者,常配伍补气健脾药同用;如用于湿温、湿热、暑湿者,常与清热燥湿、解暑、利湿之品同用。

化湿药物气味芳香,多含挥发油,一般以散剂服用疗效较好,如入汤剂宜后下,且不应久煎,以免挥发性成分逸失而降低疗效;该类药物多属辛温香燥之品,易于耗气伤阴,故阴虚血燥及气虚者宜慎用。

现代药理研究表明,本类药大多能刺激嗅觉、味觉和胃黏膜,从而促进胃液分泌,兴奋肠道蠕动,使胃肠推进运动加快,以增强食欲,促进消化,排除肠道积气的作用。

广藿香　Guanghuoxiang《名医别录》

本品为唇形科植物广藿香 Pogostemon cablin(Blanco) Benth. 的干燥地上部分。主产于广东省广州市的石牌,海南、台湾、广西、云南等地亦有栽培。夏、秋季枝叶茂盛时采割,日晒夜闷,反复至干。炮制时除去残根及杂质,先抖下叶,筛净另放;茎洗净,润透,切段,晒干,再与叶混匀。以茎叶粗壮,不带须根,香气浓郁者为佳。

按《中国药典》(2015 年版)规定:本品杂质不得过 2%,水分不得过 14.0%,总灰分不得过 11.0%,酸不溶性灰分不得过 4.0%。

【药性】辛,微温。归脾、胃、肺经。

【功效】化湿,止呕,解暑。

【应用】

1. 湿阻中焦　本品气味芳香,为芳香化湿浊要药。又因其性微温,故多用于寒湿困脾所致的脘腹痞闷,少食作呕,神疲体倦等症,常与苍术、厚朴等同用,如不换金正气散(《和剂局方》)。

2. 呕吐　本品既能化湿,又能和中止呕。治湿浊中阻所致之呕吐,本品最为捷要。常与半夏、丁香等同用,如藿香半夏汤(《和剂局方》)。若偏于湿热者,配黄连,竹茹等。妊娠呕吐,配砂仁,苏梗等。脾胃虚弱者,配党参、白术等。

3. 暑湿或湿温初起　本品既能化湿,又可解暑。治暑月外感风寒,内伤生冷而致恶寒发热,头痛脘闷,呕恶吐泻之暑湿证者配紫苏、厚朴、半夏等,如藿香正气散(《太平惠民和剂局方》)。若湿温病初起,湿热并重者,多与黄芩、滑石、茵陈等同用,如甘露消毒丹(《温热经纬》)。

【用法用量】煎服,3~10 g;鲜品加倍。

【使用注意】阴虚血燥者不宜用。

【现代研究】

1. 化学成分 含挥发油约 1.5%,油中主要成分为广藿香醇,其他成分有苯甲醛、丁香油酚,桂皮醛等,另有多种其他倍半萜如竹烯等。尚含生物碱类。

2. 药理作用 挥发油能促进胃液分泌,增强消化力,对胃肠有解痉作用。有防腐和抗菌作用。此外,尚能收敛止泻,扩张微血管而略有发汗等作用。

苍术　Cangzhu　《神农本草经》

为菊科植物茅苍术 *Atractylodes lancea*(Thunb.)DC. 或北苍术 *Atractylodes chinensis*(DC.)Koidz. 的干燥根茎。前者生产于江苏、湖北、河南等地,以产于江苏茅山一带者质量最好,故名茅苍术。后者主产于内蒙古、山西、辽宁等地,春、秋两季采挖,晒干切片生用、麸炒或米泔水炒用。

按《中国药典》(2015 年版)规定:本品水分不得过 13.0%,总灰分不得过 7.0%。

【药性】辛、苦,温。归脾、胃、肝经。

【功效】燥湿健脾,祛风散寒,明目。

【应用】

1. 湿阻中焦证 本品苦温燥湿以祛湿浊,辛香健脾以和脾胃。对湿阻中焦,脾失健运而致脘腹胀闷,呕恶食少,吐泻乏力,舌苔白腻等症,最为适宜。常与厚朴、陈皮等配伍,如平胃散(《和剂局方》)。若脾虚湿聚,水湿内停的痰饮或外溢的水肿,则同利水渗湿之茯苓、泽泻、猪苓同用,如胃苓汤(《证治准绳》)。若湿热或暑湿证,则可与清热燥湿药同用。

2. 风湿痹证 本品辛散苦燥,长于祛湿,故痹证湿胜者尤宜,可与薏苡仁、独活等同用,如薏苡仁汤(《类证治裁》)。若湿热痹痛,可配石膏、知母等药,如白虎加苍术汤(《普济本事方》);或与黄柏、薏苡仁、牛膝配伍合用,用于湿热痿证,即四妙散(《成方便读》)。若与龙胆草、黄芩、栀子清热燥湿药同用,可治下部湿浊带下、湿疮、湿疹等。

3. 风寒挟湿表证 本品辛香燥烈,能开肌腠而发汗,祛肌表之风寒之邪,又因其长于胜湿,故以风寒表证夹湿者最为适宜。常与羌活、白芷、防风等同用,如神术散(《太平惠民和剂局方》)。

4. 夜盲症及眼目昏涩 可单用,或与羊肝、猪肝蒸煮同食。

【用法用量】煎服,5~10 g。

【使用注意】阴虚内热,气虚多汗者忌用。

【现代研究】

1. 化学成分 主含挥发油,油中主含苍术醇。其他尚含少量苍术酮、维生素 A 样物质、维生素 B 及菊糖。

2. 药理作用 其挥发油有明显的抗副交感神经介质乙酰胆碱引起的肠痉挛;对交感神经介质肾上腺素引起的肠肌松弛,苍术制剂能促进肾上腺抑制作用的振幅恢复,苍术醇有促进胃肠运动作用,对胃平滑肌也有微弱收缩作用。苍术挥发油对中枢神经系统,小剂量是镇静作用,同时使脊髓反射亢进,大剂量则成抑制作用。苍术煎剂有降血糖作用。同时具排钠、排钾作用;其维生素 A 样物质可治疗夜盲及角膜软化症。

厚朴　　Houpo　《神农本草经》

为木兰科植物厚朴 *Magnolia officinalis* Rehd. et Wils. 或凹叶厚朴 *Magnolia officinalis* Rehd. Et Wils. var. *Biloba* Rehd. et Wils. 的干燥干皮、根皮及枝皮。主产于四川、湖北等地。4～6 月剥取,根皮及枝皮直接阴干,干皮置沸水中微煮后堆置阴湿处,"发汗"至内表面变紫褐色或棕褐色时,蒸软取出,卷成筒状,干燥。切丝,姜汁制用。

按《中国药典》(2015 年版)规定:本品水分不得过 15.0%,总灰分不得过 7.0%,酸不溶性灰分不得过 3.0%。

【药性】苦、辛,温。归脾、胃、肺、大肠经。

【功效】燥湿消痰,下气除满。

【应用】

1. 湿阻中焦,脘腹胀满　本品苦燥辛散,能燥湿,又下气除胀满,为消除胀满的要药。常与苍术。陈皮等同用,如平胃散(《和剂局方》)。

2. 食积气滞,腹胀便秘　本品可下气宽中,消极导滞。常与大黄、枳实同用,如厚朴三物汤(《金匮要略》)。若热结便秘者,配大黄、芒硝、枳实,以达峻下热结,消积导滞之效,即大承气汤(《伤寒论》)。

3. 痰饮喘咳　本品能燥湿消痰,下气平喘。若痰饮阻肺,肺气不降,咳喘胸闷者,可与苏子、陈皮、半夏等同用,如苏子降气汤(《和剂局方》)。若寒饮化热,胸闷气喘,喉间痰声漉漉,烦躁不安者,与麻黄、石膏、杏仁等同用,如厚朴麻黄汤(《金匮要略》)。若宿有喘病,因外感风寒而发者,可与桂枝、杏仁等同用,如桂枝厚朴杏子汤(《伤寒论》)。

此外,七情郁结,痰气互阻,咽中如有物阻,咽之不下,吐之不出的梅核气证,亦可取本品燥湿消痰,下气宽中之效,配伍半夏、茯苓等药,如半夏厚朴汤(《金匮要略》)

【用法用量】煎服,3～10 g;或入散丸。

【使用注意】本品辛苦温燥,易耗气伤津,故气虚津亏者及孕妇当慎用。

【现代研究】

1. 化学成分　含挥发油约 1%,油中主要含 β-桉油醇和厚朴酚。此外,还含有少量的木兰箭毒碱、厚朴碱及鞣质等。

2. 药理作用　厚朴煎剂对肺炎球菌、白喉杆菌、溶血性链球菌、枯草杆菌、志贺氏及施氏痢疾杆菌、金黄色葡萄球菌、炭疽杆菌及若干皮肤真菌均有抑制作用。厚朴碱、异厚朴酚有明显的中枢性肌肉松弛作用。厚朴碱、木兰箭毒碱能松弛横纹肌。对肠管,小剂量出现兴奋,大剂量则为抑制。厚朴酚对实验性胃溃疡有防治作用。厚朴有降压作用,降压时反射性地引起呼吸兴奋,心率增加。

附　药

厚朴花

为木兰科植物厚朴的干燥花蕾。于春季花未开时采摘,稍蒸后,晒干或低温干燥。性味苦微温,理气宽中,芳香化湿,其功似厚朴而力缓,主治脾胃湿阻气滞之胸腹胀满疼痛,纳少苔腻等证,常与藿香、佩兰等配伍同用。煎服,3~9 g。

砂仁　Sharen　《药性论》

为姜科植物阳春砂 *Amomum villosum* Lour.、绿壳砂 *A. Villosum Lour. var. Xanthioides* T. L. Wu et Senjen 或海南砂 *A. longiligulare* T. L. Wu. 的干燥成熟果实。阳春砂主产于广东、广西、云南、福建等地;绿壳砂主产于广东、云南等地;海南砂主产于海南及雷州半岛等地。于夏、秋间果实成熟时采收,晒干或低温干燥。用时打碎生用。

按《中国药典》(2015 年版)规定:本品水分不得过 15.0%。

【药性】辛,温。归脾、胃、肾经。

【功效】化湿行气,温中止泻,安胎。

【应用】

1. 湿阻中焦及脾胃气滞证　本品辛散温通,气味芬芳,其化湿醒脾,行气温中之效均佳,故凡湿阻或气滞所致之脘腹胀痛等脾胃不和诸证常用,尤其是寒湿气滞者最为适宜。若湿阻中焦者,常与厚朴、陈皮、枳实等同用。若脾胃气滞,可与木香、枳实同用,如香砂枳术丸(《景岳全书》);若脾胃虚弱之证,可配健脾益气之党参、白术、茯苓等,如香砂六君子汤(《和剂局方》)。

2. 脾胃虚寒吐泻　本品善能温中暖胃以达止呕止泻之功,但其重在温脾而止泻。可单用研末吞服,或与干姜、附子等药同用。

3. 气滞妊娠恶阻及胎动不安　本品能行气和中而止呕安胎。若妊娠呕逆不能食,可单用,如缩砂散(《济生方》),或与苏梗、白术等配伍同用;若气血不足,胎动不安者,可与人参、白术、熟地等配伍,以益气养血安胎,如泰山磐石散(《古今医统》)。

【用法用量】煎服 3~6 g,入汤剂宜后下。

【使用注意】阴虚血燥者慎用。

【现代研究】

1. 化学成分　阳春砂含挥发油,油中主要成分为右旋樟脑、龙脑、乙酸龙脑酯、柠檬烯、橙花叔醇等,并含皂苷。缩砂含挥发油,油中主要成分为樟脑、一种萜烯等。

2. 药理作用　本品煎剂可增强胃的功能,促进消化液的分泌,可增进肠道运动,排除消化管内的积气。可起到帮助消化,消除肠胀气症状。砂仁能明显抑制因 ADP 所致家兔血小板聚集,对花生四烯酸诱发的小鼠急性死亡有明显保护作用,同时有明显的对抗由胶原和肾上腺素所诱发的小鼠急性死亡作用。

附　药

砂仁壳

为姜科植物砂仁之果壳。性味功效与砂仁相似,而温性略减,药力薄弱,适用于脾胃气滞,脘腹胀满,呕恶食少等症。用法用量同砂仁。

佩兰　Peilan　《神农本草经》

为菊科植物佩兰 *Eupatorium fortunei* Turcz. 的干燥地上部分。主产于江苏、浙江、河北等地。夏、秋两季分两次收割。切断生用，或鲜用。

按《中国药典》（2015 年版）规定：本品水分不得过 11.0％，总灰分不得 11.0％，酸不溶性灰分不得过 2.0％。

【药性】辛，平。归脾、胃、肺经。

【功效】化湿，解暑。

【应用】

1. 湿阻中焦　本品气味芳香，其化湿和中之功与藿香相似，治湿阻中焦之证，每相须为用，并配苍术、厚朴、蔻仁等，以增强芳香化湿之功。又因其性平，芳香化湿浊，去陈腐，用治脾经湿热，口中甜腻、多涎、口臭等的脾瘅证，可单用煎汤服，如兰草汤（《素问》）。或配伍黄芩、白芍、甘草等药。

2. 暑湿，湿温初起　本品化湿又能解暑，治暑湿证常与藿香、荷叶、青蒿等同用。湿温初起，可与滑石、薏苡仁、藿香等同用。

【鉴别用药】佩兰与广藿香两者皆味辛气香，主入脾胃经，均能化湿，解暑，都可用治湿阻中焦所致的脘腹胀满，食欲不振，恶心呕吐，以及外感暑湿或湿温初起，暑月外感风寒、内伤生冷而致恶寒发热、头痛脘痞、呕恶泄泻等，且二者常相须为用。但佩兰性平，发表、解暑之力不如广藿香，又可用于脾经湿热秽浊，治口中甜腻、多涎、口气腐臭、舌苔垢腻等。而广藿香微温化湿不燥热，辛散发表不峻烈，为芳化湿浊之要药。广藿香又能止呕，最宜于湿浊中阻所致的恶心呕吐，配伍它药也可用于胃寒、胃热、胃虚、妊娠呕吐。

【用法用量】煎服 5～10 g；鲜品加倍。

【现代研究】

1. 化学成分　全草含挥发油 0.5％～2％。油中含聚散花素（对异丙基甲苯）、乙酸橙花醇酯，叶含香豆精、邻香豆酸、麝香草氢醌，其他尚含有三萜类化合物。

2. 药理作用　佩兰水煎剂，对白喉杆菌、金黄色葡萄球菌、八叠球菌、变形杆菌、伤寒杆菌有抑制作用。其含挥发油及油中所含的伞花烃、乙酸橙花酯对流感病毒有直接抑制作用。佩兰挥发油及其有效单体对伞花烃灌胃具有明显祛痰作用。

豆蔻　Doukou　《名医别录》

为姜科植物白豆蔻 *Amomun kravanh* Pierre ex Gagnep. 或爪哇白豆蔻 *A. compactum* Soland ex Maton 的干燥成熟果实。主产于泰国、柬埔寨、越南，我国云南、广东、广西等地亦有栽培。

按《中国药典》（2015 年版）规定：本品杂质：原豆蔻不得过 1％；印度尼西亚白蔻不得过 2％；水分：原豆蔻不得过 11.0％；印度尼西亚白蔻不得过 12％。

【药性】辛，温。归肺、脾、胃经。

【功效】化湿行气，温中止呕。

【应用】

1. 湿阻中焦及脾胃气滞证　本品可化湿行气，常与藿香、陈皮等同用；若脾虚湿阻气滞之胸腹虚胀，食少无力者，常与黄芪、白术、人参等同用，如白豆蔻丸（《太平圣惠方》）。另外，本品辛散入肺而宣化湿邪，故还常用于湿温初起，胸闷不饥证。若湿邪偏重者，每与薏苡仁、杏仁等同用，如三仁汤（《温病条辨》）。若热重于湿者，又常与黄芩、滑石等同用，如黄芩滑石汤（《温病条辨》)。

2. **呕吐**　本品能行气宽中,温胃止呕。尤以胃寒湿阻气滞呕吐最为适宜。可单用为末服,或配藿香、半夏等药,如白豆蔻汤(《沈氏尊生书》)。若小儿胃寒,吐乳不食者,可与砂仁、甘草等药研细末服之。

【用法用量】煎服,3～9 g,入汤剂宜后下。

【使用注意】阴虚血燥者慎用。

【现代研究】

1. **化学成分**　含挥发油,主要成分为 1,4-桉叶素、α-樟脑、葎草烯及其环氧化物。

2. **药理作用**　能促进胃液分泌,增进胃肠蠕动,制止肠内异常发酵,祛除胃肠积气,故有良好的芳香健胃作用,并能止呕。挥发油对豚鼠实验性结核,能增强小剂量链霉素作用。

附　药

豆蔻壳

为姜科植物白豆蔻的果壳。性味功效与豆蔻相似,但温性不强,力亦较弱。适用于湿阻气滞所致的脘腹痞闷,食欲不振,呕吐等。煎服,3～5 g。

草果　caoguo　《饮膳正要》

为姜科植物草果 *Amomum tsao-ko* Crevost et Lemaire 的干燥成熟果实。主产于云南、广西、贵州等地。于秋季果实成熟时采收,除去杂质,晒干或低温干燥。

按《中国药典》(2015 年版)规定:本品水分不得过 15%,总灰分不得过 8%。

【药性】辛,温。归脾、胃经。

【功效】燥湿温中,除痰截疟。

【应用】

1. **寒湿中阻证**　本品辛温燥烈,气浓味厚,其燥湿、温中之力皆强于草豆蔻,故多用于寒湿偏盛之脘腹冷痛,呕吐泄泻,舌苔浊腻。常与吴茱萸、干姜、砂仁等药同用。

2. **疟疾**　本品芳香辟浊,温脾燥湿,除痰截疟。多配常山、知母、槟榔等同用,如草果饮(《慈幼新书》)。

【用法用量】煎服,3～6 g。

【使用用量】阴虚血燥者慎用。

【现代研究】

1. **化学成分**　含挥发油,油中含 α-蒎烯和 β-蒎烯、1,8-桉油素、对-聚伞花素等。此外含淀粉、油脂及多种微量元素。

2. **药理作用**　本品所含的 α-蒎烯和 β-蒎烯有镇咳祛痰作用。1,8-桉油素有镇痛、解热、平喘等作用,β-蒎烯有较强的抗炎作用,并有抗真菌作用。大鼠口服香叶醇能抑制胃肠运动,小量口服有轻度利尿作用。

草豆蔻　Caodoukou《雷公炮炙论》

为姜科植物草豆蔻 *Alpinia katsumadai* Hayata 的干燥近成熟种子。主产于广西、广东等地。夏、秋两季采收,晒至九成干,或用水略烫,晒至半干,除去果皮,取出种子团。晒干。

【药性】辛,温。归脾、胃经。

【功效】燥湿行气,温中止呕。

【应用】

1. 寒湿中阻证 本品芳香温燥,用于燥湿化浊,温中散寒,行气消胀。故脾胃寒湿偏重,气机不畅者宜之。常与干姜、厚朴、陈皮等药同用,如厚朴温中汤(《内外伤辨惑论》)。

2. 寒湿呕吐证 本品可温中散寒,降逆止呕,多与肉桂、高良姜、陈皮等药同用,如草豆蔻散(《博济方》)。

另外,取本品温燥之性,温脾燥湿,以除中焦之寒湿而止泻痢。用于寒湿内盛,清浊不分而腹痛泻痢者,可与苍术、厚朴、木香等同用。

【用法用量】煎服,3~6 g,入汤剂宜后下;入散剂较佳。

【使用注意】阴虚血燥者慎用。

【现代研究】

1. 化学成分 含挥发油和黄酮类物质。

2. 药理作用 草豆蔻煎剂在试管内对金黄色葡萄球菌、痢疾杆菌及大肠杆菌有抑制作用,对豚鼠离体肠管低浓度呈兴奋,高浓度则抑制作用。挥发油对离体肠管为抑制作用。

(甘肃农业大学 柳福智)

第十一章　利水渗湿药

凡以通利水道、渗利水湿，以治疗水湿内停病证为主要功用的药物，称利水渗湿药。

利水渗湿药味多甘淡或苦，性多寒凉或平，多入膀胱、肾、小肠、脾经，能使体内聚积或弥散的水湿从小便排出。适用于水湿停积所致的水肿、小便不利，以及湿邪或湿热所致的淋浊、癃闭、黄疸、水泻、带下、湿温、湿疹、痰饮等病证。根据药物作用特点，本类药物可以分为利水消肿药、利尿通淋药和利湿退黄药三类。

临床上应用本类药物时，要根据病证和病情分别选用适当的药物和相应的配伍。如水肿骤起有表证者，配宣肺发汗药；水肿日久，脾肾阳虚者，配温补脾肾药；湿热淋证，常与清热药配伍；热伤血络而尿血者，配凉血止血药；水湿兼热兼寒之证，应用时需分别配合清热药和祛寒药；如兼有脾虚不足，肾阳亏损者又应配合温补脾肾药。

本类药易耗伤津液，阴虚津伤者应慎用，个别药物用量过大可致伤正，尤慎用。通利性较强的药物，对于肾气不固的滑精、遗尿、小便量多者或孕妇当慎用。

现代药理研究表明，大部分利水渗湿药具有不同程度的利尿作用；具有保肝利胆和降血脂作用；有增强免疫功能和抗肿瘤作用；有抗病原生物作用等。

第一节　利水消肿药

本类药物多甘淡平或微寒，能明显增加尿量，促进体内积水排出，故有消除水肿的功效，主要用于水肿、小便不利、泄泻及痰饮等。

利水消肿是治疗水肿的主要手段。使用时要根据水肿的类型、证候的虚实以及病机作出适当选择和配伍。通常多与宣肺、行气、健脾化湿药物配伍。

茯苓　Fuling　《神农本草经》

为多孔菌科真菌茯苓 Poria cocos（Schw.）Wolf 的干燥菌核。主产于云南、福建、安徽等地，产于云南者称"云苓"，产于福建者称"闽苓"，产于安徽者称"安苓"。多于 7~9 月采挖，除去泥沙，堆置"发汗"后，摊开晾至表面干燥，再发汗，反复数次至现皱纹、内部水分大部分散失后，阴干，称为"茯苓个"；或将鲜茯苓按不同部位切制，阴干，分别称为"茯苓块"和"茯苓片"。以体重，质坚实，外皮色棕褐，纹细，无裂隙，断面白色细腻，粘牙力强者为佳。

《中国药典》（2015 年版）规定：本品水分不得过 18.0%，总灰分不得过 2.0%。茯苓皮水分不得过 15.0%，总灰分不得过 5.5%，酸不溶性灰分不得过 4.0%。

【药性】甘、淡，平。归心、肺、脾、肾经。

【功效】利水渗湿，健脾，宁心。

【应用】

1. 小便不利,水肿,痰饮 本品药性平和,为利水渗湿要药。用于水湿内停之水肿、小便不利常与猪苓、泽泻配伍,如五苓散(《伤寒论》)。治脾虚不能运化水湿,停聚化生痰饮之证,常与半夏、陈皮、白术同用。

2. 脾虚泄泻,带下 脾虚体倦、食少便溏者,本品可与人参、白术、甘草等补脾药配伍,如四君子汤(《太平惠民和剂局方》)。对于脾虚运化失常所致泄泻、带下,有标本兼顾之效,常与党参、白术、山药等配伍。

3. 心悸,失眠 本品能宁心安神,用于心悸,失眠等症,常与人参、酸枣仁、远志等配伍,且以茯神为佳。

【用法用量】煎服,10~15 g。

【使用注意】虚寒精滑或气虚下陷者忌服。

【现代研究】

1. 化学成分 本品主含茯苓多糖,约占干重的93%,此外,还含有三萜化合物、蛋白质、脂肪、卵磷脂和胆碱等化学成分。

2. 药理作用 本品有利尿、抗菌、镇静、调节胃肠功能、保肝、降血糖、抗肿瘤和增强免疫作用。

3. 毒性与不良反应 本品无论是口服、腹腔注射还是静脉注射,安全范围均较大。小鼠静脉注射羧甲基茯苓多糖(CMP)的 LD_{50} 为 3.13 g/kg。鼠伤寒沙门氏菌致突变实验和小鼠骨髓细胞微核实验均表明 CMP 在 250 mg/(kg·d)给药剂量下为非致突变物。大鼠致畸胎实验结果也表明在相同给药剂量下,CMP 对妊娠大鼠无致畸胎作用。

附 药

茯神

茯苓抱松根而生者。功能宁心安神,专用心神不安,惊悸健忘等症,常配伍远志、龙齿、朱砂等。用量同茯苓。

茯苓皮

即茯苓之外皮。功能专行皮肤水湿,治皮肤水肿,常配伍桑白皮、生姜皮等,用量 15~30 g。

猪苓 Zhuling 《神农本草经》

为多孔菌科真菌猪苓 *Polyporus umbellatus*(Pers.)Fries. 的干燥菌核。春、秋两季采挖,除去泥沙,干燥。以个大,皮黑,肉白,体较重者为佳。

《中国药典》(2015 年版)规定:本品水分不得过 14.0%,总灰分不得过 12.0%,酸不溶性灰分不得过 5.0%。

【药性】甘、淡,平。归肾、膀胱经。

【功效】利水渗湿。

【应用】

1. 小便不利,水肿,淋浊,带下 若脾虚水肿,小便不利,常与茯苓、泽泻、白术同用,如四苓散(《明医指掌》)。阴虚有热小便不利,淋浊等证,可与泽泻、滑石、阿胶等配伍,如猪苓汤

(《伤寒杂病论》)。

2. 水湿泄泻 常配苍术、厚朴、茯苓等,如胃苓汤(《世医得效方》)。

【用法用量】煎服,6~12 g。

【使用注意】无水湿者忌用。

【现代研究】

1. 化学成分 本品含猪苓聚糖、猪苓多糖、麦角甾醇、粗蛋白及微量生物素(维生素 H)等。

2. 药理作用 本品有抗肿瘤、利尿、抗菌和防治肝炎等作用。

3. 毒性与不良反应 对小鼠和犬以猪苓多糖治疗剂量的 2 000 倍 1 次给药或 100 倍连续灌胃或腹腔注射给药 28 d,未见毒性反应,各脏器亦未见实质性损害。致癌、致畸、皮肤刺激等实验均未见猪苓多糖有明显毒性和刺激作用。

泽泻 Zexie 《神农本草经》

为泽泻科植物泽泻 *Alisma Orientalis*(Sam.)Juzep. 的干燥块茎。主要分布于福建、四川、江西等地。冬季茎叶开始枯萎时采挖,洗净,干燥,除去须根和粗皮。以个大、色黄白、光滑、粉性足者为佳。

《中国药典》(2015 年版)规定:本品水分不得过 14.0%,总灰分不得过 5.0%,饮片水分不得过 12.0%。

【药性】甘、淡,寒。归肾、膀胱经。

【功效】利水渗湿,泄热,化浊降脂。

【应用】

1. 小便不利,水肿,淋浊,带下 本品淡渗,其利水作用较茯苓强,且性寒能泄肾与膀胱之热,下焦湿热者尤为适宜。常与猪苓、茯苓、薏苡仁等药同用。

2. 湿盛泄泻,痰饮 水湿泄泻配茯苓、猪苓等。若水湿痰饮所致的眩晕,可与白术配伍,如泽泻汤(《金匮要略》)。

【用法用量】煎服,6~10 g。

【使用注意】肾虚精滑无湿热者禁服。凡淋、渴、水肿,肾虚所致者,不可用。

【现代研究】

1. 化学成分 本品含多种四环三萜酮醇衍生物和胆碱、卵磷脂等成分。其中四环三萜酮醇衍生物包括泽泻醇 A、B、C 及泽泻醇 A 乙酸酯、泽泻醇 B 乙酸酯、泽泻醇 C 乙酸酯、表泽泻醇 A、24-乙酰基泽泻醇 A、23-乙酰基泽泻醇 B、23-乙酰基泽泻醇 C。

2. 药理作用 本品有保肝、利尿、扩张冠脉、解痉、抑制血小板聚集、抗炎、降血糖、降血脂和降血压作用。

3. 毒性与不良反应 泽泻甲醇提取物小鼠静脉注射和腹腔注射的 LD_{50} 分别为 0.98 g/kg 和 1.27 g/kg。以泽泻醇浸剂 100 mg/kg 给小鼠腹腔注射,观察 72 h,无一死亡。以泽泻浸膏粉按照 1 g/kg 和 2 g/kg 剂量(相当临床用量的 20 倍和 40 倍)拌于饲料中喂大鼠,共 3 个月,动物一般健康状况良好,体重增长、血清谷丙转氨酶活性及血红蛋白量与对照组比较均无显著差异,但病理检查发现给药大鼠肝细胞和肾近曲小管细胞有不同程度的浊肿和变性,但心脏组织未见明显变化。

薏苡仁　Yiyiren　《神农本草经》

为禾本科植物薏苡 *Coix lachryma-jobi* L. var. *mayuen*（Roman.）stapf 的干燥成熟种仁。主产河北、福建、辽宁。秋季果实成熟时采割植株，晒干，打下果实，再晒干，除去外壳、黄褐色种皮和杂质，收集种仁。以粒大、饱满、色白、完整者为佳。

《中国药典》（2015 年版）规定：本品水分不得过 15.0%，总灰分不得过 3.0%，杂质不得过 2.0%。

【药性】甘、淡，凉。归脾、胃、肺经。

【功效】利水渗湿，健脾止泻，除痹，清热排脓。

【应用】

1. 小便不利，水肿，脚气肿痛　本品功能利水渗湿，作用较为缓弱，然而因其性属微寒，故可用于湿热内蕴之证，对小便短赤，可与滑石、通草等同用。

2. 脾虚泄泻，带下　本品具健脾之功，用以治脾虚有湿的泄泻、带下，可与白术、茯苓等配伍。

3. 风湿痹痛，筋脉拘挛　本品能祛除湿邪、缓和拘挛，故可用于湿滞皮肉筋脉引起的痹痛拘挛，常与桂枝、苍术等配合应用。

4. 肺痈，肠痈　本品能清热排脓，故可用于治疗肺痈和肠痈，常与败酱草、冬瓜仁等同用。

【鉴别用药】薏苡仁与茯苓均属甘淡之品，均能利水渗湿，健脾，主治水肿、痰饮、脾虚泄泻。然薏苡仁性凉，渗湿作用较强，又清热排脓消痈，除痹，用治湿温初起或暑湿、湿痹拘挛、肺痈、肠痈。而茯苓性平，健脾作用强，又能宁心安神，用治心悸、失眠。

【用法用量】煎服，9～30 g。健脾止泻宜炒用，余宜生用。

【使用注意】妇女怀孕早期忌食。

【现代研究】

1. 化学成分　种仁含蛋白质 16.2%，脂肪 4.65%，碳水化合物 79.17%，少量维生素 B_1。种子含各种氨基酸，如亮氨酸、赖氨酸、精氨酸、酪氨酸等，还含有薏苡内酯、薏苡酯和三萜化合物。

2. 药理作用　本品具有抗癌、抗菌、抗病毒作用。

3. 毒性与不良反应　本品毒性很低，给小鼠按 0.5 g/kg 剂量连续灌胃 30 d 没有引起异常改变。

泽漆　Zeqi　《神农本草经》

为大戟科植物泽漆 *Euphorbia helioscopia* L. 的全草。主产于江苏、浙江等地。4～5 月开花时采收，晒干。

【药性】辛、苦，微寒；有毒。归大肠、小肠、肺经。

【功效】利水消肿，化痰止咳，散结。

【应用】

1. 水肿，腹水　本品苦寒下降，具有较强的利水退肿功效，适用于大腹水肿、面目四肢浮肿，单用有效，也可与白术、茯苓等药配合同用。

2. 瘰疬结核，肺热咳嗽，痰饮喘咳　本品有化痰散结作用，可治疗瘰疬结核，熬膏内服；如已溃破,行成瘘管,可用鲜草煎膏浸纱布塞入创口。用于肺热咳嗽,咯痰黄稠及痰饮喘咳等症,具有清热化痰、止咳平喘功效,可单用或配合鱼腥草、矮地茶、黄芩等同用。

此外,本品又能杀虫,用于癣疮,可用本品捣汁涂患处。

【用法用量】煎服,5～15 g;外用适量。

【使用注意】本品有毒,不宜过量或长期使用。脾胃虚寒者慎用。

【现代研究】

1. 化学成分　本品含槲皮素-5,3-二-D-半乳糖苷、泽漆皂苷、三萜、丁酸、泽漆醇、β-二氢岩藻甾醇、葡萄糖、果糖、麦芽糖等。

2. 药理作用　本品具有镇咳祛痰、抗肿瘤、镇痛、利尿和解热消炎作用。

3. 毒性与不良反应　本品给小鼠灌胃 125 g/kg 未致死。家兔灌服 10%～20%泽漆膏水制剂有刺激性。乳状汁液含刺激性树脂,接触局部可使皮肤发红甚至溃烂,能腐蚀赘疣。

冬瓜皮　Dongguapi　《开宝本草》

为葫芦科植物冬瓜 *Benincasa hispida*(Thunb.)Cogn. 的干燥外层果皮。全国大部分地区有产,均为栽培。夏末初秋果实成熟时采收。食用冬瓜时,洗净,削取外层果皮,晒干。

《中国药典》(2015 年版)规定:本品水分不得过 12.0%,总灰分不得过 12.0%。

【药性】甘,凉。归脾、小肠经。

【功效】利尿消肿,清热解暑。

【应用】

1. 水肿,小便不利　本品功能利尿消肿,有通利小便、排出水湿以消除肿胀之功,一般作利水辅助之品,常配合茯苓皮、泽泻、猪苓等药同用。

2. 暑热证　本品性凉,有清热解暑的作用。用于治夏日暑热口渴,小便短赤,如冬瓜皮、西瓜皮等量,煎水代茶饮(《四川中药志》)。若治暑湿证,可与生薏苡仁、滑石、扁豆花等同用。

【用法用量】煎服,9～30 g。

【使用注意】因营养不良而致之虚肿慎用。

【现代研究】

1. 化学成分　本品含挥发性成分、三萜类化合物、胆甾醇衍生物、维生素、微量元素等,其中挥发性成分包括 E-2-己烯醛、正己烯醛、甲酸正己醇酯、2,5-二甲基吡嗪、2,6-二甲基吡嗪;三萜化合物主要包括己酸异多花独尾草烯醇酯、黏霉烯醇、西米杜鹃醇、5,24-葫芦二烯醇。另外,还含有蜡类及树脂类物质、烟酸、胡萝卜素、葡萄糖、果糖、蔗糖、有机酸等。

2. 药理作用　本品有显著的利尿作用。

3. 毒性与不良反应　冬瓜皮色素每天按照 12.0 g/kg 剂量给小鼠每天灌胃 2 次,连续 3 d,小鼠无异常表现和死亡,LD_{50}>15 000 mg/kg,表明冬瓜皮色素基本无毒。

附　药

冬瓜子

葫芦科植物冬瓜的种子。味甘,性微寒,归脾、小肠经。功能利水消肿,清热化痰,消痈排脓。用于水肿胀满，小便不利，白浊带下，淋病，脚气，痰热咳嗽，肺痈肠痈。煎服，10～15g。

葫芦　Hulu　《日华子本草》

为葫芦科草本植物瓢瓜 *Lagenaria siceraria*（Molina）*stanl.* var. *depressa*（Ser.）Hara 的成熟干燥果皮。秋季采收。除去果瓤及种子，晒干。生用。

【药性】甘，平。归心、小肠经。

【功效】利水消肿。

【应用】

水肿腹水，脚气肿痛。本品功能渗湿利水，善能消除水肿，故适用于面目浮肿、大腹水肿等症，常与猪苓、茯苓、泽泻等药同用。还可以治疗晚期血吸虫病腹水的病症。

【用法用量】煎服，10～30 g。

【使用注意】脾胃虚寒者禁服。

【现代研究】

1. 化学成分　本品含有三萜类化合物（葫芦素 BE）、葡萄糖、戊聚糖、木质素等。

2. 药理作用　本品煎剂有显著的利尿作用。

3. 毒性与不良反应　服用葫芦素 BE 后，部分病例可引起腹部不适、恶心、轻度腹泻等胃肠道反应，少数病例可出现短暂口干、头昏。超大剂量使用时，可引起严重贫血、频繁呕吐、腹泻甚至呼吸、循环衰竭而死亡。但在治疗剂量内对血尿常规、肝肾功能和心电图均无影响。目前认为，葫芦素 BE 成人口服的有效安全剂量为每日 1.5～1.8 mg。在应用葫芦素 BE 的同时给予醋酸钠、葡萄糖维生素 C 可显著降低其毒副反应。

蝼蛄　Lougu　《神农本草经》

为蝼蛄科昆虫蝼蛄 *Gryllotalpa africana* Pal. De Beauvois 或华北蝼蛄 *Gryllotalpa wnispina* Saussure 的成虫全体。全国各地均产，后者主产于华北，前者主产于江苏、广东、福建。夏秋间捕捉。用开水烫死，干燥。生用。

【性能】咸，寒；有小毒。归膀胱、大肠、小肠经。

【功效】利水消肿。

【应用】

水肿腹水，小便不利　本品有较强的利水消肿作用，故适用于大腹水肿、小便不利等实症，可与大戟、芫花等配伍。如用治尿闭，可用蝼蛄焙焦，趁热研碎，用黄酒或开水调服。

【用法用量】煎服，6～9g；或研末服。

【使用注意】体虚者及孕妇不宜用。

【现代研究】

1. 化学成分　本品主要含 17 种氨基酸，其中含谷氨酸最多，其次是丙氨酸、亮氨酸、天冬氨酸。

2. 药理作用　本品有利尿作用。

3. 毒性与不良反应　蝼蛄粉末长期喂饲家兔与小鼠，未见中毒现象。

玉米须　Yumixu　《滇南本草》

为禾本科植物玉蜀黍 Zea mays L. 的花柱及柱头。玉米上浆时即可采收,但常在秋后剥取玉米时收集,除去杂质,鲜用或晒干生用。

【药性】甘、淡,平。归膀胱、肾、肝经。

【功效】利水消肿,通淋、退黄。

【应用】

水肿,小便不利,湿热黄疸　本品甘淡而平,功能利水渗湿消肿,用于水肿、小便不利,可配合冬瓜皮、赤小豆等同用;本品又能使肝胆湿热从小便出,以利胆退黄,用治湿热黄疸症,可配茵陈、平地木等同用。

本品近年来常用于糖尿病、高血压、肝炎、胆道结石、鼻炎及哮喘等病症。

【用法用量】煎服,15～30 g。

【现代研究】

1. 化学成分　本品含脂肪油、挥发油、树脂、树胶样物质、苦味糖苷、皂苷、生物碱等。此外,还含有隐黄素、维生素 C、泛酸、肌醇、维生素 K、谷甾醇、豆甾醇、苹果酸、枸橼酸、酒石酸、草酸和大量的硝酸钾等。

2. 药理作用　本品有利尿、利胆、降血压、降血糖、止血和促进免疫功能等作用。

3. 毒性与不良反应　玉米须各种口服制剂几乎无毒,水煎剂对小鼠灌胃的最大耐受量大于 171 g/kg。水提取甲醇不溶部分(利尿成分)对家兔静脉注射的致死量为 250 mg/kg,最适静注利尿剂量对心脏、呼吸、末梢血管及肠肌几乎没有影响。

第二节　利尿通淋药

本类药物大多味苦性寒,以通淋泄浊为主要功效,主要用于各种湿热淋证,如小便短赤、淋涩疼痛、尿频尿急、小便混浊、热淋、血淋、石淋、膏淋等。

车前子　Cheqianzi　《神农本草经》

为车前科植物车前 Plantago asiatica L. 或平车前 P. depressa Willd. 的干燥成熟种子。主产江西、河南等地。夏、秋两季种子成熟时采收果穗,晒干,搓出种子,除去杂质。以粒大、均匀饱满、色棕红者为佳。

《中国药典》(2015 年版)规定:本品水分不得过 12.0%,总灰分不得过 6.0%,酸不溶性灰分不得过 2.0%。饮片水分不得过 10.0%,总灰分不得过 9.0%,酸不溶性灰分不得过 3.0%。

【药性】甘,寒。归肾、肝、肺经。

【功效】利水通淋,渗湿止泻,清肝明目,清肺化痰。

【应用】

1. 小便不利,淋沥涩痛,水肿　本品甘寒清热,质沉下行,性专降泄,具有良好的通利小便、渗湿泄热功效,用于湿热下注、小便淋沥涩痛等症,常与木通、滑石等配伍应用。对于水肿、小便不利等症,也具有显著功效。如肾虚水肿,可配熟地、肉桂、附子、牛膝等同用。

2. 湿热泄泻 本品能利水湿,分清浊而止泻,利小便以实大便。故用治湿盛于大肠而小便不利之水泻,可单用本品研末,米饮送服,或与白术、茯苓、泽泻等同用。

3. 肝热目赤肿痛 本品清肝热而明目,不论虚实,都可配用,如肝火上炎所致的目赤肿痛者,可与菊花、决明子、青箱子等同用;如肝肾不足所致的眼目昏花、迎风流泪,可与熟地、菟丝子等同用。

4. 肺热咳嗽痰多 本品入肺经,可清肺降火、化痰止咳。用治肺热咳嗽痰多,多与瓜蒌、贝母、枇杷叶等清肺化痰药同用。

近代临床单用本品泡茶饮,治疗高血压有效。

【用法用量】包煎,5~10 g。

【使用注意】无湿热者及孕妇忌用。

【现代研究】

1. 化学成分 含车前黏多糖、车前子酸、胆碱、腺嘌呤、琥珀酸、树脂、桃叶珊瑚苷及油脂等。

2. 药理作用 本品有利尿、祛痰、镇咳、平喘、抗病原微生物、调节胃肠道功能、抗炎、降血压作用。

3. 毒性与不良反应 车前子煎剂小鼠静脉给药的 LD_{50} 为 7.98 g/kg。

附 药

车前草

为车前科植物车前的全草,性味、功效与车前子相似。本品有清热解毒及止血作用,可用于目赤肿痛,热毒疮肿,湿热腹泻,热痢以及血热出血。煎服,9~30g。

木通 Mutong 《神农本草经》

为木通科植物木通 *Akebia quinata*(Thunb.)Decne.、三叶木通 *Akebia trifoliata*(Thunb.)Koidz. 或白木通 Akebia *trifoliata*(Thunb.)Koidz. var. *australis*(Diels)*Rehd.* 的干燥藤茎。白木通主产于西南地区;三叶木通主产于河北、山西、山东等地;木通主产于陕西、山东、安徽等地。秋季采收,截取茎部,除去细枝,阴干,切片,生用。

按《中国药典》(2015 年版)规定:本品水分不得过 10.0%,总灰分不得过 6.5%。

【药性】苦,寒。归心、小肠、膀胱经。

【功效】利尿通淋,清心除烦,通经下乳。

【应用】

1. 小便不利,淋沥涩痛,水肿,脚气 本品寒能清热,苦能泄降,功能利水通淋,为治湿热下注、淋沥涩痛要药,常与车前子、滑石等同用。且利尿力强,对小便不利、水肿、脚气等也常恃为要药,可配桑白皮、猪苓等同用。

2. 心烦不眠,口舌生疮 本品性味苦寒,能入心经,且能利通小便,导热下行而降心火,故可用于心火上炎、心烦尿赤、口舌生疮等症,常与生地、竹叶、甘草同用。

3. 产后乳汁不通或乳少 本品能通经下乳,可用于产后乳汁稀少,常与王不留行、穿山甲等配伍。

4. 湿热痹痛　本品能通经、渗湿,以治湿热痹痛、关节不利之症,常与薏苡仁、桑枝、忍冬藤等配伍应用。

【用法用量】煎服,3~6 g。

【使用注意】脾胃虚寒者慎用。孕妇忌用。

【现代研究】

1. 化学成分　木通茎枝含木通苷,木通苷水解可得常春藤皂苷元、齐墩果酸、葡萄糖、鼠李糖,此外,木通含钾 0.254%。

2. 药理作用　本品有利尿,镇痛,兴奋心脏,抑菌,抗肿瘤作用。

3. 毒性与不良反应　其毒性可分为急性损伤型和慢性损伤型两类,主要是对肾小管和间质的严重损害,以及对肾小球的轻度损伤。中毒时可引起急性肾小管损伤(ATD)、慢性小管间质性肾炎(CIN)等,临床表现大多为急性肾功能衰竭(ARF)或由急性病变转变为慢性肾功能不全。中毒早期有明显的消化道不适症状,浮肿,夜尿增多,肾功能急剧下降,偶伴有贫血,轻度血压升高,糖尿,蛋白尿等;与急性损伤型不同,慢性损伤型的临床特点以慢性肾功能衰竭的症状为主。

附　药

川木通

为毛茛科常绿攀援性灌木小木通 *Clematis armandii* Franch. 及同属绣球藤 *Clematis Montana* Buch.-Ham. Ex DC. 的干燥藤茎。苦,寒。归心、小肠、膀胱经。利尿通淋,泄热,通经下乳。用于淋证,水肿,心烦尿赤,口舌生疮,经闭乳少,湿热痹痛。煎服,3~6 g。

关木通

为马兜铃科藤本植物东北马兜铃 *Aristolochiae manshuriensis* Kom. 的干燥藤茎。苦,寒。归膀胱、心、小肠经。利尿通淋,通经下乳。煎服,3~6 g。因含有马兜铃酸,会导致严重的肾毒性,故用量不宜过大,现临床少用。

滑石　Huashi　《神农本草经》

为硅酸盐类矿物滑石族滑石,主含含水硅酸镁$[Mg_3[Si_4O_{10}](OH)_2]$。主产于山东、江西、山西等地。全年可采。采挖后,除去泥沙和杂石,研粉或水飞用。以色白、滑润者为佳。

【药性】甘、淡,寒。归膀胱、肺、胃经。

【功效】利尿通淋,清热解暑;外用祛湿敛疮。

【应用】

1. 小便不利,淋沥涩痛,湿热泄泻　本品性寒滑利,寒能清热,滑能利窍,为清热利水通淋常用之品,用于小便不利、淋沥涩痛等症,可配车前子、木通等品。用于湿热引起的水泻,可配合茯苓、薏苡仁、车前子等同用。

2. 暑热烦渴,湿温胸闷　本品又能清暑、渗湿泄热,对暑热病症可配合生甘草、鲜藿香、鲜佩兰等同用。治湿温胸闷、小便短赤,可配合生苡仁、通草、竹叶等同用。

3. 湿疹、痱子　外用能清热祛湿敛疮,治湿疹、痱子等,可配石膏、炉甘石、枯矾等同用。

【用法用量】包煎，10～20 g，先煎；外用适量。

【使用注意】脾虚气弱、热病伤津、精滑及孕妇忌用。

【现代研究】

1. 化学成分　本品为 $Mg_3[Si_4O_{10}] \cdot (OH)_2$ 的层状结构硅酸盐矿物。

2. 药理作用　本品有吸附和收敛作用，内服有保护肠壁，外用有保护创面、吸收分泌物、促进结痂的作用。

3. 毒性与不良反应　对腹部、直肠、阴道等可引起肉芽肿。

萆薢　Bixie　《神农本草经》

为薯蓣科植物粉背薯蓣 *Dioscorea hypoglauca* Palibin. 和绵萆薢 *Dioscorea septemloba* Thunb. 或福州薯蓣 *Dioscorea futschawensis* Uline ex R. Kunth 的干燥根茎。前者称为粉萆薢；后者称为绵萆薢。主产于安徽、浙江、江西等地。秋、冬两季采挖，除去须根，洗净，切片，晒干。以片大而薄、切面黄白色者为佳。

按《中国药典》(2010 年版一部)规定：本品水分不得过 11.0％，总灰分不得过 3.0％。

【药性】苦，平。归肝、胃、膀胱经。

【功效】利湿浊，祛风湿。

【应用】

1. 膏淋，白浊，湿盛带下　本品能利湿而分清去浊，为治小便混浊，或如米泔之膏淋要药。常与乌药、益智仁、石菖蒲同用，如萆薢分清饮(《医学心悟》)。本品可用治妇女白带属湿盛者，配茯苓、石菖蒲。

2. 风湿痹痛，腰膝酸痛　本品能祛风湿而舒筋通络，故可用于风湿痹痛等症，如寒湿痹痛，可与附子、桂枝等药配伍；湿热痹痛，可与桑枝、秦艽、生苡仁等配伍。

【用法用量】煎服，10～15 g。

【使用注意】肾阴亏虚遗精滑泄者慎用。

【现代研究】

1. 化学成分　本品含薯蓣皂苷、纤细薯蓣皂苷，另含有原薯蓣皂苷、原纤细薯蓣皂苷及甲基原纤细薯蓣皂苷。

2. 药理作用　本品有杀虫、抗真菌作用。

海金沙　Haijinsha　《嘉佑本草》

为海金沙科植物海金沙 *Lygodium japonicum*(Thunb.) Sw. 的干燥成熟孢子。主产广东、浙江、湖南。秋季孢子未脱落时采割藤叶，晒干，搓揉或打下孢子，除去藤叶。

按《中国药典》(2015 年版)规定：本品总灰分不得过 16.0％。

【药性】甘、咸，寒。归膀胱、小肠经。

【功效】清利湿热，通淋止痛。

【应用】

1. 热淋，血淋，石淋，膏淋　本品其性下降，善清小肠、膀胱湿热，功专利尿通淋止痛，尤善止尿道疼痛，为治诸淋涩痛之要药。

2. 小便不利,水肿　本品又能利水消肿,尤以湿热肿满为宜。多与泽泻、猪苓、防己、木通等配伍。

【用法用量】包煎,6～10 g。

【使用注意】肾阴亏虚者慎服。

【现代研究】

1. 化学成分　孢子含海金沙素和脂肪油,其主要脂肪酸为棕榈酸、油酸、亚油酸和肉豆蔻酸等,还含反式-对-香豆酸和咖啡酸等利胆成分。

2. 药理作用　本品有抗菌、利尿、抗感染作用。

瞿麦　Qumai　《神农本草经》

为石竹科植物瞿麦 *Dianthus superbus* L. 或石竹 *Dianthus chinensis* L. 的干燥地上部分。主产江苏、浙江等省,亦有栽培。夏、秋两季花果期采割,除去杂质,干燥。以色青绿、花未开放者为佳。

按《中国药典》(2015 年版)规定:本品水分不得过 12.0%,总灰分不得过 10.0%。

【药性】苦,寒。归心、小肠经。

【功效】利尿通淋,活血通经。

【应用】

1. 热淋,血淋,石淋　本品苦寒泄降,能清心与小肠火,导热下行,而有利尿通淋之功,为治淋要药。尤以热淋、血淋最为适宜。

2. 瘀血经闭　本品能活血通经,用于血热瘀阻之经闭或月经不调,常与桃仁、红花、丹参等同用。

【用法用量】煎服,9～15 g。

【使用注意】本品苦寒通利,孕妇忌用。妇女经期慎用。

【现代研究】

1. 化学成分　本品含皂苷、维生素甲类物质及少量生物碱;花含挥发油。

2. 药理作用　本品有利尿、兴奋肠管、抑制心脏、降血压和抑菌作用。

石韦　Shiwei　《神农本草经》

为水龙骨科植物庐山石韦 *Pyrrosia sheareri*(Bak.)Ching、石韦 *Pyrrosia lingua*(Thunb.)Farwell 和有柄石韦 *Pyrrosia petiolosa*(Christ.)Ching 等的干燥叶。主产于安徽、浙江、福建等地。全年均可采收,除去根茎和根,晒干或阴干。以叶厚、完整者为佳。

按《中国药典》(2015 年版)规定:本品水分不得过 13.0%,总灰分不得过 7.0%,杂质不得过 3.0%。

【药性】甘、苦,微寒。归肺、膀胱经。

【功效】利尿通淋,清肺止咳,凉血止血。

【应用】

1. 热淋,石淋,血淋,水肿　本品为清热利尿通淋常用药,用于湿热淋证,配金钱草、海金砂。

2. 肺热咳喘　本品能清肺热,止咳平喘,以石韦、槟榔等分为末,姜汤送服,如石韦散(《证治汇补》)。

3. 血热崩漏,吐血,衄血　本品寒凉,入血分又能凉血止血,故亦可用于血热出血证。可配侧柏叶、栀子、丹参等。治肺痨咯血可单用石韦煎服。

【用法用量】煎服,6～12 g。

【使用注意】阴虚及无湿热者忌服。

【现代研究】

1. 化学成分　本品主要含有挥发性成分、皂苷类、延胡索酸、咖啡酸、绿原酸、原儿茶醛、香草酸等。其中挥发性成分有 1-己醇、己醛、邻苯二甲酸二乙酯、正壬醛、十六酸、(Z,Z)-9,12-十八碳二烯酸。皂苷类成分有芒果苷、异芒果苷。此外,本品还含有微量元素。

2. 药理作用　本品有抗泌尿系统结石、祛痰、镇咳、升高白细胞、抗菌、抗病毒、提高非特异性免疫功能等作用。

3. 毒性与不良反应　庐山石韦水煎液给小鼠灌胃的 LD_{50} 为 90 g/kg,异芒果素为 4.65 g/kg。

地肤子　Difuzi　《神农本草经》

为藜科植物地肤 *Kochia scoparia*(L.)Schrad. 的干燥成熟果实。主产河北、山西、山东等地。秋季果实成熟时采收植株,晒干,打下果实,除去杂质。以色灰绿、饱满、无枝叶杂质者为佳。

按《中国药典》(2015 年版)规定:本品水分不得过 14.0%,总灰分不得过 10.0%,酸不溶性灰分不得过 3.0%。

【药性】辛、苦,寒。归肾、膀胱经。

【功效】清热利湿,祛风止痒。

【应用】

1. 淋证　本品苦寒降泄,能清利下焦湿热,故用于膀胱湿热,小便不利。淋沥涩痛之证,常与木通、瞿麦、冬葵子等同用,如地肤子汤(《千金要方》)。

2. 皮肤风疹,湿疮,周身瘙痒　常与白鲜皮、蛇床子、蝉蜕、黄柏等同用。若下焦湿热,外阴湿痒者,可与苦参、龙胆草、白矾等煎汤外洗患处。

【用法用量】煎服,9～15 g;外用适量,煎汤熏洗。

【使用注意】内无湿热、小便过多者禁服。

【现代研究】

1. 化学成分　果实主含三萜皂苷,主要有齐墩果酸、3-O-[β-D-吡喃木糖(1→3)β-D-吡喃葡萄糖醛酸基]-齐墩果酸、3-O-[β-D-吡喃木糖(1→3)β-D-吡喃葡萄糖醛酸甲酯基]-齐墩果酸、3-O-[β-D-吡喃木糖(1→3)β-D-吡喃葡萄糖醛酸基]-齐墩果酸-28-O(β-D-吡喃葡萄糖)酯苷。此外,还含有正三十烷醇、饱和脂肪酸混合物以及黄酮类化合物。

2. 药理作用　本品有抑菌、抗过敏和利尿作用,但利尿作用不明显。

灯心草　Dengxincao　《开宝本草》

为灯心草科植物灯心草 *Juncus effusus* L. 的干燥茎髓。主产江苏、四川、云南。夏末至秋季割取茎,晒干,取茎髓。以条长、粗壮、色白、有弹性者为佳。

按《中国药典》(2015 年版)规定:本品水分不得过 11.0%,总灰分不得过 5.0%。

【药性】甘、淡,微寒。归心、肺、小肠经。

【功效】清心火,利小便。

【应用】

1. 小便短赤,热淋涩痛　常与木通、栀子、滑石、甘草同用。

2. 心烦不眠　本品能引心经之热下行,由小便排出,用于小儿心经有热的烦躁不宁、夜啼、惊痫、小便赤痛,可单用煎服,或与蝉蜕、竹叶、钩藤等配用。

【用法用量】煎服,1～3 g。

【使用注意】不宜用于虚寒证。

【现代研究】

1. 化学成分　髓含阿拉伯聚糖、木聚糖、甲基戊聚糖,还含有鞣酐、木犀草苷和纤维、脂肪油、蛋白质等。

2. 药理作用　本品有利尿、止血作用。

通草　Tongcao　《本草拾遗》

为五加科植物通脱木 *Tetrapanax papyrifer* (Hook.) K. Koch 的干燥茎髓。主产四川、云南、贵州等地。秋季割取茎,截成段,趁鲜取出髓部,理直,晒干,切片。以条粗、色白泽、有弹性者为佳。

按《中国药典》(2015 年版)规定:本品水分不得过 16.0%,总灰分不得过 8.0%。

【药性】甘、淡,微寒。归肺、胃经。

【功效】清热利尿,通气下乳。

【应用】

1. 小便短赤,湿温　本品淡渗利水,性寒清热,功能清热利水渗湿,可用于湿热内蕴,小便短赤或淋沥涩痛之症,但气味俱薄,作用缓弱,可配木通、滑石等同用。用治湿温病证,可配薏苡仁、蔻仁、竹叶等同用。

2. 产后乳汁不多　本品通气上达而行乳汁,常与猪蹄、穿山甲、川芎配伍。

【用法用量】煎服,3～5 g。

【使用注意】孕妇慎用。

【现代研究】

1. 化学成分　本品主含糖醛酸、脂肪、蛋白质、多糖等及肌醇,此外还含多聚戊糖、多聚甲基戊糖以及阿拉伯糖、乳糖、半乳糖醛酸等。

2. 药理作用　本品有利尿、促进脂肪代谢、降血脂、维持肠道菌平衡、促进钙吸收和促进乳汁分泌的作用。

3. 毒性与不良反应　大量饲喂通草,可使幼年大鼠产生白内障,使人出现恶心、呕吐、上腹部疼痛,还能引起肝脏中甘油三酯的合成增多,导致甘油三酯血症,使血中胆固醇不同程度升高。

萹蓄　Bianxu　《神农本草经》

为蓼科植物萹蓄 *Polygonum aviculare* L. 的干燥地上部分。全国各地均产,夏季茎叶茂盛时采收,除去根及杂质,晒干。生用。以质嫩、叶多、色灰绿者为佳。

按《中国药典》(2015 年版)规定:本品水分不得过 12.0%,总灰分不得过 14.0%,酸不溶性灰分不得过 4.0%。

【药性】苦,微寒。归膀胱经。

【功效】利尿通淋,杀虫,止痒。

【应用】

1. 热淋 本品苦行下降,能清利膀胱湿热而利水通淋,故适用于湿热下注、热淋涩痛等症,可与瞿麦、滑石、木通等同用。

2. 皮肤湿疹,阴痒,蛔虫病 本品又有杀虫止痒作用,用于皮肤湿疹、阴痒等症,以本品煎汤外洗。治胆道蛔虫症,可用萹蓄和醋,加水煎服。

【用法用量】煎服,9～15 g;外用适量,煎洗患处。

【使用注意】本品有缓通大便作用,故脾虚便溏者慎用。

【现代研究】

1. 化学成分 本品含萹蓄苷、槲皮苷、d-儿茶精、没食子酸、咖啡酸、草酸、硅酸、绿原酸、p-香豆酸、葡萄糖、果糖及蔗糖等。

2. 药理作用 本品有利尿、降压、止血、抗菌、利胆作用。

3. 毒性与不良反应 萹蓄作为牧草可使马、羊产生皮炎及胃肠紊乱,鸽对本品的毒性作用最敏感。猫、兔口服浸剂(10%～20%)或煎剂(1∶40)的最小致死量为 20 mL/kg,静脉注射水提取物(1∶50)则为 2 mL/kg。猫和兔口服浸剂(10%～20%)或煎剂(1∶40)的最小致死量为 20 mg/kg,静脉注射水提取物(1∶50)则为 3 mL/kg。

冬葵子　　Dongkuizi　《神农本草经》

为锦葵科植物冬葵 *Malva verticillata* L. 的干燥成熟果实。夏、秋两季果实成熟时采收,除去杂质,阴干。

按《中国药典》(2015 年版)规定:本品水分不得过 10.0%,总灰分不得过 11.0%。

【药性】甘、涩,凉。归大肠、小肠、膀胱经。

【功效】清热利尿,消肿。

【应用】

1. 小便不利,淋沥涩痛,水肿 本品功能利水通淋,用治小便淋沥涩痛,常与车前子、海金沙等同用。又能利水通淋,用治水肿,常与茯苓等药配合同用。

2. 乳房胀痛,乳汁不下 本品具有通乳消肿之功,与木通、通草相似,故治产妇乳汁不下、乳房胀痛等症,常与木通、通草同用。

本品还有润肠的作用,也可治疗大便干燥的病症。

【用法用量】煎服,3～9 g。

【使用注意】本品甘寒滑利,故脾虚便溏及孕妇慎用。

【现代研究】

1. 化学成分 本品含蛋白质、淀粉、亚油酸、麦芽糖、单糖及蔗糖。

2. 药理作用 本品有利尿、止血和免疫增强作用。

第三节　利湿退黄药

本类药物以清热利湿、利胆退黄为主要功效，主要用于湿热黄疸证。如热邪偏盛，常与清热解毒药配伍。如热结腑实，可与泻下药配伍。湿邪偏盛，郁阻气机者，常与芳香化湿或燥湿行气药配伍。若湿从寒化发为阴黄者，则应与温里祛寒药配伍。至于瘀血发黄之证，则应以活血祛瘀为主。

茵陈　Yinchen　《神农本草经》

为菊科植物滨蒿 *Artemisia scoparia* Waldst. et Kit. 或茵陈蒿 *Artemisia capillaris* Thunb. 的干燥地上部分。主产于江西、江苏、安徽等地。春季幼苗高 6～10 cm 时采收或秋季花蕾长成至花初开时采割，除去杂质和老茎，晒干。春季采收的习称"绵茵陈"，秋季采割的称"花茵陈"。以质嫩、绵软、色灰白、香气浓者为佳。

按《中国药典》(2015 年版)规定：本品水分不得过 12.0%。

【药性】苦、辛，微寒。归脾、胃、肝经。

【功效】清利湿热，利胆退黄。

【应用】

1. 黄疸　本品味苦，能泄、下降；寒能清热；善清利肝胆湿热，使之从小便排除，故为治黄疸要药。治湿热黄疸，小便短赤之证，常与栀子、黄柏、大黄同用，如茵陈蒿汤（《伤寒论》）。若黄疸湿重于热者，可与茯苓、猪苓同用，如茵陈五苓散（《金匮要略》）。若脾胃寒湿郁滞，阳气不得宣运之阴黄，多与附子、干姜等配伍，如茵陈四逆汤（《卫生宝鉴·补遗》）。

2. 湿温，湿疮，湿疹瘙痒　本品有清热利湿之功，故也可用于湿疮瘙痒，可与黄柏、苦参、蛇床子等同用。也可外用，即煎汤外洗。

【用法用量】煎服，6～15 g；外用适量，煎汤熏洗。

【使用注意】对脾胃虚弱，气血不足的萎黄，一般不宜应用。

【现代研究】

1. 化学成分　本品主要含挥发油、蒿属香豆素、黄酮类、色原酮类、香豆酸及其他有机酸类等。其中挥发油主要包括百里酚、反式-石竹烯、β-金合欢烯、β-香叶烯、1,8-桉叶素、侧柏酮、乙酸龙牛儿酯、荜澄茄烯、丁香油酚、α-蒎烯、β-蒎烯、冰草烯等。香豆素类主要包括 6,7-二甲基香豆素、东莨菪内酯、6-羟基-7-甲氧基香豆素、茵陈炔内酯等。黄酮类主要包括茵陈黄酮、异茵陈黄酮、蓟黄素等。色原酮类包括茵陈色原酮、7-甲基茵陈色原酮、4′-甲基茵陈色原酮和 6-去甲氧基-4′-甲基茵陈色原酮。香豆酸及其他有机酸类包括茵陈香豆酸 A、B 和绿原酸。此外，还含有脂肪油、4-羟基苯乙酮、胆碱、水杨酸等。

2. 药理作用　本品有利胆、抗氧化、保肝、扩张血管、抗菌、抗病毒、抗肿瘤、降血脂、降血糖、降血压、提高机体免疫功能、胃平滑肌兴奋、钙通道阻滞、利尿、平喘、解热镇痛消炎、抗艾滋病等作用。

3. 毒性与不良反应　茵陈二炔酮给小鼠灌胃的 LD_{50} 为 6.98 mg/kg，6,7-二甲氧基香豆素给小鼠灌胃的 LD_{50} 为 497.6 mg/kg，30～50 mg/kg 静脉注射 6,7-二甲氧基香豆素，可使部分猫、兔心电图出现一过性房室传导阻滞及室内传导阻滞。对羟基苯乙酮小鼠腹腔注射的 LD_{50} 为 0.5 g/kg,灌胃给药的 LD_{50} 为 2.2 g/kg,为其利胆作用的 10 倍以上。

临床应用茵陈至 30 g 不会引起不良反应。但曾报道日服茵陈 24 g,连服 30 d,21 例中有 7 例出现头昏、恶心,上腹饱胀与灼热感,多在服药第 1 天内出现,以后反应逐渐减轻或消失。另外,还有 2 例轻度腹泻,1 例出现短暂心慌。亦有报告两例女性成人分别在服茵陈大枣汤(茵陈 60 g,大枣 18 枚,水煎,早晚各 1 次)的第 1 天和第 4 天发生心律紊乱及阿-斯综合征,经及时抢救脱险。

金钱草　　Jinqiancao　《本草纲目拾遗》

为报春花科植物过路黄 *Lysimachia christinae* Hance 的干燥全草。主产于江苏、广东、四川等地。夏、秋两季采收,除去杂质,晒干。以叶大、色绿者为佳。

按《中国药典》(2015 年版)规定:本品水分不得过 13.0%,总灰分不得过 13.0%,酸不溶性灰分不得过 5.0%,杂质不得过 8.0%。

【药性】甘、咸,微寒。归肝、胆、肾经。

【功效】利湿退黄,利尿通淋,解毒消肿。

【应用】

1. 热淋,石淋　本品能利水通淋,排除结石,为治疗泌尿系结石要药,可单独大剂量煎汤代茶饮;或配伍海金沙、鸡内金等同用。

2. 湿热黄疸,肝胆结石　本品能清肝胆湿热,退黄疸。可与茵陈蒿、栀子等同用。本品也可用于肝、胆结石证。

3. 热毒疮肿,毒蛇咬伤　可用鲜草捣汁饮,以渣外敷。

【用法用量】煎服,15～60 g;外用适量。

【使用注意】凡阴疽诸毒、脾虚泄泻者,忌捣汁生服。

【现代研究】

1. 化学成分　本品含黄酮类,主要包括山奈素、槲皮素、山奈酚-3-O-葡萄糖苷、槲皮素-3-O-葡萄糖苷。此外,还含有酚性成分对-羟基苯甲酸、甾醇、氨基酸、鞣质、挥发油及胆碱等。

2. 药理作用　本品有利胆、利尿排石、增加冠脉和肾血流量、抗菌作用。

3. 毒性与不良反应　本品毒性低,煎剂给大鼠灌胃 20 g/kg,连续 6 d,未见死亡;犬一次灌胃 100 g,对血压没有明显影响。10 例胆石症患者口服四川大金钱草每日 150～250 g 长达半年以上无任何副作用。1 例长达 318 d 亦未见毒性。1 例输尿管结石患者,每日 500 g 连服 7 d 无不良反应。

地耳草　　Diercao　《植物名实图考》

为金丝桃科植物地耳草 *Hypericum japonicum* Thunb. 的全草。夏、秋两季采收,去杂质,干燥,切段生用。

【药性】苦、甘,凉。入肝、胆、大肠经。

【功效】清热利湿,解毒消肿,散瘀止痛。

【应用】

1. 湿热黄疸　本品能入肝胆，功能清热利湿，用治湿热黄疸，具有良好疗效，可配合茵陈、金钱草等同用。

2. 疮疡肿痛，毒蛇咬伤　本品有清热解毒作用，治疗疮疖肿毒或毒蛇咬伤，可用鲜草煎服，另用鲜草适量，洗净，捣烂外敷。

3. 跌打损伤　本品又能活血消肿，用治跌打损伤，除煎汤内服外，还可用鲜草适量，捣烂外敷。

【用法用量】煎服，或捣汁，25～50 g（鲜品 50～100 g，大剂量可达 150～200 g）；外用捣敷或煎水洗。

【使用注意】孕妇慎用。

【现代研究】

1. 化学成分　本品主要含黄酮类、间苯三酚衍生物，其中黄酮类包括槲皮素、槲皮苷、异槲皮苷及槲皮素-7-鼠李糖苷。间苯三酚衍生物包括田基黄灵素、田基黄棱素 A～D、绵马酸、田基黄绵马素 A～C、白绵马素 iBiB、田基黄灵素 G 等。

2. 药理作用　本品有保肝、抗菌、抑制血小板活化因子诱导的低血压等作用。此外，槲皮素能显著增强小鼠迟发性超敏反应，对机体细胞免疫机能有正向调节作用；具有一定镇痛作用，能明显提高动物的痛阈，以及具有扩张冠状动脉，降低毛细血管通透性和脆性等多种药理作用。

3. 毒性与不良反应　小鼠灌服浸膏 10～100 g/kg，每天早晚各 1 次，连服 16 d 未见毒性反应。

虎杖　Huzhang　《名医别录》

为蓼科植物虎杖 *Polygonum cuspidatum* Sieb. et Zucc. 的干燥根茎和根。春、秋两季采挖，除去须根，洗净，趁鲜切短段或厚片，晒干。以粗壮、坚实、断面色黄者为佳。

按《中国药典》(2015 年版)规定：本品水分不得过 12.0%，总灰分不得过 5.0%，酸不溶性灰分不得过 1.0%。

【药性】微苦，微寒。归肝、胆、肺经。

【功效】利湿退黄，清热解毒，散瘀止痛，止咳化痰。

【应用】

1. 湿热黄疸，淋浊，带下　治疗湿热黄疸，可单用，或配伍茵陈、黄柏、栀子等。治疗热淋，可单用，或配伍木通、车前子等，治疗湿热带下，可配伍萆薢、黄柏等。

2. 痈肿疮毒，水火烫伤　治疗痈疮肿毒，可用虎杖根烧灰贴敷患处，或煎汤洗患处。治疗烧烫伤，单用研末香油调敷，或配地榆、冰片研末敷患处。

3. 经闭，跌扑损伤，风湿痹痛　治瘀血经闭、痛经，配伍红花、桃仁、延胡索同用。治疗跌打损伤，配当归、乳香、没药等。治疗风湿痹痛，配桂枝、防风等同用。

4. 肺热咳嗽，热结便秘　治疗肺热咳嗽可单用煎服，或配贝母、枇杷叶等同用。还能泄热通便，治热结便秘。

【用法用量】9～15 g；外用适量，制成煎液或油膏涂敷。

【使用注意】孕妇慎用，便溏者慎服。

【现代研究】

1. 化学成分 本品含蒽醌类、萘醌类、二苯乙烯类、黄酮类、香豆素类化学成分。其中蒽醌类主要包括大黄素、大黄酚、大黄酸、大黄素-6-甲醚、大黄素-8-甲醚、大黄素甲醚-8-O-β-D-葡萄糖苷、大黄素-8-O-β-D-葡萄糖苷、6-羟基芦荟大黄素、6-羟基芦荟大黄素-8-甲醚、大黄素-8-O-D-吡喃葡萄糖苷、大黄素甲醚-1-O-β-D-葡萄糖苷、大黄素-1-O-β-D-葡萄糖苷;萘醌类主要包括 7-乙酰基-2-甲氧基-6-甲基-8-羟基-1,4-萘醌、2-甲氧基-6-乙酰基-7-甲基胡桃醌;二苯乙烯类主要包括白藜芦醇、白藜芦醇苷、白藜芦醇-4'-O-葡萄糖苷;黄酮类主要包括槲皮素、槲皮素-3-阿拉伯糖苷、槲皮素-3-鼠李糖苷、槲皮素-3-葡萄糖、槲皮素-3-半乳糖苷、木犀草素-7-葡萄糖苷及芹菜黄素、槲皮素-3-O-木糖苷、槲皮素-3-O-α-L-阿拉伯糖苷、芦丁;香豆素类主要包括 7-羟基-4-甲氧基-5-甲基香豆素。此外,本品还含有多糖和氨基酸类成分。

2. 药理作用 本品有扩张血管平滑肌,改善微循环,抗血栓,强心,抗休克,降血脂,保肝,利胆,抗菌,抗病毒,抗肿瘤,抗氧化,降血糖,利尿,镇静等作用。

3. 毒性与不良反应 给小鼠灌胃虎杖蒽醌衍生物 9 g/kg,观察 1 周未见死亡。小鼠腹腔注射虎杖苷和白藜芦醇苷的 LD_{50} 分别为(1 363.9±199.4) mg/kg 和(1 000.0±57.3) mg/kg,腹腔注射白藜芦醇苷 50、150 及 170 mg/kg,连续 42 d,各组部分大鼠均有不同程度的肝细胞坏死和腹膜炎症以及骨髓脂肪增生,大剂量组还引起白细胞减少。

垂盆草   Chuipencao   《本草纲目拾遗》

为景天科植物垂盆草 *Sedum sarmentosum* Bunge 的干燥全草。夏、秋两季采收,除去杂质,干燥,生用。以茎叶花齐全、叶倒披针形至矩圆形、色棕绿者为佳。

按《中国药典》(2015 年版)规定:本品水分不得过 13.0%,酸不溶性灰分不得过 6.0%。

【药性】甘、淡,凉。归肝、胆、小肠经。

【功效】利湿退黄,清热解毒。

【应用】

1. 湿热黄疸,小便不利 治疗湿热黄疸,小便不利,可配伍虎杖、金钱草同用。

2. 痈肿疮疡,咽痛,蛇伤,烧烫伤 治疗痈肿疮疡,可单用本品内服、外敷,或配伍野菊花、紫花地丁等。治疗热毒咽痛,可配伍山豆根同用。治疗毒蛇咬伤,可配伍半边莲、白花蛇舌草等。治疗烧烫伤,可鲜品捣汁外涂。

【用法用量】煎服,15～30 g。

【使用注意】脾胃虚寒者慎服。

【现代研究】

1. 化学成分 本品含有生物碱类、黄酮类、三萜类、甾醇类。其中生物碱类主要包括 N-甲基异石榴皮碱、二氢-N-甲基异石榴皮碱、N-甲基-2β-羟丙基哌啶等;黄酮类主要包括是苜蓿素、甘草素、异甘草素、木犀草素、柠檬素、木犀草素-7-葡萄糖苷、甘草苷、苜蓿苷、异甘草苷、异鼠李糖-7-葡萄糖苷、异鼠李糖-3,7-二葡萄糖苷、柠檬素-3-葡萄糖苷、柠檬素-3,7-二葡萄糖苷等;三萜类主要包括齐墩果烷-13(18)-烯-3-酮、3α-羟基-齐墩果烷-13(18)-烯-3-醇、3β-羟基-齐墩果烷 13(18)-烯-3-醇、18β-过氧氢-齐墩果烷-12(13)-烯-3-酮等。此外,本品还有 β-谷甾醇、垂盆草苷、氨基酸和无机元素等。

2. 药理作用 本品有保肝降酶、抗氧化、延缓衰老、免疫抑制、体外抗菌和雌激素样作用。

有效成分可能是垂盆草苷。

3. 毒性与不良反应　垂盆草水提物对于小鼠灌胃的 MTD 值为 206.892 g/(kg·d)。给犬灌服本品流浸膏（相当于 30 g/kg 生药），除有时出现腹泻、呕吐等现象外，其对血象、肝功能、血清蛋白等无明显影响，病理检查亦无明显变化。临床曾报道个别患者服用本品每日 250 g 煎服，有头痛、心慌反应。

鸡骨草　Jigucao　《岭南采药录》

为豆科植物广州相思子 *Abrus cantoniensis* Hance 的干燥全株。全年均可采挖，除去泥沙，干燥，生用。

按《中国药典》(2015 年版)规定：本品水分不得过 15.0%；总灰分不得过 7.5%。

【药性】甘、微苦，凉。归肝、胃经。

【功效】利湿退黄，清热解毒，舒肝止痛。

【应用】

1. 湿热黄疸　治疗湿热黄疸，可单独使用，或配茵陈、金钱草等。

2. 乳痈肿痛　治疗乳痈肿痛，单用鲜叶捣烂外敷。

3. 胁肋不舒，胃脘胀痛　治疗胁肋、胃脘胀痛，可配伍香附等同用。

【用法用量】煎服，15～30 g。

【使用注意】本品种子有毒，不能入药，用时必须把豆荚全部摘除。凡虚寒体弱者慎用。

【现代研究】

1. 化学成分　本品主要含生物碱类、三萜类、黄酮类、蒽醌类、甾醇类化合物。其中生物碱主要包括相思子碱等化合物；三萜类主要包括羽扇豆醇、白桦酸、齐墩果酸等化合物；黄酮类主要包括 7,3′,4′-三羟基-黄酮、大豆皂苷、槐花皂苷、去氢大豆皂苷等；蒽醌类主要包括大黄酚、大黄素甲醚等。甾醇类主要包括豆甾醇、β-谷甾醇等。

2. 药理作用　本品有护肝、利胆、抗菌、抗炎、增强免疫、清除自由基、调节平滑肌功能和提高耐力作用。

3. 毒性与不良反应　鸡骨草煎剂给小鼠腹腔注射 526 g/kg 或灌服 420 g/kg，3 d 内均不引起死亡。

（吉林农业大学　何忠梅）

第十二章　温里药

以温里祛寒为主要功效,用以治疗里寒证的药物,称为温里药。又称祛寒药。

温里药,性多温热,味多辛,主入脾、胃、肾、心经,兼入肝和肺经。辛能散行,温能祛寒,善走脏腑而能温里祛寒,用以治各种里寒证,尤以里寒实证为主。即《素问·至真要大论》所谓"寒者热之"、《神农本草经》的"疗寒以热药"之意。所谓里寒证包括两类:一类为寒邪内侵犯脾胃、肺、肝的实寒证;另一类为阴寒内盛,阳气衰弱的虚寒证。

本类药物由于归经不同,故温里之中亦有所不同,具有温中散寒、助阳回阳、温肺化饮、以及暖肝止痛等功效。如主入脾胃经者,能温中散寒,主用于寒邪内盛或脾阳不足所致的脘腹冷痛、呕吐泄泻等证;主入肾经者,能温肾助阳,主用于阳虚阴盛所致的阳痿宫冷、腰膝冷痛、夜尿频多、滑精遗尿等证;主入心经者,能温阳通脉,主用于心阳衰弱所致的心悸气短、胸痹心痛等证;主入肝经者,能暖肝散寒止痛,主用于寒犯肝经少腹痛、厥阴头痛、寒疝腹痛等证;主入肺经者,能温肺化饮,主用于寒邪犯肺所致的气喘咳嗽、吐痰清稀等证。

使用温里药时应根据不同证候,作适当的选择与相应的配伍。若寒邪内侵而有表证未解者,应适当配伍解表药,以表里双解;若外寒内侵,而表寒未解者,须与发散风寒药配伍;寒凝气滞者,常与行气药配伍,以温通气机;寒性凝滞,寒凝血瘀者,宜与活血祛瘀药配伍,以温通经脉;寒湿内阻者,宜与芳香化湿或苦温燥湿药配伍,以温散寒湿;寒性疼痛较甚者,当与止痛药配伍,以散寒止痛;寒为阴部,易伤阳气,虚寒相兼,可与补阳药配伍,以温阳散寒;若阳虚气脱者,须与大补元气药配伍,以补气回阳固脱。

本类药物多辛热燥烈,应用不当易于助火、伤津耗液,故凡实热证、阴虚火旺、失血、津伤液脱者及孕妇应忌用或慎用;夏季天气炎热或素体火旺者,剂量应酌减;而至于真热假寒之证,应当详细分辨,慎勿误用。

现代药理研究表明,温里药具有不同程度的镇静、镇痛、健胃、驱风、抗血栓形成、抗溃疡、抗腹泻、抗凝、抗血小板聚集、抗缺氧、扩张血管等作用,部分药物还有强心、抗休克、抗惊厥、调节胃肠运动、促进胆汁分泌等作用。

附子　Fuzi　《神农本草经》

为毛茛科植物乌头 *Aconitum carmichaelii* Debx 子根的加工品。主产于四川、湖北、湖南等地,以四川绵阳产者质佳。6 月下旬至 8 月上旬采挖,除去母根、须根及泥沙,习称"泥附子"。加工炮制为盐附子、黑附片(黑顺片)、白附片、淡附片、炮附片。

按《中国药典》(2015 年版)规定:本品水分不得过 15.0%。

【药性】辛、甘,大热;有毒。归心、肾、脾经。

【功效】回阳救逆,补火助阳,散寒止痛。

【应用】

1. 亡阳证　本品辛热燥烈,归心脾肾经,能上助心阳以通脉,中温脾阳而散寒,下补肾阳以益火,挽救散失的元阳,为回阳救逆的第一要药。治亡阳证,常与干姜、甘草等配伍,如四逆汤(《伤寒论》)。治泄泻厥脱而兼有气虚者,配伍人参益气固脱,如四逆加人参汤(《伤寒论》)。治阳衰气脱,大汗淋漓、气促喘急等证,常与大补元气的人参配伍,以回阳固脱,如参附汤(《重订严氏济生方》)。

2. 阳虚证　治肾阳不足证,常与地黄、山茱萸、山药等配伍,如肾气丸(《金匮要略》)。治小便清长,夜尿频多,遗尿者,常与肉桂、熟地、山茱萸等同用,如桂附八味丸(《金匮要略》)。治脾肾阳虚证,常与白术、茯苓等同用,如真武汤(《伤寒论》)。治心阳不足证,常与人参、桂枝等同用。治卫阳虚自汗出者,可与黄芪、桂枝同用。治脾胃阳虚之重证,常与党参、白术、干姜同用,如附子理中汤(《三因极一病证方论》)。

3. 寒痹证　寒湿阻络所致的周身关节疼痛等症,常与甘草、桂枝、白术等配伍,如甘草附子汤(《伤寒论》),如桂枝附子汤(《伤寒论》)。

【用法用量】3～15 g,先煎、久煎 0.5～1 h,至口尝无麻辣感为度。

【使用注意】本品辛热燥烈,阴虚阳盛者及孕妇忌用。反半夏、瓜蒌、贝母、白蔹、白及。若内服过量或炮制不当,可引起中毒。

【现代研究】

1. 化学成分　含乌头碱、新乌头碱、次乌头碱、新乌宁碱,乌胺等多种生物碱类,另含脂类、有机酸及微量元素等。

2. 药理作用　具有强心、抗心律失常、抗心肌缺血缺氧、抗休克、增强免疫功能、抗炎、镇痛、抗凝、抗血栓、抑制中枢以及局麻等作用。附子煎剂、水溶性部分等,对蛙、蟾蜍及温血动物心脏,不论是正常状态或处于衰竭状态均有明显的强心作用,熟附片强心作用较强,煎煮愈久,强心作用愈显著,毒性愈低,其强心作用与其所含消旋去甲基乌药碱有密切关系;其煎剂口服对大鼠甲醛性和蛋清性关节肿有明显的消炎作用;所含乌头碱、乌头原碱有镇痛和镇静作用;附子煎剂有抗心肌缺血缺氧的作用;附子水溶部分能对抗休克时内毒素对心肌的抑制及血压的急剧降低作用。附子正丁醇提取物,乙醇提取物及水提物对氯仿所致小鼠室颤有预防作用;生附子能引起大鼠血压下降及心率减缓。附子注射液可提高小鼠体液免疫功能及豚鼠血清补体含量。对垂体—肾上腺皮质系统有兴奋作用;有促进血凝的作用。所含去甲基乌药碱能明显降低肾血流量,并使尿中钠排泄减少。乌头、附子和乌头碱能刺激局部皮肤、黏膜和感觉神经末梢,先兴奋产生瘙痒与热感,继而麻醉,丧失知觉。附子能增强机体抗氧化能力,具有抗衰老作用。

3. 毒性与不良反应　附子中含多种乌头碱类化合物,具有较强的毒性,尤其表现为心脏的毒性。中毒时可见心率变慢、传导阻滞、室性期外收缩或室性心动过速、室性纤维颤动,严重时出现抽搐、昏迷以至死亡。但经水解后形成的乌头碱,毒性则大大降低。附子中毒救治的一般疗法为:早期催吐,洗胃;有呼吸麻痹症状时,及时使用呼吸兴奋剂,给氧;心跳缓慢而弱时可皮下注射阿托品;出现室性心律紊乱可用利多卡因。

肉桂　Rougui　《神农本草经》

为樟科植物肉桂 *Cinnamomum cassia* Presl 的干燥树皮。主产于广西、广东、海南等地。

多于秋季剥取,阴干。除去杂质及粗皮。因剥取部位及品质的不同而加工成多种规格,常见的有企边桂、板桂、桂通等。干皮去表皮者称肉桂心;采自粗枝条或幼树干皮者称官桂。切片或研末,生用。

按《中国药典》(2015 年版)规定:本品水分不得过 15.0%,总灰分不得过 5.0%。

【药性】辛、甘,大热。归肾、脾、心、肝经。

【功效】补火助阳,散寒止痛,温通经脉,引火归元。

【应用】

1. 阳虚证　本品辛甘大热,补火助阳,有类似于附子温补肾阳,温运脾阳和温助心阳的作用,为补火助阳要药,适用于肾脾心等多种阳虚证。常与附子相须为用,以增强补火助阳之功。治肾阳不足,与附子、鹿角胶、熟地等配伍,如右归丸(《景岳全书》)。治脾肾阳虚证,常与附子、人参、白术等药配伍,如桂附理中汤(《三因方》)。治心阳不足,常与附子、人参、黄芪等配伍。

2. 寒凝诸痛证　本品辛热,纯阳燥烈,善暖中下二焦而温经通脉,散寒止痛,故有"下部腹痛非此不能止"之说。治寒邪内侵或脾胃虚寒的脘腹冷痛,单用研末,酒煎服;或与干姜、高良姜、荜茇等同用,如大已寒丸(《和剂局方》);治寒疝腹痛,常与吴茱萸、小茴香等同用。治寒痹腰痛,与独活、防风、秦艽等配伍。治冲任虚寒,寒凝血滞的闭经、痛经等证,与当归、川芎、小茴香等同用,如少腹逐瘀汤(《医林改错》)。

3. 阴疽、流注　治阳虚寒凝,血滞痰阻引起的阴疽、流注,可与鹿角胶、熟地、炮姜等配伍,如阳和汤(《外科证治全生集》)。

4. 虚阳上浮诸症　本品大热入肝肾,能使因下元虚衰所致上浮之虚阳回归故里,故曰引火归元。治元阳亏虚,虚阳上浮的面赤、虚喘、汗出、心悸、失眠、脉微弱者,常与山茱萸、五味子、人参等同用。

【鉴别用药】肉桂与桂枝为同一植物的不同用药部分,肉桂用树皮,桂枝用嫩枝。二者均有温通经脉、散寒止痛功效,用于风寒湿痹、胸痛、闭经和痛经等。肉桂辛热而偏于温暖下焦而补火助阳,引火归元,为治命门火衰之要药;桂枝辛温,偏于上行而散寒解表,走四肢而温通经脉,又能助阳化气,平冲降逆。

【用法用量】煎服,1～4.5 g,宜后下、焗服,或研末冲服。

【使用注意】阴虚火旺,里有实热,血热妄行出血忌用。孕妇慎用。畏赤石脂。

【现代研究】

1. 化学成分　含挥发油,油中主要成分为桂皮醛、桂皮酸、乙酸桂皮酯等。此外尚含有微量元素,其中锌含量较高。

2. 药理作用　具有抗溃疡、镇痛、镇静、抗惊厥、解热、抗心肌缺血、抗血小板聚集、升白细胞、抗放射、抗菌等作用。肉桂水煎剂有扩张血管、促进血循环、增加冠脉及脑血流量,使血管阻力下降,能明显降低肾上腺素再生高血压大鼠的血压和尿醛固酮量,增加尿量,显著增高纹状体及下丘脑的脑啡肽含量,能明显改善胸主动脉内膜的高血压损害。桂皮油、桂皮醛、肉桂酸钠具有镇痛、镇静、解热、抗惊厥等作用。桂皮醛及桂皮酸钠可使家兔的白细胞增加。桂皮油对胃黏膜有缓和的刺激作用,并通过刺激嗅觉反射性地促进胃机能,能促进肠运动,使消化道分泌增加,增强消化机能,排除消化道积气,缓解胃肠痉挛性疼痛。肉桂水提物能抑制单核巨噬细胞系统的吞噬功能,抑制绵羊红细胞致敏小鼠的抗体产生量,能降低幼鼠脾重,能抑制补体免疫溶血反应(体外)。桂皮醛及桂皮酸钠可使家兔的白细胞增加。桂皮油可引起子宫充血。桂皮油对革兰氏阳性及阴性菌有抑制作用。桂皮的乙醚、醇及水浸出液对多种致病性真菌有一定的抑制作用。肉桂治疗小儿腹泻、小儿口角流涎、支气管哮喘、老年性支气管肺炎、狭窄性腱鞘炎等。

3. 毒性与不良反应　桂皮油 6～18 g 可至犬死亡,死后可见胃肠道黏膜发炎与腐蚀现象;肉桂水提物 120 g/kg 给小鼠灌胃无死亡。桂皮醛小剂量引起小鼠运动抑制,眼睑下垂,大剂量引起强烈痉挛,运动失调,耳血管扩张,呼吸急迫,死亡。

干姜　Ganjiang　《神农本草经》

为姜科植物姜 *Zingiber officinale* Rosc. 的干燥根茎。主产于四川、贵州、广东等地,均为栽培品。以四川产者质量最佳。冬季采挖,除去须根和泥沙,晒干或低温干燥。趁鲜切片晒干或低温干燥者称为"干姜片"。

按《中国药典》(2015 年版)规定:本品水分不得过 19.0%,总灰分不得过 6.0%。

【药性】辛,热。归脾、胃、肾、心、肺经。

【功效】温中散寒,回阳通脉,温肺化饮。

【应用】

1. 脾胃寒证　本品辛热燥烈,主入脾胃经,为温中散寒的要药,故凡脾胃寒证,无论外寒内侵,还是阳气不足的寒证皆宜选用。治脾胃虚寒,脘腹冷痛等,多与党参、白术等同用,如理中丸(《伤寒论》);治寒邪直中脏腑所致腹痛,单用,研末服(《外台秘要》)。治胃寒呕吐,常配高良姜,如二姜丸(《和剂局方》)。治虚寒腹痛,常与人参、花椒等配伍,如大建中汤(《金匮要略》)。治中寒水泻,可单用,研末服,亦可与党参、白术、甘草等同用。

2. 亡阳证　治阳虚阴寒内盛所致亡阳厥逆,脉微欲绝者,常与附子相须为用,如四逆汤(《伤寒论》)。

3. 寒饮咳喘证　治寒饮喘咳,常与细辛、五味子、麻黄等配伍,如小青龙汤(《伤寒论》)。

【鉴别用药】附子、干姜均属辛热之品,均能温里散寒,回阳救逆,同治里寒证和亡阳厥逆证。但附子大热,回阳救逆力强,且偏补命门,温周身阳气,又能除痹止痛;干姜温中力强,又能温肺化饮。

干姜与生姜均能温中止呕,温肺止咳,均治胃寒呕吐,肺寒咳嗽。但干姜长于温中、回阳,多治脾胃虚寒证及亡阳证。止咳多用于寒饮咳喘;生姜长于发散表寒,用治表寒证。止咳多用于风寒咳嗽。

【用法用量】煎服,3～10 g。

【使用注意】本品辛热燥烈,阴虚内热、血热妄行者忌用。

【现代研究】

1. 化学成分　含挥发油约 2%,主要成分为姜烯、水芹烯、莰烯、姜烯酮、姜辣素、姜酮、龙脑、姜醇、柠檬醛等。尚含树脂、淀粉,以及多种氨基酸。

2. 药理作用　具有镇静、镇痛、止呕、抗炎、抗血栓、抗缺氧、抗动脉硬化、抗血吸虫等作用。干姜甲醇或醚提取物有镇静,镇痛,抗炎,止呕及短暂升高血压的作用。干姜的醚提取物能减缓小鼠的耗氧速度并提高耐缺氧能力。水提取物或挥发油能明显延长大鼠实验性血栓形成时间;干姜醇提取物及其所含姜辣素和姜辣烯酮有显著灭螺和抗血吸虫作用;能明显增加大鼠肝脏胆汁分泌量。静脉注射干姜浸剂,有一过性升压作用及继之的降压作用,并能增强自主活动;干姜浸剂及干姜浸剂与半夏浸剂合用时均可使离体心脏自主运动增强。干姜浸剂能抑制血管通透性,与半夏浸剂同用时有利尿作用。

吴茱萸 Wuzhuyu 《神农本草经》

为芸香科植物吴茱萸 *Euodia rutaecarpa*(Juss.)Benth.、石虎 *E. rutaecarpa*(Juss.)(Benth. var. *officinalis*(Dode)Huang 或疏毛吴茱萸 *E. rutaecarpa*(Juss.)Benth. var. *bodinieri*(Dode)Huang 的干燥近成熟果实。主产于长江流域及华南一带。以贵州、广西产量较大,湖南常德产者质佳。8～11 月果实尚未开裂时采收,晒干或低温干燥,除去枝、叶、果梗等杂质。生用或制用。

按《中国药典》(2015 年版)规定:本品杂质不得过 7.0%,水分不得过 15.0%,总灰分不得过 10.0%。

【药性】辛、苦,热;有小毒。归肝、脾、胃、肾经。

【功效】散寒止痛,降逆止呕,助阳止泻。

【应用】

1. 寒凝疼痛证 本品辛散苦泄,性热祛寒,主入肝经,既能温散厥阴肝经之寒,又能疏解肝气之郁,为治肝寒气滞诸痛之主药。治呕而胸满,干呕吐涎沫及厥阴头痛证,与生姜、人参、大枣配伍,如吴茱萸汤《伤寒论》。治寒疝腹痛,常与小茴香、川楝子、木香等配伍,如导气汤《医方简义》;治冲任虚寒,瘀血阻滞之痛经,与桂枝、当归、川芎等同用,如温经汤《金匮要略》;治寒湿脚气肿痛,与木瓜、苏叶、槟榔等配伍,如鸡鸣散《类编朱氏集验医方》。

2. 胃寒呕吐证 治霍乱心腹痛,呕吐不止,常与人参、生姜、干姜同用,如吴茱萸汤《圣济总录》。治外寒内侵、胃失和降之呕吐,与半夏、生姜等同用。治肝郁化火,肝火犯胃的胁痛口苦,呕吐吞酸,配伍黄连、竹茹等药,如左金丸《丹溪心法》。

3. 寒湿泄泻证 治寒湿泄泻,可以单用,或与其他温中燥湿药同用。治脾肾虚寒的五更泄泻,常与补骨脂、肉豆蔻、五味子等药配伍,如四神丸《内科摘要》。治泻痢不止,与黄连、白芍等配伍。

4. 湿疹,湿疮 外用有燥湿止痒作用。治湿疹,湿疮,可单用本品,或与敛湿止痒药配伍。煎洗或干粉撒布患处。若以本品研末用米醋调敷涌泉穴,还可治口疮及治高血压。

【用法用量】煎服,1～5 g;外用适量。

【使用注意】辛热燥烈且有小毒,不宜多服、久服。阴虚有热者忌用。

【现代研究】

1. 化学成分 含吴茱萸烯、吴茱萸苦素、吴茱萸内酯醇、吴茱萸酸、吴茱萸啶酮、吴茱萸精等挥发油类,还含有吴茱萸碱、吴茱萸次碱、羟基吴茱萸碱、吴茱萸苦素等生物碱类成分。

2. 药理作用 具有抗溃疡、保肝、镇痛、止呕、抗菌、抗心肌缺血、抗血栓、抗血小板聚集以及降压等作用。能升高体温,大量时能兴奋中枢并引起视力障碍、错觉。其煎剂口服有止呕及抗盐酸性溃疡、消炎痛及乙醇性胃溃疡的作用;对水浸大鼠应激性和结扎幽门性胃溃疡有抑制形成的倾向。其煎剂给犬灌胃,有明显的降压作用,但当与甘草配伍时,其降压作用消失,其降压作用主要是扩张外周血管所致,且与组织胺释放有关。其煎剂对家兔小肠活动有双向作用,低浓度时兴奋,高浓度时抑制。本品能抑制血小板聚集,抑制血小板血栓及纤维蛋白血栓形成。本品煎剂、吴茱萸次碱和脱氢吴茱萸碱对家兔离体及在体子宫有兴奋作用。其煎剂内服有利尿作用,水煎及醇、乙醚提取物在体外都能杀灭猪蛔虫、蚯蚓及水蛭。其煎剂对霍乱弧菌及堇色毛癣菌、同心性毛癣菌等多种皮肤真菌均有不同程度抑制作用。

3. 毒性与不良反应　本品有小毒,较大量服用可引起腹痛、腹泻,并可引起视力障碍及错觉等。

小茴香　Xiaohuixiang　《新修本草》

为伞形科植物茴香 *Foeniculum vuLgare* Mill. 的干燥成熟果实。全国各地均有栽培。秋季果实初熟时采割植株,晒干。生用或盐水炙用。

按《中国药典》(2015 年版)规定:本品杂质不得过 4.0%,总灰分不得过 10.0%。

【药性】辛,温。归肝、肾、脾、胃经。

【功效】散寒止痛,理气和胃。

【应用】

1. 肝经寒滞诸痛证　治寒疝腹痛,常与乌药、青皮、高良姜等配伍,如天台乌药散(《医学发明》)。治肝气郁滞之睾丸偏坠胀痛,与橘核、山楂、大茴香配伍,如香橘散(《张氏医通》)。治肝经受寒之少腹冷痛,与枸杞子、肉桂、生姜等配伍。治小肠气腹痛,与胡椒配伍。

2. 中焦寒滞证　治胃寒气滞之脘腹胀痛,常与高良姜、香附、乌药等同用。治脾胃虚寒呕吐食少,可与白术、陈皮、生姜等同用。

【用法用量】煎服,3～6 g。

【使用注意】阴虚火旺者慎用。

【现代研究】

1. 化学成分　含反式茴香脑、小茴香酮、α-蒎烯、柠檬烯、β-月桂烯等挥发油,脂肪酸中主要为岩芹酸,还有油酸、亚油酸、棕榈酸、花生酸、山萮酸等。

2. 药理作用　茴香油能增强胃肠运动,在腹气胀时,促进气体排出,减轻疼痛;松弛气管平滑肌,增加肝组织的再生度;十二指肠或口服给药对大鼠胃液分泌及 Shay 溃疡和应激性溃疡胃液分泌均有抑制作用;对真菌、孢子、鸟型结核菌、金黄色葡萄球菌等有杀菌作用。小茴香有乙二烯雌酚样作用,有利胆作用,其作用表现为伴随胆汁固体成分增加促进胆汁分泌;其挥发油对豚鼠气管平滑肌有松弛作用,并能促进肝组织再生;另有镇痛及己烯雌酚样作用等。

附　药

八角茴香

为木兰科植物八角茴香 *Illicium verum* Hook. F. 的成熟果实。又名大茴香、八角。主产于亚热带地区。生用或盐水炒用。性味、功效与小茴香相似,但功力较弱,主要用作食物调味品。用法用量与小茴香同。

丁香　Dingxiang　《雷公炮炙论》

为桃金娘科植物丁香 *Eugenia caryophyllata* Thunb. 的干燥花蕾,习称公丁香(雄丁香)。主产于坦桑尼亚、马来西亚及东非沿岸国家。现我国海南、广东等省有栽培。当花蕾由绿色转红时采摘,晒干。生用。

按《中国药典》(2015 年版)规定：本品杂质不得过 4%，水分不得过 12.0%。

【药性】辛，温。归脾、胃、肺、肾经。

【功效】温中降逆，散寒止痛，补肾助阳。

【应用】

1. 胃寒呕吐，呃逆 本品辛温芳香，善于温中散寒，降逆止呕止呃，为治胃寒呕吐、呃逆之要药。治胃寒呕吐、呃逆，可单用，如《千金方》，或配伍生姜、半夏等药。治胃虚寒呕吐、呃逆，常与柿蒂、生姜、人参等药同用，如丁香柿蒂散（《症因脉治》）。治脾胃虚寒，吐泻食少，常与肉桂、吴茱萸、白术等药配伍。治妊娠恶阻，可与人参、藿香同用。

2. 脘腹冷痛 治胃寒脘腹冷痛，常与吴茱萸、肉桂、砂仁等药配伍。

3. 肾阳虚证 治肾虚阳痿，常与淫羊藿、巴戟天、附子等药同用。

【用法用量】煎服，1～3 g，内服或研末外敷。

【使用注意】热证及阴虚内热忌用。畏郁金。

【现代研究】

1. 化学成分 含挥发油，油中主要成分为丁香油酚、丁香酚乙酸酯、石竹烯、甲基戊基甲酮、糠醛、香草醛、胡椒酚、丁香酮；此外含有番樱桃素、山柰酚、鼠李素及齐墩果酸等。

2. 药理作用 具有镇痛、抗菌、抗炎、抗病毒、抗血小板聚集、抗缺氧、抗惊厥、健胃、驱虫等作用。水提物十二指肠给药能明显促进麻醉大鼠胆汁分泌。丁香酚有镇静及明显抗惊厥作用，并能引起呼吸抑制。丁香油酚有局部麻醉止痛作用。丁香水提物及丁香油有明显的抗血栓形成作用。丁香热水提取物对诱变有抑制作用。其所含丁香萜具有较高的诱导活性，意味着有一定的抗癌作用。水或醇提取液对猪蛔虫有麻醉和杀灭作用。丁香水提物及乙醚提取物有明显的抗炎、镇痛作用。其煎剂对葡萄球菌、链球菌及白喉、变形、绿脓、大肠、痢疾、伤寒等杆菌有抑制作用。丁香及丁香油酚对致病性真菌有抑制作用。

附 药

母丁香

为桃金娘科植物丁香的成熟果实，又名鸡舌香。性味功效与公丁香相似，但气味较淡，功力较逊。用法用量与公丁香同。

高良姜 Gaoliangjiang 《名医别录》

为姜科植物高良姜 *Alpinia officinarum* Hance 的干燥根茎。夏末秋初采挖，除去须根和残留的鳞片，洗净，切段，晒干。生用。

按《中国药典》(2015 年版)规定：本品水分不得过 16.0%，总灰分不得过 4.0%。

【药性】辛，热。归脾、胃经。

【功效】温胃止呕，散寒止痛。

【应用】

1. 胃寒呕吐 治胃寒呕吐，常与半夏、生姜等药配伍。治虚寒呕吐，常与党参、白术、橘皮等药配伍。

2. 胃寒腹痛 本品辛热，入脾胃经，可温中暖胃、散寒止痛。治胃寒脘腹冷痛，与炮姜相须为用,如二姜丸(《和剂局方》)。治气滞寒凝之胃脘疼痛,胸闷胁痛等证,与香附子等行气疏肝药配伍。

【用法用量】煎服,3～6 g。

【现代研究】

1. 化学成分 含桂皮酸甲酯、丁香油酚、蒎烯、荜澄茄烯等挥发油类及高良姜素、山奈素、山奈酚、槲皮素、异鼠李素等黄酮类成分。

2. 药理作用 具有镇痛、抗炎、止呕、利胆、抗溃疡、抗腹泻、抗血栓形成、抗氧化、抗缺氧、抗癌等作用。高良姜水提物能显著兴奋离体兔空肠的自发收缩活动,使空肠收缩的张力增强、振幅增大;水提物灌胃能明显抑制小鼠胃肠推进功能,对抗番泻叶引起的小鼠腹泻。水提物有镇痛抗炎作用,醚提物只有镇痛作用,二者均能抗动物实验性胃溃疡的形成及蓖麻油引起的腹泻,还能延长断头小鼠张口动作持续时间和氰化钾中毒小鼠的存活时间;煎剂灌胃能升高犬胃液总酸排出量,兴奋兔离体肠管运动,对抗因阿托品所致小鼠胃肠抑制后的墨汁推进率;采用体内血栓形成法,给大鼠灌胃高良姜水提物或挥发油均有抗血栓形成的作用;100%煎液对炭疽杆菌、α-或β-溶血性链球菌、白喉及类白喉杆菌、肺炎球菌、金黄色葡萄球菌、白色葡萄球菌等革兰氏阳性嗜气菌皆有抗菌作用。高良姜水、醚和丙酮提取物均有明显的抗溃疡作用。高良姜水提取物及其挥发油有一定的抗凝、镇痛、抗炎、抗缺氧等作用。其煎剂对炭疽杆菌、白喉杆菌、溶血性链球菌、枯草杆菌、肺炎双球菌、金黄色葡萄球菌、人型结核杆菌等皆有不同程度的抑制作用。

附 药

红豆蔻

为姜科植物大高良姜的果实。性味辛,温。归脾、胃经。功能温中散寒,行气止痛,解酒毒。用于寒湿所致的脘腹冷痛,或饮酒过度所致的呕吐,泄泻,不欲饮食;亦可研末掺牙,用治风寒牙痛。煎服,3～6 g。阴虚有热者忌用。

胡椒 Hujiao 《新修本草》

为胡椒科植物胡椒 *Piper nigrum* L. 的干燥近成熟或成熟果实。主产于海南、广东、广西等地。秋末至次春果实呈暗绿色时采收,晒干,为黑胡椒;果实变红时采收,用水浸渍数日,擦去果肉,晒干,为白胡椒。生用,用时打碎。

按《中国药典》(2015 年版)规定:本品水分不得过 14.0%。

【药性】辛,热。归胃、大肠经。

【功效】温中散寒,下气,消痰。

【应用】

1. 脾胃寒证 治寒邪凝滞的脘腹冷痛证,可单用本品研末,酒送服;或入猪肚炖服;或与高良姜、荜茇等同用。治反胃及不欲饮食,可与半夏、生姜合用。治脾胃虚寒之泄泻,可与吴茱萸、白术等同用。治受寒腹痛泄泻,单用研粉,外敷脐部。

2. 癫痫证 治痰气郁滞,蒙蔽清窍的癫痫痰多证,常与荜茇等分为末服。此外,本品还常作为调味品,少量使用,具有开胃进食的功效。

【用法用量】0.6～1.5 g,研粉吞服。

【现代研究】

1. 化学成分 含胡椒醛、二氢香芹醇、氧化石竹烯等挥发油类及胡椒碱、胡椒林碱、胡椒新碱、胡椒油碱 A、胡椒油碱 B、胡椒油碱 C 等生物碱类成分。

2. 药理作用 具有镇痛、抗炎、抗疟、抗惊厥、杀虫等作用。胡椒含的胡椒碱能延长给戊巴比妥的大鼠睡眠时间,抗电或戊四氮致动物惊厥,有明显的抗惊厥作用和镇静作用。胡椒内服可使皮肤血管扩张,产生温热感。胡椒口服本品能促进大鼠胆汁的分泌;并有抗炎作用。

花椒　Huajiao　《神农本草经》

为芸香科植物青椒 *Zanthoxylum schinifolium* Sieb. et Zucc. 或花椒 *Zanthoxylum bungeanum* Maxim. 的干燥成熟果皮。我国大部分地区均有分布,以四川产者尤佳。秋季采收成熟果实,晒干,除去种子及杂质。

按《中国药典》(2015 年版)规定:本品含挥发油不得少于 1.5%。

【药性】辛,温。归脾、胃、肾经。

【功效】温中止痛,杀虫止痒。

【应用】

1. 中寒腹痛,寒湿吐泻 治外寒内侵,胃寒腹痛、呕吐等,常与生姜、白豆蔻等同用。治脾胃虚寒,脘腹冷痛,与干姜、人参等配伍,如大建中汤(《金匮要略》)。治夏伤湿冷,泄泻不止,配肉豆蔻,如川椒丸(《小儿卫生总微论方》)。

2. 虫积腹痛,湿疹,阴痒 治蛔虫证,与乌梅、细辛、黄连等配伍,如乌梅丸(《伤寒论》);治小儿蛲虫病,单用煎液作保留灌肠。治阴痒,与吴茱萸、蛇床、藜芦等配伍,如椒茱汤(《医级》)。治湿疹瘙痒,单用或配伍苦参、蛇床子、地肤子等,煎汤外洗。

【用法用量】煎服,3～6 g;外用适量,煎汤熏洗。

【使用注意】阴虚火旺者忌用。孕妇慎用。

【现代研究】

1. 化学成分 含柠檬烯、月桂烯和爱草脑等挥发油类成分以及青花椒碱、香草木宁碱,茵芋碱,单叶芸香品碱,脱肠草素等生物碱类成分。

2. 药理作用 具有镇痛、抗菌、抗溃疡、抗血栓、抗腹泻、驱虫、保肝、降压及局部麻醉等作用。花椒具有抗动物实验性胃溃疡形成的作用;对动物离体小肠有双向调节作用,小剂量时兴奋,大剂量时抑制;并有镇痛抗炎作用;其挥发油对 11 种皮肤癣菌和某些皮肤真菌均有一定的抑制和杀死作用,其中羊毛小孢子菌和红色毛癣菌最敏感,并能杀疥螨等。挥发油有麻醉止痛作用。有杀灭猪蛔虫的作用。花椒油素有降低血清胆固醇及甘油三酯的作用。

附　药

椒目

为芸香科植物花椒 *Zanthoxylum bungeanum* Maxim. 的种子。性味苦寒。归肺、肾、膀胱经。功能利水消肿,降气平喘。适用于水肿胀满、痰饮咳喘等。煎服,3～10 g。

荜茇　Bibo　《开宝本草》

为胡椒科植物荜茇 *Piper longum* L. 的干燥近成熟或成熟果穗。产于海南、云南、广东等地。果穗由绿变黑时采收,除去杂质,晒干。

按《中国药典》(2015 年版)规定:本品杂质不得过 3%,水分不得过 11.0%,总灰分不得过 5.0%。

【药性】辛,热。归胃、大肠经。

【功效】温中散寒,下气止痛。

【应用】

1. 脾胃虚寒证　治胃寒脘腹冷痛、呕吐、呃逆、泄泻等,常与干姜、厚朴、附子等配伍,如荜茇丸(《圣济总录》)。治脾胃虚寒之腹痛冷泻,与白术、干姜、肉豆蔻等同用,如荜茇散(《圣济总录》)。治胃寒呕吐,单用本品为散,清粥送服;或同丁香、砂仁等温胃止呕药配伍。

2. 龋齿疼痛　治龋齿疼痛。荜茇与胡椒同用研末填塞龋齿孔中。

【用法用量】煎服,1～3 g;外用适量。

【现代研究】

1. 化学成分　含胡椒碱、棕榈酸、哌啶、荜茇酰胺、荜茇宁酰胺及芝麻素等。

2. 药理作用　具有镇痛、抗菌、抗病毒、抗溃疡、抗心律失常、降压、降血脂等作用。荜茇乙醇提取物有抑制消炎痛、无水乙醇、阿司匹林、醋酸、利血平所致大鼠胃溃疡的作用。荜茇油非皂化物能降低动物外源性及内源性总胆固醇,降低血脂作用,对抗多种条件所致的缺氧及心肌缺血;胡椒酸甲酯有降低血清 TC 的作用与抑制胆固醇的合成,促进胆固醇的酯化和排泄。挥发油能显著对抗心率减慢及心肌缺血,纠正动物实验性心律失常。胡椒碱有抗惊厥作用。石油醚提取物有抗植入和致早期流产的作用。从荜茇中提取的精油,对白色金黄色葡萄球菌、枯草杆菌、大肠杆菌、蜡样芽孢杆菌、痢疾杆菌等均有抑制作用。挥发油能并有镇静、镇痛、解热等作用。

荜澄茄　Bichengqie　《开宝本草》

为樟科植物山鸡椒 *Litsea cubeba* (Lour.) Pers. 的干燥成熟果实。主产于广西、浙江、四川等地,以广西临桂产者质量最佳。秋季果实成熟时采收,除去杂质,晒干。

按《中国药典》(2015 年版)规定:本品水分不得过 10.0%,总灰分不得过 5.0%。

【药性】辛,温。归脾、胃、肾、膀胱经。

【功效】温中散寒,行气止痛。

【应用】

1. 胃寒诸证　治胃寒的脘腹冷痛,功似荜茇,可单用,或与高良姜、肉桂、木香等药配伍,如荜澄茄散(《圣惠方》)。治脾胃虚弱,可与神曲、姜汁等煮糊丸服。治胃寒呕吐、呃逆证,常与白豆蔻、半夏、丁香等药配伍。

2. 寒疝腹痛证　治寒疝腹痛,与香附、吴茱萸、青木香配伍,如寒疝丸(《丹溪心法》)。

3. 下焦虚寒证　治下焦虚寒之小便不利或寒湿郁滞之小便浑浊,可与萆薢、茯苓、乌药等药同用。

【用法用量】煎服,1～3 g。

【现代研究】

1. 化学成分　含挥发油,油中主要成分为柠檬醛、柠檬烯、香茅醛、莰烯、甲基庚烯酮、香叶醇、α-蒎烯、苧烯、对伞花烃、乙酸乙酯、β-蒎烯及甲基庚烯酮等挥发油。

2. 药理作用　具有镇痛、抗菌、抗病毒、抗过敏、抗氧化、抗溃疡、抗心律失常、抗血栓及抗血小板聚集等作用。荜澄茄的挥发油有镇静、镇痛、抗过敏作用,对组织胺和乙酰胆碱喷雾引起的支气管平滑肌痉挛有明显的保护作用;抗心律失常,改善兔心肌缺血的作用;并能松弛豚鼠气管平滑肌而有平喘作用等;体外对金黄色葡萄球菌及大肠、痢疾、伤寒等杆菌有抑制作用。大鼠灌服荜澄茄醚提物、水提物有抗动物实验性胃溃疡及小鼠实验性腹泻的作用。

3. 毒性与不良反应　体表毒性实验表明山苍子油及提取物 LC-4 对皮肤有类似炎症的刺激反应,停药后可恢复。

(吉林农业大学　董蕊)

第十三章　理气药

凡以疏理气机、通行气滞、治疗气滞或气逆证为主要功用的药物,称为理气药,又名行气药。

理气药性味多辛苦温而芳香。其味辛能行,味苦能泻,芳香能走窜,性温能通行,故有疏理气机之行气、降气、解郁、散结的作用。并可通过畅达气机、消除气滞而达到止痛之效,即《素问》"逸者行之"、"结者散之"、"木郁达之"之意。本类药物主归脾、胃、肝、肺经,以其性能不同,而分别具有理气健脾、疏肝解郁、理气宽胸、行气止痛、破气散结等功效。

理气药主治脾胃气滞所致脘腹胀痛、嗳气吞酸、恶心呕吐、腹泻或便秘等;肝气郁滞所致胁肋胀痛、抑郁不乐、疝气疼痛、乳房胀痛、月经不调等;肺气壅滞所致胸闷胸痛、咳嗽气喘等。

使用本类药物,要针对病证选择相应功效的药物,并进行必要的配伍。如脾胃气滞,宜选用理气健脾的药物;饮食气滞者,配伍消导药;脾胃气虚者,配伍补中益气药;湿热阻滞者,配伍清热除湿药;寒湿困脾者,配伍苦温燥湿药。肝气郁滞,应选用疏肝理气的药物;肝血不足者,配伍养血柔肝的药物;肝经受寒者,配伍暖肝散寒药;瘀血阻滞者,配伍活血祛瘀药。肺气壅滞,应选用理气宽胸的药物;外邪侵肺者,配伍宣肺解表药;痰饮阻肺者,配伍祛痰化饮药。

本类药物性多辛温香燥,易耗气伤阴,故气阴不足者慎用。

现代药理研究表明,大部分理气药具有抑制或兴奋胃肠平滑肌的作用,能促进消化液的分泌和利胆等作用;部分理气药具有舒张支气管平滑肌、中枢抑制、调节子宫平滑肌、兴奋心肌、增加冠状动脉血流量、升压或降压、抗菌等作用。本类药物现代用于治疗胃炎、肠炎、消化道溃疡、多种肝病、胆结石、胆囊炎及慢性支气管炎等。

陈皮　Chenpi　《神农本草经》

为芸香科植物橘 *Citrus reticulata* Blanc 及其栽培变种的干燥成熟果皮。主产于广东、福建、四川等地。秋末冬初果实成熟时采收果皮,晒干或低温干燥。以陈久者为佳,故称陈皮。产广东新会者称新会皮、广陈皮。切丝,生用。

按《中国药典》(2015 年版)规定:本品水分不得过 13.0%。

【药性】辛、苦,温。归脾、肺经。

【功效】理气健脾,燥湿化痰。

【应用】

1. 脾胃气滞证　本品苦温而燥,故寒湿阻中之气滞最宜。治疗中焦寒湿脾胃气滞,脘腹胀痛、恶心呕吐、泄泻等,常与苍术、厚朴等同用,如平胃散(《和剂局方》)。若食积气滞脘腹胀痛,可配山楂、神曲等同用,如保和丸(《丹溪心法》)。外感风寒,内伤湿滞之腹痛、呕吐、泄泻,可配藿香、苏叶等同用,如藿香正气散(《和剂局方》)。脾虚气滞,腹痛喜按、不思饮食、食后腹胀、便溏舌淡者可与党参、白术、茯苓等同用,如异功散(《小儿药证直诀》)。若脾胃气滞较甚,脘腹胀痛较剧者,每与木香、枳实等同用。

2. 呕吐,呃逆 治疗呕吐、呃逆,常配伍生姜、竹茹,如橘皮竹茹汤(《金匮要略》)。脾胃寒冷,呕吐不止,可配生姜、甘草同用,如姜橘汤(《活幼心书》)。

3. 湿痰,寒痰咳嗽 本品既能燥湿化痰,又能温化寒痰,为治痰之要药。治湿痰咳嗽,多与半夏、茯苓等同用,如二陈汤(《和剂局方》)。治寒痰咳嗽,多与干姜、细辛、五味子等同用,如苓甘五味姜辛汤(《伤寒论》);脾虚失运而致痰湿犯肺者,可配党参、白术同用,如六君子汤(《医学正传》)。

4. 胸痹 本品辛行温通、入肺走胸,而能行气通痹止痛。治疗胸痹胸中气塞短气,可配伍枳实、生姜,如橘皮枳实生姜汤(《金匮要略》)。

【用法用量】煎服,3～9 g。

【现代研究】

1. 化学成分 陈皮中含有川陈皮素、橙皮苷、新橙皮苷、橙皮素、对羟福林、黄酮化合物等。陈皮挥发油含量为 1.5%～2.0%,广陈皮挥发油含量为 1.2%～3.2%,其成分有 α-侧柏烯、柠檬烯等。

2. 药理作用 本品煎剂对家兔及小鼠离体肠管、麻醉兔、犬胃及肠运动均有直接抑制作用;小量煎剂可增强心脏收缩力,使心输出量增加,冠脉扩张,使冠脉流量增加,大剂量时可抑制心脏;陈皮水溶性总生物碱具有升高血压作用;陈皮提取物有清除氧自由基和抗脂质过氧化作用;鲜橘皮煎剂有扩张气管的作用;挥发油有刺激性祛痰作用,主要有效成分为柠檬烯;陈皮煎剂对小鼠离体子宫有抑制作用,高浓度则使之呈完全松弛状态,用煎剂静脉注射,能使麻醉兔在位子宫呈强直性收缩;有利胆、降低血清胆固醇作用。

附　药

橘核

为芸香科植物橘的种子。性味苦,平,归肝经。功能理气散结,止痛。适用于疝气疼痛、睾丸肿痛及乳房结块等。煎服,3～10 g。

橘络

为芸香科植物橘的中果皮及内果皮之间的纤维束群。性味甘、苦,平,归肝、肺经。功能行气通络,化痰止咳。适用于痰滞经络之胸痛、咳嗽、痰多。煎服,3～5 g。

橘叶

为芸香科植物橘的树叶。性味辛、苦,平,归肝经。功能疏肝行气,散结消肿。适用于胁肋作痛、乳痈、乳房结块等。煎服,6～10 g。

化橘红

为芸香科植物化州柚或柚的未成熟或接近成熟外层果皮。性味辛、苦,温,归肺、脾经。功能理气宽中,燥湿化痰。适用于湿痰或寒痰咳嗽,食积呕恶,胸闷等。煎服,3～10 g。

枳实　Zhishi　《神农本草经》

为芸香科植物酸橙 *Citrus aurantium* L. 及其栽培变种或甜橙 *C. sinensis Osbeck* 的干燥幼果,主产于四川、江西、福建等地。5～6 月间采集自落的果实,自中部横切为两半,晒干或低温干燥,较小者直接晒干或低温干燥。用时洗净、闷透,切薄片,干燥。生用或麸炒用。

按《中国药典》(2015年版)规定:本品水分不得过15.0%,总灰分不得过7.0%。

【药性】苦、辛、酸,温。归脾、胃、大肠经。

【功效】破气除痞,化痰消积。

【应用】

1. 胃肠积滞,湿热泻痢 本品辛行苦降,善破气除痞、消积导滞。治饮食积滞,脘腹痞满胀痛,常与山楂、麦芽、神曲等同用,如曲麦枳术丸(《医学正传》)。胃肠积滞,热结便秘,腹满胀痛,则与大黄、芒硝、厚朴等同用,如大承气汤(《伤寒论》)。治湿热泻痢、里急后重,多与黄芩、黄连同用,如枳实导滞丸(《内外伤辨惑论》)。

2. 胸痹,结胸 治胸阳不振、痰阻胸痹之胸中满闷、疼痛,多与薤白、桂枝、瓜蒌等同用,如枳实薤白桂枝汤(《金匮要略》)。治痰热结胸,可与黄连、瓜蒌、半夏同用,如小陷胸加枳实汤(《温病条辨》)。治心下痞满,食欲不振,可与半夏曲、厚朴等同用,如枳实消痞丸(《兰室秘藏》)。

3. 气滞胸胁疼痛 治疗气血阻滞之胸胁疼痛,可与川芎配伍,如枳芎散(《济生方》)。若属寒凝气滞,可配桂枝,如桂枳散(《本事方》)。

4. 产后腹痛 用治产后瘀滞腹痛、烦躁,与芍药等分为末服用,如枳实芍药散(《金匮要略》),或与当归、益母草同用。

此外,本品尚可用治胃扩张、胃下垂、子宫脱垂、脱肛等脏器下垂病证,可单用本品,或配伍补中益气之品黄芪、白术等以增强疗效。

【用法用量】煎服,3~9g,大量可用至30g。炒后性较平和。

【使用注意】孕妇慎用。

【现代研究】

1. 化学成分 酸橙果皮含挥发油、黄酮苷(主要为橙皮苷、新橙皮苷、柚皮苷、野漆树苷及忍冬苷等)、N-甲基酪胺、对羟福林、去甲肾上腺素、色胺诺林等。另外,尚含脂肪、蛋白质、碳水化合物、胡萝卜素、核黄素、钙、磷、铁等。

2. 药理作用 枳实能缓解乙酰胆碱或氯化钡所致的小肠痉挛,可使胃肠收缩节律增加;枳实能使胆囊收缩、奥狄括约肌张力增加;枳实与枳壳具有抗溃疡作用;枳实或枳壳煎剂对已孕、未孕小鼠离体子宫有抑制作用,对已孕、未孕家兔离体、在位子宫均呈兴奋作用;枳实、枳壳煎剂或酊剂静脉注射对动物离体心脏有强心作用,枳实注射液静脉注射能增加冠脉、脑、肾血流量,降低脑、肾血管阻力,枳实煎剂及枳壳的乙醇提取液给麻醉犬、兔静脉注射有明显的升高血压作用。

附 药

枳壳

为芸香科植物酸橙及其栽培变种的接近成熟的果实(去瓤),生用或麸炒用。性味、归经、功用与枳实同,但作用较缓和,长于行气开胸,宽中除胀。用法用量同枳实。孕妇慎用。

木香 Muxiang 《神农本草经》

为菊科植物木香 *Aucklandia lappa* Decne.、川木香 *Vladimiria souliei* (Franch.) Ling 的

干燥根。木香产于印度、巴基斯坦、缅甸者,称为广木香,现我国已栽培成功。主产于云南、广西者,称为云木香;主产于四川、西藏等地者称川木香。秋、冬两季采挖,除去泥沙及须根,切段,大的再纵剖成瓣,干燥后撞去粗皮。生用或煨用。

按《中国药典》(2015年版)规定:本品总灰分不得过4.0%。

【药性】辛、苦,温。归脾、胃、大肠、胆、三焦经。

【功效】行气止痛,健脾消食。

【应用】

1. 脾胃气滞证 治脾胃气滞,脘腹胀痛,可单用本品或配砂仁、藿香等同用,如木香调气散(《张氏医通》)。若脾虚气滞,脘腹胀满、食少便溏,可与党参、白术、陈皮等同用,如香砂六君子汤(《时方歌括》)、健脾丸(《证治准绳》)。若脾虚食少,兼食积气滞,可配砂仁、枳实、白术等同用,如香砂枳术丸(《摄生秘剖》)。气滞,可配砂仁、枳实、白术等同用,如香砂枳术丸(《摄生秘剖》)。

2. 泻痢里急后重 常与黄连配伍,如香连丸(《和剂局方》)。若治饮食积滞之脘腹胀满、大便秘结或泻而不爽,可与槟榔、青皮、大黄等同用,如木香槟榔丸(《儒门事亲》)。

3. 腹痛胁痛,黄疸,疝气疼痛 用治脾失运化、肝失疏泄而致湿热郁蒸、气机阻滞之脘腹胀痛、胁痛、黄疸,可与郁金、大黄、茵陈等配伍。若治寒疝腹痛及睾丸偏坠疼痛,可与川楝子、小茴香等同用,如导气汤(《医方简义》)。

4. 胸痹 用治寒凝气滞心痛,可与赤芍、姜黄、丁香等同用,如二香散(《经验良方》)。治气滞血瘀之胸痹,可配郁金、甘草等同用,如颠倒木金散(《医宗金鉴》)。

此外,本品气芳香能醒脾开胃,故在补益方剂中用之,能减轻补益药的腻胃和滞气之弊,有助于消化吸收,如归脾汤(《济生方》)。

【用法用量】煎服,1.5～6g。生用行气力强,煨用行气力缓而实肠止泻,用于泄泻腹痛。

【现代研究】

1. 化学成分 云木香含挥发油。油中成分为紫杉烯、α-紫罗兰酮、木香烯内酯、α-木香烃和β-木香烃、木香内酯、二氢脱氢木香内酯、木香醇、水芹烯等。有机酸成分有棕榈酸、天台乌药酸,其他还有甘氨酸、瓜氨酸等20种氨基酸及胆胺、木香碱等成分。

2. 药理作用 木香对胃肠道有兴奋或抑制的双向作用,能促进消化液分泌,木香单味药能通过胃肠蠕动加快、促进胃排空,明显拮抗大鼠急性胃黏膜损伤,溃疡抑制率达100%;有明显的利胆作用;有松弛气管平滑肌作用;并能抑制链球菌、金黄色与白色葡萄球菌的生长;有利尿及促进纤维蛋白溶解等作用。

香附　Xiangfu　《名医别录》

为莎草科植物莎草 *Cyperus rotundus* L. 的干燥根茎。全国大部分地区均产,主产于广东、河南、四川等地。秋季采挖,燎去毛须,置沸水中略煮或蒸透后晒干,或燎后直接晒干。生用,或醋炙用。用时碾碎。

按《中国药典》(2015年版)规定:本品水分不得过13%,总灰分不得过4.0%。

【药性】辛、微苦、微甘,平。归肝、脾、三焦经。

【功效】疏肝解郁,调经止痛,理气和中。

【应用】

1. 肝郁气滞胁痛、腹痛　治肝气郁结之胁肋胀痛，多与柴胡、川芎、枳壳等同用，如柴胡疏肝散（《景岳全书》）。用治寒凝气滞、肝气犯胃之胃脘疼痛，可配高良姜，如良附丸（《良方集腋》）。治寒疝腹痛，多与小茴香、乌药、吴茱萸等同用。治气、血、痰、火、湿、食六郁所致胸膈痞满、脘腹胀痛、呕吐吞酸、饮食不化等，可配川芎、苍术、栀子等同用，如越鞠丸（《丹溪心法》）。

2. 月经不调，痛经，乳房胀痛　治月经不调、痛经，可单用，或与柴胡、川芎、当归等同用，如香附归芎汤（《沈氏尊生书》）。治乳房胀痛，多与柴胡、青皮、瓜蒌皮等同用。

3. 气滞腹痛　治疗脘腹胀痛、胸膈噎塞、噫气吞酸、纳呆，可配砂仁、甘草同用，如快气汤（《和剂局方》）；或上方再加乌药、苏叶同用，如缩砂香附汤（《世医得效方》）。

【用法用量】煎服，6～9 g。醋炙止痛力增强。

【现代研究】

1. 化学成分　本品含挥发油。油中主要成分为 β-蒎烯、香附子烯、α-香附酮、β-香附酮、广藿香酮、α-莎香醇、β-莎草醇、柠檬烯等。此外尚含生物碱、黄酮类及三萜类等。

2. 药理作用　5％香附浸膏对实验动物离体子宫均有抑制作用，能降低其收缩力和张力；其挥发油有轻度雌激素样作用；香附水煎剂可明显增加胆汁流量，并对肝细胞功能有保护作用；其水煎剂有降低肠管紧张性和拮抗乙酰胆碱的作用；其总生物碱、苷类、黄酮类及酚类化合物的水溶液有强心、减慢心率及降低血压的作用；香附油对金黄色葡萄球菌有抑制作用，其提取物对某些真菌有抑制作用。

薤白　Xiebai　《神农本草经》

为百合科植物小根蒜 *Allium macrostemon* Bge. 或薤 *Allium chinensis* G. Don 的干燥鳞茎。全国各地均有分布，主产于江苏、浙江等地。夏、秋两季采挖。洗净，除去须根，蒸透或置沸水中烫透，晒干。生用。

按《中国药典》（2015 年版）规定：本品水分不得过 10％，总灰分不得过 5.0％。

【药性】辛、苦，温。归肺、胃、大肠经。

【功效】通阳散结，行气导滞。

【应用】

1. 胸痹心痛　治寒痰阻滞、胸阳不振所致胸痹证，常与瓜蒌、半夏、枳实等配伍，如瓜蒌薤白白酒汤、瓜蒌薤白半夏汤、枳实薤白桂枝汤等（《金匮要略》）。治痰瘀胸痹，则可与丹参、川芎、瓜蒌皮等同用。

2. 脘腹痞满胀痛，泻痢里急后重　治胃寒气滞之脘腹痞满胀痛，可与高良姜、砂仁、木香等同用。治胃肠气滞，泻痢里急后重，可单用本品或与木香、枳实配伍。

【用法用量】煎服，5～9 g。

【现代研究】

1. 化学成分　本品含大蒜氨酸、甲基大蒜氨酸、大蒜糖等，醇提取物含有前列腺素 A_1，和 B_1 等。

2. 药理作用　薤白提取物能明显降低血清过氧化脂质，抗血小板凝集，降低动脉脂质斑块，具有预防实验性动脉粥样硬化作用；薤白提取物对动物（大鼠、小鼠）心肌缺氧、缺血及缺血再灌注心肌损伤有保护作用；薤白煎剂对痢疾杆菌、金黄色葡萄球菌、肺炎球菌有抑制作用。

青皮　Qingpi　《本草图经》

为芸香科植物橘 *Citrus reticulate* Blanco 及其栽培变种的干燥幼果或未成熟果实的干燥果皮。产地同陈皮。5～6 月间收集自落的幼果，晒干，称为"个青皮"，7～8 月间采收未成熟的果实，在果皮上纵剖成四瓣至基部，除尽瓤瓣，晒干，习称"四花青皮"。生用或醋炙用。

【药性】苦、辛，温。归肝、胆、胃经。

【功效】疏肝破气，消积化滞。

【应用】

1. 肝郁气滞证　治肝郁胸胁胀痛，常配柴胡、郁金、香附等。治乳房胀痛或结块，常配柴胡、浙贝母、橘叶等。治乳痈肿痛，常配瓜蒌皮、金银花、蒲公英等。若治寒疝疼痛，多与乌药、小茴香、木香等同用，如天台乌药散（《医学发明》）。

2. 气滞脘腹疼痛　治疗脘腹胀痛，可配大腹皮同用，如青皮散（《症因脉治》）；若脘腹冷痛，可配桂枝、陈皮同用，如三皮汤（《医方类聚》）。

3. 食积腹痛　治食积气滞，脘腹胀痛，常与山楂、神曲、麦芽等同用，如青皮丸（《沈氏尊生书》）。若气滞甚者，可配木香、槟榔或枳实、大黄等同用。

4. 癥瘕积聚，久疟痞块　用治气滞血瘀癥瘕积聚，久疟痞块等，多与三棱、莪术、丹参等同用。

【鉴别用药】陈皮、青皮二者皆属辛温之品，均能理中焦之气而健胃，用于脾胃气滞之脘腹胀痛，食积不化等。但陈皮性温而不峻，行气力缓，偏行脾肺气滞，长于燥湿化痰，用于痰饮停滞肺胃之咳嗽气喘、呕哕、腹痛、泄泻；青皮性较峻烈，行气力猛，苦泄下行，偏行肝胃气滞，能疏肝破气，散结止痛，消积化滞，主治肝郁乳房胀痛或结块，胁肋胀痛，疝气疼痛，食积腹痛，癥瘕积聚等。

【用法用量】煎服，3～9 个。醋炙疏肝止痛力强。

【现代研究】

1. 化学成分　本品所含主要成分与陈皮相似，但所含成分的量不同，如所含对羟福林比陈皮为高。另外含多种氨基酸，如天冬氨酸、谷氨酸、脯氨酸等。

2. 药理作用　本品所含挥发油对胃肠道有温和的刺激作用，能促进消化液的分泌和排除肠内积气；其煎剂能抑制肠管平滑肌，呈解痉作用。此作用强于陈皮。本品对胆囊平滑肌有舒张作用，有利胆作用。其注射液静注有显著的升压作用，对心肌的兴奋性、收缩性、传导性和自律性均有明显的正性作用。其挥发油中的柠檬烯有祛痰、扩张支气管、平喘作用。

川楝子　Chuanlianzi　《神农本草经》

为楝科植物川楝 *Melia toosendan* Sieb. Et Zucc. 的干燥成熟果实。我国南方各地均产，以四川产者为佳。冬季果实成熟时采收，除去杂质，干燥。用时打碎。生用或炒用。

按《中国药典》（2015 年版）规定：本品水分不得过 12%，总灰分不得过 5.0%。

【药性】苦，寒；有小毒。归肝、胃、小肠、膀胱经。

【功效】行气止痛，杀虫。

【应用】

1. 肝郁化火诸痛证　用治肝郁气滞或肝郁化火胸腹诸痛，与延胡索配伍，如金铃子散

(《素问病机气宜保命集》)。治肝胃气痛,与延胡索同用,或以金铃子散与四逆散合用。用治疝气痛,以治疗热疝为宜,可配延胡索、香附、橘核等同用。寒疝腹痛则宜配暖肝散寒之品小茴香、木香、吴茱萸等,如导气汤(《医方简义》)。

2. 虫积腹痛 用治蛔虫等引起的虫积腹痛,每与槟榔、使君子等同用。

此外,本品苦寒有毒,能清热燥湿,杀虫疗癣。可用本品焙黄研末,以油调膏,外涂治头癣、秃疮。

【用法用量】煎服,4.5～9 g;外用适量。炒用寒性减低。

【使用注意】本品有毒,不宜过量或持续服用,以免中毒。又因性寒,脾胃虚寒者慎用。

【现代研究】

1. 化学成分 本品含川楝素、楝树碱、山萘醇及脂肪油等。

2. 药理作用 本品所含川楝素为驱虫有效成分,与山道年相比,作用缓慢而持久,对猪蛔虫、蚯蚓、水蛭等有明显的杀灭作用;川楝子有松弛奥狄括约肌,收缩胆囊,促进胆汁排泄的作用;能兴奋肠管平滑肌,使其张力和收缩力增加;川楝子对金黄色葡萄球菌、多种致病性真菌有抑制作用;尚有抗炎、抗癌作用。

3. 毒性与不良反应 川楝子中毒较轻时,可见头晕、头痛、嗜睡、恶心呕吐、腹痛等,严重时会出现呼吸中枢麻痹、中毒性肝炎、内脏出血、精神失常等症状。川楝子临床应用一般无严重反应,但不少地方以苦楝子代用或用量过大引起中毒则较多见。本品主要毒性成分是川楝素苦楝萜酮内酯等。川楝子对胃肠道有刺激作用,对肝脏有损害,会阻断神经肌肉接头的正常传递功能,还会造成急性循环衰竭和中枢性呼吸衰竭而死亡。预防中毒措施:控制用量,一般内服用量 3～10 g,不可过量或持续使用;注意品种,苦楝子毒性比川楝子大,不可以前者替代川楝子使用。中毒救治的方法为:催吐或洗胃,服用泻药如番泻叶或硫酸镁等;服蛋清或药用炭吸附毒素,以保护胃黏膜。中药解毒可用白糖、甘草煎服及对症治疗。

沉香 Chenxiang 《名医别录》

为瑞香科植物沉香 *Aquilaria agallocha* Roxb. 及白木香 *Aquilaria sinensis*（Lour.）Gilg 含有树脂的木材。沉香主产于东南亚、印度等地,白木香主产于海南、广东、云南等地。全年均可采收,割取含树脂的木材,除去不含树脂的部分,阴干,打碎或锉末。生用。

按《中国药典》(2015 年版)规定:本品杂质不得过 4.0%,水分不得过 15.0%,总灰分不得过 6.0%。

【药性】辛、苦,微温。归脾、胃、肾经。

【功效】行气止痛,温中止呕,纳气平喘。

【应用】

1. 胸腹胀痛 常与乌药、木香、槟榔等同用,治寒凝气滞之胸腹胀痛,如沉香四磨汤(《卫生家宝》);若脾胃虚寒之脘腹冷痛,常配肉桂、干姜、附子等同用,如沉香桂附丸(《卫生宝鉴》)。

2. 胃寒呕吐 与陈皮、荜澄茄、胡椒等同用,治寒邪犯胃,呕吐清水,如沉香丸(《圣济总录》)。若脾胃虚寒,呕吐呃逆,经久不愈者,可与丁香、白豆蔻、柿蒂等同用。

3. 虚喘证 常与肉桂、附子、补骨脂等同用,用治下元虚冷、肾不纳气之虚喘证,如黑锡丹(《和剂局方》)。若治上盛下虚之痰饮喘嗽,常与苏子、半夏、厚朴等配伍。

【用法用量】煎服,1.5～4.5 g,宜后下;或磨汁冲服,或入丸、散剂,每次 0.5～1 g。

【现代研究】

1. 化学成分　本品含挥发油和树脂等,成分有白木香酸、白木香醛、沉香螺旋醇、白木香醇、苄基丙酮、呋喃白木香醛,呋喃白木香醇等,还有酚性成分等。

2. 药理作用　本品对家兔离体小肠运动有抑制作用,使麻醉猫注射乙酰胆碱后肠管收缩幅度减少,蠕动减慢;所含挥发油有促进消化液分泌及胆汁分泌作用,以及麻醉、止痛、肌松等作用;沉香煎剂对结核杆菌、伤寒杆菌、福氏痢疾杆菌均有较强的抗菌作用。

3. 毒性与不良反应　曾有多例沉香过敏的报道,如炮制沉香过程中出现过敏性皮疹。

乌药　Wuyao　《本草拾遗》

为樟科植物乌药 *Lindera aggregate* (Sims) Kosterm. 的块根。主产于浙江、安徽、江苏等地。全年均可采挖,除去细根,洗净,趁鲜切片,晒干。生用或麸炒用。

按《中国药典》(2015年版)规定:本品水分不得过 11.0%,总灰分不得过 4.0%,酸不溶性灰分不得过 2.0%。

【药性】辛,温。归肺、脾、肾、膀胱经。

【功效】行气止痛,温肾散寒。

【应用】

1. 寒凝气滞胸腹诸痛证　治胸腹胁肋闷痛,常配香附、甘草等同用,如小乌沉汤(《和剂局方》);也可与薤白、瓜蒌皮、延胡索等同用。治脘腹胀痛,可配伍木香、青皮、莪术等,如乌药散(《圣惠方》);也可与香附、木香、陈皮等同用。治寒疝腹痛,多与小茴香、青皮、高良姜等同用,如天台乌药散(《医学发明》)。寒凝气滞痛经,可与当归、香附、木香等同用,如乌药汤(《济阴纲目》)。

2. 尿频,遗尿　常与益智仁、山药等同用,治肾阳不足、膀胱虚冷之小便频数、小儿遗尿,如缩泉丸(《校注妇人良方》)。

【用法用量】煎服,3～9 g。

【现代研究】

1. 化学成分　本品含生物碱及挥发油。油中的主要成分为乌药烷、乌药烃,乌药醇、乌药酸、乌药醇酯等。

2. 药理作用　乌药对胃肠道平滑肌有兴奋和抑制的双向调节作用,能促进消化液的分泌;其挥发油内服能兴奋大脑皮质,促进呼吸,兴奋心肌,加速血液循环,升高血压及发汗;外涂能使局部血管扩张,血液循环加速,缓和肌肉痉挛疼痛。

佛手　Foshou　《滇南本草》

为芸香科植物佛手 *Citrus medica* L. var. sarcodactylis Swingle 的干燥果实。主产于广东、福建、云南等地。秋季果实尚未变黄或刚变黄时采收,纵切成薄片,晒干或低温干燥。生用。

按《中国药典》(2015年版)规定:本品水分不得过 15.0%。

【药性】辛、苦,温,归肝、脾、胃、肺经。

【功效】疏肝解郁,理气和中,燥湿化痰。

【应用】

1. 肝郁胸胁胀痛　治肝郁气滞及肝胃不和之胸胁胀痛，脘腹痞满等，可与柴胡、香附、郁金等同用。

2. 气滞脘腹疼痛　治脾胃气滞之脘腹胀痛、呕恶食少等，多与木香、香附、砂仁等同用。

3. 久咳痰多，胸闷作痛　治咳嗽日久痰多，胸膺作痛者，可与丝瓜络、瓜蒌皮、陈皮等配伍。

【用法用量】煎服，3～9 g。

【现代研究】

1. 化学成分　佛手含挥发油、香豆精类化合物。主要成分有佛手内酯、柠檬内酯、橙皮苷、布枯叶苷（地奥明）等。

2. 药理作用　佛手醇提取物对肠道平滑肌有明显的抑制作用；有扩张冠状血管，增加冠脉血流量的作用，高浓度时抑制心肌收缩力、减缓心率、降低血压、保护实验性心肌缺血；佛手有一定的平喘、祛痰作用；佛手多糖对多环节免疫功能有明显促进作用，可促进腹腔巨噬细胞的吞噬功能，明显对抗环磷酰胺所致的免疫功能低下。

香橼　Xiangyuan　《本草拾遗》

为芸香科植物枸橼 *Citrus medica* L. 或香圆 *C. wilsonii* Tanaka 的成熟果实。主产于浙江、江苏、广东等地。秋季果实成熟时采收。趁鲜切片，晒干或低温干燥。香橼亦可整个或对剖两半后，晒干或低温干燥。生用。

按《中国药典》（2015 年版）规定：本品水分不得过 12.0%，总灰分不得过 8.0%。

【药性】辛、微苦、酸，温。归肝、脾、胃、肺经。

【功效】疏肝解郁，理气和中，燥湿化痰。

【应用】

1. 肝郁胸胁胀痛　本品功同佛手，但效力较逊。治肝郁胸胁胀痛，常配柴胡、郁金、佛手等同用。

2. 气滞脘腹胀痛　用治脾胃气滞之脘腹胀痛，嗳气吞酸，呕恶食少，可与木香、砂仁、藿香等同用。

3. 痰饮咳嗽，胸膈不利　用治痰多、咳嗽、胸闷等，常配伍生姜、半夏、茯苓等。

【用法用量】煎服，3～9 g。

【现代研究】

1. 化学成分　本品枸橼及香橼均含橙皮苷、柠檬酸、苹果酸、维生素 C 及挥发油等。

2. 药理作用　香橼具有抗炎作用；能降低马血细胞之凝集；有抗病毒作用；有促进胃肠蠕动，健胃及祛痰作用。

柿蒂　Shidi　《本草拾遗》

为柿树科植物柿 *Diospyros kaki* Thunb. 的干燥宿萼。主产于四川、广东、广西等地。冬季果实成熟时采摘或食用时收集，洗净、晒干。生用。

按《中国药典》（2015 年版）规定：本品水分不得过 14.0%，总灰分不得过 8.0%。

【药性】苦、涩,平。归胃经。

【功效】降气止呃。

【应用】

呃逆 本品性平和,凡胃气上逆所致各种呃逆均可应用,为治呃逆要药。治胃寒呃逆,常配丁香、生姜等同用,如柿蒂汤(《济生方》)。治虚寒呃逆,常与人参、丁香同用,如丁香柿蒂汤(《症因脉治》)。胃热呃逆,可配伍黄连、竹茹等同用。痰浊内阻之呃逆,配伍半夏、陈皮、厚朴等同用。若命门火衰,元气暴脱,上逆作呃,则须配伍附子、人参、丁香等。

【用法用量】煎服,4.5～9 g。

【现代研究】

1. 化学成分 本品含鞣质、羟基三萜酸、葡萄糖、果糖及中性脂肪油等。

2. 药理作用 本品有抗心律失常作用,其提取物能对抗氯仿诱发的小鼠室颤、乌头碱和氯化钡所致大鼠心律失常、毒毛旋花子苷引起豚鼠室性心律失常;本品有镇静作用;尚有一定抗生育作用。

荔枝核 Lizhihe 《本草衍义》

为无患子科植物荔枝 *Litchi chinensis* Sorm. 的干燥成熟种子。主产于福建、广东、广西等地。夏季采摘成熟果实,除去果皮及肉质假种皮,洗净,晒干。生用或盐水炙用。用时打碎。

【药性】辛、微苦,温。归肝、胃经。

【功效】行气散结,祛寒止痛。

【应用】

1. 疝气痛,睾丸肿痛 治寒凝气滞之疝气痛、睾丸肿痛,可与小茴香、青皮等同用,如荔核散(《世医得效方》)。或与小茴香、吴茱萸、橘核等同用,如疝气内消丸(《北京市中药成方选集》)。若睾丸肿痛属湿热者,可配龙胆草、川楝子、大黄等同用。

2. 胃脘久痛,痛经,产后腹痛 治肝气郁结、肝胃不和之胃脘久痛,可与木香研末服,如荔香散(《景岳全书》)。若肝郁气滞血瘀之痛经及产后腹痛,可与香附研末服,如蠲痛散(《妇人良方》),或酌加川芎、当归、益母草等同用,疗效更好。

【用法用量】煎服,5～10 g;或入丸、散剂。

【现代研究】

1. 化学成分 本品含挥发油,油中成分有 3-羟基丁酮等,还有 α-亚甲环丙基甘氨酸。

2. 药理作用 本品所含 α-亚甲环丙基甘氨酸给小鼠皮下注射,有降血糖作用;荔枝核水或醇提取物、荔枝核油具有调血脂和抗氧化作用,能降低动物血清总胆固醇(TC)、及甘油三酯(TG);能对抗 AⅨ 所致的自由基损伤,提高抗氧化酶 SOD 活性;有对抗鼠伤寒沙门氏菌的诱变作用;荔枝核水提取物对乙型肝炎病毒表面抗原有抑制用。

青木香 Qingmuxiang 《新修本草》

为马兜铃科植物马兜铃 *Aristolochia debilis* Sieb. et Zucc. 的干燥根。主产于江苏、浙江、安徽等地。春、秋两季采挖,除去须根及泥沙,晒干,切片。生用。

【药性】辛、苦,寒。归肝、胃经。

【功效】行气止痛,解毒消肿。

【应用】

1. 胸胁,脘腹疼痛 本品辛行苦泄,主入肝胃经,能行气疏肝,和中止痛。治疗肝胃气滞的胸胁胀痛,脘腹疼痛,单味服用即有效,或与香附、川楝子、佛手等同用。

2. 泻痢腹痛 本品苦寒,清热解毒辟秽,味辛行气止痛。可取鲜品捣汁服或干品研末服,或与葛根、黄连、木香等配伍,用治夏令饮食不洁,暑湿内阻所致泻痢腹痛。

3. 疔疮肿毒,皮肤湿疮,毒蛇咬伤 本品苦寒,有清热燥湿,解毒消肿之功。治疗疮肿毒,可单味研末,水蜜调敷,或以鲜品捣敷;若治皮肤湿疮,可取本品煎水外洗,并研末外撒,或配伍明矾、五倍子、炉甘石等;治毒蛇咬伤,则每与白芷配伍,内服并外用,或与穿心莲、蚤休等同用。

【用法用量】煎服,3～9 g;散剂每次 1.5～2 g,温开水送服;外用适量,研末敷患处。

【使用注意】本品不宜多服,过量可引起恶心、呕吐等胃肠道反应。

【现代研究】

1. 化学成分 本品含挥发油,油中主要成分为马兜铃酮,并含马兜铃酸、青木香酸,木兰花碱、尿囊素、土青木香甲素及丙素等。

2. 药理作用 青木香煎剂对多种原因引起的高血压有明显的降低血压作用,其所含木兰花碱对肾性高血压的降压作用明显;青木香总碱对金黄色葡萄球菌及绿脓、大肠、变形等杆菌有不同程度的抑制作用。马兜铃酸有提高机体免疫功能的作用,并能增强腹腔巨噬细胞的吞噬活性;研究证实,马兜铃酸有一定的致突变和致癌作用。

3. 毒性与不良反应 有报道嚼服鲜青木香约 150 g 引起中毒,开始恶心呕吐,食入即吐,继则尿少,腹胀肢肿,导致急性肾功能衰竭、尿毒症。口服大量青木香流浸膏可见恶心呕吐,胃纳减退,口干、便秘等;静脉注射可出现全身痉挛,瞳孔先大后小,肌肉松弛,呼吸抑制,最后心跳停止。中毒原因主要为治疗用量过大。中毒预防首先不宜用注射剂,其次是口服剂量也不可过大。中毒救治:中毒较轻者,停止用药,多可缓解;中毒较重,视情况随症处理,如出现呼吸麻痹,可进行人工呼吸、气管插管等。

大腹皮　Dafupi　《开宝本草》

为棕榈科植物槟榔 *Areca catechu* L. 的干燥果皮。又名槟榔衣。主产于海南、广西、云南等地。冬季至次春采收未成熟的果实,煮后干燥,纵剖两瓣,剥取果皮,习称"大腹皮";春末至秋初采收成熟果实,煮后干燥,剥取果皮,打松,晒干,习称"大腹毛"。生用。

按《中国药典》(2015 年版)规定:本品水分不得过 12.0%。

【药性】辛,微温。归脾、胃、大肠、小肠经。

【功效】行气宽中,利水消肿。

【应用】

1. 胃肠气滞,脘腹胀闷,大便不爽 治食积气滞之脘腹痞胀,嗳气吞酸、大便秘结或泻而不爽,可与山楂、麦芽、枳实等同用。若治湿阻气滞之脘腹胀满,可与藿香、陈皮、厚朴等同用。

2. 水肿胀满,脚气浮肿,小便不利 治疗水湿外溢,皮肤水肿,小便不利,可与茯苓皮、五加皮等同用,如五皮饮(《麻科活人全书》)。若治脚气肿痛,二便不通,可与桑白皮、木通、牵牛子等同用。

【用法用量】煎服，4.5～9 g。

【现代研究】

1. 化学成分 本品含槟榔碱、槟榔次碱、α-儿茶素等。

2. 药理作用 本品有兴奋胃肠道平滑肌、促胃肠动力作用，并有促进纤维蛋白溶解等作用。

3. 毒性与不良反应 大腹皮一般情况下使用无明显毒副作用，但曾有大腹皮复方汤剂引起过敏性休克及严重荨麻疹各一例的报道。

刀豆 Daodou 《救荒本草》

为豆科植物刀豆 *Canavalia gladiata* (Jacq.)DC. 的干燥成熟种子。主产于江苏、安徽、湖北等地。秋季种子成熟时采收荚果，剥取种子，晒干。生用。

【药性】甘，温。归胃、肾经。

【功效】降气止呃，温肾助阳。

【应用】

1. 呃逆，呕吐 治中焦虚寒之呕吐、呃逆，可与丁香、柿蒂等同用。

2. 肾虚腰痛 可单用治肾阳虚腰痛，如《重庆草药》所载单方，以刀豆 2 粒，包于猪腰内烧熟食，或配杜仲、桑寄生、牛膝等同用。

【用法用量】煎服，6～9 g。

【现代研究】

1. 化学成分 本品含尿素酶、血细胞凝集素、刀豆氨酸以及淀粉、蛋白质、脂肪等。

2. 药理作用 刀豆中所含伴刀豆球蛋白 A 与核糖、腺嘌呤协同有促进缺血后心功能不全恢复的作用；伴刀豆球蛋白有抗肿瘤作用；左旋刀豆氨酸可抑制 Lee 流感病毒的繁殖，在组织培养中抑制作用更强。

3. 毒性与不良反应 曾有报道，食用刀豆引起 36 人发生中毒，临床症状主要为急性胃肠炎（恶心、腹胀、腹痛、呕吐），病程 2～3 d，无死亡。刀豆所含皂素、植物细胞凝集素、胰蛋白酶抑制物等为有毒成分，100℃即能破坏，本次中毒时因烹饪温度不够、时间过短所致。一旦发生中毒可采用及早主动呕吐、洗胃等，据病情可服用复方樟脑酊、阿托品、颠茄、维生素 B 或中成药等，重者静滴 10％葡萄糖及维生素 C 以促进排泄毒物，纠正水和电解质紊乱。

甘松 Gansong 《本草拾遗》

为败酱科植物甘松 *Nardostachys chinensis* Batal. 、或匙叶甘松 *N. jatamansi* DC. 的根及根茎。主产于四川、甘肃、青海等地。春、秋两季采挖，除去泥沙及杂质，晒干或阴干，切段。生用。

按《中国药典》(2015 年版)规定：本品水分不得过 12.0％，挥发油不得少于 2.0％。

【药性】辛、甘，温。归脾、胃经。

【功效】行气止痛，开郁醒脾；外用祛湿消肿。

【应用】

1. 脘腹闷胀，疼痛 治寒凝气滞之脘腹胀痛，不思饮食等，可与木香、砂仁、陈皮、厚朴等同用。

2. 思虑伤脾,不思饮食　治气机阻滞之胸闷腹胀,纳呆,可与柴胡、郁金、白豆蔻等同用。

3. 湿脚气　治湿脚气,配荷叶、藁本煎汤外洗,如甘松汤(《普济方》)。

此外,单用泡汤漱口,可治牙痛。

【用法用量】煎服,3～6 g;外用适量。

【现代研究】

1. 化学成分　甘松的根及根茎含马兜铃烯、甘松酮、德比酮、缬草酮、广藿香醇;匙叶甘松的根含呋喃香豆精类化合物甘松素、甘松醇、白芷素、榄香醇、β-桉叶醇、甘松酮、缬草酮等。

2. 药理作用　甘松有镇静、安定作用;所含缬草酮有抗心律不齐作用;匙叶甘松能使支气管扩张,甘松提取物对离体平滑肌(大肠、小肠、子宫,支气管)有拮抗组胺、5-羟色胺、乙酰胆碱的作用;有降血压、抗心肌缺血、抗溃疡以及抑菌作用。

（甘肃农业大学　柳福智）

第十四章　消食药

凡能消食化积、健脾开胃，治疗饮食积滞为主要功用的药物，称为消食药。

消食药大多味甘性平。脾胃为生化之源，后天之本，主运化水谷。如果饮食不节，损伤脾胃，易致饮食停滞，出现各种消化功能障碍的病证均可使用，故消食药主归脾胃二经。主要用于宿食不消所致的脘腹胀满，嗳气泛酸，恶心呕吐，不思饮食，泄泻或便秘等。

本类药物的使用，常根据不同病情而配伍其他药物同用。如脾胃虚弱，运化无力者，可配伍健胃补脾药；脾胃有寒者，可配伍温中散寒药；湿浊内阻者，可配伍芳香化湿药；脾胃气滞者，可配伍理气宽中药；大便秘结者，可配伍泻下药；若气机内阻，郁而化热者，配伍苦寒清热药同用。

本类药物作用缓和，但部分药物也有耗气之弊，故气虚无积滞者应慎用。

现代药理研究表明，消食药主要有促进胃液分泌，调节胃肠蠕动等作用，部分药物还具有降血脂、抗动脉粥样硬化、强心、降压等作用。

山楂　Shanzha　《神农本草经》

为蔷薇科植物山里红 *Crataegus pinnatifida* Bge. var. major N. E. Br. 或山楂 *Crataegus pinnatifida* Bge. 的干燥成熟果实。多为人工栽培。秋季果实成熟时采收，切片，干燥。生用。或将净山楂片用文火炒至黄色入药为炒山楂。净山楂片用武火炒至外表黑褐色，内里棕黄色入药为山楂炭。以片大、皮红、肉厚、核少者为优。

按《中国药典》（2015 年版）规定：本品水分不得过 12%，总灰分不得过 3.0%。

【药性】酸、甘，微温。归脾、胃、肝经。

【功效】消食化积，行气散瘀。

【应用】

1. 食积不消　善治各种饮食积滞，为消解油腻肉食积滞要药。用一味山楂煎汤即可收效。若与其他消食药配伍可增强其消积之力，如配伍神曲、麦芽组成焦三仙，用于消化不良、饮食停滞的腹满、嗳气、不思饮食等症。兼见脘腹胀痛者，配伍木香、枳壳等行气药。

2. 产后腹痛，胸痹心痛　用于产后瘀阻腹痛、恶露不尽，常配伍川芎、益母草、当归等活血化瘀药。治胸痹心痛，可与红花、川芎、丹参等同用。

3. 疝气疼痛　本品能行气散结止痛，治疝气常配伍橘核、荔枝核等。

此外，本品单味煎服可用于泻痢不止。

【用法用量】煎服，10～15 g，或入丸散。消食散瘀多用生山楂、炒山楂，止泻多用焦山楂、山楂炭。

【使用注意】脾胃虚弱者应慎用。

【现代研究】

1. 化学成分 山楂含黄酮类化合物、有机酸、糖类、蛋白质、脂肪、维生素 C、胡萝卜素、淀粉、苹果酸、枸橼酸、钙和铁等物质。

2. 药理作用 具有扩张血管、增加冠脉血流量、改善心脏活力、兴奋中枢神经系统、降低血压、降血脂和胆固醇、软化血管、强心等作用。还能助消化,收缩子宫,抗衰老,抗癌,抑菌等。

神曲 Shenqu 《药性本草》

为面粉和其他药物按一定比例混匀后经发酵而成的曲剂。制法如下:先将杏仁、赤小豆研粉与面粉混匀,再把鲜青蒿、鲜苍耳和鲜辣蓼用适量水煎汤,将汤液陆续加入混合物中,制成扁方块,用粗纸包严,放木箱或席篓内,每块间保留一定空隙,上覆湿麻袋等物,保温 30～37℃进行自然发酵,待表面生黄白色菌丝时取出,切成小方块,干燥即成。以完整、陈久而无变质者为佳。

【药性】甘、辛,温。归脾、胃经。

【功效】消食和胃。

【应用】

饮食积滞,消化不良 本品长于消面食积滞。治疗食积不化,不思饮食,常配伍山楂、麦芽等。用于治脾胃俱虚,不能消化水谷,胸膈痞闷,腹胁时胀,常配伍乌梅、干姜等,如消食丸(《惠民和剂局方》)。

此外,本品又能解表退热,尤宜外感表证兼食滞者。

【用法用量】煎服,6～15 g;或研末入丸、散,宜炒焦用。

【现代研究】

1. 化学成分 神曲为酵母制剂,含酵母菌,淀粉酶,维生素 B 复合体,麦角甾醇,蛋白质及脂肪,挥发油等。

2. 药理作用 含有消化酶,可加强对食物的消化吸收;并含维生素 B_1,可增加胃肠蠕动,增强其推进功能,促进消化液分泌。此外,还有抑菌、解热等作用。

麦芽 Maiya 《药性本草》

为禾本科植物大麦 *Hordeum vulgare* L. 的成熟果实经发芽干燥而得。我国各地均产,可随时制备。将麦粒用水浸泡后,保持适宜温、湿度,待幼芽长至约 0.5 cm 时,晒干或低温干燥。生用、炒黄或炒焦用。以色淡黄、粒大、饱满、有胚芽者为佳。

按《中国药典》(2015 年版)规定:本品水分不得过 13%,总灰分不得过 5%。

【药性】甘,平。归脾、胃、肝经。

【功效】消食和中,退乳消胀。

【应用】

1. 饮食积滞,消化不良 本品善消米、面、薯、芋等淀粉类食物,常与山楂、神曲、鸡内金等配伍。用于脾胃虚弱,脘腹胀满,食少便溏者,常配伍党参、白术、陈皮等,如健脾丸(《证治准绳》)。

2. 妇女断乳,乳房胀痛 本品有回乳之功,单用生麦芽或炒麦芽 120 g(或生、炒麦芽各 60 g)

煎服,用于哺乳期妇女断乳或乳汁郁积之乳房胀痛。

此外,本品兼能疏肝解郁,用于肝气郁滞或肝胃不和之胁痛、脘腹痛等,可与其他疏肝理气药同用。

【鉴别用药】山楂、麦芽与神曲均有良好的消积化滞功能,均可用于各种饮食积滞。但三者又有各自不同的特点。麦芽有很好的消化淀粉类食物的作用;山楂善于治疗肉类或油腻过多所致的食滞;神曲则利于消化米面食物,三药合用,能明显地增强消化功能。此外,山楂又能行气散瘀,主治产后腹痛、胸痹心痛和疝气腹痛;麦芽又能退乳消胀,用于妇女断乳及乳房胀痛。

【用法用量】煎服,10～15 g;或入丸、散。消食和中宜生用,退乳消胀宜炒用。

【使用注意】哺乳期妇女不宜使用。

【现代研究】

1. 化学成分　含淀粉酶、转化糖酶、维生素 B、脂肪、磷脂、糊精、麦芽糖、葡萄糖等。

2. 药理作用　消化酶及维生素 B,有助消化作用。人体实验表明:麦芽煎剂有轻度促进胃酸总酸与游离酸和胃蛋白酶的分泌。麦芽细根中含 ρ-羟-β-苯乙基三甲铵盐基,属一种快速的去极化型肌肉松弛剂,既有去极化作用,又能降低肌肉对乙酰胆碱的敏感性,能降低肌膜及整个肌纤维的正常静止电位,在某些组织上还可表现烟碱样作用。麦芽浸剂口服,麦芽渣水提、醇沉精制品注射均有降血糖作用。

鸡内金　Jineijin　《神农本草经》

雉科动物家鸡 *Gallus gallus domesticus* Brisson 的干燥砂囊内壁。全国各地均产。杀鸡后,取出鸡肫,立即取下内壁,洗净,晒干,生用或炒用。以个大、色黄、完整少破碎者为优。

按《中国药典》(2015 年版)规定:本品水分不得过 15%,总灰分不得过 2%。

【药性】甘,平。归脾、胃、小肠、膀胱经。

【功效】运脾消食,涩精止遗,通淋化石。

【应用】

1. 食积不消,小儿疳积　本品广泛用于各种食积不化。病情较轻者,可单用或研末服用。如《千金方》单用本品可治反胃吐食。用于脾胃虚弱,饮食减少,完谷不化者,常配伍白术、干姜、红枣,如益脾饼(《医学衷中参西录》)。用于小儿乳食积滞,肚大筋青,痞满疳积,可与白面做饼烙熟,随时服用。

2. 遗尿,遗精　本品有固精缩尿止遗之功。治虚劳,上焦烦热,小便滑数,配伍菟丝子、鹿茸、桑螵蛸,如鸡肶胵散(《太平圣惠方》)。单用本品治遗精,用鸡内金六钱,炒焦研末,分六包,早晚各服一包,以热黄酒半盅冲服。

3. 砂石淋证,胆结石　本品能化坚消石,常与金钱草配伍,用于泌尿结石及胆结石。

【用法用量】煎服,3～10 g;研末服 1.5～3 g;或入丸散。

【使用注意】脾虚无积滞者慎用。

【现代研究】

1. 化学成分　含胃激素,角蛋白,胃蛋白酶,淀粉酶及多种维生素等。

2. 药理作用　本品能提高胃液酸度,促进胃排空,增加胃液分泌量。水煎剂对加速排除放射性锶有一定的作用。

莱菔子 Laifuzi 《日华子本草》

为十字花科一年生或二年生草本植物萝卜 *Raphanus sativus* L. 的干燥成熟种子。全国各地均有栽培。夏季果实成熟时采割植株,晒干,搓出种子,除去杂质,晒干。以颗粒饱满、无杂质、油性大、色红者为优。

按《中国药典》(2015 年版)规定:本品水分不得过 8%,总灰分不得过 6%,酸不溶性灰分不得过 2%。

【药性】辛、甘、平。归脾、胃、肺经。

【功效】消食除胀,降气化痰。

【应用】

1. 饮食停滞,脘腹胀满 本品善除胀行气,用于食积气滞,脘腹胀满,嗳腐吞酸,不欲饮食,常配伍山楂、神曲、陈皮等,如保和丸(《丹溪心法》)。用于食积停滞兼脾胃有寒,腹痛呕逆,肠鸣胀满,常配伍木香、茯苓、陈皮等,如大安丸(《丹溪心法》)。此外,单用莱菔子还可治疗气胀气臌。

2. 痰壅气喘 莱菔子治痰,有"推墙倒壁"之功。用于上气咳嗽,多痰喘促,单用本品即可奏效。临床常配伍苏子、白芥子用于久咳痰喘实证,如三子养亲汤(《韩氏医通》)。

【用法用量】煎服,6～10 g;或入丸散。

【使用注意】气虚血热,无食积痰滞者慎用。

【现代研究】

1. 化学成分 含脂肪油、挥发油、芥子碱。脂肪油中含多量芥酸、亚麻酸以及芥子酸油酯等。此外,还含莱菔素。

2. 药理作用 莱菔素对葡萄球菌和大肠杆菌即有显著抑制作用。莱菔子油可对抗链球菌、化脓球菌、肺炎球菌、大肠杆菌等生长。莱菔素于体外与细菌外毒素混合后有明显的解毒作用。

稻芽 Daoya 《名医别录》

为禾本科植物稻 *Oryza sativa* L. 的成熟果实经发芽干燥而得。全国大部分地区均产,以南方各省为主。将稻谷用水浸泡后,保持适宜的温、湿度,待须根长至约 1 cm 时,干燥。生用或炒用。以粒饱满、均匀、色黄、无杂质者为优。

按《中国药典》(2015 年版)规定:本品出芽率不得少于 85%。

【药性】甘,温。归脾、胃经。

【功效】消食和中,健脾开胃。

【应用】

米面薯芋类食滞证及脾虚食少证 用于食积不消,腹胀口臭,脾胃虚弱,不饥食少。麦芽与稻芽临床常相须为用,麦芽消食健胃力较强,而稻芽力较弱,故稻芽更宜于轻证,或病后脾虚者。

【用法用量】煎服,9～15 g。和中宜生用,消食宜炒用。

【现代研究】

1. 化学成分 主要有效成分为淀粉酶。另含蛋白质、脂肪油、淀粉、麦芽糖、腺嘌呤、胆碱及 18 种氨基酸等。

2. 药理作用 所含淀粉酶能帮助消化。谷芽还可通过抑制肥大细胞组织胺释放而具有抗过敏活性。

【其他】过去曾以稻、粟、黍等植物的果实发芽作谷芽入药,认为药效亦相近。《中国药典》(1985 年版)始将粟芽以谷芽为正名收载,并同时收载且单列稻芽,用时当别。

附 药

谷芽

为禾本科植物粟 *Setaria italica* (L.) Beauv. 的成熟果实经发芽干燥而得。全国各地均产。取拣净的粟谷,用水浸泡 1～2 天,捞出置容器中,上盖潮湿蒲包,每日淋水,保持湿润,至初生根长约 3-6 mm 时,取出晒干。炒谷芽:置锅内用文火炒至深黄色并大部爆裂,取出放凉。焦谷芽:将谷芽置锅内,用武火炒至焦黄色,微喷清水,取出风干。谷芽的药性、功效、应用用法用量均与稻芽相似。

鸡矢藤　Jishiteng　《生草药性备要》

为茜草科植物鸡矢藤 *Paederia scandens* (Lour.) Merr. 或毛鸡矢藤 *P. scandens* (Lour.) Merr. var. tomentosa (Bl.) H.-M. 的地上部分及根。主产于我国长江流域或南方各省。夏季采收地上部分,秋季挖根。洗净,切片,晒干供药用。以条匀、叶多、气浓者为优。

【药性】甘、苦,平。归脾、胃、肝、肺经。

【功效】消食化积,祛风除湿,解毒消肿,活血止痛。

【应用】

1. 食积腹胀,小儿疳积 本品能消食健胃导滞,用于食积腹痛,可单用或配伍神曲、山楂。用于小儿疳积,鸡矢藤根五钱,猪小肚一个,水炖服可收效。

2. 风湿痹痛 本品能祛风除湿止痛,用于风湿痹痛,可单用或配伍其他祛风湿之品。

3. 热毒泻痢,咽喉肿痛,疮痈疖肿,烧烫伤 治红痢,用鸡矢藤根四两,路边姜二两,炖肉服(《重庆草药》)。用于咽喉肿痛,可单服或配伍黄连、金银花等清热解毒之品。疮痈疖肿、烧烫伤可取鲜叶捣烂外敷或取本品水煎内服。

4. 多种疼痛 用于胃肠疼痛,妇女痛经,神经痛以及各种外伤、骨折、手术后疼痛等。本品有良好的止痛效果,可治多种痛证,可煎服或外用,但以注射剂止痛最佳。

【用法用量】煎服,10～60 g;外用适量,捣敷或煎水洗。

【现代研究】

1. 化学成分 全草含鸡屎藤苷、鸡屎藤次苷及生物碱、齐墩果酸等。叶含熊果酚苷。

2. 药理作用 水蒸馏液腹腔注射对小鼠有明显镇痛作用,与吗啡相比,镇痛作用出现较慢,但较持久。可抗惊厥,镇静及局部麻醉。鸡矢藤总生物碱能抑制离体肠肌收缩,而增强离体子宫收缩力。醇浸剂有降压作用。此外,可解动物有机磷中毒,并有一定抗菌、抗病毒活性。

隔山消　Geshanxiao　《本草纲目》

为萝摩科植物耳叶牛皮消 *Cynanchum auriculatum* Rayle. ex Wight 的块根。主产于山东、辽宁，河北等地。多为野生。冬季采挖，洗净晒干，切片。生用。以白色或黄白色、粉性、质脆者为优。

【药性】甘、苦，平。归脾、胃、肝经。

【功效】消食健胃，理气止痛，催乳。

【应用】

1. 饮食积滞　用于食积饱胀，隔山消一钱，打粉，开水吞服。治小儿疳积，可配伍鸡矢藤、鸡内金等。

2. 脘腹胀满　用于脾胃气滞出现的脘腹胀痛，常配伍木香、砂仁等；用于肝郁气滞的胁痛食少，可配伍柴胡、香附、白芍等。

3. 产后乳少或乳汁不畅　本品能催乳，可单用或炖肉吃（《陕西中草药》）。

【用法用量】煎服，6～15 g；研末服，1～3 g。

【使用注意】过量服用易引起中毒。

【现代研究】

1. 化学成分　含多种混合苷，及磷脂、亚油酸、多糖、蛋白质、淀粉、维生素等。

2. 药理作用　白首乌总苷具有显著降低血清总胆固醇；促动脉平滑肌细胞增生；对乙酰苯造成的溶血性贫血的肝脏有明显的保护作用，可使受损动物肝脏的酶有不同程度恢复。此外，隔山消还有促毛发生长、抗肿瘤、促进免疫调节等作用。

3. 毒性与不良反应　本品毒性成分不明。临床表现为呕吐，流涎，强烈抽搐，癫痫性痉挛，心率减慢等症状。中毒轻者，可催吐，洗胃及导泻；内服蛋清，牛奶或活性炭，并服镇静剂预防痉挛。

阿魏　Awei　《新修本草》

为伞形科植物新疆阿魏 *Ferula sinkiangensis* K. M. Shen 或阜康阿魏 *Ferula fukanensis* K. M. Shen 的树脂。主产于伊朗、阿富汗等地，我国主产于新疆。春末夏初未开花前采收，挖松泥土，露出根部，将茎自根头处切断，即有乳液自断面流出，上面用树叶覆盖，约经 10 天渗出液凝固如脂，即可刮下，放通风干燥处，蒸去多余水分即得。生用或炒用。以块状、蒜气强烈、断面乳白色或稍带微红色，无杂质者为优。

按《中国药典》（2015 年版）规定：本品水分不得过 8%，总灰分不得过 5%。

【药性】辛、苦，温。归脾、胃、肝经。

【功效】消积，化癥散痞，杀虫。

【应用】

1. 饮食积滞　用于各种食积，肉食停积引起的不思饮食、脘腹胀满尤佳，配伍山楂、连翘、黄连，如阿魏丸（《丹参心法》）。

2. 癥瘕痞块　用于瘀血癥瘕或痞块，内服外用皆可。用于腹中痞块，举动牵引作疼者，常配伍川芎、当归、红花等活血消癥之品，如阿魏丸（《证治准绳》）。

3. 虫积腹痛　本品能杀虫,常配伍使君子、苦楝皮等驱虫药同用。

此外,本品还能用于疟疾、痢疾。

【用法用量】宜入丸、散、膏剂,1～1.5 g;不宜入煎剂。

【使用注意】脾胃虚弱者、孕妇忌用。

【现代研究】

1. 化学成分　含挥发油、树脂及树胶等。

2. 药理作用　有抗过敏、抗炎、抗早孕、强心、抑菌、杀虫等作用。

（吉林农业大学　董蕊）

第十五章 驱虫药

凡以驱除或杀灭人体内寄生虫,治疗虫证为主要功用的药物,称为驱虫药。

本类药物入脾、胃、大肠经,部分药物具有一定的毒性,对人体内的寄生虫,特别是肠道寄生虫虫体有杀灭或麻痹作用,促使其排出体外。故可治蛔虫病、蛲虫病、钩虫病等多种肠道寄生虫病。此类寄生虫病多由湿热内蕴或饮食不洁,食入或感染寄生虫卵所致。症见不思饮食或多食善饥,胃中嘈杂,呕吐清水,肛门瘙痒等;迁延日久,则见面色萎黄、肌肉消瘦、腹部膨大、青筋浮露、周身浮肿等症。部分病人症状较轻,无明显证候,只在检查大便时才被发现。凡此,均当服用驱虫药物治疗。对人体其他部位的寄生虫,如血吸虫、阴道滴虫等,部分驱虫药物亦有驱杀作用。某些驱虫药物兼有行气、消积、润肠、止痒等作用,对食积气滞、小儿疳积、便秘、疥癣瘙痒等症,亦有疗效。

应用驱虫药时,应根据寄生虫的种类及病人体质强弱、症情缓急,选用适宜的驱虫药物,并视病人的不同兼症进行相须用药及恰当配伍。如大便秘结者,当配伍泻下药物;兼有积滞者,可与消积导滞药物同用;脾胃虚弱者,配伍健脾和胃之品;体质虚弱者,需先补后攻或攻补兼施。使用肠道驱虫药时,多与泻下药同用,以利虫体排出。

驱虫药对人体正气多有损伤,故要控制剂量,以防用量过大中毒或损伤元气。对素体虚弱、年老体弱及孕妇,更当慎用。驱虫药一般应在空腹时服用,使药物充分作用于虫体而保证疗效。对发热或腹痛剧烈者,不宜急于驱虫,待症状缓解以后,再使用驱虫药物。

现代药理研究表明,驱虫药对寄生虫体有麻痹作用,使其瘫痪以致死亡。部分驱虫药有抗真菌、抗病毒及抗肿瘤等作用。某些驱虫药物还有促进胃肠蠕动、兴奋子宫、减缓心率、扩张血管、降低血压等作用。

使君子 Shijunzi 《开宝本草》

为使君子科植物使君子 *Quisqualis indica* L. 的干燥成熟果实。主产于广东、广西、云南等地。9～10月果皮变紫黑时采收,晒干。去壳,取种仁生用或炒香用。

按《中国药典》(2015年版)规定:本品种子含葫芦巴碱不得少于0.20%。

【药性】甘,温。归脾、胃经。

【功效】杀虫消积。

【应用】

1. 蛔虫病,蛲虫病 本品味甘气香而不苦,性温又入脾胃经,既有良好的驱杀蛔虫作用,又具缓慢的滑利通肠之性,故为驱蛔要药,尤宜于小儿。轻证单用本品炒香嚼服;重证可与苦楝皮、槟榔等同用,如使君子散(《证治准绳》)。用治蛲虫,可与百部、槟榔、大黄等同用。

2. 小儿疳积 本品既能驱虫,又能健脾消疳。常与槟榔、神曲、麦芽等配伍,用治小儿疳积面色萎黄、形瘦腹大、腹痛有虫者,如肥儿丸(《医宗金鉴》)。与厚朴、陈皮、川芎等同用,治疗小儿五疳,心腹膨胀,不进饮食,如使君子丸(《和剂局方》)。

【用法用量】煎服,9～12g,捣碎;取仁炒香嚼服,6～9g。小儿每岁1～1.5粒,1d总量不超过20粒。空腹服用,每日1次,连用3d。

【使用注意】大量服用可致呃逆、眩晕、呕吐、腹泻等反应。若与热茶同服,亦能引起呃逆、腹泻,故服用时当忌饮茶。

【现代研究】

1. 化学成分　种仁含使君子氨酸约0.5%,以钾盐形式存在,即使君子酸钾;脂肪油23.9%,油中含油酸48.2%,棕榈酸29.2%,硬脂酸9.1%,肉豆蔻酸4.5%及花生酸、甾醇等。

2. 药理作用　10%使君子水浸膏可使蚯蚓麻痹或死亡;使君子仁提取物有较强的麻痹猪蛔虫头部的作用,麻痹前可见刺激现象,其有效成分为使君子氨酸钾;其所含吡啶类及油对人、动物均有明显的驱蛔效果;其粉有驱蛲虫作用。

3. 毒性与不良反应　使君子有毒成分为使君子酸钾。使君子氨酸的神经毒作用研究表明,可造成实验动物癫痫大发作,其引起的脑损伤与动物年龄、给药剂量有关。本品内服可致胃肠刺激及肠胃痉挛,毒副作用表现为呃逆、头痛、眩晕、恶心、呕吐、出冷汗、四肢发冷,重者可出现抽搐、惊厥、呼吸困难、血压下降等。中毒原因主要是内服生品、误食过量新鲜果实,或用量过大。解救办法可洗胃、催吐,对症治疗;轻者可用绿豆、甘草煎水服。

苦楝皮　Kulianpi　《名医别录》

为楝科植物楝 *Melia azedarach* L. 或川楝 *M. toosendan* Sieb. et Zucc. 的干燥树皮及根皮。前者全国大部分地区均产,后者主产于四川、湖北、贵州等地。四时可采,但以春、秋两季为宜。剥取根皮或干皮,刮去栓皮,洗净。鲜用或切片生用。

按《中国药典》(2015年版)规定:本品水分不得过12.0%,总灰分不得过10.0%。

【药性】苦,寒;有毒。归肝、脾、胃经。

【功效】杀虫,疗癣。

【应用】

1. 蛔虫病,蛲虫病,钩虫病　本品有较强的杀虫作用,可治多种肠道寄生虫,为广谱驱虫中药。治蛔虫病,可单用水煎、煎膏或制成片剂、糖浆服用;亦可与使君子、槟榔、大黄等同用,如化虫丸(《全国中药成药处方集》)。与百部、乌梅同煎,取浓液于晚间作保留灌肠,连用2～4d,可治蛲虫病。与石榴皮同煎服之可治钩虫病,如楝榴二皮饮(《湖北药物志》)。

2. 疥癣,湿疮　单用本品研末,用醋或猪脂调涂患处,可治疥疮、头癣、湿疮、湿疹瘙痒等证。

【用法用量】煎服,4.5～9g,鲜品15～30g;外用适量。

【使用注意】本品有毒,不宜过量或持续久服。有效成分难溶于水,需文火久煎。

【现代研究】

1. 化学成分　含川楝素、苦楝酮、苦楝萜酮内酯、苦楝萜醇内酯、苦楝萜酸甲酯、苦楝子三醇等。

2. 药理作用　煎剂或醇提取物均对猪蛔虫有抑制以至麻痹作用。主要成分为川楝素,能透过虫体表皮,直接作用于蛔虫肌肉,扰乱其能量代谢,导致收缩性疲劳而痉挛。本品对小鼠蛲虫有麻痹作用,并能抗血吸虫。川楝素对肉毒中毒动物有治疗作用,使兔肠肌肌张力及收缩力增加,抑制大鼠呼吸等。

3. 毒性与不良反应 有毒成分为川楝素和异川楝素。中毒表现:恶心呕吐、剧烈腹痛、腹泻、头晕头痛、视力模糊、全身麻木、心律不齐、血压下降、呼吸困难、神志恍惚、狂躁或委靡、震颤或惊厥,最后因呼吸和循环衰竭而死亡。中毒原因主要是用量过大,或用法不当,或患者体质原因。解救办法可洗胃、催吐、导泻、补液及对症治疗;轻者可用绿豆 120 g,龙眼肉 60 g,甘草 15 g,煎水频服。

槟榔 Binglang 《名医别录》

为棕榈科植物槟榔 *Areca catechu* L. 的干燥成熟种子。主产于海南、福建、云南等地。春末至秋初采收成熟果实,用水煮后,干燥,除去果皮,取出种子,晒干。浸透切片或捣碎用。

按《中国药典》(2015 年版)规定:本品水分不得过 10.0%。

【药性】苦、辛,温。归胃、大肠经。

【功效】杀虫消积,行气,利水,截疟。

【应用】

1. 肠道寄生虫病 对绦虫、蛔虫、蛲虫、钩虫、姜片虫等肠道寄生虫都有驱杀作用,并以泻下作用驱除虫体为其优点。用治绦虫证疗效最佳,可单用(《千金方》),亦可与木香同用,如圣功散(《证治准绳》),现代多与南瓜子同用,其杀绦虫疗效更佳;与使君子、苦楝皮同用,可治蛔虫病、蛲虫病;与乌梅、甘草配伍,可治姜片虫病。

2. 食积气滞,泻痢后重 善行胃肠之气,消积导滞,兼能缓泻通便。常与木香、青皮、大黄等同用,治疗食积气滞、腹胀便秘等证,如木香槟榔丸(《儒门事亲》);与木香、黄连、芍药等同用,可治湿热泻痢,如芍药汤(《素问病机气宜保命集》)。

3. 水肿,脚气肿痛 常与商陆、泽泻、木通等同用,治疗水肿实证二便不利,如疏凿饮子(《重订严氏济生方》);与木瓜、吴茱萸、陈皮等配伍,用治寒湿脚气肿痛,如鸡鸣散(《证治准绳》)。

4. 疟疾 常与常山、草果等同用,如截疟七宝饮(《伤寒保命集》)。

【用法用量】煎服,3~10 g。驱绦虫、姜片虫 30~60 g。生用力佳,炒用力缓;鲜者优于陈久者。

【使用注意】脾虚便溏或气虚下陷者忌用。孕妇慎用。

【现代研究】

1. 化学成分 含生物碱 0.3%~0.6%,主要为槟榔碱,其余有槟榔次碱,去甲基槟榔碱,去甲基槟榔次碱,槟榔副碱,高槟榔碱,异去甲基槟榔次碱等,均与鞣酸结合而存在。又含脂肪油 14%,其中脂肪酸有月桂酸、肉豆蔻酸、棕榈酸、十四碳烯酸、油酸、亚油酸、硬脂酸等。尚含鞣质及槟榔红色素。

2. 药理作用 槟榔能使绦虫虫体引起弛缓性麻痹,触之则虫体伸长而不易断,故能把全虫驱出;槟榔碱对猪肉绦虫有较强的麻痹作用,能使全虫各部都麻痹,对牛肉绦虫仅能使头节和未成熟节片麻痹;槟榔对蛲虫、蛔虫、钩虫、肝吸虫、血吸虫均有麻痹或驱杀作用;对皮肤真菌、流感病毒、幽门螺旋杆菌均有抑制作用;槟榔碱有拟胆碱作用,兴奋胆碱受体,促进唾液、汗腺分泌,增加肠蠕动,减慢心率,降低血压,滴眼可使瞳孔缩小。

3. 毒性与不良反应 过量槟榔碱引起流涎、呕吐、利尿、昏睡及惊厥。如系内服引起者可用过锰酸钾溶液洗胃,并注射阿托品。

南瓜子　Nanguazi　《现代实用中药学》

为葫芦科植物南瓜 *Cucurbita moschata*（Duch.）Poiret 的种子。主产于浙江、江西、湖南等地。夏、秋果实成熟时采收,取种子,晒干。研粉生用,以新鲜者良。

【药性】甘,平。归胃、大肠经。

【功效】杀虫。

【应用】

绦虫病　用治绦虫病,可单用新鲜南瓜子 30～60 g,研烂,加水、冰糖或蜂蜜调匀,空腹顿服（《中药的药理与应用》）;亦可与槟榔同用,则疗效更佳,先用本品研粉,冷开水调服 60～120 g,2 h 后服槟榔 60～120 g 的水煎剂,再过 30 min,服玄明粉 15 g,促使泻下,以利虫体排出。

此外,南瓜子较大剂量(120～200 g)亦可用治血吸虫病,但须长期服用。

【用法用量】研粉,60～120 g,冷开水调服。

【现代研究】

1. 化学成分　含有南瓜子氨酸,为驱虫的有效成分。另含脂肪油、蛋白质及维生素 A、维生素 B_1、维生素 B_2、维生素 C,又含胡萝卜素。脂肪油中主要成分为亚麻仁油酸、油酸、硬脂酸等。

2. 药理作用　对牛肉绦虫或猪肉绦虫的中段和后段节片均有麻痹作用,并与槟榔有协同作用;对血吸虫幼虫有抑制和杀灭作用,使成虫虫体萎缩、生殖器退化、子宫内虫卵减少,但不能杀灭。

鹤草芽　Hecaoya　《中华医学杂志》

为蔷薇科植物龙芽草（即仙鹤草）*Agrimonia pilosa* Ledeb. 的冬芽。全国各地均有分布。冬、春季新株萌发前挖取根茎,去老根及棕褐色绒毛,留取幼芽,晒干。研粉用。

【药性】苦、涩,凉。归肝、小肠、大肠经。

【功效】杀虫。

【应用】

绦虫病　善驱绦虫,并有泻下作用,有利于虫体排出,为治绦虫病的新药。有仙鹤草芽浸膏、鹤草酚胶囊及鹤草酚的衍生物等多种制剂,治疗绦虫病效果显著。单用本品研粉,晨起空腹顿服即效,一般在服药后 5～6 h 可排出虫体。

此外,本品制成栓剂,治疗滴虫性阴道炎,有一定疗效。本品亦可用治小儿头部疖肿。

【用法用量】研粉吞服,每日 30～45 g,小儿 0.7～0.89/kg,每日 1 次,早起空腹服。

【使用注意】不宜入煎剂,因有效成分几乎不溶于水,遇热易被破坏。服药后偶见恶心、呕吐、腹泻、头晕出汗等反应。

【现代研究】

1. 化学成分　含鹤草酚,仙鹤草内酯,仙鹤草醇,芹黄素,儿茶酚,鞣质等。鹤草酚为间苯三酚类衍生物,现已能人工合成,是灭绦虫的有效成分。

2. 药理作用　鹤草酚主要作用于绦虫头节,对颈节、体节亦有作用,能抑制虫体的糖原分解,对虫体细胞的无氧和有氧代谢及虫体细胞代谢产物琥珀酸的生成均有显著的抑制作用;鹤草酚有促进动物体内血吸虫转移,虫体萎缩,退化,甚至杀死成虫的作用;对蛔虫有持久的兴奋作用,对阴道滴虫、血吸虫、疟原虫、囊虫等,亦有抑杀作用。

雷丸　Leiwan　《神农本草经》

为白蘑科真菌雷丸 *Omphalia lapidescens* Schroet. 的干燥菌核。主产于四川、贵州、云南等地。秋季采挖,洗净,晒干。生用。

按《中国药典》(2015 年版)规定:本品水分不得过 15.0%,总灰分不得过 6.0%。

【药性】微苦,寒;有小毒。归胃、大肠经。

【功效】杀虫消积。

【应用】

1. 绦虫病,钩虫病,蛔虫病　治疗绦虫病,可单用研末吞服,每次 20 g,日服 3 次,多数病例虫体在第 2~3 天全部或分段排出;与槟榔、牵牛子、木香、苦楝皮等同用,可治钩虫病,蛔虫病,如追虫丸(《证治准绳》);与大黄、牵牛子共用,可用治蛲虫病;与半夏、茯苓等同用,可用治脑囊虫病。

2. 小儿疳积　常配伍使君子、鹤虱、榧子、槟榔各等分,为末,乳食前温米饮调下,如雷丸散(《杨氏家藏方》);亦可配伍使君子、苍术,另以鸡蛋入药蒸食。

【用法用量】入丸、散,15~21 g,分 3 次于饭后用温开水调服,连服 3 d。

【使用注意】不宜入煎剂。因本品含蛋白酶,加热 60℃ 左右即易于破坏而失效。有虫积而脾胃虚寒者慎服。

【现代研究】

1. 化学成分　主要成分为一种蛋白水解酶,称雷丸素,含量约 3%。此酶为一条多肽链的糖蛋白,含较多的酸性氨基酸,碱性氨基酸含量较低,其中蛋氨酸含量高达 31.5%。此酶在 pH 8 溶液中作用最强,酸性溶液中无效。其对酪蛋白、酯有水解作用,尚有凝乳、溶菌作用。此外,尚含雷丸多糖 S-4002、钙、铝、镁等。

2. 药理作用　雷丸素能使虫体蛋白质分解破坏、虫头不再附于肠壁而排出;50% 雷丸乙醇提取物对猪蛔、蚯蚓及水蛭有杀灭作用;在 5% 雷丸煎剂培养液中,经 5 min 可使大部分阴道毛滴虫虫体颗粒变形;雷丸多糖 S-4002 有抗炎及提高动物免疫功能的作用;雷丸素对小鼠肉瘤 S_{180} 有一定的抑制作用。

榧子　Feizi　《名医别录》

为红豆杉科植物榧 *Torreya grandis* Fort. 的干燥成熟种子。主产于安徽、福建、江苏等地。秋季种子成熟时采收,除去肉质假种皮,洗净,晒干。生用或炒用。

按《中国药典》(2015 年版)规定:本品酸值不得过 30.0,羰基值不得过 20.0,过氧化值不得过 0.50。

【药性】甘,平。归肺、胃、大肠经。

【功效】杀虫消积,润肠通便,润肺止咳。

【应用】

1. 虫积腹痛　对蛔虫、钩虫、绦虫、姜片虫等多种肠道寄生虫引起的虫积腹痛有效。常与使君子、苦楝皮同用,治蛔虫病;单用或与槟榔、贯众同用,治钩虫病;与槟榔、南瓜子同用,治绦虫病;《实用现代中药》治蛔、蛲、钩、绦等肠道寄生虫病,以本品一两(30 g),使君子一两(30 g),大蒜一两(30 g),水煎去渣,1 日 3 次,食前空腹时服。

2. 肠燥便秘　单用炒熟嚼服,治痔疮便秘(《本草衍义》);亦可与大麻仁、郁李仁、瓜蒌仁等同用,治肠燥便秘。

3. 肺燥咳嗽　润肺燥止咳嗽力弱,以轻症为宜,可与川贝母、瓜蒌仁、炙桑叶、沙参等药同用。

此外,可治丝虫病,以榧子肉与血余炭调蜜为丸服,4 d 为 1 疗程,经 1～2 个疗程,常使微丝蚴转阴。

【用法用量】煎服,10～15 g;炒熟嚼服,一次用 15 g。

【使用注意】入煎服宜生用。大便溏薄,肺热咳嗽者不宜用。服榧子时,不宜食绿豆,以免影响疗效。

【现代研究】

1. 化学成分　种子含 54.3% 的脂肪油,其不饱和脂肪酸含量高达 74.88%;油中主要成分为亚油酸、硬脂酸、油酸,并含麦朊、甾醇、草酸、葡萄糖、多糖、挥发油、鞣质等。

2. 药理作用　榧子有驱除猫绦虫的有效成分;浸膏体外对猪蛔、蚯蚓、蚂蟥有毒性作用;5% 煎剂 2 h 可杀死血吸虫尾蚴;榧实油有驱钩虫作用;日本产榧子所含生物碱可使子宫收缩,民间用于堕胎。

鹤虱　Heshi　《新修本草》

为菊科植物天名精 *Carpesium abrotanoides* L. 或伞形科植物野胡萝卜 *Daucus carota* L. 的干燥成熟果实。前者主产于华北各地,称北鹤虱,为本草书籍所记载的正品;后者主产于江苏、浙江、安徽等地,称南鹤虱。秋季果实成熟时采收,晒干。生用或炒用。

【药性】苦、辛,平。有小毒。归脾、胃经。

【功效】杀虫消积。

【应用】

1. 虫积腹痛　可用于多种肠道寄生虫,对蛔虫、蛲虫、钩虫及绦虫等引发的虫积腹痛均有效。单用本品作散剂服,杀蛔虫、蛲虫(《新修本草》);单用本品十两(300 g),捣筛为蜜丸,梧桐子大,以蜜汤空腹吞 40 丸,日增至 50 丸,治蛔咬痛(《千金方》);亦可与楝实、胡粉、槟榔等同用,治疗虫积腹痛发作有时,呕吐清水等,如安虫散(《小儿药证直诀》);或与苦楝根皮、槟榔、使君子、芜荑等为末,酒煮面糊为丸,治肠胃诸虫,如化虫丸(《医方集解》);用治蛲虫病,可用百部、苦楝皮研末装胶囊,每晚塞入肛门 1 粒。

2. 小儿疳积　与使君子、槟榔、木香同用,治湿热蕴结之蛔疳,如下虫丸(《医宗金鉴》);或与胡粉、槟榔、苦楝皮等同用,治虫积所致四肢羸困、面色青黄、饮食虽进、不生肌肤等,如化虫丸(《和剂局方》)。

【用法用量】煎服,3～10 g,或入丸、散;外用适量。

【使用注意】本品有小毒,服后可有头晕、恶心、耳鸣、腹痛等反应,故孕妇、腹泻者忌用;南鹤虱有抗生育作用,孕妇忌用。

【现代研究】

1. 化学成分　天名精果实中含缬草酸、正己酸、油酸、右旋亚麻酸、三十一烷、豆甾醇及天名精倍半萜内酯化合物等；挥发油中含天名精内酯、天名精酮、天名精素、格瑞尼林、埃瓦林、埃瓦内酯等。野胡萝卜果实挥发油中含细辛醚、β-没药烯、巴豆酸、细辛醛；钱牛儿醇及胡萝卜醇、胡萝卜烯醇等。

2. 药理作用　4 种鹤虱均有驱蛔作用，南鹤虱强于北鹤虱；1‰天名精子酊 5 滴加入生理盐水 25 mL 中，保温 37℃，放入犬绦虫，结果 1～2 min 即死亡。天名精内酯能使小鼠在短暂兴奋后即转入抑制，四肢肌肉松弛，并呈麻醉状态；野胡萝卜种子的乙醇和水提取物对雌性大鼠有抗生育作用；种子的挥发油对小鼠有抗着床、抗早孕、中期引产和晚期引产等多种作用。

3. 毒性与不良反应　北鹤虱中毒症状：恶心呕吐，食欲不振，头晕，头痛，四肢软弱无力，不能行走，说话困难，严重时能引起阵发性痉挛、抽搐。南鹤虱的毒性小，服药后数小时或第 2 天有轻微头晕，恶心，耳鸣，腹痛等，但症状可自行消失。中毒原因主要是用药过量，或配伍不当。中毒后可采用对症治疗，或用甘草、绿豆各 30 g，煎汤当茶饮。

【其他】据考证，唐代以山道年头状花序作鹤虱用，驱虫功效确实，但毒性大；宋代改用天名精子作驱虫之剂，属小毒之品；清代民间则以野胡萝卜子作为鹤虱药用。另外，近代华南鹤虱在昆明、广东、新疆等地区使用；东北鹤虱仅东北三省习用。4 种鹤虱均有驱蛔作用，但以南鹤虱驱蛔力较强，毒性小，应用范围广，已成为鹤虱主流商品；北鹤虱驱蛔作用次之，毒副作用较大；华南鹤虱与东北鹤虱驱蛔作用则较弱。

芜荑　Wuyi　《神农本草经》

为榆科植物大果榆 *Ulmus macrocarpa* Hance 果实的加工品。主产于黑龙江、吉林、辽宁等地。夏季果实成熟时采集，晒干，搓去膜翅，取出种子浸于水中，待发酵后，加入榆树皮面、红土、菊花末，用温开水调成糊状，摊于平板上，切成小方块，晒干入药。

【药性】辛、苦，温。归脾、胃经。

【功效】杀虫消积。

【应用】

1. 虫积腹痛　用治蛔虫、蛲虫、绦虫之面黄、腹痛，可单用本品和面粉炒成黄色，为末，米饮送服（《千金方》）；亦可与槟榔、木香研末，石榴根煎汤送服，如芜荑散（《仁斋直指方》）。

2. 小儿疳积　本品既能杀虫止痛，又能消积疗疳，可与使君子、芦荟、人参等同用，治疗小儿疳积腹痛有虫、消瘦泄泻者，如布袋丸（《补要袖珍小儿方论》）。

此外，本品研末，用醋或蜜调涂患处，用治疥癣瘙痒、皮肤恶疮。

【用法用量】煎服，3～10 g；入丸、散，每次 2～3 g；外用适量，研末调敷。

【使用注意】脾胃虚弱者、肺及脾燥热者忌服。

【现代研究】

1. 化学成分　含鞣质、糖类等。

2. 药理作用　芜荑醇提取物在体外对猪蛔虫、蚯蚓、蚂蟥皆有显著杀灭效力；芜荑浸液对堇色毛癣菌、奥杜益氏小芽孢癣菌等 12 种皮肤真菌有不同程度的抑制作用；本品具有抗疟作用。

（甘肃农业大学　柳福智）

第十六章 止血药

凡以制止体内外出血,用治体内外出血证为主要功用的药物,称止血药。

因肝藏血、心主血,故止血药主入肝经、心经。

止血药均具有止血作用,因其药性有寒、温、散、敛之异,故本章药物的功效分别有凉血止血、温经止血、化瘀止血、收敛止血之别。主要用治咯血、咳血、衄血、吐血、便血、尿血、崩漏、紫癜以及外伤出血等体内外各种出血病证。

根据止血药的药性和功效不同,本章药物也相应地分为凉血止血药、温经止血药、化瘀止血药和收敛止血药四类。

出血之证,病因不同,病情有异,部位有别,因此,止血药物的应用,必须根据出血的不同原因和病情,进行相应的选择和必要的配伍。如血热妄行出血,宜选用凉血止血药,并配伍清热泻火药、清热凉血药;阴虚火旺、阴虚阳亢出血,宜配伍滋阴降火药、滋阴潜阳药;若瘀血内阻、血不循经出血,宜选用化瘀止血药,并配伍行气活血药;虚寒性出血,宜选用温经止血药或收敛止血药,并配伍益气健脾药、温阳药。根据前贤"下血必升举,吐衄必降气"的用药经验,对于便血、痔血、崩漏、月经过多等下部出血病证,可适当配伍升举之品;而对于衄血、吐血等上部出血病证,可适当配伍降气之品。

运用止血药必须始终注意的问题是"止血不留瘀",既可有效地止血,又没有留下瘀血。凉血止血药和收敛止血药,易凉遏恋邪留瘀,故出血兼有瘀滞者不宜单独使用。特别强调的是对于大出血失血过多者,止血药缓不济急。虽然前人经验认为止血药多炒炭用,但有些止血药炒炭后,止血作用并不增强,反而降低,因此,止血药是以炭用还是生品或鲜用为佳,应视具体药物而定,不可一概而论。

现代药理研究表明,止血药的止血作用机制广泛,能促进凝血因子生成,增加凝血因子浓度和活力,抑制抗凝血酶活性;增加血小板数目,增强血小板的功能;收缩局部血管或改善血管功能,增强毛细血管抵抗力,降低血管通透性;促进纤维蛋白原或纤维蛋白的生成,抑制纤溶;有的可通过广泛的物理化学因素促进止血。其中,促进血液凝固和抑制纤溶是其主要的机制。部分药物尚有抗炎、抗病原微生物、镇痛、调节心血管功能等作用。

第一节 凉血止血药

本类药物性属寒凉,味多甘、苦,能清泄血分之热而止血,适用于血热妄行之出血病证。部分药物多兼有清热解毒、清热泻火作用。

本类药物以止血为主,其清热作用不强,常需配清热凉血药物治疗血热出血病证。若治血热夹瘀之出血,宜配化瘀止血药,或配伍少量的化瘀行气之品。此外,本类药物药性寒凉易于凉遏留瘀,故不宜过量久服。

大蓟　Daji　《名医别录》

为菊科植物蓟 *Cirsium japonicum* D C. 的干燥地上部分。主产于安徽、山东、江苏等地。夏、秋两季花开时割取地上部分。炮制时除去杂质,抢水洗或润软后,切段,干燥。生用或炒炭用。以色灰绿,叶多者为优。

按《中国药典》(2015 年版)规定:本品杂质不得过 2％,水分不得过 13％,酸不溶性灰分不得过 3％。

【药性】甘、苦,凉。归心、肝经。

【功效】凉血止血,散瘀解毒消痈。

【应用】

1. 血热出血证　本品性凉,入心、肝经而入血分,功能凉血止血,且止血不易留瘀,主治血热妄行之诸出血证,如衄血、吐血、尿血、便血、崩漏、外伤出血等,尤多用于吐血、咯血及崩漏下血。可单用或配小蓟等同用。

2. 热毒痈肿　本品既能清热凉血解毒,又能散瘀消肿,无论内外痈肿都可运用。可单味内服或外敷均可,以鲜品为佳;也可配伍其他清热解毒药同用。如治肺痈可以鲜大蓟煎汤内服;外用治疮痈肿毒可将鲜品捣烂外敷。

【用法用量】煎服,10～15 g,鲜品可用 30～60 g;外用适量,捣敷患处。

【现代研究】

1. 化学成分　主要含三萜和甾体类、挥发油类、黄酮苷类化合物,如柳穿鱼叶苷、蒲公英甾醇乙酸酯等。

2. 药理作用　大蓟水煎剂、全草汁能缩短凝血时间,其水浸剂和乙醇浸出液均有降低血压作用,乙醇浸剂对人型结核杆菌、金黄色葡萄球菌有抑制作用。

小蓟　Xiaoji　《名医别录》

为菊科植物刺儿菜 *Cirsium setosum* (Willd.) M B. 的干燥地上部分。全国大部分地区均产。夏、秋两季花开时采收。炮制时除去杂质,洗净,稍润,切段,干燥。生用或炒炭用。以色灰绿,叶多者为优。

按《中国药典》(2015 年版)规定:本品杂质不得过 2％,水分不得过 12％,酸不溶性灰分不得过 5％。

【药性】甘、苦,凉。归心、肝经。

【功效】凉血止血,散瘀解毒消痈。

【应用】

1. 血热出血证　吐血、咯血、衄血、尿血、便血、崩漏、外伤出血,可单用本品捣汁内服或捣烂外涂;也常与大蓟、侧柏叶、白茅根等其他凉血止血药同用。因本品兼能利尿通淋,故尤善治尿血、血淋,可配伍生地、滑石、栀子等,如小蓟饮子(《济生方》)。

2. 热毒痈肿　用治热毒疮疡初起肿痛之证。可单用鲜品捣烂外敷,也可配伍金银花、连翘等清热解毒之品。

【鉴别用药】大蓟与小蓟均有凉血止血和散瘀解毒消痈之功,均可治疗血热妄行所致的出血病证及热毒疮痈。然而大蓟散瘀消肿力佳,小蓟则擅治血淋、尿血诸证。正如《本草便读》所载:"大蓟则散力较优,消痈则功能较胜;小蓟功专破血通淋。"

【用法用量】煎服,10~15 g,鲜品可用 30~60 g;外用适量,捣敷患处。

【现代研究】

1. 化学成分　主要含生物碱、黄酮苷、三萜类化合物、简单酚酸。如刺槐素-7-鼠李糖苷、芸香苷、咖啡酸、绿原酸、原儿茶酸、蒲公英甾醇等。

2. 药理作用　有凝血和止血作用。体外实验表明,小蓟煎剂对白喉杆菌、肺炎球菌、溶血性链球菌、金黄色葡萄球菌、结核杆菌等均有一定的抑制作用。此外,本品尚能降脂、利胆、利尿等。

地榆　Diyu　《神农本草经》

为蔷薇科植物地榆 *Sanguisorba officinalis* L. 或长叶地榆 *Sanguisorba officinalis* L. var. *longifolia*(Bert.)Yu et Li 的干燥根。地榆主产于东北、内蒙古、山西等地,长叶地榆习称"绵地榆",主产于安徽、浙江、江苏等地。春季将发芽时或秋季植株枯萎后采挖。炮制时除去须根,洗净,切厚片,干燥;干燥根未切片者,洗净,除去残茎,润透,切厚片,干燥。生用,或炒炭用。以条粗、质硬、断面色红者为优。

按《中国药典》(2015 年版)规定:本品水分不得过 14%,总灰分不得过 10%,酸不溶性灰分不得过 2%。

【药性】苦、酸、涩,微寒。归肝、大肠经。

【功效】凉血止血,解毒敛疮。

【应用】

1. 血热出血证　能凉血止血,又能收敛止血,可用治多种血热出血之证。因其性沉降,故尤宜于下焦血热之便血、痔血、血痢、崩漏。治血热便血,常配伍地黄、黄芩、槐花等药;治痔疮出血,常与槐角、黄芩等配伍,如槐角丸(《和剂局方》)。治血热崩漏量多色红,可与地黄、黄芩、蒲黄等同用;治血痢不止,可配黄连、木香等。

2. 疮疡痈肿　若初起未成脓者,可单用地榆煎汁浸洗,或湿敷患处;若已成脓者,可用单味鲜地榆叶,或配伍其他清热解毒药,捣烂外敷局部。

3. 烫伤,湿疹　为治水火烫伤之要药,可单味研末麻油调敷,或配黄连、冰片等研末调敷;用治湿疹及皮肤溃烂,可以本品浓煎外洗,或用纱布浸药外敷。

【用法用量】煎服,10~15 g;或入丸、散;外用适量。止血多炒炭用,解毒敛疮多生用。

【使用注意】本品性寒,虚寒性出血慎用;味涩,出血有瘀者慎用。对于大面积烧伤病人,不宜使用地榆制剂外涂,以防其所含鞣质被大量吸收而引起中毒性肝炎。

【现代研究】

1. 化学成分　含有鞣质、三萜皂苷、酚酸性化合物及糖苷。如地榆素、右旋儿茶素、地榆糖苷Ⅰ、地榆糖苷Ⅱ、地榆皂苷 A、地榆皂苷 B、地榆皂苷 E 等。

2. 药理作用　地榆煎剂有明显凝血和止血作用,止血作用生地榆明显优于地榆炭;实验表明,地榆制剂对烧伤、烫伤及伤口的愈合有明显的作用,并能降低感染和发生率。体外实验表明,地榆水煎剂对伤寒杆菌、痢疾杆菌、人型结核杆菌、脑膜炎双球菌等均有抑制作用。

白茅根　**Baimaogen**　《神农本草经》

为禾本科植物白茅 *Imperata cylindrica* Beauv. var. *major*(Nees)C. E. Hubb. 的干燥根茎。全国大部分地区均产,但以华北地区较多。春、秋两季采挖,洗净,晒干,除去须根及膜质叶鞘。炮制洗净,微润,切段,干燥,除去碎屑。生用或炒炭用。以色白、条粗肥、无须根、味甜者为优。

按《中国药典》(2015 年版)规定:本品水分不得过 12％,总灰分不得过 5％。

【药性】甘,寒。归肺、胃、膀胱经。

【功效】凉血止血,清热利尿。

【应用】

1. 血热出血证　可用治多种血热出血之证,如鼻衄出血、咳血、咯血、吐血、便血、尿血、血淋、崩漏等。因其性寒降,入膀胱经,能清热利尿,导热下行,故对膀胱湿热蕴结而致尿血、血淋之证,尤为适宜,单用或与其他止血药同用。

2. 水肿,热淋,黄疸　为治水肿、淋证之良品。如治水肿、小便不利,单用本品煎服,也可与其他清热利尿药同用;治湿热黄疸,常配茵陈、栀子等。

此外,本品善清肺胃之热,能清胃热而止呕,能清肺热而止咳。治热病烦渴,可与芦根、天花粉等配伍;治胃热呕吐,常与黄连同用;治肺热咳喘,常配桑白皮同用。

【用法用量】煎服,15～30 g,鲜品加倍,以鲜品为佳,可捣汁服。多生用,止血亦可炒炭用。

【现代研究】

1. 化学成分　含三萜烯类化合物、简单酸类及钾盐、糖类化合物、类胡萝卜素类及叶绿素、维生素、白头翁素等,如白茅素、芦竹素、柠檬酸、苹果酸、葡萄糖、蔗糖、果糖、木糖等。

2. 药理作用　能显著缩短出血和凝血时间;能增加负荷小鼠尿量而有利尿作用;对肺炎球菌、流感杆菌、金黄色葡萄球菌及福氏、宋氏痢疾杆菌等有抑制作用。

槐花　**Huaihua**　《日华子本草》

为豆科植物槐 *Sophora japonica* L. 的干燥花蕾及花。主产于辽宁、河北、河南等地。夏季花未开放时采收其花蕾,习称为"槐米";花开放时采收,习称为"槐花"。采收后除去花序的枝、梗及杂质,及时干燥。生用、炒用或炒炭用。以个大、紧缩、色黄绿者为优。

按《中国药典》(2015 年版)规定:本品水分不得过 11％,总灰分"槐花"不得过 14％,"槐米"不得过 9％,酸不溶性灰分"槐花"不得过 8％,"槐米"不得过 3％。

【药性】苦,微寒。归肝、大肠经。

【功效】凉血止血,清肝泻火。

【应用】

1. 血热出血证　用治血热所致的各种出血证,因其苦降下行,归大肠经,善清泄大肠之火热而凉血止血,故对痔血、便血等下部血热出血最为适宜,可与地榆、栀子等清热凉血药同用。

2. 肝热目赤,头痛　长于清泻肝火,凡肝火上炎所导致的目赤、头胀头痛及眩晕等证,可用单味煎汤代茶饮,或配伍夏枯草、菊花等清泻肝火之品同用。现代用槐花煎汤代茶,治疗高血压和预防脑溢血有效。

【鉴别用药】地榆、槐花均能凉血止血,用治血热妄行之出血诸证,因其性下行,故以治下部出血证为宜。然地榆凉血之中兼能收涩,凡下部之血热出血,诸如便血、痔血、崩漏、血痢等皆宜;槐花无收涩之性,其止血功在大肠,故以治便血、痔血为佳。地榆又能解毒敛疮,槐花又可清肝泻火。

【用法用量】煎服,10~15 g;外用适量。止血多炒炭用,清热泻火宜生用。

【使用注意】脾胃虚寒及阴虚发热而无实火者慎用。

【现代研究】

1. 化学成分 含芸香苷、槐花甲素、槐花乙素、槲皮素、鞣质等。

2. 药理作用 槐花水浸剂能够明显缩短出血和凝血时间,制炭后促进凝血作用更强;具有保护心功能的作用;对堇色毛癣菌、许兰黄癣菌等多种皮肤真菌有不同程度的抑制作用。

侧柏叶 Cebaiye 《名医别录》

为柏科植物侧柏 *Platycladus orientalis*(L.)Franco 的干燥枝梢和叶。除新疆、西藏外,其他各地均产。多在夏、秋两季采收。除去粗梗及杂质,阴干。生用或炒炭用。以枝嫩、色深绿、无碎末者为优。

按《中国药典》(2015 年版)规定:本品杂质不得过 6%,水分不得过 11%,总灰分不得过 10%,酸不溶性灰分不得过 3%。

【药性】苦、涩,寒。归肺、肝、脾经。

【功效】凉血止血,化痰止咳,生发乌发。

【应用】

1. 血热出血证 凉血止血,兼能收敛止血,为治各种出血病证之要药,尤以血热者为宜。治血热妄行之出血,可配大蓟、小蓟、生地等凉血止血之品;用于虚寒性出血,则配伍干姜、艾叶等温里祛寒之药。

2. 肺热咳嗽 入肺经而清肺热,化痰止咳。适用于肺热咳嗽痰多者,可单味运用,或配伍贝母、瓜蒌等清热化痰药同用。

3. 脱发,须发早白 凉血祛风,适用于血热脱发、须发早白。以本品为末,和麻油涂之,治头发不生;以生柏叶、附子研末,猪脂为丸,入汤中洗头,治脱发。

【用法用量】煎服,10~15 g;外用适量。止血多炒炭用,化痰止咳宜生用。

【现代研究】

1. 化学成分 含挥发油、黄酮类、鞣质、微量元素等,如 α-侧柏酮、侧柏烯、香橙素、槲皮素、杨梅树皮素、扁柏双黄酮、钾、钠、氮、磷、钙、镁、锰和锌等。

2. 药理作用 侧柏叶煎剂能明显缩短出血时间及凝血时间,其止血有效成分为槲皮素和鞣质。此外,尚有镇咳、祛痰、平喘、镇静、抗菌等作用。

苎麻根 Zhumagen 《名医别录》

为荨麻科植物苎麻 *Boehmeria nivea*(L.)Gaud. 的干燥根和根茎。主产于江苏、山东、陕西等地。冬、春季采挖。洗净,晒干,切段。生用。以色灰棕、无空心者为优。

【药性】甘,寒。归心、肝经。

【功效】凉血止血，安胎，清热解毒。

【应用】

1. 血热出血证　血热咳血、吐血、衄血、崩漏等，皆可应用。可单用，或配其他止血药同用。

2. 胎动不安，胎漏下血　胎热不安、胎漏下血之证，可单用取效，或配地黄、阿胶、当归等药。

3. 热毒痈肿　治热毒痈肿，多外用为主，常以鲜品捣敷患处，或煮浓汁外洗。

【用法用量】煎服，10～30 g；鲜品 30～60 g，捣汁服；外用适量，煎汤外洗，或鲜品捣敷。

【现代研究】

1. 化学成分　根含酚类、三萜甾醇、绿原酸、咖啡酸等。

2. 药理作用　有止血作用，可使出血及凝血时间缩短。另对金黄色葡萄球菌有抑制作用。苎麻奶黄酮苷体外能使兔的怀孕子宫肌收缩力明显减弱、频率减慢、张力减弱。

羊蹄　Yangti　《神农本草经》

为蓼科植物羊蹄 *Rumex japonicus* Houtt. 或尼泊尔羊蹄 *Rumex nepalensis* Spreng 的根。主产于江苏、浙江、安徽等地。秋季 8～9 月采挖，洗净，晒干，切片。生用。

【药性】苦、涩、寒。归心、肝、大肠经。

【功效】凉血止血，解毒杀虫，泻下通便。

【应用】

1. 血热出血证　本品凉血止血兼有收敛作用，对于血热所致的咯血、吐血、衄血及紫癜等出血之证，可用单味内服，也可配伍其他止血药物同用。

2. 疥癣，疮疡，烫伤　本品能解毒疗疮，杀虫止痒，为治癣、疥之良药。用治疥疮，多以鲜品捣敷患处；用治癣，常与枯矾同用，共研末，醋调敷；治烫伤，可用鲜品捣敷，或研末油调外涂。

3. 大便秘结　本品泻热通便功类大黄，但作用缓和，素有"土大黄"之称。用治大便秘结，可单味煎服，也可配芒硝同用。

【用法用量】煎服，10～15 g；鲜品 30～50 g，也可绞汁去渣服用；外用适量。

【现代研究】

1. 化学成分　含有大黄素、大黄酚及酸模素等化学成分。

2. 药理作用　大黄酚能明显缩短血凝时间，酊剂对多种革兰氏阳性和阴性菌及致病真菌有一定抑制作用。所含酸模素对红色毛发癣菌及趾间发癣菌有抑制作用。此外，尚能降压、利胆。

第二节　化瘀止血药

本类药物既能止血，又能化瘀，具有止血而不留瘀的特点，适用于因瘀血内阻而血不循经之出血病证。因其具有活血化瘀功效，还可用治跌打损伤、经闭、瘀滞心腹疼痛等瘀血证。

本类药物随证配伍也可用于其他各种内外出血之证。因具行散之性，对于出血而无瘀者及孕妇宜慎用。

三七　Sanqi　《本草纲目》

为五加科植物三七 *Panax notoginseng*（Burk.）F. H. Chen 的干燥根和根茎。主产于云南、广西等地。多为栽培品。秋季开花前采挖，去尽泥土，洗净，分开主根、支根及根茎，干燥。支根习称"筋条"，根茎习称剪口。生用。用时捣碎或研细粉用。以个大、体重、质坚、表面光滑、断面灰绿色或黄绿色为优。

按《中国药典》（2015 年版）规定：本品水分不得过 14％，总灰分不得过 6％，酸不溶性灰分不得过 3％。

【药性】甘、微苦，温。归肝、胃经。

【功效】化瘀止血，消肿定痛。

【应用】

1. 出血证　本品功善止血，又能化瘀生新，有止血不留瘀，化瘀不伤正的特点，对人体内外各种出血，无论有无瘀滞，均可应用，尤以有瘀滞者为宜。单味内服外用，或配伍复方均有良效。但其性温，对于血热妄行热势较重者不适宜。如治咳血、吐血、衄血、崩漏、便血、尿血、外伤出血等，可单用本品，或配血余炭等。

2. 跌打损伤，瘀血肿痛　凡跌打损伤，或筋骨折伤，瘀血肿痛等，本品皆为首选药物。可单味应用，以三七为末，黄酒或白开水送服；若皮破者，亦可用三七粉外敷。若配伍活血行气药同用，则活血定痛之功更著。本品有散瘀止痛，活血消肿之功，对痈疽肿痛也有良效。如无名痈肿，疼痛不已可以本品研末，米醋调涂；治痈疽破烂，常与乳香、没药、儿茶等同用。本品还广泛用于胸痹心痛、血瘀经闭、痛经及产后瘀阻腹痛等诸瘀血证。

此外，本品具有补虚强壮的作用，民间用治虚损劳伤，常与猪肉炖服。

【用法用量】多研末吞服，每次 1～1.5 g；煎服，3～10 g，亦入丸、散；外用适量，研末外掺或调敷。

【使用注意】孕妇慎用。

【现代研究】

1. 化学成分　含皂苷、黄酮苷、氨基酸、多糖等。

2. 药理作用　能够缩短出血和凝血时间，具有抗血小板聚集及溶栓作用；能够促进多功能造血干细胞的增殖，具有造血作用；能够降低血压，减慢心率，对各种药物诱发的心律失常均有保护作用；能够降低心肌耗氧量和氧利用率，扩张脑血管，增强脑血管流量；能够提高体液免疫功能；还具有镇痛、抗炎、抗衰老、抗肿瘤、抗疲劳等作用。

茜草　Qiancao　《神农本草经》

为茜草科植物茜草 *Rubia cordifolia* L. 的干燥根及根茎。主产于安徽、江苏、山东等地。春、秋两季采挖，除去茎苗、泥土及细须根，洗净，晒干。炮制时除去杂质，洗净，润透，切厚片或段，干燥。生用或炒炭用。以条粗、表面红棕色、断面红黄色者为优。

按《中国药典》（2015 年版）规定：本品水分不得过 12％，总灰分不得过 15％，酸不溶性灰分不得过 5％。

【药性】苦，寒。归肝经。

【功效】凉血，化瘀，止血，通经。

【应用】

1. 出血证　本品能凉血止血，活血散瘀，可用于血热或血瘀之出血证，对于血热夹瘀的各种出血证，尤为适宜。如治吐血不止，可单用本品为末煎服；治衄血，可与艾叶、乌梅同用；治血热崩漏，常配地黄、生蒲黄、侧柏叶等；治气虚之崩漏下血，可与黄芪、白术、山茱萸等同用；治尿血，常与小蓟、白茅根等同用。本品炒炭后，主要是化瘀止血，对于热象不明显的出血证也可以使用。

2. 血瘀经闭，跌打损伤，风湿痹痛　本品化瘀滞，通血脉，利关节，故可用治经闭、跌打损伤、风湿痹痛等血瘀经络闭阻之证，尤为妇科调经要药。如治血滞经闭，单用本品酒煎服，或配桃仁、红花、当归等同用；治跌打损伤及风湿痹证，可单味泡酒服，或配活血疗伤药及祛风通络药同用。

【用法用量】煎服，10～15 g，大剂量可用 30 g；亦入丸、散。止血炒炭用，活血通经生用或酒炒用。

【现代研究】

1. 化学成分　含蒽醌类物质，如茜草素、黑茜草素等。

2. 药理作用　有促进血液凝固作用，表现为复钙时间、凝血酶原时间及白陶土部分凝血活酶时间缩短；茜草的粗提取物具有升高白细胞作用，其煎剂有明显的镇咳和祛痰作用。另外还有抗菌、抗炎、抗肿瘤、抑制碳酸钙结石作用。

蒲黄　Puhuang　《神农本草经》

为香蒲科植物水烛香蒲 *Typha angustifolia* L.、东方香蒲 *Typha orientalis* Presl 或同属植物的干燥花粉。主产于浙江、江苏、安徽、湖北、山东等地。夏季采收蒲棒上部的黄色雄性花序，晒干后碾轧，筛取花粉。生用或炒炭用。以粉细、质轻、色鲜黄、滑腻感强者为优。

按《中国药典》(2015 年版)规定：本品水分不得过 13%，总灰分不得过 10%，酸不溶性灰分不得过 4%。

【药性】甘，平。归肝、心包经。

【功效】止血，化瘀，通淋。

【应用】

1. 出血证　本品炒用长于收敛止血，兼有活血行瘀之功，有止血不留瘀的特点，对体内外各种出血证无论属寒属热，有无瘀血，皆可随证配伍用之，但以属实夹瘀者尤宜。用治吐血、衄血、咯血、尿血、崩漏等，可单用冲服，亦可配伍其他止血药同用。治外伤出血，可单用外敷。

2. 瘀血痛证　凡心腹疼痛、痛经、产后疼痛、跌打损伤等瘀血作痛者均可运用，尤为妇科所常用。常与活血止痛药五灵脂同用，即失笑散（《和剂局方》）。

3. 血淋尿血　用治血淋尿血，常配生地、冬葵子同用，如蒲黄散（《证治准绳》）。

【用法用量】煎服，3～10 g，包煎；外用适量，研末外掺或调敷。止血多炒用，化瘀、利尿多生用。

【现代研究】

1. 化学成分　主要成分为黄酮类、甾类、脂肪油、生物碱及氨基酸等，如异鼠李素等、香蒲甾醇、β-谷甾醇等。

2. 药理作用　具有显著的促进凝血作用,且作用持久;蒲黄多种制剂能够降低血压、减轻心脏负荷,增加冠脉血流量,改善微循环,提高机体耐缺氧能力,减轻心肌缺血性病变;对离体及在体子宫有兴奋性作用;能够降低血液胆固醇和甘油三酯含量,改变血脂成分;此外,蒲黄还具有抗炎、利胆、利尿、镇痛等作用。

降香　Jiangxiang　《证类本草》

为豆科植物降香檀 *Dalbergia odorifera* T. Chen 树干和根的干燥心材。主产于海南、广东、广西等地。全年均可采收,除去边材,劈成小块,阴干。炮制时除去杂质,劈成小块,碾成细粉或磅片。生用。以色紫红,质坚实,富油性,香气浓者为优。

【药性】辛,温。归肝、脾经。

【功效】化瘀止血,理气止痛。

【应用】

1. 出血证　适用于瘀滞性出血证,尤多用于跌打损伤所致的内外出血之证。如治刀伤出血,《名医别录》单用本品研末外敷;治内伤吐血、衄血,属血瘀或气火上逆所致者,本品能降气化瘀止血,常与丹皮、郁金等同用。

2. 胸胁心腹疼痛,跌打损伤瘀肿疼痛　本品味辛,能散能行,能活血化瘀、行气止痛,可用治血瘀气滞之胸胁心腹疼痛及跌打损伤瘀肿疼痛。如治上部瘀血停滞胸膈者,以本品为末煎服;临床亦常与五灵脂、川芎、郁金等同用。治跌打损伤,瘀肿疼痛,常配乳香、没药等同用。

【用法用量】煎服,3～6 g,宜后下;研末吞服,每次 1～2 g;外用适量,研末外敷。

【现代研究】

1. 化学成分　主要成分为异黄酮衍生物的单聚体、双聚体、肉桂烯类衍生物等,如黄檀素、异黄檀素等。

2. 药理作用　黄檀素有微弱的抗凝作用,能显著增加冠脉流量,减慢心率,轻度增加心跳振幅,不引起心律不齐。

花蕊石　Huaruishi　《嘉祐本草》

为变质岩类岩石蛇纹大理岩。主产于河南、山西、陕西等地。全年可采,除去杂石及泥沙,洗净,干燥。炮制时砸成碎块用,或经火煅,研细,水飞后用。

【药性】酸、涩,平。归肝经。

【功效】化瘀止血。

【应用】

出血证　本品味酸涩,性平,既能收敛止血,又能活血化瘀,适用于吐血、咯血、外伤出血等兼有瘀滞的各种出血之证。若治内伤出血,可单用研末,童便调服,或配三七、血余炭等同用;治外伤出血,既可单味研末外敷,也可配硫黄,共研末外掺伤口,如花蕊石散。

【用法用量】煎服,10～15 g,打碎先煎;研末吞服,每次 1～1.5 g,包煎。外用适量,研末外掺或调敷。

【使用注意】内无瘀滞者慎用;孕妇忌用。

【现代研究】

1. 化学成分 含有碳酸钙、碳酸镁,并混有少量铁盐、铅盐及锌、铜、钴等元素以及少量的酸不溶物。

2. 药理作用 能增强血中钙离子浓度,使血管致密,有防止血浆渗出和促进血液凝血的作用。

第三节 收敛止血药

本类药物大多性平味涩,或为炭类,或质黏,故能收敛止血,广泛用于各种出血病证。

因本类药物味涩收敛,易恋邪留瘀,宜应用于无明显邪气和血瘀之出血证,若有瘀血及实邪者,当慎用或配伍活血化瘀祛邪之品,使止血不留瘀。本类药不宜多服,血停即止,且用量不宜过大。

白及 Baiji 《神农本草经》

为兰科植物白及 *Bletilla striata*(Thunb.)Reichb. f. 的干燥块茎。主产于贵州、四川、湖南等地。夏、秋两季采挖,除去须根,洗净,置沸水中煮或蒸至无白心,晒至半干,除去外皮,晒干。炮制时洗净,润透,切薄片,晒干。生用。以个大、饱满、色白、半透明,质坚实者为优。

按《中国药典》(2015年版)规定:本品水分不得过15%,总灰分不得过5%。

【药性】苦、甘、涩,微寒。归肺、胃、肝经。

【功效】收敛止血,消肿生肌。

【应用】

1. 出血证 本品味涩质黏,为收敛止血之要药,用治体内外诸出血证,如咯血、衄血、吐血、便血、外伤出血等。因其主入肺、胃经,故临床尤多用于肺胃出血之证。治诸内出血证,用单味研末,糯米汤调服;或常伍三七,既增强止血作用,又不留瘀滞。治胃出血之吐血、便血,常配乌贼骨;治衄血,可以本品为末,童便调服,如白及散;治咯血,可配枇杷叶;治外伤或金创出血,可单味研末外掺或水调外敷,或以之与白蔹、黄芩、龙骨等研细末,掺疮口上。

2. 痈肿疮疡,手足皲裂,水火烫伤 对于疮疡,无论未溃或已溃均可应用,且内服与外用皆宜。治疮疡痈肿初起,常配金银花、皂刺、乳香等;治痈疮已溃,久不收口者,可与黄连、贝母、五倍子等研末外敷,或单用本品研末外用。治手足皲裂,可研末麻油调涂;治水火烫伤,可与白及粉、煅石膏粉、凡士林调膏外,或单味研末,用油调敷。

【用法用量】煎服,3～15 g;入散剂,每次用2～5 g;外用适量。

【使用注意】不宜与乌头类药材(川乌、草乌、附子)同用。

【现代研究】

1. 化学成分 含胶质、菲类衍生物、蒽醌类、酚酸类、淀粉等。

2. 药理作用 白及煎剂可明显缩短出血和凝血时间,此所含胶质有关,能形成人工血栓而止血。白及粉对胃黏膜损伤有明显保护作用,对实验性犬胃及十二指肠穿孔有明显治疗作用;对实验性烫伤、烧伤动物模型能促进肉芽生长,促进疮面愈合;对人型结核杆菌有显著抑制作用,对白色念珠14231菌 $ATTC_{248}$ 和顺发癣菌 QM_{240} 均有抑制作用。

仙鹤草　Xianhecao　《神农本草经》

为蔷薇科植物龙牙草 *Agrimonia pilosa* Ledeb. 的干燥地上部分。主产于浙江、江苏、湖北等地。夏、秋两季茎叶茂盛时采割，除去杂质，晒干。炮制时除去残根和杂质，洗净，稍润，切段，干燥。生用或炒炭用。以梗紫红色、枝嫩、叶多者为优。

按《中国药典》(2015 年版)规定:本品水分不得过 12%,总灰分不得过 10%。

【药性】苦、涩,平。归心、肝经。

【功效】收敛止血,止痢,截疟,解毒杀虫。

【应用】

1. 出血证　本品药性平和,止血力强,广泛用于全身各部之出血证。出血病证无论寒热虚实,皆可应用。治血热出血证,可配生地、牡丹皮、侧柏叶等凉血止血药;治虚寒性出血证,可配党参、熟地、艾叶等益气补血、温经止血药。

2. 痢疾　本品涩肠止泻止痢,对于血痢及久病泻痢尤为适宜,可单用本品煎服,也可伍地榆等以凉血止痢。

3. 疟疾　治疗疟疾寒热,可本品研末,于疟疾发作 2 h 吞服。

4. 痈肿疮毒,阴痒带下　本品能解毒杀虫止痒。治痈肿疮毒,可单用或配伍其他清热解毒药同用。治滴虫性阴道炎之阴道湿痒,可煎取浓汁,冲洗阴道。

民间常与大枣同煮,食枣饮汁,用治劳力过度所致的脱力劳伤。

【用法用量】煎服,3～10 g;大剂量可用至 30～60 g;外用适量。

【现代研究】

1. 化学成分　含间苯三酚缩合体、黄酮、鞣质、甾醇、挥发油等化合物,如仙鹤草素、仙鹤草酚、槲皮素,芸香苷等。

2. 药理作用　仙鹤草醇浸膏有明显的促凝血作用;仙鹤草酚对猪肉绦虫、囊尾蚴、幼虫、莫氏绦虫和短壳绦虫、疟原虫和阴道滴虫有抑杀作用;尚有抗菌消炎、抗肿瘤、镇痛、降糖、降压等作用。

紫珠叶　Zizhuye　《本草拾遗》

为马鞭草科植物杜虹花 *Callicarpa formosana* Rolfe 的干燥叶。主产于长江以南各省。夏、秋两季枝叶茂盛时采收,晒干。炮制时除去杂质、洗净、切段,干燥。生用。

按《中国药典》(2015 年版)规定:本品水分不得过 15%,总灰分不得过 11%。

【药性】苦、涩,凉。归肝、肺、胃经。

【功效】凉血收敛止血,清热解毒。

【应用】

1. 出血证　本品性凉,能收敛止血兼可凉血,可用于各种内外伤出血,对肺胃出血证尤为多用。可单用,亦可配伍其他止血药物。治咯血、衄血、呕血、衄血,可配伍大蓟、白及等;治尿血、血淋,可配伍小蓟、白茅根等;治便血、痔血,可配伍地榆、槐花等;治外伤出血,可单用捣敷或研末敷掺,或煎剂以纱布浸湿覆盖压迫局部。

2. 烧烫伤,热毒疮疡　治烧烫伤,用本品研末撒布患处,或用本品煎煮滤取药液,浸湿纱布外敷;治热毒疮疡,可单用鲜品捣敷,并煮汁内服,也可配其他清热解毒药物同用。

【用法用量】煎服,10～15 g;研末 1.5～3 g;外用适量。

【现代研究】

1. 化学成分　含有黄酮类、苯乙醇苷、三萜类、甾醇等成分,如紫珠萜酮、木犀草素、毛蕊花糖苷、熊果酸等。

2. 药理作用　收缩局部血管,缩短凝血时间及凝血酶原时间,对纤溶系统有显著的抑制作用,并能增高血小板数;有广谱抗菌作用,能抑制金黄色葡萄球菌、白色葡萄球菌、链球菌、大肠杆菌、痢疾杆菌、伤寒杆菌、绿脓杆菌等。

棕榈炭　Zonglutan《本草拾遗》

为棕榈科植物棕榈 *Trachycarpus fortunei*(HooK. f.)H. Wendl 的干燥叶柄。主产于广东、福建、云南等地。全年可采,一般多在 9～10 月间采收。采集时,割取叶柄下延部分及鞘片,除去纤维状棕毛,晒干,切成小片,煅炭用。以陈久者为佳。

【药性】苦、涩,平。归肝、肺、大肠经。

【功效】收敛止血。

【应用】

出血证　本品收敛止血可广泛用于各种出血之证,如吐血、衄血、崩漏、便血、尿血等,尤多用于崩漏。因其收敛性强,故以治出血而无瘀滞者为宜。可单用,或随证配伍。治崩漏,可单用本品为末,也常配伍血余炭、侧柏叶等。治血热妄行之吐血、咯血,可配伍小蓟、栀子等药;治虚寒性崩漏、便血,可配伍炮姜、艾叶等温经止血药。

此外,本品苦涩收敛,且能止泻止带,尚可用于久泻久痢,妇人带下。治泻痢,单用本品,烧研,以水调服;治赤白带下,以本品与蒲黄各等分,用酒调服。

【用法用量】煎服,3～10 g;研末服 1～1.5 g。

【使用注意】出血兼有瘀滞,湿热下痢初起者慎用。

【现代研究】

1. 化学成分　含大量纤维及鞣质,并含有较丰富的金属元素锌、铁、铜、锰。

2. 药理作用　棕榈子粉的醇提取物能收缩子宫,并有一定的凝血作用,陈棕皮炭、陈棕炭的水煎剂灌胃均能缩短小鼠出血、凝血时间。

血余炭　Xueyutan　《神农本草经》

为人发制成的炭化物。各地均有。收集头发,除去杂质,用碱水洗去油垢,清水漂净,晒干,焖煅成炭用。以色黑、发亮、质轻者为优。

按《中国药典》(2015 年版)规定:本品酸不溶性灰分不得过 10%。

【药性】苦,平。归肝、胃经。

【功效】收敛止血,化瘀,利尿。

【应用】

1. 出血证　本品收涩止血,兼能消瘀,有止血而不留瘀的特点,可用于各种出血之证,无论寒热虚实均可应用。既可单用,亦可随证配伍应用;既可内服,也可外用。治吐衄,可配藕汁服之；治血淋，可配蒲黄等；治便血，可配地榆、槐花等；治崩漏，可配艾叶、藕节等。

2. 小便不利 能化瘀通窍，通利水道，用治小便不利，常配滑石同用。

【用法用量】煎服，6～10 g；研末服 1.5～3 g；外用适量。

【使用注意】本品有焦发气味，易致恶心呕吐，脾胃弱者慎用。

【现代研究】

1. 化学成分 血余炭的主要成分是一种优质蛋白；灰分中含钙、钾、锌、铜、铁、锰、砷等元素；有机质中主要含胱氨酸，以及硫氨基酸与不含硫氨基酸组成的头发黑色素。

2. 药理作用 能明显缩短出、凝血时间及血浆复钙时间，血余炭煎剂对金黄色葡萄球菌、伤寒杆菌、甲型副伤寒杆菌及福氏痢疾杆菌有较强的抑制作用。

檵木（桎木） Jimu 《植物名实图考》

为金缕梅科植物檵木（桎木）*Loropetalum chinense*（R. Br.）Oliv. 的根、茎、叶或花。主产于山东、河南、安徽等地。花在夏季采收，叶在生长季节均可采收，根、茎四季可采。洗净，晒干。生用。

【药性】苦、涩，平。归肝、胃、大肠经。

【功效】收敛止血，清热解毒，止泻。

【应用】

1. 出血证 可用于多种出血病证。治鼻衄，可用其花煎服；治咯血，可用其根煎服；治外伤出血，可用其花、叶鲜品捣烂外敷。

2. 水火烫伤 本品能止血生肌，清热解毒，可用治水火烫伤。以桎木叶烧灰存性，麻油调涂，或以鲜桎木叶捣烂，滤过加茶油，清创后，将药液涂于创面上，治疗烧伤有效。

3. 泄泻、痢疾 主治泄泻、痢疾，可单用本品，或配伍骨碎补、荆芥、青木香同用。

【用法用量】煎服，花 6～10 g，茎叶 15～30 g，根 30～60 g，鲜品加倍；外用适量。

【现代研究】

1. 化学成分 花含槲皮素和异槲皮苷，叶含没食子酸、鞣质、黄酮类（主要是槲皮素）。

2. 药理作用 叶的合剂和干叶粉末均有止血作用；所含黄酮能增强冠脉流量，并有强心、扩张外周血管作用；体外实验表明，本品对链球菌、葡萄球菌、伤寒及大肠杆菌均有抑制作用。

第四节 温经止血药

本类药物性属温热，能温里散寒，补益脾阳，固摄冲脉而统摄血液，故有温经止血之功效。适用于脾不统血，冲脉失固之虚寒性出血病证；此外，本类药物也可用于里寒证。

应用时，若脾不统血者配益气健脾药；若肝肾亏虚、冲脉失固宜配益肾暖宫补摄之品。然其药性温热，血热之出血证不宜使用。

艾叶 Aiye 《名医别录》

为菊科植物艾 *Artemisia argyi* Levl. et Vent. 的干燥叶。主产于湖北、山东、安徽等地，以湖北蕲州产者为佳，称"蕲艾"。夏季花未开时采摘，除去杂质，晒干或阴干。生用、捣绒或制炭用。以色青、背面灰白色、绒毛多、叶厚、质柔软而韧、香气浓郁者为优。

按《中国药典》(2015年版)规定:本品水分不得过15%,总灰分不得过12%,酸不溶性灰分不得过3%。

【药性】辛、苦,温。有小毒。归肝、脾、肾经。

【功效】温经止血,散寒调经,安胎。

【应用】

1. 虚寒性出血证　适用于虚寒性出血病证,尤宜于下元虚冷,冲任不固所致的崩漏下血,常配阿胶、白芍、地黄等同用,如胶艾汤(《金匮要略》)。然因本品能温经散寒止血,若将其配入大队清热凉血药中,既可加强止血,又可防其寒凉太过而留瘀,故也可治疗血热妄行所致的吐血、衄血等出血证。如配伍生地黄、生荷叶及生侧柏叶,可治血热妄行之出血证,如四生丸(《妇人良方》)。

2. 月经不调、痛经,宫寒不孕,脘腹冷痛　温经散寒,止冷痛,尤善调经,为治妇科下焦虚寒或寒客胞宫之月经不调,经行腹痛、宫寒不孕等病证的要药,常配香附、当归、吴茱萸、肉桂等同用。治脾胃虚寒脘腹冷痛,可以单味艾叶或配伍温中理气之品煎服,或将其炒热熨敷脐腹。

3. 胎动不安,胎漏下血　可单用,或配伍阿胶、桑寄生等。

此外,本品煎汤局部外洗可治湿疹、阴痒等皮肤瘙痒。

将本品捣绒,制成艾条、艾炷等以作为温灸的主要原料,用以熏灸体表穴位,能温煦气血,透达经络,可用于阳虚寒盛或风寒湿邪所致的各种疼痛。

【用法用量】煎服,3~10 g;外用适量。温经止血宜炒炭用,余生用。

【现代研究】

1. 化学成分　含挥发油、倍半萜类、环木菠烷型三萜及黄酮类化合物等。

2. 药理作用　能明显缩短出血和凝血时间,且制炭后止血作用增强。体外实验证明,本品对多种致病细菌、真菌及病毒均有不同程度的抑制作用,对子宫平滑肌有兴奋作用。另外,还具有抗过敏、平喘、镇咳、祛痰、止痛作用。

3. 毒性与不良反应　艾叶挥发油对皮肤有轻度刺激作用,可引起发热、潮红等。其挥发油对中枢神经系统有兴奋、致惊厥作用。口服过量对胃肠道有刺激。中毒后先出现咽喉部干燥、胃肠不适、疼痛、恶心、呕吐等刺激症状,继而全身无力、头晕、耳鸣、四肢震颤,随后局部直至全身痉挛、肌肉弛缓,多次发作后导致谵妄、惊厥、瘫痪。数日后出现肝大、黄疸、胆红素尿、尿胆原增多等现象。慢性中毒表现为感觉过敏、共济失调、神经炎、癫痫样惊厥等。孕妇可发生子宫出血及流产。

炮姜　Paojiang　《珍珠囊》

为姜科植物姜 *Zingiber officinale* Rosc. 干燥根茎的炮制品,又名黑姜。主产于四川、贵州等地。以干姜砂烫至鼓起,表面呈棕褐色入药。以质坚实、外皮灰黄色,内灰白色,断面粉性足,少筋脉者炮制入药为优。

按《中国药典》(2010年版一部)规定:本品水分不得过12%,总灰分不得过7%。

【药性】苦、涩,温。归脾、肝经。

【功效】温经止血,温中止痛。

【应用】

1. 虚寒性出血证　本品性温,主入脾经,能温经止血,为治脾胃虚寒,脾不统血之吐血、便血等血证之要药。可单味应用,或配伍温阳益气之品及其他止血药,如人参、黄芪、附子等。治冲任虚寒,崩漏下血,可与乌梅、棕榈炭同用。

2. 腹痛、腹泻　本品性温,善暖脾胃,能温中止痛止泻,适用于中焦受寒或脾胃虚寒所致的腹痛、腹泻,可单用,或配伍其他温中散寒止痛之品。治产后血虚寒凝,小腹疼痛者,可配当归、川芎、桃仁等。

【用法用量】煎服,3～6 g。

【现代研究】

1. 化学成分　含挥发油(姜烯、水芹烯、6-姜辣素等)、树脂、淀粉等。

2. 药理作用　能显著的缩短出血和凝血时间,对应激性及幽门结扎型胃溃疡、醋酸诱发的胃溃疡均有抑制作用,可加速溃疡愈合。

灶心土　Zaoxintu　《名医别录》

为烧木柴或杂草的土灶内底部中心的焦黄土块。全国农村均有。在拆修柴火灶或烧柴火的窑时,将烧结的土块取下,用刀削去焦黑部分及杂质即可。又名伏龙肝。

【药性】辛,温。归脾、胃经。

【功效】温中止血,止呕,止泻。

【应用】

1. 虚寒性出血证　本品性温,专入中焦,为温经止血之要药。对脾气虚寒,不能统血之出血病证,皆可应用,尤其对吐血、便血的疗效更佳。可本品单用水淘汁,和蜜服;或配伍附子、白术、地黄等同用。

2. 胃寒呕吐　本品能温中和胃而降逆止呕。主治脾胃虚寒,胃气不降所致的呕吐,与干姜、半夏、白术等同用;也可用治反胃、妊娠呕吐。

3. 脾虚久泻　本品能温脾暖胃,又能涩肠止泻,主治脾虚久泻,常配伍附子、干姜、白术等。若治胎前下痢,产后不止者,可以山楂、黑糖为丸,用本品煎汤代水送服。

【用法用量】煎服,15～30 g,布包,先煎;或 60～120 g,煎汤代水。亦可入丸、散。外用适量。

【现代研究】

1. 化学成分　含硅酸、氧化铅、氧化铁,此外,尚含氧化钠、氧化钾、氧化镁等。

2. 药理作用　有缩短凝血时间,抑制纤维蛋白溶解酶及增加血小板第三因子活性等作用,能减轻洋地黄酊引起的呕吐,有止呕作用。

(吉林农业科技学院　赵权)

第十七章　活血化瘀药

凡以通利血脉，促进血行，消散瘀血，以治疗瘀血病证为主要功用的药物，称活血化瘀药，又称活血祛瘀药。

活血化瘀药，性味多辛、苦、温，部分动物类药尚有咸味。因肝藏血，心主血，故活血化瘀药主入心、肝两经为主。味辛能散、能行，味苦则通泄，且均入血分，故能行血活血，使血脉通畅，瘀滞消散。活血化瘀药通过活血化瘀可产生多种不同的功效，包括活血止痛、活血调经、活血消肿、活血疗伤、活血消痈、破血消癥等。

活血化瘀药适用于一切瘀血阻滞之证。其应用遍及内、外、妇、伤、儿、五官科等。如内科的胸、腹、头部疼痛，体内癥瘕积聚，中风不遂，肢体麻木以及关节痹痛日久；外科的疮疡肿痛；妇科的月经不调、经闭、痛经、产后腹痛；伤科的跌仆损伤，瘀肿疼痛等。

活血化瘀药，依据其作用强弱和作用特点以及临床应用的不同，分为活血止痛药、活血调经药、活血疗伤药、破血消癥药四类。

临床上在应用活血化瘀药时，除根据各类药物的不同效用特点而随证选用外，尚需针对引起瘀血的原因进行配伍，以标本兼治。如寒凝血脉者，当配温里散寒、温通经脉药；热灼营血，瘀热互结者，宜配清热凉血及泻火解毒药；痰湿阻滞，血行不畅者，当配化痰除湿药；风湿痹阻，经脉不通者，应配祛风除湿通络药；久瘀体虚或因虚致瘀者，则配补益药；癥瘕积聚，当配软坚散结药。由于气血之间关系密切，气为血之帅，气行则血行，在使用活血祛瘀药时，常须配伍行气药，以增强和提高其活血散瘀的功效。

本类药物行散力强，易耗血动血，尤其是药性强烈的破血逐瘀药，不宜用于妇女月经过多以及其他出血证无瘀血现象者；对于孕妇尤当慎用或忌用，以防引起堕胎流产。

现代药理研究表明，活血化瘀药具有改善血液循环，特别是微循环，能使流动缓慢的血流加速；具有抗凝血的功能，可防止血栓及动脉粥样硬化斑块的形成；能改善机体的代谢功能，可促使组织的修复及创伤、骨折的愈合；能改善毛细血管的通透性，减轻炎症反应，促进炎症病灶的消退和吸收；能改善结缔组织代谢，既促进增生病变的转化吸收，又使萎缩的结缔组织康复；又能调整机体免疫，有抗菌消炎作用。

第一节　活血止痛药

本类药物大多具辛行温散之性，活血每兼行气，有良好的止痛作用，主治气血瘀滞所致的各种痛证，如头痛、胸胁痛、心腹痛、痛经、产后腹痛、痹痛及跌打损伤瘀痛等。亦可用于其他血瘀证。

活血止痛药各有其特点，在应用时应根据疼痛的不同部位和病情，选择相应的药物，并作适当配伍。如肝郁血瘀者，选兼理气疏肝之品，并配其他疏肝理气药；外伤科痈肿伤痛，选兼消肿者,并配活血疗伤、活血消痈之品;妇女经产诸痛,配养血活血调经之品。部分活血作用较强的药物孕妇应慎用或忌用。

川芎 Chuanxiong 《神农本草经》

为伞形科植物川芎 *ligusticum chuanxiong* Hort. 的干燥根茎。主产于四川、贵州、云南,以四川产者质佳。多为人工栽培。5 月采挖。炮制时除去杂质,洗净,润透,切厚片,干燥。生用或酒炒。以个大,质坚实,断面色黄白,油性大,香气浓者为优。

按《中国药典》(2015 年版)规定:本品水分不得过 12%,总灰分不得过 6%,酸不溶性灰分不得过 2%。

【药性】辛,温。归肝、胆、心包经。

【功效】活血行气,祛风止痛。

【应用】

1. 血瘀气滞痛证 治血瘀胸痹心痛,常与丹参、赤芍、红花等同用;治气滞血瘀胁肋疼痛,常配柴胡、白芍、香附,如柴胡疏肝散(《景岳全书》)。治跌损瘀痛,可配乳香、没药、三七等药同用。治血瘀经闭、痛经,常与赤芍、桃仁等同用,如血府逐瘀汤(《医林改错》);若属寒凝血瘀者,可配桂心、当归等,如温经汤(《妇人大全良方》)。治产后恶露不下,瘀阻腹痛,可配当归、桃仁、炮姜等,如生化汤(《傅青主女科》)。

2. 头痛 治风寒头痛,配羌活、细辛、白芷,如川芎茶调散(《和剂局方》)。治风热头痛,可配菊花、石膏、僵蚕。治风湿头痛,可配羌活、独活、防风,如羌活胜湿汤(《内外伤辨惑论》)。治血虚头痛,可配当归、白芍等同用。若治血瘀头痛,可配赤芍、麝香,如通窍活血汤(《医林改错》)。

3. 风湿痹痛 常配独活、防风、桂枝等药同用,如独活寄生汤(《千金方》)。

【用法用量】煎服,3~10 g;研末吞服,每次 1~1.5 g。

【使用注意】阴虚火旺,多汗,及月经过多者慎用。

【现代研究】

1. 化学成分 含苯酞衍生物、双苯酞衍生物、生物碱、有机酸类等化学成分。苯酞衍生物主要有川芎内酯、川芎酚等,双苯酞衍生物主要有二藁本内酯等。生物碱主要有川芎嗪,即四甲基吡嗪等。有机酸主要有阿魏酸、瑟丹酸等。

2. 药理作用 煎剂或提取物有强心、扩张冠脉、增加冠脉流量和脑血流量、降低心肌氧耗量、降低血管阻力、抑制血小板聚集、促进骨折愈合和血肿吸收、镇痛、镇静、抗辐射、收缩子宫(大剂量抑制子宫)等作用。体外试验川芎对大肠、痢疾、变形、绿脓、伤寒、副伤寒杆菌及霍乱弧菌等有明显抑制作用。对某些致病性皮肤真菌也有抑制作用。阿魏酸钠有抗脂质过氧化作用。

延胡索 Yanhusuo 《雷公炮炙论》

为罂粟科植物延胡索 *Corydalis yanhusuo* W. T. Wang 的块根。主产于浙江、江苏、湖北等地。野生或栽培,夏初茎叶枯萎时采挖,除去须根,置沸水中煮至恰无白心时取出,晒干。切厚片或捣碎,生用,或醋炙用。以个大饱满,质坚实,断面色黄,味苦者为优。

按《中国药典》(2015年版)规定:本品水分不得过15%,总灰分不得过4%,延胡索乙素含量大于0.05%。

【药性】辛、苦,温。归心、肝、脾经。

【功效】活血,行气,止痛。

【应用】

气血瘀滞之痛证 本品止痛力强,专治一身上下诸痛证。治心血瘀阻之胸痹心痛,常与丹参、桂枝、薤白等药同用;配川楝子,可治热证胃痛,如金铃子散(《素问病机气宜保命集》)。治寒证胃痛,可配桂枝(或肉桂)、高良姜,如安中散(《和剂局方》)。治气滞胃痛,可配香附、木香、砂仁;治瘀血胃痛,可配丹参、五灵脂等同用。治脾虚胃痛,配党参、白术、白芍等。若治肝郁气滞之胸胁痛,配伍柴胡、郁金;治肝郁化火之胸胁痛,配伍川楝子、山栀。治寒疝腹痛,与小茴香、吴茱萸等同用。治气滞血瘀之痛经、月经不调、产后瘀滞腹痛,常配当归、红花、香附等。治跌打损伤、瘀肿疼痛,常与乳香、没药同用。治风湿痹痛,可配秦艽、桂枝等。

【用法用量】煎服,3~10g;研末服1.5~3g。醋制后可加强止痛之力。

【现代研究】

1. 化学成分 含生物碱,其主要成分为延胡索甲素、延胡索乙素、延胡索丙素(原阿片碱)、延胡索丁素等。尚含淀粉、挥发油、树脂等。

2. 药理作用 延胡索乙素有显著的镇痛、催眠、镇静与安定作用,甲素和丑素的镇痛作用也较为明显,并有一定的催眠、镇静与安定作用;醇提物能扩张冠脉、降低冠脉阻力、增加冠脉血流量,提高耐缺氧能力;总碱能对抗心律失常,抗心肌缺血,扩张外周血管,降低血压、减慢心率;全碱有抗溃疡、抑制胃分泌的作用;乙素和丑素有肌肉松弛的作用。

3. 毒性与不良反应 治疗剂量时无明显不良反应,偶见嗜睡、眩晕、乏力等。少数病例有发疹、腹部胀满、腹痛、恶心等反应。大剂量(60~120g)使用时可出现面色苍白、四肢乏力,呼吸困难,抽搐,血压下降,心博无力,甚至惊厥,休克,呼吸中枢抑制。

郁金 Yujin 《药性论》

为姜科植物温郁金 *Curcuma wenyujin* Y. H. Chen et C. Ling、姜黄 *Curcuma. longa* L. 、广西莪术 *C. kwangsiensis* S. Lee et C. F. Liang 或蓬莪术 *C. phaeocaulis* Val. 的块根。温郁金主产于浙江,以温州地区最有名,为道地药材;姜黄(黄丝郁金)及蓬莪术(绿丝郁金)主产于四川;广西莪术主产于广西。野生或栽培。冬季茎叶枯萎后采挖,摘取块根,除去细根,蒸或煮至透心,干燥。切片或打碎,生用,或矾水炙用。以质坚实,外皮皱纹细,断面色黄者为优。

按《中国药典》(2015年版)规定:本品水分不得过15%,总灰分不得过9%。

【药性】辛、苦,寒。归肝、心、胆经。

【功效】活血止痛,行气解郁,凉血清心,利胆退黄。

【应用】

1. 气滞血瘀之胸、胁、腹痛 常与木香配伍,如颠倒木金散(《医宗金鉴》);治肝郁气滞之胸胁痛,可配柴胡、白芍、香附等同用。治心血瘀阻之胸痹心痛,配瓜蒌、薤白、丹参等同用;治肝郁有热、气滞血瘀之痛经、乳房胀痛,常配柴胡、栀子、当归等,如宣郁通经汤(《傅青主女科》)。若治癥瘕痞块,可配鳖甲、莪术、丹参等同用。

2. 热病神昏,癫痫痰闭 痰浊蒙蔽心窍、热陷心包之神昏,可配伍石菖蒲、栀子,如菖蒲郁金汤(《温病全书》)。治癫痫痰闭之证,可配伍白矾,如白金丸(《摄生众妙方》)。

3. 吐血,衄血,倒经,尿血,血淋　气火上逆之吐血,衄血,倒经,可配生地、丹皮、栀子等同用,如生地黄汤(《医学心悟》);用于热结下焦,伤及血络之尿血,血淋,可与生地黄、小蓟等药同用,如郁金散(《普济方》)。

4. 湿热黄疸,胆石症　治湿热黄疸,配茵陈蒿、栀子;治胆石症可配伍金钱草。

【用法用量】煎服,3～10 g。

【使用注意】不宜与丁香、母丁香同用。孕妇慎用。

【现代研究】

1. 化学成分　含挥发油,油中主要含茨烯、倍半萜烯、姜黄烯等。尚含姜黄素、去甲基姜黄素、淀粉、多糖、脂肪油、水芹烯等。

2. 药理作用　郁金有保护肝细胞、促进肝细胞再生、去脂和抑制肝细胞纤维化的作用,能对抗肝脏毒性病变。姜黄素和挥发油能促进胆汁分泌和排泄,减少尿内尿胆元;煎剂能刺激胃酸及十二指肠液分泌。水煎剂能降低全血黏度,抑制血小板聚集,醇提物能降低血浆纤维蛋白含量。水煎剂、挥发油对多种皮肤真菌有抑制作用,尤其对革兰氏阴性菌的作用强于对革兰氏阳性菌。郁金也有一定的抗炎止痛作用。此外郁金还有抗早孕的作用。

姜黄　Jianghuang　《新修本草》

为姜科植物姜黄 *Curcuma longa* L. 的干燥根茎。主产于四川、福建等省。冬季采挖。煮或蒸至透心,晒干。切厚片,生用。以质坚实,断面色金黄,香气浓厚者为优。

按《中国药典》(2015 年版)规定:本品水分不得过 16％,总灰分不得过 7％。

【药性】辛、苦,温。归肝、脾经。

【功效】破血行气,通经止痛。

【应用】

1. 心、胸、胁、腹诸痛　本品活血力强,又善止痛。治胸阳不振,心脉闭阻之心胸痛,可配当归、木香、乌药等药同用,如姜黄散(《圣济总录》)。治肝胃气滞寒凝之胸胁痛,可配枳壳、桂心、炙甘草,如推气散(《丹溪心法》)。治气滞血瘀之痛经、经闭、产后腹痛,常与当归、川芎、红花同用,如姜黄散(《圣济总录》)。治跌打损伤,瘀肿疼痛,可配苏木、乳香、没药,如姜黄汤(《伤科方书》)。

2. 风湿痹痛　本品尤长于行肢臂而除上肢痹痛,常配羌活、防风、当归等药同用,如五痹汤(《妇人大全良方》)。

此外,以本品配白芷、细辛为末外用可治牙痛、牙龈肿胀疼痛,如姜黄散(《百一选方》);配大黄、白芷、天花粉等外敷,可用于疮疡痈肿,如如意金黄散(《外科正宗》)。

【用法用量】煎服,3～10 g;外用适量。

【使用注意】血虚无气滞血瘀者慎用。孕妇忌用。

1. 化学成分　含挥发油,主要成分为姜黄酮、芳姜黄酮、姜烯、桉油素、莪术酮、莪术醇、丁香烯龙脑、樟脑等;尚含姜黄素、去甲氧基姜黄素和微量元素等。

2. 药理作用　姜黄素能抑制血小板聚集,降低血浆黏度和全血黏度;有短而强烈的降压作用,对离体豚鼠心脏有抑制作用;能保护胃黏膜,保护肝细胞;有抗炎作用;对细菌有抑制作用。而挥发油则对真菌有强力的抑制作用。姜黄提取物有利胆、抗早孕、抗肿瘤和降血脂作用。

乳香　Ruxiang　《名医别录》

为橄榄科植物乳香树 *Boswellia carterii* Birdw 及其同属植物 *Boswellia bhwdajiana* Birdw 树皮渗出的树脂。有乳香珠和原乳香之分。主产于非洲索马里、埃塞俄比亚等地。野生或栽培。春、夏季采收。将树干的皮部由下向上顺序切伤,使树脂渗出,数天后凝成固体,即可采收。可打碎生用,内服多炒用。以淡黄色,颗粒状,半透明,无砂石树皮杂质,气芳香者为优。

按《中国药典》(2015 年版)规定:本品杂质乳香珠不得过 2%,原乳香不得过 10%;产于索马里者挥发油不得少于 6%,产于埃塞俄比亚者挥发油不得少于 2%。

【药性】辛、苦,温。归心、肝、脾经。

【功效】活血行气止痛,消肿生肌。

【应用】

1. 跌打损伤,疮疡痈肿　本品为治跌打、疮肿要药,常与没药配伍。治跌打损伤,常配没药、血竭、红花等同用,如七厘散(《良方集液》)。治疮疡肿毒初起,红肿热痛,配没药、金银花、白芷等,如仙方活命饮(《校注妇人大全良方》)。治痛疽、瘰疬、痰核,肿块坚硬不消,可配没药、麝香、雄黄等,如醒消丸(《外科全生集》)。治疮疡溃破,久不收口,常配没药研末外用,如海浮散(《疮疡经验全书》)。

2. 气滞血瘀痛证　治胃脘疼痛,可与没药、延胡索、香附等同用,如手拈散(《医学心悟》)。若治胸痹心痛,可配伍丹参、川芎等同用。治痛经、经闭、产后瘀阻腹痛,常配伍当归、丹参、没药等同用,如活络效灵丹(《医学衷中参西录》)。治风寒湿痹,肢体麻木疼痛,常与羌活、防风、秦艽等同用,如蠲痹汤(《医学心悟》)。

【用法用量】煎服或入丸散,3～5 g;外用适量,研末外敷。

【使用注意】孕妇及胃弱者慎用。

【现代研究】

1. 化学成分　含有树脂、树胶和挥发油。树脂的主要成分为游离 α-乳香酸、β-乳香酸,结合乳香酸,乳香树脂烃;树胶主要成分为阿糖酸的钙盐和镁盐,西黄芪胶黏素;挥发油含蒎烯、α-水芹烯、β-水芹烯等。

2. 药理作用　乳香有镇痛、消炎、升高白细胞的作用,并能加速炎症渗出排泄,促进伤口愈合;所含蒎烯有祛痰作用;乳香能明显减轻阿司匹林、保泰松、利血平所致胃黏膜损伤及应激性黏膜损伤,减低幽门结扎性溃疡指数及胃液游离酸度。

没药　Moyao　《药性论》

为橄榄科植物地丁树 *Commiphora myrrha* Engl. 和哈地丁树 *Commiphora molmol* Engl. 的干燥树脂,分为天然没药和胶质没药。主产于索马里、埃塞俄比亚及印度等地。野生或栽培。11 月至次年 2 月,采集由树皮裂缝处渗出于空气中变成红棕色坚块的油胶树脂。拣去杂质,打成碎块生用。内服多制用,清炒或醋炙。以块大,棕红色,半透明,微粘手,香气浓而持久,杂质少者为优。

按《中国药典》(2015 年版)规定:本品杂质天然没药不得过 10%,胶质没药不得过 15%,

总灰分不得过 15%,酸不溶性成分不得过 10%。

【药性】苦、辛,平。归心、肝、脾经。

【功效】活血止痛,消肿生肌。

【应用】

心腹诸痛,跌打损伤,疮疡不敛　功用主治与乳香相似,常与乳香相须配伍,以增强疗效。

【鉴别用药】乳香、没药均有辛苦之味,同有活血止痛,消肿生肌的功效,用于气滞血瘀的各种疼痛,跌打损伤瘀滞疼痛,痈疽肿痛,及疮疡溃后久不收口。但乳香偏于行气,没药长于化瘀,气滞血瘀的重证多用没药。

【用法用量】多入丸散用,炮制去油,3～5 g。

【使用注意】孕妇及胃弱者慎用。

【现代研究】

1. 化学成分　含树脂、树胶、挥发油等。树脂主要成分为树脂酸,挥发油主要成分为对位异丙基甲醛、蒎烯等。树胶水解产物主要为阿拉伯糖、半乳糖及木糖等。

2. 药理作用　水浸剂对多种致病真菌有不同程度的抑制作用。没药含油脂部分能降低雄兔高胆固醇血症的血胆甾醇含量,防止动脉内膜粥样斑块形成。也可用于胃肠无力时兴奋肠蠕动。酊剂对黏膜有收敛作用,可用于口腔、咽部溃疡。

五灵脂　Wulingzhi　《开宝本草》

为鼯鼠科动物复齿鼯鼠 *Trogopterus xanthipes* Milne-Edwards 的粪便。主产于河北、山西、甘肃。全年均可采收,除去杂质,晒干。许多粪粒凝结成块状的称"灵脂块",又称"糖灵脂",质佳;粪粒松散呈米粒状的,称"灵脂米",质量较次。生用或醋炙、酒炙用。糖灵脂以块状、黑褐色、有光泽、显油润、无杂质者为优。灵脂米以纯净、有光泽、体轻、断面黄绿色者为优。

【药性】苦、咸、甘,温。归肝经。

【功效】活血止痛,化瘀止血。

【应用】

1. 瘀血阻滞疼痛证　瘀滞疼痛常与蒲黄相须为用,即失笑散(《和剂局方》)。治胸痹心痛,常与川芎、丹参、乳香同用。治脘腹胁痛,配伍延胡索、香附、没药等。治痛经,经闭,产后瘀滞腹痛,则与当归、益母草等同用。治骨折肿痛,可配乳香、没药,研末外敷。

2. 瘀滞出血证　妇女崩漏经多,色紫多块,少腹刺痛,可单味炒研末,温酒送服,如五灵脂散(《永类钤方》)。又配伍神曲同用,如五灵脂丸(《玉机微义》);也可配伍三七、蒲黄等同用。

【用法用量】煎服,3～10 g,宜包煎。

【使用注意】血虚无瘀及孕妇慎用。"十九畏"认为人参畏五灵脂,一般不宜同用。

【现代研究】

1. 化学成分　主要含有尿素、尿酸、维生素 A 类物质及多量树脂。

2. 药理作用　可抑制血小板聚集,降低全血黏度、血浆黏度;降低心肌细胞耗氧量;提高耐缺氧、耐寒和耐高温能力;能缓解平滑肌痉挛;增强正常机体免疫功能,改善实验性微循环;对多种皮肤真菌有不同程度的抑制作用,并能抑制结核杆菌。

夏天无 Xiatianwu 《浙江民间常用草药》

为罂粟科植物伏生紫堇 *Corydalis decumbens* (Thunb.) Pres. 的块茎。主产于河南、江苏、安徽等地。每年 4 月上旬至 5 月初待茎叶变黄时,在晴天挖掘块根茎,除去须根,洗净泥土,鲜用或晒干。以质硬、断面黄白色或黄色,呈颗粒状或角质样者为优。

按《中国药典》(2015 年版)规定:本品水分不得过 15%,总灰分不得过 5%。

【药性】苦、微辛,温。归肝经。

【功效】活血止痛,舒筋通络,祛风除湿。

【应用】

1. 中风半身不遂,跌仆损伤及肝阳上亢的头痛 治疗中风偏瘫,手足不遂及肝阳上亢引起的头痛、头晕,常与夏枯草、钩藤、桑寄生等同用。治疗跌仆损伤,瘀肿疼痛,既可单用,也可配伍鸡血藤、乳香、没药等同用。

2. 风湿痹痛,关节拘挛不利 治疗风湿痹痛,关节拘挛不利,可与当归、羌活、独活等同用。

【用法用量】煎服,5～15 g;或研末服,1～3 g;亦可制成丸剂使用。

【现代研究】

1. 化学成分 含延胡索乙素、原阿片碱、空褐鳞碱、藤荷包牡丹定碱等多种生物碱。

2. 药理作用 具有镇痛和镇静作用;能增加冠脉流量,扩张外周血管,降低血压;能抑制血小板聚集,对抗血栓形成;对子宫平滑肌和肠平滑肌具有松弛和解痉作用。

枫香脂 Fengxiangzhi 《新修本草》

为金缕梅科植物枫香树 *Liquidambar formosana* Hance 的树脂。主产于浙江、江西、福建等地。7～8 月间割裂树干,使树脂流出,10 月至次年 4 月采收,阴干。以质脆、无杂质、火燃香气浓厚者为优。

按《中国药典》(2015 年版)规定:本品干燥失重不得过 2%,总灰分不得过 1.5%。挥发油不得小于 1%。

【药性】辛、微苦,平。归肺、脾经。

【功效】活血止痛,止血,解毒,生肌。

【应用】

1. 风湿痹痛,跌打损伤 治风湿痹痛,可配伍草乌、地龙、当归等为丸,如一粒金丹(《宣明论方》)。治跌打损伤,瘀滞疼痛,可与乳香等制成膏药外贴局部,如白胶香膏(《鸡峰普济方》)。

2. 血热吐衄 单用为散调服有效;也可配生地黄、玄参、赤芍等同用。

3. 瘰疬,痈疽肿痛 治痈疮溃烂,痛不可忍者,配乳香、没药等为丸内服,如乳香丸(《证治准绳》)。治瘰疬、痰核,可与草乌、地龙、木鳖子等配伍,如小金丹(《外科全生集》)。

4. 臁疮不愈 治臁疮日久不愈,可研末外敷,方见《袖珍方》。

【用法用量】宜入丸、散剂,1～3 g;外用适量。

【使用注意】孕妇忌服。

【现代研究】

1. 化学成分 主要含有挥发油,其中桂皮酸类约占 6.4%,萜类约占 84.4%,其他成分为 9.2%。

2. 药理研究 挥发油有抗血栓作用。

第二节 活血调经药

本类药物性能大多辛散苦泄,主归肝经血分,具有活血散瘀之功,尤善通畅血脉而调经水。主治血行不畅所致的月经不调,痛经,经闭及产后瘀滞腹痛。亦常用于瘀血痛证,癥瘕,跌打损伤,疮痈肿毒等。

妇女瘀滞经产之证,多与肝之疏泄失常有关。故在使用活血调经药时,常配伍疏肝理气之品。同时须根据引起瘀滞的原因不同而选用不同的活血调经药,并进行适当的配伍。

丹参 Danshen 《神农本草经》

为唇形科植物丹参 *Salvia miltiorrhiza* Bge. 的根。全国大部分地区均有。主产于四川、安徽、江苏等地,多为栽培。春、秋两季采挖,除去茎叶,洗净,润透,切成厚片,晒干。生用或酒炙用。以条粗壮、色紫红者为优。

按《中国药典》(2015 年版)规定:本品水分不得过 13%,总灰分不得过 10%。酸不溶性灰分不得过 3%。

【药性】苦,微寒。归心、肝经。

【功效】活血调经,祛瘀止痛,凉血消痈,除烦安神。

【应用】

1. 月经不调,闭经痛经,产后瘀滞腹痛 血热瘀滞者,可单用研末酒调服,如丹参散(《妇人大全良方》);常配川芎、当归、益母草等同用,如宁坤至宝丹(《卫生鸿宝》)。治寒凝血滞者,配吴茱萸、肉桂等同用。

2. 血瘀心痛,脘腹疼痛,症瘕积聚,跌打损伤及风湿痹证 本品为治心、腹血瘀证要药。治血脉瘀阻之胸痹心痛,脘腹疼痛,可配伍砂仁、檀香用,如丹参饮(《医学金针》)。治癥瘕积聚,可配伍三棱、莪术、鳖甲等同用。治跌打损伤,肢体瘀血疼痛,常与当归、乳香、没药等同用,如活络效灵丹(《医学衷中参西录》)。治风湿痹证,可配伍防风、秦艽等同用。

3. 疮痈肿毒 治乳痈初起,可与金银花、连翘等同用,如消乳汤(《医学衷中参西录》)。

4. 热病烦躁神昏及心悸失眠 热病邪入心营之烦躁不寐,甚或神昏,可配伍生地、玄参、黄连等。用于血不养心之失眠、心悸,常与生地、酸枣仁、柏子仁等同用,如天王补心丹(《摄生秘剖》)。

【用法用量】煎服,5~15 g。酒炙可增强活血之功。

【使用注意】反藜芦。

【现代研究】

1. 化学成分 含丹参酮 I 及隐丹参酮等多种醌类等。尚含丹参素、丹参酸甲、丹参酸乙、丹参酸丙以及儿茶酸等。

2. 药理作用　注射液及煎剂能扩张冠状动脉和外周血管,增加冠脉血流量,减慢心率,减轻心肌缺血性损伤程度;能促进纤维蛋白溶解并有抗凝作用,对抗血栓形成;对缺血后脑组织有明显的保护作用。可减轻四氯化碳引起的肝组织损伤,促进肝细胞再生,抑制肝纤维化增生,并使已形成的纤维消散、吸收。能调整体液免疫和细胞免疫,且有抗菌、抗炎、抗过敏、抗肿瘤、解热、镇静、降血糖、降胆固醇等作用。

红花　Honghua　《新修本草》

为菊科植物红花 *Carthamus tinctorius* L. 的筒状花冠。全国各地多有栽培,主产于河南、湖北、四川等地。夏季花色由黄转为鲜红时采摘,阴干或微火烘干。以花色红鲜艳,无枝刺,质柔润,手握软如绒毛者为优。

按《中国药典》(2015 年版)规定:本品杂质不得过 2%,水分不得过 13%,总灰分不得过 15%,酸不溶性灰分不得过 5%。

【药性】辛,温。归心、肝经。

【功效】活血通经,祛瘀止痛。

【应用】

1. 血滞经闭,痛经,产后瘀滞腹痛　本品善治经产血瘀证。治经闭,可配伍当归、赤芍、桃仁等,如桃红四物汤(《医宗金鉴》)。治痛经,单用奏效,如红蓝花酒(《金匮要略》);亦可配伍赤芍、延胡索、香附等同用。治产后瘀滞腹痛,可与荷叶、蒲黄、牡丹皮等配伍,如红花散(《活法机要》)。

2. 癥瘕积聚　治疗癥瘕积聚,常配伍三棱、莪术、香附等同用。

3. 胸痹心痛,血瘀腹痛,胁痛　治胸痹心痛,常配桂枝、瓜蒌、丹参等同用。治瘀滞腹痛,常与桃仁、川芎、牛膝等同用,如血府逐瘀汤(《医林改错》)。治胁肋刺痛,可与桃仁、柴胡、大黄等同用,如复元活血汤(《医学发明》)。

4. 跌打损伤,瘀滞肿痛　治跌打损伤,瘀滞肿痛,常配木香、苏木、乳香等同用;或制为红花油、红花酊涂擦。

5. 瘀滞斑疹色暗　瘀热郁滞之斑疹色暗,常配伍紫草、大青叶等同用,如当归红花饮(《麻科活人书》)。

此外,本品还可用于瘀阻头痛、眩晕、中风偏瘫等证。

【用法用量】煎服,3~10 g;外用适量。

【使用注意】孕妇忌用。有出血倾向者慎用。

【现代研究】

1. 化学成分　含红花黄素及红花苷、新红花苷等苷类。尚含棕榈酸、花生酸、油酸等脂肪酸组成的甘油酸酯类。

2. 药理作用　水煎剂对实验动物子宫有明显的兴奋作用,对妊娠动物的作用尤为明显,大剂量可使子宫收缩达到痉挛的程度。能轻度兴奋心脏,增加冠脉血流量及心肌营养性血流量。抑制血小板凝聚,增强纤维蛋白溶解酶活性。

3. 毒性与不良反应　主要表现为腹部不适、腹痛、腹泻,甚或胃肠出血,腹部绞痛,妇女月经过多。主要与红花对肠管及子宫有兴奋作用有关。中毒发生时,有的可出现神志萎靡不清、震颤,严重者可致惊厥,呼吸先兴奋后抑制,以至循环、呼吸衰竭;少数病人出现头晕、皮疹和一过性荨麻疹等。与红花对神经系统的兴奋作用和过敏反应有关。红花中毒的主要原因一是误用，二是用量过大。因此临床上对孕妇应忌用；有溃疡病及出血性疾病者应慎用；用量（煎服）不宜过大。

附　药

西红花

为鸢尾科植物番红花 *Crocus Sativus* L. 的花柱头，又称藏红花、番红花。味甘，性平，归心、肝经。功能活血化瘀，凉血解毒，解郁安神。主治经闭癥瘕，产后瘀阻，温毒发斑，忧郁痞闷，惊悸发狂。煎服或泡服，1～3 g；孕妇慎用。

桃仁　Taoren　《神农本草经》

为蔷薇科植物桃 *Prunus persica* (L.) Batsch 或山桃 *Prunus davidiana* (Carr.) Franch. 的成熟种子。桃全国各地均产，多为栽培。山桃主产四川、陕西、河北等地，多为野生。6～7月果实成熟时采摘，去果肉及核壳，取出种子，去皮，晒干。生用或炒用。以颗粒饱满，整齐，无破碎者为优。

按《中国药典》（2015 年版）规定：本品酸值不得过 10，羰基值不得过 11，每 1 000 g 含黄曲霉总量不得过 10 μg，苦杏仁苷不得小于 2％。

【药性】苦、甘，平；有小毒。归心、肝、大肠经。

【功效】活血祛瘀，润肠通便，止咳平喘。

【应用】

1. 瘀血阻滞证　本品常与红花同用。治瘀血经闭、痛经，常与红花相须为用，并配当归、川芎、赤芍等，如桃红四物汤（《医宗金鉴》）。治产后瘀滞腹痛，常配伍炮姜、川芎等，如生化汤（《傅青主女科》）。治瘀血蓄积之癥瘕痞块，常配桂枝、丹皮、赤芍等同用，如桂枝茯苓丸（《金匮要略》）；或配三棱、莪术等；若瘀滞较重，可配伍大黄、芒硝、桂枝等同用，如桃核承气汤（《伤寒论》）。治跌打损伤，瘀肿疼痛，常配当归、红花、大黄等同用，如复元活血汤（《医学发明》）。

2. 肺痈、肠痈　治肺痈可配苇茎，冬瓜仁等同用，如苇茎汤（《千金方》）。治肠痈配大黄、丹皮等同用，如大黄牡丹皮汤（《金匮要略》）。

3. 肠燥便秘　肠燥便秘证，常配伍当归、火麻仁、瓜蒌仁等，如润肠丸（《脾胃论》）。

4. 咳嗽气喘　治咳嗽气喘，可单用煮粥食用，或与杏仁同用，如双仁丸（《圣济总录》）。

【鉴别用药】桃仁、红花均能活血祛瘀，治疗瘀血阻滞的经闭痛经，产后腹痛，跌损瘀血肿痛，癥瘕积聚等病证。但桃仁苦甘平，善泄血滞，消痈肿，祛瘀力强，兼能润肠通便治肠燥便秘，止咳平喘治咳嗽气喘。红花辛温，长于通经止痛治寒凝瘀血，跌损瘀血多用。

【用法用量】煎服，5～10 g，用时捣碎。

【使用注意】孕妇忌用。便溏者慎用。本品有毒，不可过量。

【现代研究】

1. 化学成分　主要含脂质体、甾体、黄酮及糖类。脂质体主要成分为三脂酰基甘油醇等，甾体主要成分为 β-谷甾醇和菜油甾醇等，黄酮主要成分为洋李苷、柚皮素等。尚含苦杏仁苷、磷脂、蛋白质等。

2. 药理作用　煎剂能促进初产妇的子宫收缩,有助于产后子宫复原和止血;对炎症初期有较强的抗渗出作用;能增加脑血流量,降低脑血管阻力。所含苦杏仁苷水解后产生氢氰酸和苯甲醛,可抑制组织内呼吸而减少其耗氧量,用于咳嗽;同时通过颈动脉窦反射性使呼吸加深,使痰易于咳出。

3. 毒性与不良反应　主要表现首先是对中枢神经的损害,出现头晕、头痛、呕吐、心悸、烦躁不安,继则神志不清、抽搐,并引起呼吸麻痹而危及生命。桃仁中的苦杏仁苷在体内分解出较多的氢氰酸,对中枢神经系统先兴奋后麻痹,其中引起呼吸麻痹是其致死的主要原因。此外氢氰酸对皮肤有局部麻醉作用和对黏膜有刺激作用。桃仁的毒性反应主要是因口服剂量过大或使用不当。因此,临床用量不宜过大,并应禁止儿童食用。桃仁中毒时根据其轻重反应,可用静脉注射硫代硫酸钠,用高锰酸钾或双氧水溶液洗胃等方法救治;亦可用中药甘草、大枣、绿豆等煎汁频服。

益母草　Yimucao　《神农本草经》

为唇形科植物益母草 *Leonurus heterophyllus* Sweet 的地上部分。我国大部分地区均产,野生或栽培。通常在夏季茎叶茂盛,花未开或初开时采割,除去杂质,洗净,润透,切段后干燥。生用或熬膏用。以质嫩,叶多,色灰绿者为优。质老枯黄,无叶者不可供药用。

按《中国药典》(2015 年版)规定:本品干品水分不得过 13%,总灰分不得过 11%,盐酸水苏碱不得小于 0.5%。

【药性】苦、辛、微寒。归肝、心、膀胱经。

【功效】活血祛瘀,利水消肿,清热解毒。

【应用】

1. 血滞经闭,痛经,经行不畅,产后恶露不尽、瘀滞腹痛　本品为治妇人经产血瘀要药。治血滞经闭、痛经、月经不调,可单用熬膏服,如益母草流浸膏、益母草膏(《上海市药品标准·上册》1980 年版)。亦可配当归、丹参、川芎等同用,如益母丸(《集验良方》)。治产后恶露不尽、瘀滞腹痛,或难产、胎死腹中,既可单味煎汤或熬膏服用,亦可配当归、川芎、乳香等药用,如送胞汤(《傅青主女科》)。

2. 水肿,小便不利　水瘀互结的水肿,可单用,亦可与白茅根、泽兰等同用。用于血热及瘀滞之血淋尿血,可与车前子、石韦、木通等同用。

3. 跌打损伤,疮痈肿毒,皮肤瘾疹　治跌打损伤瘀痛,可与川芎、当归同用。治疮痈肿毒,皮肤瘾疹,可单用外洗或外敷,亦可配黄柏、蒲公英、苦参等煎汤内服。

【用法用量】煎服,10～30 g;或熬膏,入丸剂;外用适量捣敷或煎汤外洗。

【使用注意】孕妇忌用;无瘀滞及阴虚血少者忌用。

【现代研究】

1. 化学成分　含益母草碱、水苏碱、益母草定等生物碱。尚含苯甲酸、月桂酸等脂肪酸以及二萜类等。

2. 药理作用　煎液及提取物对多种动物子宫呈兴奋作用,可使宫缩的频率、幅度增加。其注射液可增加冠脉流量,减慢心率。煎剂能改善微循环障碍,对实验性血栓形成有抑制作用。能改善肾功能,使尿量明显增加。益母草素水浸剂有抑制皮肤真菌的作用。

3. 毒性与不良反应　主要表现为突感全身乏力、疼痛酸麻,下肢呈瘫痪状态;重者伴有大汗、血压下降,甚或虚脱;呼吸增快、增强,甚则呼吸麻痹。此外,尚有腰痛、血尿,孕妇中毒可引起流产。益母草对中枢神经系统有先兴奋后麻醉作用,特别能引起呼吸中枢兴奋,具有箭毒样作用,使肌肉不再收缩而松弛。并有收缩子宫作用,扩张小动脉,使血压下降。一般在服药后4~6 h出现中毒症状,中毒量为90~150 g。引起中毒的主要原因为超剂量用药和孕妇误用。发生益母草中毒时可以催吐、洗胃以及对症处理的方法。亦可用中药如赤小豆、绿豆、甘草等煎服解毒。

泽兰　Zelan　《神农本草经》

为唇形科植物毛叶地瓜儿苗 *Lycopus lucidus* Turcz. var. *hirtus* Regel 的地上部分。全国大部分地区均产,主产于黑龙江、辽宁、浙江等地,野生。夏、秋两季茎叶茂盛时采割,晒干,除去杂质泥土,润透,切段,干燥后生用。以质嫩,叶多,色绿者为优。

按《中国药典》(2015 年版)规定:本品水分不得过 13%,总灰分不得过 10%。

【药性】苦、辛,微温。归肝、脾经。

【功效】活血调经,祛瘀消痈,利水消肿。

【应用】

1. 血瘀经闭、痛经,产后瘀滞腹痛　本品作用类益母草,且常相须为用。治经产瘀血病证,常配伍当归、川芎、香附等同用,如泽兰汤(《医学心悟》)。若血瘀而兼血虚者,则与当归、白芍等同用以活血补血,如泽兰汤(《济阴纲目》)。

2. 跌打损伤,瘀肿疼痛及疮痈肿毒　治跌打损伤,瘀肿疼痛,可单用捣碎,亦可配伍当归、红花、桃仁等同用,如泽兰汤(《医学心悟》)。治胸胁损伤疼痛,常配丹参、郁金、延胡索等。治疮痈肿毒,可单用捣碎,亦可配伍金银花、黄连、赤芍等用,如夺命丹(《外科全生集》)。

3. 水肿,腹水　治疗产后水肿,与防己等份为末,醋汤调服(《随身备急方》)。治腹水身肿,配伍白术、茯苓、防己等同用。

【用法用量】煎服,10~15 g;外用适量。

【使用注意】血虚及无瘀滞者慎用。

【现代研究】

1. 化学成分　含挥发油,其主要成分为己醛、苯甲醛、紫苏油烯、芳梓醇等。尚含黄酮苷、三萜、鞣质、皂苷、树脂、氨基酸等。

2. 药理作用　提取物能改善实验动物微循环障碍,扩张微血管管径,加快微血管内血流速度。制剂有强心作用。

牛膝　Niuxi　《神农本草经》

为苋科植物牛膝(怀牛膝)*Achyranthes bidentata* Blume. 和川牛膝(甜牛膝)*Cyathula officinalis* Kuan 的根。怀牛膝主产河南;川牛膝主产四川、云南、贵州等地。以栽培品为主,也有野生者。冬季苗枯时采挖。洗净,晒干,切段,生用或酒炙用。怀牛膝以条粗长,皮细,肉肥,黄白色者为优。川牛膝以个大,质坚韧者为优。

按《中国药典》(2015 年版)规定:牛膝水分不得过 15%,总灰分不得过 9%;川牛膝水分不得过 16%,总灰分不得过 8%。

【药性】苦、酸、甘，平。归肝、肾经。

【功效】活血通经，补肝肾，强筋骨，引火（血）下行，利尿通淋。

【应用】

1. 瘀血阻滞之经闭、痛经、经行腹痛，胞衣不下及跌扑伤痛　治瘀阻经闭、痛经、月经不调、产后腹痛，常配当归、桃仁、红花等，如血府逐瘀汤（《医林改错》）。治胞衣不下，可与当归、瞿麦、冬葵子等同用，如牛膝汤（《千金方》）。治跌打损伤、腰膝瘀痛，与续断、当归、乳香等同用，如舒筋活血汤（《伤科补要》）。

2. 腰膝酸痛，下肢痿软　肝肾亏虚之腰痛、腰膝酸软，配伍杜仲、续断、补骨脂等同用，如续断丸（《扶寿精方》）。用于痹痛日久，腰膝酸痛，常配伍独活、桑寄生等同用，如独活寄生汤（《千金方》）。治湿热痿证，足膝痿软，与苍术、黄柏同用，如三妙丸（《医学正传》）。

3. 淋证，水肿，小便不利　治热淋、血淋、砂淋，常配冬葵子、瞿麦、车前子同用，如牛膝汤（《千金方》）。治水肿、小便不利，常配地黄、泽泻、车前子等同用，如加味肾气丸（《济生方》）。

4. 头痛，眩晕，齿痛，口舌生疮，吐血，衄血　治肝阳上亢之头痛眩晕，与代赭石、生牡蛎、生龟板等同用，如镇肝息风汤（《医学衷中参西录》）。治胃火上炎之齿龈肿痛、口舌生疮，配地黄、石膏、知母等同用，如玉女煎（《景岳全书》）。治气火上逆，迫血妄行之吐血、衄血，可配白茅根、栀子、代赭石等同用。

【用法用量】煎服，6～15 g。活血通经、利水通淋、引火（血）下行宜生用；补肝肾、强筋骨宜酒炙用。补肝肾，强筋骨，引火下行宜用牛膝（怀牛膝）。

【使用注意】孕妇及月经过多者慎用。

【现代研究】

1. 化学成分　牛膝含有三萜皂苷（经水解后成为齐墩果酸和糖）、蜕皮甾酮、牛膝甾酮、紫茎牛膝甾酮等甾体类成分和多糖类成分。此外，牛膝还含有精氨酸等十二种氨基酸以及生物碱类，香豆素类等化合物和铁、铜等微量元素。

2. 药理作用　牛膝总皂苷对子宫平滑肌有明显的兴奋作用，怀牛膝苯提取物有明显的抗生育、抗着床及抗早孕的作用，抗生育的有效成分为蜕皮甾醇。牛膝醇提取物对实验小动物心脏有抑制作用，煎剂对麻醉犬心肌亦有抑制作用。煎剂和醇提液有短暂的降压和轻度利尿作用，并伴有呼吸兴奋。怀牛膝能降低大鼠全血黏度、红细胞压积、红细胞聚集指数，并有抗凝作用。蜕皮甾酮有降脂作用，并能明显降低血糖。牛膝具有抗炎、镇痛作用，能提高机体免疫功能。煎剂对小鼠离体肠管呈抑制，对豚鼠肠管有加强收缩作用。

鸡血藤　Jixueteng　《本草纲目拾遗》

为豆科植物密花豆 *Spatholobus suberectus* Dunn 的藤茎。主产于广西、云南等地，野生。秋、冬两季采收茎藤，除去枝叶及杂质，润透，切片，晒干，生用或熬膏用。以树脂状分泌物多者为优。

按《中国药典》（2015 年版）规定：本品水分不得过 13%，总灰分不得过 4%。

【药性】苦、甘，温。归肝经。

【功效】活血补血，调经，舒筋活络。

【应用】

1. 月经不调，痛经，闭经　治血瘀之月经不调、痛经、闭经，可配伍当归、川芎、香附等同用。治血虚月经不调、痛经、闭经，则配当归、熟地、白芍等同用。

2. 风湿痹痛，手足麻木，肢体瘫痪及血虚萎黄　治风湿痹痛，肢体麻木，可配伍独活、威灵仙、桑寄生等。治中风手足麻木，肢体瘫痪，常配伍黄芪、丹参、地龙等。治血虚不养筋之肢体麻木及血虚萎黄，多配黄芪、当归等同用。

【用法用量】煎服，9～15 g；或浸酒服，或熬膏服。

【现代研究】

1. 化学成分　含甾体、异黄酮类等，甾体主要成分为鸡血藤醇、胡萝卜苷等，异黄酮主要成分为芒柄花苷、刺芒柄花素等。尚含三萜、查尔酮及表儿茶精等。

2. 药理作用　水煎剂对动脉粥样硬化病变有明显的对抗作用；能使血红细胞增加，血红蛋白升高，对实验性家兔贫血有补血作用。小剂量煎剂能增强子宫节律性收缩，较大剂量收缩更显著，已孕子宫较未孕子宫敏感。制剂可增加实验动物股动脉血流量，降低血管阻力。

王不留行　Wangbuliuxing　《神农本草经》

为石竹科植物麦蓝菜 *Vaccaria segetalis*（Neck.）Garcke 的成熟种子。全国各地均产，主产于江苏、河北、山东等地，以河北邢台产者为佳。多为野生，亦有栽培。夏季果实成熟、果皮尚未开裂时采割植株，晒干，打下种子，除去杂质，晒干生用或炒用。以种粒饱满，色黑者为优。

按《中国药典》（2015 年版）规定：本品水分不得过 12%，总灰分不得过 4%。

【药性】苦，平。归肝、胃经。

【功效】活血通经，下乳，消痈，利水通淋。

【应用】

1. 血瘀痛经，经闭等证　常与当归、川芎、红花等同用。

2. 产后乳汁不下或乳痈等证　治产后乳汁不通，与穿山甲、木通等同用。治气血不足，乳汁稀少，与黄芪、当归或猪蹄同用。治乳痈初起，常配瓜蒌、蒲公英等同用。

3. 热淋、血淋、石淋证　常配滑石、石韦、瞿麦等同用。

【用法用量】煎服，5～10 g。

【使用注意】孕妇慎用。

【现代研究】

1. 化学成分　含有王不留行皂苷 A、王不留行皂苷 B、王不留行皂苷 C、王不留行皂苷 D 四种。又含黄酮苷，如王不留行黄酮苷、异肥皂草苷。另含植酸钙镁、磷脂、豆甾醇等。

2. 药理作用　水煎剂对小鼠有抗着床、抗早孕作用，对子宫有兴奋作用，并能促进乳汁分泌。王不留行的水提液和乙醚萃取液具有抗肿瘤作用。

3. 毒性与不良反应　有报道内服王不留行煎剂致光敏性皮炎 1 例，临床表现为日光下引起面部、眼睛及双手明显水肿性皮炎，经对症处理恢复。

月季花　Yuejihua　《本草纲目》

为蔷薇科植物月季 *Rosa chinesis* Jacq. 的花。全国各地均产，主产于江苏、山东、山西等地。以江苏产量大、品质佳。多为栽培。全年均可采收，花微开时采摘，阴干或低温干燥。以花形完整，色紫红，气清香者为优。

按《中国药典》(2015年版)规定:本品水分不得过12%,总灰分不得过5%。

【药性】甘,温。归肝经。

【功效】活血调经,疏肝解郁。

【应用】

1. 月经不调,痛经,闭经及胸胁胀痛 肝气郁结,气滞血瘀之月经不调、痛经、闭经、胸胁胀痛,可单用开水泡服,亦可与玫瑰花、当归、香附等同用。

2. 跌打损伤,瘀肿疼痛,痈疽肿毒,瘰疬 治跌打损伤,瘀肿疼痛,痈疽肿毒,可单用捣碎外敷或研末冲服。治瘰疬肿痛未溃,可与夏枯草、贝母、牡蛎等同用。

【用法用量】煎服,3～6 g,不宜久煎;亦可泡服,或研末服;外用适量。

【使用注意】用量不宜过大,多服久服可引起腹痛及便溏腹泻。孕妇慎用。

【现代研究】

1. 化学成分 含挥发油,其主要成分为牻牛儿醇、香茅醇、橙花醇等。尚含槲皮素等黄酮类、鞣质、脂肪油及没食子酸等。

2. 药理作用 所含没食子酸具有较强的抗真菌作用。在3%的浓度时对17种真菌有抗菌作用。

3. 毒性与不良反应 服用月季花可引起剧烈腹痛,头冒冷汗。停药或减量则消失。

凌霄花 Lingxiaohua 《神农本草经》

为紫葳科植物凌霄 *Campsis grandiflora*(Thunb.)K. Schum. 或美洲凌霄 *Campsis radicans*(L.)Seem. 的花。全国各地均产,主产于江苏、浙江等地,以江苏苏州所产品质佳。多为栽培。夏、秋两季花盛开时采摘。晒干或低温干燥,生用。以花朵完整,黄褐色或棕褐色,气清香者为优。

按《中国药典》(2015年版)规定:本品水分不得过16%,总灰分不得过8%,酸不溶性灰分不得过2%。

【药性】辛,微寒。归肝、心包经。

【功效】破瘀通经,凉血祛风。

【应用】

1. 血瘀经闭,癥瘕积聚及跌打损伤 治血瘀经闭,可与当归、红花、赤芍等同用,如紫葳散(《妇科玉尺》)。治瘀血癥瘕积聚,可配鳖甲、丹皮等用,如鳖甲煎丸(《金匮要略》)。治跌打损伤,可单用捣敷,亦可配乳香、没药等同用。

2. 风疹,皮癣,皮肤瘙痒 治风疹、皮癣,配雄黄、黄连、天南星等为末外搽,如凌霄花散(《证治准绳》)。治周身瘙痒,单以本品为末,酒调服(《医学正传》),亦可与地黄、牡丹皮、刺蒺藜等同用。

3. 便血,崩漏 血热便血、崩漏,可单用研末冲服,亦可与地榆、槐花、生地黄等同用。

【用法用量】煎服,3～10 g;外用适量。

【使用注意】孕妇忌用。

【现代研究】

1. 化学成分 含有芹菜素、β-谷甾醇、辣红素、水杨酸、阿魏酸等。

2. 药理作用 煎剂对福氏痢疾杆菌、伤寒杆菌有不同程度的抑制作用;芹菜素对平滑肌有中度解痉作用,并能抗溃疡。β-谷甾醇有降血胆固醇、止咳、抗癌、抗炎等作用。

第三节 活血疗伤药

本类药物性味多辛、苦、咸,主归肝、肾经,功能活血化瘀,消肿止痛,续筋接骨,止血生肌敛疮。主要适用于跌打损伤的瘀肿疼痛、骨折筋伤、金疮出血等伤科疾患。也可用于其他的血瘀病证。

骨折筋伤病证,多与肝肾有关,故使用本类药物时,骨折筋伤恢复期当配伍补肝肾强筋骨药以促进骨折伤损的愈合与恢复。

马钱子 Maqianzi 《本草纲目》

为马钱科植物云南马钱 *Strychnose pierriana* A. W Hill,或马钱 *S. nux-vomica*L. 的成熟种子。前者主产于云南、广东、海南等地;后者主产于印度、越南、缅甸等地。野生或栽培。冬季果实成熟时采收,除去果肉,取出种子,晒干,炮制后入药。以个大,肉厚饱满,表面灰棕色微带绿色,有细密毛茸,质坚硬,无破碎者为优。

按《中国药典》(2015 年版)规定:本品水分不得过 13%,总灰分不得过 2%。

【药性】苦,寒;有大毒。归肝、脾经。

【功效】散结消肿,通络止痛。

【应用】

1. 跌打损伤,骨折肿痛 治跌打损伤,骨折肿痛,可配麻黄、乳香、没药,等份为丸,如九分散(《急救应验良方》);亦可与穿山甲等同用,如马前散(《救生苦海》)、青龙丸(《外科方奇方》)。

2. 痈疽疮毒,咽喉肿痛 治痈疽疮毒,多作外用,单用即效。治喉痹肿痛,可配青木香、山豆根等份为末吹喉,如番木鳖散(《医方摘要》)。

3. 风湿顽痹,麻木瘫痪 治疗风湿顽痹、拘挛疼痛、麻木瘫痪,单用有效。亦可配麻黄、乳香、全蝎等为丸服。治手足麻木、半身不遂,与甘草等份为末,炼蜜为丸服(《现代实用中药》)。

【用法用量】炮制后入丸、散用,0.3~0.6 g;外用适量,研末调涂。

【使用注意】内服不宜生用及多服久服。本品所含有毒成分能被皮肤吸收,故外用亦不宜大面积涂敷。

【使用注意】孕妇禁用。体虚者忌用。

【现代研究】

1. 化学成分 含有总生物碱,主要为番木鳖碱(士的宁)及马钱子碱,并含有微量的番木鳖次碱、伪番木鳖碱、马钱子碱、伪马钱子碱、奴伐新碱、α-可鲁勃林及 β-可鲁勃林、士屈新碱以及脂肪油、蛋白质、绿原酸等。

2. 药理作用 所含士的宁首先兴奋脊髓的反射机能,其次兴奋延髓的呼吸中枢及血管运动中枢,并能提高大脑皮层的感觉中枢机能。马钱子碱有明显的镇痛作用和镇咳祛痰作用,其镇咳祛痰的作用强度超过可待因,但平喘作用较弱。士的宁具强烈苦味,可刺激味觉感受器,反射性增加胃液分泌,促进消化机能和食欲。水煎剂对流感嗜血杆菌、肺炎双球菌、甲型链球菌、卡他球菌以及许兰氏黄癣菌等有不同程度的抑制作用。

3. 毒性与不良反应　中毒主要表现为口干、头晕、头痛和胃肠道刺激症状。或见心慌、肢体不灵、恐惧、癫痫样发作,开始出现嚼肌及颈部肌有抽筋感觉,吞咽困难,全身不安,随后出现强直性惊厥,并反复发作,患者可因窒息而死亡。亦可致急性淋巴细胞性白血病,室性心动过速,精神障碍,及耳鸣耳聋等。成人一次服 5～10 mg 的士的宁可致中毒,30 mg 致死。中毒发生惊厥时,可用乙醚作轻度麻醉或用戊巴比妥钠等药物静脉注射,以及用水合氯醛灌肠以制止惊厥。惊厥停止后,如认为胃中尚有余毒,可用高锰酸甲溶液洗胃。

土鳖虫　Tubiechong　《神农本草经》

为鳖蠊科昆虫地鳖 *Eupolyphaga sinensis* Walker 或冀地鳖 *Steleophaga plancyi*（Boleny）的雌虫体。主产于江苏、湖南、湖北等省。江苏产者质佳。野生者夏季捕捉,人工饲养者全年可捕捉。捕捉后,置沸水中烫死,晒干或文火焙干用。以虫形完整,色紫褐者为优。

按《中国药典》(2015 年版)规定:本品杂质不得过 5%,水分不得过 10%,总灰分不得过 13%,酸不溶性灰分不得过 5%。

【药性】咸,寒;有小毒。归肝经。

【功效】续筋接骨,破血逐瘀。

【应用】

1. 跌打损伤,筋伤骨折,瘀肿疼痛　骨折筋伤,瘀血肿痛,可单用研末调敷,或研末黄酒冲服。也可与自然铜、骨碎补、乳香等同用,如接骨紫金丹(《杂病源流犀烛》)。骨折筋伤后期,筋骨软弱,常与续断、杜仲等同用,如壮筋续骨丸(《伤科大成》)。

2. 血瘀经闭,产后瘀滞腹痛,积聚痞块　治血瘀经闭,产后瘀滞腹痛,常与大黄、桃仁等同用,如下瘀血汤(《金匮要略》)。治干血成劳,经闭腹满,肌肤甲错者,则配伍大黄、水蛭等,如大黄䗪虫丸(《金匮要略》)。治癥瘕痞块,常配伍柴胡、桃仁、鳖甲等同用,如鳖甲煎丸(《金匮要略》)。

【用法用量】煎服,3～10 g;研末服,1～1.5 g,黄酒送服;外用适量。

【使用注意】孕妇忌服。

【现代研究】

1. 化学成分　含氨基酸,其主要成分为谷氨酸、丙氨酸等。尚含生物碱、甾醇、脂肪醇、尿囊素等。

2. 药理作用　水提取物可提高心肌和脑对缺血的耐受力,并降低心、脑组织的耗氧量;降低总胆固醇,延缓动脉粥样硬化的形成;还可抑制血小板聚集,有抗血栓作用。

3. 毒性与不良反应　主要是过敏反应,可见全身瘙痒,皮肤上有鲜红色皮损或密集细小的丘疹,严重者可引起剥脱性皮炎。一般停药后症状可消失,或用扑尔敏、维生素 C 对症治疗。

自然铜　Zirantong　《雷公炮炙论》

为硫化物类矿物黄铁矿族天然黄铁矿,主含二硫化铁(FeS_2)。主产于四川、湖南、云南等地。全年均可采集。采后除去杂质,砸碎,以火煅透,醋淬,研末或水飞用。以块整齐,色黄而光亮,断面有金属光泽者为优。

【药性】辛,平。归肝经。

【功效】散瘀止痛,接骨疗伤。

【应用】

跌打损伤,骨折筋断,瘀肿疼痛。骨折外敷内服均可,常与乳香、没药、当归等同用,如自然铜散(《张氏医通》)。治跌打伤痛,配伍苏木、乳香、没药等,如八厘散(《医宗金鉴》)。

【用法用量】多入丸、散,醋淬研末服每次 0.3 g;煎服,10~15 g,先煎;外用适量。

【使用注意】不宜久服。

【现代研究】

1. 化学成分 主要含二硫化铁,尚含微量铜、镍、砷等。

2. 药理作用 煎液可使骨痂生长加快,促进骨折愈合;可促进骨髓自身及周围血液中网状细胞和血红蛋白的增生;有抗真菌作用。

苏木 Sumu 《新修本草》

为豆科植物苏木 *Caesalpinia sappan* L. 的心材。主产于广西、广东、云南等地,以广西产者质佳。野生或栽培。全年均可采伐,取树干,除去枝皮及边材,留取中心部分,锯段,晒干。炮制时,将其刨成薄片或砍成小块,或经蒸软后切片用。以粗大,质坚实,色黄红者为优。

按《中国药典》(2015 年版)规定:本品水分不得过 12%。

【药性】甘、咸、辛,平。归心、肝、脾经。

【功效】活血疗伤,祛瘀通经,消肿止痛。

【应用】

1. 跌打损伤,骨折筋伤,瘀滞肿痛 外伤的骨折筋伤,瘀滞肿痛,常配乳香、没药、自然铜等同用,如八厘散(《医宗金鉴》)。

2. 血滞经闭,产后瘀阻腹痛,痛经,心腹疼痛,痈肿疮毒等 血瘀经闭、痛经、产后瘀滞腹痛,常配川芎、当归、红花等同用,如通经丸(《类证治裁》)。治心腹瘀痛,常配丹参、川芎、延胡索等同用;治痈肿疮毒,配银花、连翘、白芷等同用。

【用法用量】煎服,3~10 g;外用适量。

【使用注意】月经过多和孕妇忌用。

【现代研究】

1. 化学成分 含巴西苏木素,苏木查耳酮,挥发油、鞣质等。

2. 药理作用 煎剂有镇静催眠作用,可使离体蛙心收缩力增强。水提液有抗癌、抑菌作用。

骨碎补 Gusuibu 《药性论》

为水龙骨科植物槲蕨 *Drynaria fortunei* (Kunze) J. SM. 或中华槲蕨 *D. baronii* (Chrise) 的根茎。前者产于浙江、湖北、广东等地;后者主产于陕西、甘肃、青海等地。全年均可采挖,以冬春两季为主。除去叶及鳞片,洗净,润透,切片,干燥,生用或砂烫用。以条粗大,色棕者为优。

按《中国药典》(2015 年版)规定:本品水分不得过 15%,总灰分不得过 8%。

【药性】苦,温。归肝、肾经。

【功效】活血续筋，补肾强骨。

【应用】

1. 跌打损伤或创伤，筋骨损伤，瘀滞肿痛 治跌扑损伤，可单用本品浸酒服，并外敷，亦可水煎服。或配伍没药、自然铜等同用，如骨碎补散（《圣惠方》）。

2. 肾虚腰痛脚弱，耳鸣耳聋，牙痛，久泄 治肾虚腰痛脚弱，配补骨脂、牛膝等同用，如神效方（《圣惠方》）。治肾虚耳鸣、耳聋、牙痛，配熟地、山茱萸等；治肾虚久泻，可单用研末入猪肾中煨熟食之（《本草纲目》）。亦可配补骨脂、益智仁、吴茱萸等同用。

3. 外用消风祛斑 用于斑秃、白癜风等病证的治疗。

【用法用量】煎服，10～15 g；外用适量，研末调敷或鲜品捣敷；亦可浸酒擦患处。

【使用注意】阴虚火旺，血虚风燥慎用。

【现代研究】

1. 化学成分 含骨碎补二氢黄酮、柚皮苷等异黄酮。尚含淀粉、甾酮、甾醇等。

2. 药理作用 水煎剂能促进骨钙吸收，同时提高血钙和血磷水平，有利于骨钙化和骨质的形成；对链霉素急性毒副作用也有防治作用。注射液能降低家兔高脂血症，防止动脉粥样硬化斑块形成。

血竭 Xuejie 《雷公炮炙论》

为棕榈科植物麒麟竭 *Daemonorops draco* Bl. 的果实及树干中渗出的树脂。主产于印度尼西亚、马来西亚、伊朗等国，我国的广东、台湾等地也有种植。多为栽培。秋季采收。采集果实，置蒸笼内蒸煮，使树脂渗出；或将树干砍破或钻以若干小孔，使树脂自然渗出，凝固而成。打碎研末用。以外色黑似铁，研粉红似血，火燃呛鼻者为优。

按《中国药典》(2015 年版)规定：本品总灰分不得过 6%，醇不溶性成分不得过 25%。

【药性】甘、咸，平。归肝经。

【功效】活血定痛，化瘀止血，敛疮生肌。

【应用】

1. 跌打损伤，瘀滞心腹疼痛 治跌打损伤，筋骨疼痛，常配乳香、没药、儿茶等同用，如七厘散（《良方集腋》）。治产后瘀滞腹痛、痛经、经闭及其他瘀血心腹刺痛，配伍当归、莪术、三棱等同用。

2. 外伤出血，痔血 外伤出血，肠风痔血等，可单用研末外敷患处，亦可配伍儿茶、乳香、没药等，如七厘散（《良方集腋》）。

3. 疮疡不敛 治疮疡久溃不敛，可单用研末外敷，亦可配伍乳香、没药等，如血竭散（《圣济总录》）。

【用法用量】多入丸、散，研末服，每次 1～2 g；外用适量，研末外敷。

【使用注意】孕妇及妇女月经期忌用。

【现代研究】

1. 化学成分 含血竭红素、血竭素、去甲基血竭红素、去甲基血竭素等。尚含黄烷醇、查耳酮等。

2. 药理作用 对多种致病真菌有不同程度的抑制作用；对烫伤所致的炎症能加速结痂，促进伤口愈合。注射剂能降低红细胞压积，加快红细胞及血小板的电泳速度，缩短血浆再钙化时间,抑制血小板聚集,防止血栓形成。

儿茶　Ercha　《饮膳正要》

为豆科植物儿茶 *Acacia catechu*(L.)Wild. 的枝、干去外皮的煎膏。主产于云南、广西等地。冬季采收枝、干,除去外皮,砍成大块,加水煎膏,浓缩,干燥,打碎生用。以色黑略带棕红色,涩味重者为优。

按《中国药典》(2015 年版)规定:本品水分不得过 17％。

【药性】苦、涩,凉。归心、肺经。

【功效】活血疗伤,止血生肌,收湿敛疮,清肺化痰。

【应用】

1. 跌打伤痛、出血　治外伤出血,可与血竭、降香、白及等同用,如止血散(《实用正骨学》)。治内伤出血,如吐血、便血、崩漏等,既可单用内服,又可配大黄、虎杖等同用。

2. 疮疡,湿疮,牙疳,下疳,痔疮　治诸疮溃烂,久不收口,可与乳香、没药、冰片等同用,研末外敷,如腐尽生肌散(《医宗金鉴》)。治皮肤湿疮,配龙骨、轻粉等。治口疮,配硼砂等份为末,外搽患处;治下疳阴疮,单用研末,或配珍珠、冰片,研末外敷。治痔疮肿痛,以本品为末,配少许麝香,调敷患处。

3. 肺热咳嗽　治疗肺热咳嗽有痰,配伍桑叶、硼砂、苏子等,如安肺宁嗽丸(《医学衷中参西录》)。

【用法用量】多入丸、散,1～3 g;入煎剂宜包煎;外用适量,研末撒或调敷。

【现代研究】

1. 化学成分　含酚酸性成分,其主要成分为儿茶酸、儿茶鞣酸等。尚含槲皮素等黄酮醇、低聚糖、纤维素等。

2. 药理作用　20％煎剂在体外能伤害腹水癌细胞;体外实验对多种皮肤真菌,金黄葡萄球菌、杆菌有不同程度抑制作用;并能抑制链激酶对纤维蛋白的溶解作用。右旋儿茶精对离体心脏先抑制后兴奋。

刘寄奴　Liujinu　《新修本草》

为菊科植物奇蒿 *Artemisia anomala* S. Moore 的全草。主产于浙江、江苏、江西等地。均为野生。8～9 月开花时割取地上部分,除去泥土,晒干,切段入药。

【药性】苦,温。归心、肝、脾经。

【功效】散瘀止痛,疗伤止血,破血通经,消食化积。

【应用】

1. 跌打损伤,肿痛出血　治疗跌打损伤,瘀滞肿痛,可单用研末以酒调服;亦可配伍骨碎补、延胡索等,如流伤饮(《伤科秘方》)。治创伤出血,可单用鲜品捣烂外敷;或配茜草、五倍子等,如止血黑绒絮(《伤科补要》)。

2. 血瘀经闭,产后瘀滞腹痛　治血瘀经闭,可配桃仁、当归、川芎等。治产后瘀滞腹痛,配甘草等份为末,水、酒调服。

3. 食积腹痛,赤白痢疾　食积不化,腹痛泻痢,可单用煎服,亦可配伍山楂、麦芽、鸡内金等同用。

【用法用量】煎服,3～10 g;外用适量,研末撒或调敷;亦可鲜品捣烂外敷。

【使用注意】孕妇慎用。

【现代研究】

1. 化学成分　含奇蒿黄酮、香豆精、异泽兰素、脱肠草素、西米杜鹃醇等。

2. 药理作用　水煎醇沉液能降低小鼠减压缺氧时的耗氧速度,延长生存时间,增加离体豚鼠冠状动脉灌流量。

【其他】

目前市售刘寄奴有:①菊科草本植物奇蒿,又称南刘寄奴,主销江苏、浙江、江西等地区,因有消食化积作用,故有"化食丹"之称。②玄参科草本植物阴行草 *Siphonostegia chinensis* Benth. 的带果全草,称北刘寄奴,多在东北、华北地区使用,其性味功效与奇蒿相似。

第四节　破血消癥药

本类药物味多辛苦,虫类药居多,兼有咸味,主归肝经血分。药性峻猛,走而不守,能破血逐瘀、消癥散积,主治瘀血时间长,程度重的癥瘕积聚。亦可用于血瘀经闭、瘀肿疼痛、偏瘫等。

应用本类药物时,常配伍行气药以加强其破血消癥之效;或配伍攻下药以增强其攻逐瘀血之力。

本类药物药性峻猛,大都有毒,易耗气、动血、伤阴,所以凡出血证,阴血亏虚、气虚体弱者,及孕妇,当忌用或慎用。

莪术　Ezhu　《药性论》

为姜科植物蓬莪术 *Curcuma phaeocaulis* Val. 或温郁金 *C. wenyujin* Y. H. Chenet C. Ling、广西莪术 *C. kwangsiensis* S. lee et C. F. Liang 的根茎。蓬莪术主产于四川、广东、广西;温郁金又称温莪术,主产于浙江温州;广西莪术又称桂莪术,主产于广西。野生。秋、冬两季茎叶枯萎后采挖,除去地上部分、须根、鳞叶,洗净蒸或煮至透心,晒干,切片生用或醋制用。以个大,质坚实,气香者为优。

按《中国药典》(2015 年版)规定:本品吸光度不得低于 0.45,水分不得过 14%,总灰分不得过 7%,酸不溶性灰分不得过 2%。

【药性】辛、苦,温。归肝、脾经。

【功效】破血行气,消积止痛。

【应用】

1. 癥瘕积聚,经闭及心腹瘀痛　治癥瘕痞块或经闭腹痛重证,常与三棱、当归、香附等同用,如莪术散(《寿世保元》)。治胁下痞块,可配丹参、三棱、鳖甲等同用。治血瘀经闭、痛经,常配当归、红花、牡丹皮等。治胸痹心痛,可配伍丹参、川芎等同用。治体虚而瘀血久留不去,可配伍黄芪、党参等。

2. 食积脘腹胀痛　食积不化之脘腹胀痛,配伍青皮、槟榔同用,如莪术丸(《证治准绳》)。治脾虚食积之脘腹胀痛,可配伍党参、茯苓、白术等同用。

此外,可用于跌打损伤,瘀肿疼痛,常与活血疗伤药同用。

【用法用量】煎服,6～9 g;外用适量。祛瘀止痛宜醋制用。

【使用注意】孕妇及月经过多者忌用。

【现代研究】

1. 化学成分　含有挥发油类成分。其中温郁金含有 α-蒎烯、β-蒎烯,樟脑、1,8-桉叶醇、龙脑、莪术醇、异莪术烯醇等。广西莪术含有 α-蒎烯、β-蒎烯、柠檬烯、龙脑、樟脑、丁香酚、姜烯、莪术醇、莪术酮、芳姜酮、姜黄酮、去水莪术酮等。

2. 药理作用　挥发油中的莪术醇、莪术双酮不仅有直接的抗癌作用,还可升高白细胞,使宿主特异性免疫功能增强而获得明显的免疫保护效应。其温莪术挥发油能抑制多种致病菌的生长。水提液可抑制血小板聚集,有抗血栓形成作用。莪术油有明显的保肝和抗早孕作用。

三棱　Sanleng　《本草拾遗》

为黑三棱科植物黑三棱 *Sparganium stoloniferum* Buch. -Ham 的块茎。主产于江苏、河南、山东等地。野生或栽培。冬季至次春挖取块茎,去掉茎叶须根,洗净,削去外皮,晒干。切片生用或醋炙后用。以体重,质坚实,色黄白者为优。

按《中国药典》(2015 年版)规定:本品水分不得过 15%,总灰分不得过 6%。

【药性】苦、辛,平。归肝、脾经。

【功效】破血行气,消积止痛。

【应用】

1. 血瘀气滞经闭腹痛,癥瘕积聚　每与莪术相须为用,如三棱丸(《博济方》)。

2. 食积气滞,脘腹胀痛　常与莪术、青皮、麦芽等同用,如三棱煎(《三因极一病证方论》)。

【鉴别用药】莪术、三棱均具辛苦之味,有破血行气,消积止痛之功。用于血瘀气滞的经闭腹痛,癥瘕积聚及食积气滞的脘腹胀痛。莪术性温,长于破气,三棱性平,长于破血。

【用法用量】煎服,5～10 g。醋制可加强止痛力。

【使用注意】月经过多者及孕妇忌用。

【现代研究】

1. 化学成分　含挥发油、有机酸及豆甾醇、β-谷甾醇、刺芒柄花素、胡萝卜苷等。

2. 药理作用　煎剂可抑制血小板聚集,使动物血栓形成时间明显延长,血栓长度缩短。还可直接破坏肿瘤细胞,对实验动物肿瘤模型有一定抑制作用。

【其他】

除本品外,另有莎草科植物荆三棱 *Scirpus fluviatilis* (Torr.) A. Gray 的块茎,在部分地区亦作三棱使用,药材名"黑三棱"。

水蛭　Shuizhi　《神农本草经》

为水蛭科动物蚂蟥 *Whitemania pigra* Whitman、水蛭 *Hirudo nipponia* Whitman 及柳叶蚂蟥 *W. acranulata* Whitman 的干燥体。全国大部分地区均有出产,多属野生。夏秋季捕捉。捕捉后洗净,用沸水烫死,切段晒干,或低温干燥。生用,或用滑石粉烫后用。以体小,条整齐,黑褐色,无杂质者为优。

按《中国药典》(2015 年版)规定:本品水分不得过 18%,总灰分不得过 8.0%,酸不溶性灰分不得过 2%,酸碱度应为 pH 5.0～7.5。

【药性】咸、苦,平;有小毒。归肝经。

【功效】破血通经,逐瘀消癥

【应用】

1. 血瘀经闭,癥瘕积聚 血滞经闭,癥瘕积聚,常与虻虫相须为用;亦可配三棱、莪术、桃仁等同用,如抵当汤(《伤寒论》)。若兼体虚者,配伍人参、当归等同用,如化癥回生丹(《温病条辨》)。

2. 跌打损伤,心腹疼痛 跌打损伤,配苏木、自然铜等同用,如接骨火龙丹(《普济方》)。治瘀血内阻,心腹疼痛,大便不通,则配伍大黄、牵牛子等同用,如夺命散(《济生方》)。

【用法用量】煎服,1.5～3 g;研末服,0.3～0.5 g;以入丸、散或研末服为宜。或以鲜活者放置于瘀肿局部吸血消瘀。

【使用注意】孕妇及月经过多者忌用。

【现代研究】

1. 化学成分 含水蛭素、蛋白质、肝素、抗血栓素及组织胺样物质。

2. 药理作用 水煎剂能使血中胆固醇和甘油三酯含量降低,同时使主动脉与冠状动脉斑块消退,胶原纤维增生,胆固醇结晶减少。水蛭素不仅能抑制纤维蛋白原转化为纤维蛋白,也能抑制凝血因子的活化及凝血酶诱导的血小板反应,抗凝作用极强大;能防止血栓形成,对已形成的血栓有溶解作用。水蛭注射液能促进脑血肿及皮下血肿吸收,减轻周围炎症反应及水肿,缓解颅内压升高,改善局部血液循环,保护脑组织免遭坏死及促进神经功能恢复。

3. 毒性与不良反应 妊娠 7～11 d 小鼠每日灌服水蛭煎剂 0.5～1.0 g/kg,均可使胎鼠体重下降,有明显致畸作用,死胎和吸收胎比例升高,堕胎作用显著。

虻虫 Mengchong 《神农本草经》

为虻科昆虫复带虻 *Tabanus bivittatus* Matsumura 的雌虫体。全国各地均有,以畜牧区最多。主产于广西、四川、浙江等地。5～6 月间捕捉,沸水烫或稍蒸,晒干即可,一般去翅足炒过用。以个大、完整、无杂质者为优。

【药性】苦,微寒;有小毒。归肝经。

【功效】破血逐瘀,消癥散积。

【应用】

1. 血瘀经闭,癥瘕积聚 治血瘀经闭、产后恶露不下,脐腹作痛,可配熟地黄、水蛭、桃仁等,如地黄通经丸(《妇人大全良方》)。治干血成劳,血瘀经闭,瘀结成块,配伍水蛭、䗪虫、大黄等,如大黄䗪虫丸(《金匮要略》)。

2. 跌打损伤,瘀滞肿痛 治疗跌打损伤,瘀滞肿痛,配牡丹皮为末,酒送服(《千金方》);亦可配乳香、没药等。

【用法用量】煎服,1～1.5 g;研末服,0.3 g。

【使用注意】孕妇及体虚无瘀、腹泻者忌用。

【现代研究】

1. 化学成分 主要含蛋白质。尚含有肝素、抗血栓素及组织胺样物质。

2. 药理作用 有较强的抗凝血酶作用,能活化纤溶系统;对家兔离体子宫有兴奋作用;对内毒素所致肝出血性坏死病灶的形成有显著抑制作用。

斑蝥 Banmao 《神农本草经》

为芫青科昆虫南方大斑蝥 *Mylabris phalerata* Pallas 或黄黑小斑蝥 *M. cichorii* Linnaeus 的全体。全国大部分地区均产,主产于辽宁、河南、广西等地。夏、秋两季于清晨露水未干时捕捉。闷死或烫死,去头、足、翅,晒干生用或与糯米同炒至黄黑色,去米,研末用。以个大,完整,颜色鲜明,无败油气味者为优。

按《中国药典》(2015 年版)规定:本品斑蝥素含量不得少于 0.35%。

【药性】辛,热;有大毒。归肝、肾、胃经。

【功效】破血逐瘀,消癥散结,攻毒蚀疮。

【应用】

1. 癥瘕,经闭 治疗血瘀经闭,可配伍桃仁、大黄等同用,如斑蝥通经丸(《济阴纲目》)。现代用以治多种癌症,如治肝癌、胃癌,将鸡蛋叩一小孔,放入去头、足、翅的斑蝥 1～3 只,烤熟去斑蝥,食蛋,每天 1 只。

2. 痈疽恶疮,顽癣,瘰疬等 治痈疽肿硬不破,用本品研末,和蒜捣膏贴之(《仁斋直指方》)。治顽癣,以本品微炒研末,蜂蜜调敷(《外台秘要》)。治瘰疬、瘘疮,配白矾、白砒、青黛等,研末外掺,如生肌干脓散(《证治准绳》)。

此外,本品外敷,有发泡作用,可作发泡疗法以治多种疾病,如面瘫、风湿痹痛等。

【用法用量】炮制后用,多入丸、散,0.03～0.06 g;外用适量,研末敷贴;或酒、醋浸涂;或作发泡用。内服需以糯米同炒,或配青黛、丹参同用以缓其毒。

【使用注意】本品有大毒,内服宜慎;应严格掌握剂量;体弱忌用,孕妇禁用。外用对皮肤、黏膜有很强的刺激作用,能引起皮肤发红、灼热、起泡,甚至腐烂,故不宜久敷和大面积使用。

【现代研究】

1. 化学成分 主要含羟基斑蝥素、油脂、树脂、蚁酸、色素等。

2. 药理作用 斑蝥素有抗癌作用,尤其对小鼠腹水型肝癌及网状细胞肉瘤有抑制作用,它能抑制癌细胞蛋白质的合成,从而抑制其生长分化。斑蝥素的各种衍生物能刺激骨髓而有升高白细胞的作用;斑蝥素还有增强免疫、抗病毒、抗菌作用以及促雌激素样作用。斑蝥素可刺激人和动物皮肤发红起泡。

3. 毒性与不良反应 中毒表现为消化道、泌尿系统及中枢神经系统症状,如口腔烧灼感、口渴、吞咽困难、舌肿胀起泡、气喘、多涎、恶心、呕吐、胃出血、肠绞痛,尿急、尿频、蛋白尿、管型、血尿、排尿困难以及头痛、头晕、高热、休克等。急慢性毒性研究结果表明,无论灌胃或腹腔注射给药,均可引起肾脏功能障碍。犬和小鼠还可以发生肝细胞浊肿、坏死及脂肪变,心肌浊肿及肺瘀血等。正常人口服斑蝥的中毒剂量为 0.6 g,致死量为 1.3～3 g。斑蝥素对人的致死量为 32 mg。口服中毒者采用催吐、洗胃、导泻等方法清除毒物,一般处理或对症治疗。中药以生绿豆 50 g,生甘草 10 g,生黄连 6 g 煎服;或绿茶浓煎服用。

穿山甲 Chuanshanjia 《名医别录》

为鲮鲤科动物鲮鲤 *Manis pentadactyia* Linnaeus 的鳞甲。主产于广西、广东、云南等地,以广西产者为佳。全年均可捕捉,捕捉后杀死置沸水中略烫,取下鳞片,洗净,晒干生用。或砂烫至鼓起,洗净,干燥。或炒后再以醋淬后用,用时捣碎。以片匀,色青黑,半透明,不带皮肉者为优。

按《中国药典》(2015 年版)规定:本品杂质不得过 4%,总灰分不得过 3%。

【药性】咸,微寒。归肝、胃经。

【功效】活血消癥,通经,下乳,消肿排脓。

【应用】

1. 癥瘕,经闭　治疗癥瘕,可配伍鳖甲、大黄、赤芍等同用,如穿山甲散(《妇科大全》)。治疗血瘀经闭,可配伍当归、红花、桃仁等,如化瘀汤(《经验方》)。

2. 风湿痹痛,中风瘫痪　治风湿痹痛,关节不利,麻木拘挛,常配川芎、羌活、白花蛇等同用。治中风瘫痪,手足不举,可配大川乌等研末调敷,如趁风膏(《三因极一病方论》)。

3. 产后乳汁不下　治疗产后乳汁不下,可单用研末,以酒冲服,如涌泉散(《本草纲目》)。或与王不留行、木通、黄芪等同用,如山甲下乳汤(中山医学院《中药临床应用》)。气血亏虚乳汁稀少,配黄芪、党参、当归等同用。治肝气郁滞而致乳汁不下,乳房胀痛,配伍当归、柴胡、川芎等同用,如下乳涌泉散(《清太医院配方》)。

4. 痈肿疮毒,瘰疬　疮痈初起,常配银花、天花粉、皂角刺等同用,如仙方活命饮(《校注妇人大全良方》)。治疮痈脓成未溃则配黄芪、当归、皂角刺等同用,如透脓散(《外科正宗》)。治瘰疬,可配夏枯草、贝母、玄参等同用。

【用法用量】煎服,3～10 g;研末吞服,每次 1～1.5 g。宜炮制后用。

【使用注意】孕妇慎用。痈肿已溃者忌用。

【现代研究】

1. 化学成分　含硬脂酸、胆甾醇、二十三酰丁胺、碳原子数 26 和 29 的二个脂肪族酰胺、L-丝-L-酪环二肽和 D-丝-酪环二肽以及挥发油、水溶性生物碱、18 种元素、16 种氨基酸和无机物等。

2. 药理作用　水煎液能明显延长小鼠和大鼠凝血时间,降低血液黏度;水提醇沉剂有直接扩张血管壁降低外周阻力,显著增加股动脉血流量的作用;水提液和醇提液有抗炎作用,水提液尚有抗心肌缺氧、升高白细胞的作用。

3. 毒性与不良反应　有报道个别患者在无适应症情况下,自行服炮穿山甲 15～20 g,几分钟后出现腹胀纳呆,次日出现目黄,身黄,肝功能异常。

(湖南中医药大学　吴红娟)

第十八章　化痰止咳平喘药

凡能祛痰或消痰,治疗痰证为主要功用的药物,称化痰药;以制止或减轻咳嗽和喘息,治疗咳喘为主要功用的药物,称止咳平喘药。因化痰药每兼止咳、平喘作用;止咳平喘药又常兼化痰作用,且痰、咳、喘病证相互兼杂,故将化痰药与止咳平喘药合并一章介绍。

化痰药主治痰证。如痰阻于肺之咳喘痰多;痰蒙心窍之昏厥、癫痫;痰蒙清阳之眩晕;痰扰心神之睡眠不安;肝风夹痰之中风、惊厥;痰阻经络之肢体麻木,半身不遂,口眼歪斜;痰火互结之瘰疬、瘿瘤;痰凝肌肉,流注骨节之阴疽流注等,皆可用化痰药治之。止咳平喘药用于外感、内伤所致的咳嗽和喘息。

根据药性、主要功能及临床应用的不同,分为温化寒痰药、清化热痰药及止咳平喘药。

应用本章药物,除应根据病证不同,针对性地选择不同的化痰药及止咳平喘药外,因咳喘每多夹痰,痰多易发咳嗽,故化痰、止咳、平喘三者常配伍同用。再则应根据痰、咳、喘的不同病因病机而配伍,以治病求本,标本兼顾。如外感而致者,当配解表散邪药;火热而致者,应配清热泻火药;里寒者,配温里散寒药;虚劳者,配补虚药。此外,如癫痫、惊厥、眩晕、昏迷者,则当配平肝息风、开窍、安神药;痰核、瘰疬、瘿瘤者,配软坚散结之品;阴疽流注者,配温阳通滞散结之品。治痰证,除分清不同痰证而分别选用化痰药外,应据成痰之因,审因论治。"脾为生痰之源",脾虚则津液不归正化而聚湿生痰,故常配健脾燥湿药同用,以标本兼顾。又因痰易阻滞气机,"气滞则痰凝,气行则痰消",故常配行气药同用,以加强化痰之功。

某些温燥之性强烈的刺激性化痰药,凡痰中带血等有出血倾向者,宜慎用;麻疹初起有表邪之咳嗽,不宜单投止咳药,应以疏解清宣为主,以免恋邪而致久喘不已及影响麻疹之透发,对收敛性及温燥之药尤为所忌。

现代药理研究证明,化痰止咳平喘药一般具有祛痰、镇咳、平喘、抑菌、抗病毒、消炎利尿等作用,部分药物还有镇静、镇痛、抗痉厥、改善血液循环、调节免疫等作用。

第一节　温化寒痰药

本类药物味多辛苦,性多温燥,主归肺、脾、肝经,有温肺祛寒,燥湿化痰之功,部分药物外用有消肿止痛作用。主治寒痰、湿痰证,如咳嗽气喘、痰多色白、苔腻之证;以及由寒痰、湿痰所致的眩晕、肢体麻木、阴疽流注及疮痈肿毒。临床运用时,常与温散寒邪,燥湿健脾药配伍。

温化寒痰药性温燥,不宜用于热痰、燥痰之证。

半夏 Banxia 《神农本草经》

为天南星科植物半夏 *Pinellia ternata*（Thunb.）Breit. 的干燥块茎。主产于四川、湖北、河南等地。夏、秋两季采挖。一般用生姜、白矾制过入药，即法半夏，姜半夏。以色白、质坚实、粉性足者为优。

按《中国药典》（2015 年版）规定：本品水分不得过 14%，总灰分不得过 4%。

【药性】辛，温；有毒。归脾、胃、肺经。

【功效】燥湿化痰，降逆止呕，消痞散结；外用消肿止痛。

【应用】

1. 湿痰，寒痰证 治湿痰咳嗽，痰白质稀，常配陈皮、茯苓同用，如二陈汤（《和剂局方》）。湿痰上犯之头痛、眩晕，常配天麻、白术，如半夏白术天麻汤（《古今医鉴》）。痰饮内盛，胃气失和而夜寐不安者，宜配秫米同用。

2. 呕吐 治痰饮或胃寒呕吐，常配生姜同用，如小半夏汤（《金匮要略》）。治胃热呕吐，可配黄连、竹茹。治胃阴虚呕吐，配石斛、麦冬。治胃气虚呕吐，配人参、白蜜，如大半夏汤（《金匮要略》）。

3. 心下痞，结胸，梅核气 治痰热阻滞致心下痞满者，常配干姜、黄连、黄芩，如半夏泻心汤（《伤寒论》）。治痰热结胸，配瓜蒌、黄连，如小陷胸汤（《伤寒论》）。治梅核气，配紫苏、厚朴、茯苓等，如半夏厚朴汤（《金匮要略》）。

4. 瘿瘤，痰核，痈疽肿毒及毒蛇咬伤 治瘿瘤痰核，常配昆布、海藻、浙贝母等。治痈疽发背、无名肿毒初起或毒蛇咬伤，可生品研末调敷或鲜品捣敷。

【用法用量】煎服，3～9 g。法半夏长于燥湿且温性较弱，姜半夏长于降逆止呕，半夏曲则有化痰消食之功，竹沥半夏清化热痰，主治热痰、风痰之证。外用适量。

【使用注意】不宜与川乌、草乌、附子同用。阴虚燥咳，血证慎用。

【现代研究】

1. 化学成分 含挥发油、皂苷、生物碱、胆碱及少量多糖、脂肪等化学成分。挥发油主要有 3-乙酰氨基-5-甲基异噁唑、丁基乙烯基醚、茴香脑、苯甲醛、β-榄香烯等。

2. 药理作用 多种炮制品对实验动物均有明显的止咳作用，且有一定祛痰作用。可抑制呕吐中枢而止呕，有显著的抑制胃液分泌作用，水煎醇沉液对多原因所致的胃溃疡有显著的预防和治疗作用。能促进胆汁分泌。稀醇、水浸液或其多糖组分、生物碱具有较广泛的抗肿瘤作用。水浸剂对实验性室性心律失常和室性早搏有明显的对抗作用。

3. 毒性与不良反应 水煎剂对小鼠灌胃的 LD_{50} 为 397.24 g/kg。生半夏对口腔、喉头和消化道黏膜有强烈的刺激性，可导致失音、呕吐、水泻等副反应，严重的喉头水肿可致呼吸困难，甚至窒息。但这种刺激作用可能通过煎煮而除去。实验证明，半夏对动物遗传物质具有损害作用，故用于妊娠呕吐应持慎重态度。久用半夏制剂口服或肌注，少数病例会出现肝功能异常和血尿。

天南星 Tiannanxing 《神农本草经》

为天南星科植物天南星 *Arisaema erubescens*（Wall.）Schott、异叶天南星 *Arisaema het-*

erophyllum Bl. 或东北天南星 *Arisaema amurense* Maxim. 的干燥块茎。天南星主产于河南、河北、四川；异叶天南星主产于江苏、浙江；东北天南星主产于辽宁、吉林。秋、冬两季采挖。一般用生姜、白矾制过用，为制天南星。以个大、色白、粉性足者为优。

按《中国药典》(2015 年版)规定：本品水分不得过 15%，总灰分不得过 5%。

【药性】苦、辛，温；有毒。归肺、肝、脾经。

【功效】燥湿化痰，祛风止痉；外用散结消肿。

【应用】

1. 湿痰，寒痰证　治湿痰阻肺，咳喘痰多，胸膈胀闷，常与半夏相须为用，并配枳实、橘红，如导痰汤(《传信适用方》)。治热痰咳嗽，配黄芩等，如小黄丸(《保命集》)。

2. 风痰眩晕，中风，癫痫，破伤风　治风痰眩晕，配半夏、天麻等。治痰滞经络半身不遂，配半夏、川乌、白附子等，如青州白丸子(《和剂局方》)。治破伤风，配禹白附、天麻、防风等，如玉真散(《外科正宗》)。治癫痫，与半夏、全蝎、僵蚕等同用，如五痫丸(《杨氏家藏方》)。

3. 痈疽肿痛，蛇虫咬伤　治痈疽肿痛、痰核，可研末醋调敷；治毒蛇咬伤，可配雄黄外敷。

【鉴别用药】半夏与天南星均辛温有毒，同为燥湿化痰要药，善治湿痰、寒痰证；外用消肿散结止痛，用于痈疽肿痛、痰核等。但半夏主入脾、肺经，重在治脏腑湿痰，且能止呕。天南星则走经络，偏于祛风痰而能解痉止厥，善治风痰证。半夏又能降逆止呕，为止呕要药，治多种呕吐，尤宜于痰饮或胃寒呕吐，其消痞散结之功用于心下痞、结胸、梅核气等证。

【用法用量】煎服，3~9 g，多制用；外用适量。

【使用注意】阴虚燥痰及孕妇忌用。

【现代研究】

1. 化学成分　含三萜皂苷、安息香酸、氨基酸、*D*-甘露醇等化学成分。

2. 药理作用　水煎剂具有祛痰作用，及抗惊厥、镇静、镇痛作用；水提液对肉瘤 S_{180}、HCA(肝癌)实体型、子宫瘤 U14 有明显抑制作用；生物碱氯仿部位能对抗乌头碱所致的实验性心律失常，并能延长心肌细胞动作电位的有效不应期。

3. 毒性与不良反应　天南星针晶、天南星生品粉末对小鼠腹腔注射的 LD_{50} 为 42.53 mg/kg 和 1 062 mg/kg。误食生品或过多服用可致口舌麻木、咽喉烧灼感，出现黏膜糜烂，音哑、张口困难，甚至昏迷窒息等。皮肤接触可致瘙痒肿胀。尚有报道长期使用天南星可引起智力发育障碍。

附　药

胆南星

为天南星用牛胆汁拌制而成的加工品。性味苦、微辛，凉。归肝、胆经。功能清热化痰，息风定惊。适用于中风、癫痫、惊风、头风眩晕、痰火喘咳等证。煎服，1.5~6 g。

旋覆花　Xuanfuhua　《神农本草经》

为菊科植物旋覆花 *Inula japonica* Thunb. 或欧亚旋覆花 *Inula britannica* L. 的干燥头状花序。全国大部分地区均产。夏、秋两季采收。生用或蜜炙用。以花头完整、色黄绿者为优。

【药性】苦、辛、咸,微温。归肺、胃经。

【功效】降气行水化痰,降逆止呕。

【应用】

1. 咳喘痰多,胸膈痞满　治寒痰咳喘,常配苏子、半夏同用。治顽痰胶结,胸中满闷者,配海浮石、海蛤壳同用。治痰热者,常配桑白皮、瓜蒌同用。

2. 噫气,呕吐　常配赭石、半夏、生姜等同用,如旋覆代赭汤(《伤寒论》)。

此外,本品配香附等,还可治气血不和之胸胁痛,如香附旋覆花汤(《温病条辨》)。

【用法用量】煎服,3～9 g,包煎。

【使用注意】阴虚劳嗽,津伤燥咳者忌用。

【现代研究】

1. 化学成分　含黄酮类、倍半萜内酯类、萜类等化学成分。黄酮类主要有槲皮素等。

2. 药理作用　水煎剂有显著镇咳作用。黄酮类成分能对组胺引起的豚鼠支气管痉挛性哮喘有明显的保护作用,对离体支气管痉挛亦有对抗作用。绿原酸、咖啡酸对金黄色葡萄球菌、肺炎双球菌等有抑制作用,增加胃液分泌,增进胆汁分泌。槲皮素静脉注射能增加冠脉流量。

3. 毒性与不良反应　据报道,偶见过敏反应,出现头晕、胸闷、心慌、恶心、呕吐等症状,停药后症状消失。

白前　**Baiqian**　《名医别录》

为萝藦科植物柳叶白前 *Cynanchum stauntonii* (Decne.) Schltr. ex Levl. 或芫花叶白前 *Cynanchum glaucescens* (Decne.) Hand.-Mazz. 的干燥根茎和根。主产于浙江、江苏、安徽、湖北等地。秋季采挖。炮制时除去杂质,洗净,润透,切段,干燥。生用或蜜炙用。以根茎粗者为优。

【药性】辛、苦,微温。归肺经。

【功效】降气,化痰,止咳。

【应用】

咳嗽痰多,气喘。治风寒咳嗽,咯痰不爽者,配荆芥、桔梗等药,如止嗽散(《医学心悟》)。咳喘浮肿,喉中痰鸣,不能平卧,则配紫菀、半夏、大戟等同用,如白前汤(《深师方》)。治肺热咳喘,配桑白皮、葶苈子等同用,如白前丸(《圣济总录》)。治久咳气阴两虚,与黄芪、沙参等配伍。

【用法用量】煎服,3～10 g。

【现代研究】

1. 化学成分　柳叶白前根茎中含 β-谷甾醇、高级脂肪酸及华北白前醇。芫花叶白前根中含有白前皂苷 A～K,白前皂苷元 A、白前皂苷元 B,白前新皂苷 A、白前新皂苷 B 及白前二糖。

2. 药理作用　芫花叶白前各种提取物均有明显的镇咳作用,水、醇提取物又具有明显祛痰作用。水提取物对乙酰胆碱和组胺混合液诱发的豚鼠哮喘有明显的预防作用。此外,水提取物还具有非常显著的抗炎作用。柳叶白前醇、醚提物有较明显的镇咳、祛痰作用,水提物有一定的祛痰、抗炎、镇痛及抗血栓形成作用。

白附子 yubaifu 《中药志》

为天南星科植物独角莲 *Typhonium giganteum* Engl. 的干燥块茎。主产于河南、甘肃、湖北等地。秋季采挖。生用或用白矾、生姜制后切厚片。以个大、质坚实、色白、粉性足者为优。

按《中国药典》（2015年版）规定：本品水分不得过15%，总灰分不得过4%。

【药性】辛，温；有毒。归胃、肝经。

【功效】祛风痰，止痉，止痛，解毒散结。

【应用】

1. 中风痰壅，口眼㖞斜，惊风癫痫，破伤风 治中风口眼㖞斜，常配全蝎、僵蚕同用。治风痰壅盛之惊风、癫痫，常配半夏、南星。治破伤风，宜配防风、天麻、天南星等药。

2. 痰厥头痛，眩晕 治痰厥头痛、眩晕，常配半夏、天南星。治偏头痛，可与白芷配伍。

3. 瘰疬痰核，毒蛇咬伤 治瘰疬痰核，可鲜品捣烂外敷。治毒蛇咬伤可磨汁内服并外敷，亦可配其他解毒药同用。

【用法用量】煎服，3～6 g；研末服0.5～1 g，宜炮制后用；外用适量。

【使用注意】阴虚血虚动风或热盛动风者不宜用；孕妇忌用。生品不内服。

【现代研究】

1. 化学成分 含皂苷、β-谷甾醇及其葡萄糖苷、肌醇、胆碱、尿嘧啶、黏液质等化学成分。

2. 药理作用 生品、炮制品均有显著祛痰作用，β-谷甾醇有镇咳祛痰作用。生、制品对巴比妥有协同镇静催眠作用，且能抗惊厥、抗破伤风。注射液对结核杆菌有一定抑制作用，煎剂或混悬液对实验动物关节肿均表现较强的抗炎作用。

3. 毒性与不良反应 生白附子70%乙醇提取物对小鼠灌胃的 LD_{50} 大于364.0 g/kg。误服、过量服用本品，可出现口舌麻辣，咽喉部灼热并有梗塞感，舌体僵硬，语言不清，继则四肢发麻，头晕眼花，恶心呕吐，流涎，面色苍白，神志呆滞，唇舌肿胀，口腔黏膜及咽部红肿，严重者可导致死亡。本品经生姜、矾水炮制前后，毒性无显著差异，煎煮后，麻辣感消失或降低，但毒性并不降低。

附 药

关白附

为毛茛科植物黄花乌头 *Aconitum coreanum* (Levl) Raip 的块根，称关白附。两种白附子均能祛风痰解痉，但禹白附毒性较小，又能解毒散结。现已作为白附子的正品广泛应用；而关白附毒性大，功效偏于散寒湿止痛，现已较少应用。

皂荚 Zaojia 《神农本草经》

为豆科植物皂荚 *Gleditsia sinensis* Lam. 的干燥成熟果实和不育果实。前者称大皂角，后者称猪牙皂、小皂荚。主产于四川、山东、陕西、河南等地。秋季采收。炮制时除去杂质，洗净，晒干。以个小、饱满、色紫黑、有光泽、无果柄者为优。

按《中国药典》（2010年版一部）规定：本品水分不得过14%，总灰分不得过5%。

【药性】辛、咸,温;有小毒。归肺、大肠经。

【功效】祛痰开窍,散结消肿。

【应用】

1. 顽痰阻肺,咳喘痰多　可单味研末,以蜜为丸,枣汤送服,即《金匮要略》皂荚丸。近代配麻黄、猪胆汁制成片剂,治咳喘痰多者。

2. 中风,痰厥,癫痫,喉痹痰盛　配细辛共研为散,吹鼻取嚏,即通关散(《丹溪心法附余》)。或配明矾为散,温水调服,即稀涎散(《传家秘宝》)。

此外,本品熬膏外敷可治疮肿未溃者;以陈醋浸泡后研末调涂可治皮癣。

【用法用量】1～1.5 g,多入丸散;外用适量,研末吹鼻取嚏或研末调敷患处。

【使用注意】内服剂量不宜过大,以免引起呕吐、腹泻。辛散走窜之性强,非顽痰证实体壮者慎用。孕妇及咯血、吐血者禁用。

【现代研究】

1. 化学成分　含皂苷、纤维素、半纤维素、木质素、果胶、鞣质、豆甾醇等化学成分。皂苷主要有三萜皂苷。

2. 药理作用　本品能刺激胃黏膜而反射性地促进呼吸道黏液的分泌,产生祛痰作用。对大肠杆菌、伤寒杆菌、痢疾杆菌、绿脓杆菌等有抑制作用。煎剂对离体大鼠子宫有兴奋作用。皂苷能增加冠脉血流量,减轻心肌缺血程度。

3. 毒性与不良反应　皂荚所含的皂荚苷有毒,对胃黏膜有强烈的刺激作用,胃黏膜被破坏而吸收中毒,故用量过大,误食种子或豆荚及注射用药均可致毒性反应。初感咽干、上腹饱胀及灼热感,继之恶心、呕吐、烦躁不安,水样便。并有溶血现象,出现面色苍白、黄疸、腰痛、血红蛋白尿及缺氧症状等;同时出现头痛、头晕、全身衰弱无力及四肢酸麻等;严重者可出现脱水、休克、呼吸麻痹、肾衰而致死亡。

白芥子　Baijiezi　《新修本草》

为十字花科植物白芥 *Sinapis alba* L. 的种子。主产于安徽、河南、四川等地。夏末秋初果实成熟时采割植株,晒干,打下种子,除去杂质。生用或炒用。以粒均匀、饱满者为优。

【药性】辛,温。归肺、胃经。

【功效】温肺化痰,利气,散结消肿。

【应用】

1. 寒痰喘咳,悬饮　治寒痰壅肺,咳喘胸闷,痰多难咯,配苏子、莱菔子,如三子养亲汤(《韩氏医通》)。治悬饮咳喘胸满胁痛者,可配甘遂、大戟等药,如控涎丹(《三因方》)。治冷哮日久,可配细辛、甘遂、麝香等研末,于夏令外敷肺俞、膏肓等穴,或以10%白芥子注射液在肺俞、膻中、定喘等穴注射。

2. 阴疽流注,肢体麻木,关节肿痛　治痰湿流注所致阴疽肿毒,常配鹿角胶、肉桂、熟地黄等,如阳和汤(《外科全生集》)。治痰湿阻滞经络之肢体麻木或关节肿痛,配马钱子、没药等,如白芥子散(《妇人大全良方》);亦可单用研末,醋调敷患处。

【用法用量】煎服,3～9 g;外用适量,研末调敷,或作发泡用。

【使用注意】久咳肺虚及阴虚火旺者忌用。消化道溃疡、出血者及皮肤过敏者忌用。用量不宜过大。

【现代研究】

1. 化学成分　含芥子苷、芥子碱、芥子酶、胡萝卜苷、脂肪油、蛋白质、黏液质等化学成分。

2. 药理作用　本品小剂量能引起反射性气管分泌增加，而有恶心性祛痰作用，白芥子苷水解后的产物白芥油有较强的刺激作用，可致皮肤充血、发泡。白芥子粉能使唾液分泌、淀粉酶活性增加，小剂量可刺激胃黏膜，增加胃液、胰液的分泌，大剂量则引起呕吐；水浸剂对皮肤真菌有抑制作用。

3. 毒性与不良反应　芥子油对皮肤黏膜有刺激作用，能引起充血、灼痛，甚至发泡；内服过量中毒可引起呕吐、腹痛、腹泻。

猫爪草　Maozhaocao　《中药材手册》

为毛茛科植物小毛茛 *Ranunculus ternatus* Thunb. 的干燥块根。主产于长江中下游各地。春季采挖，晒干。以干燥、饱满者为优。

按《中国药典》（2015 年版）规定：本品水分不得过 13％，总灰分不得过 8％，酸不溶性灰分不得过 4.0％。

【药性】甘、辛，微温。归肝、肺经。

【功效】化痰散结，解毒消肿。

【应用】

1. 瘰疬痰核　内服外用均可，多配伍夏枯草、玄参、僵蚕等药同用。

2. 疔疮，蛇虫咬伤　多用鲜品捣敷患处。

此外，利用本品的发泡作用，还可治偏头痛、疟疾、牙痛。

【用法用量】煎服，15～30 g；外用适量，捣敷或研末调敷。

【现代研究】

1. 化学成分　含小毛茛内酯、原白头翁素、二十烷酸、肉豆蔻酸十八烷基酯、豆甾醇、β-谷甾醇、葡萄糖、阿拉伯糖、半乳糖、油类及植物碱等化学成分。

2. 药理作用　水提液对金黄色葡萄球菌、白色葡萄球菌、痢疾杆菌等均有抑制作用。煎剂、生药粉末及醇提液对强毒人型结核菌有不同程度抑制作用。黄酮苷对动物有抗炎、镇咳、祛痰作用。皂苷、多糖有一定的抗肿瘤作用。

第二节　清化热痰药

本类药物性多寒凉，有清化热痰之功，部分药物质润，兼能润燥，部分药物味咸，兼能软坚散结。主治热痰、燥痰证，如咳嗽气喘，痰黄质稠者；或痰稠难咯，唇舌干燥；以及痰热癫痫、中风惊厥、瘿瘤、痰火瘰疬等。临床应用时，常与清热泻火、养阴润肺药配伍，以期达到清化热痰，清润燥痰的目的。

清化热痰药、润燥化痰药，不宜用于寒痰、湿痰证。

浙贝母　Zhebeimu　《轩岐救正论》

为百合科植物浙贝母 *Fritillaria thunbergii* Miq. 的干燥鳞茎。原产于浙江象山，现主产于浙江鄞县。江苏、安徽、湖南等地亦产。多系栽培。初夏采挖。炮制时除去杂质，洗净，润透，切厚片，干燥。以鳞叶肥厚、质坚实、粉性足、断面色白者为优。

按《中国药典》(2015年版)规定：本品水分不得过18%，总灰分不得过6%。

【药性】苦，寒。归肺、心经。

【功效】清热化痰止咳，散结消痈。

【应用】

1. 风热，痰热咳嗽　治风热咳嗽，常配桑叶、牛蒡子同用，治痰热咳嗽，多配瓜蒌、知母等药。

2. 瘰疬，瘿瘤，乳痈疮毒，肺痈　治痰火瘰疬结核，可配玄参、牡蛎等，如消瘰丸(《医学心悟》)。治瘿瘤，配海藻、昆布。治疮毒乳痈，多配连翘、蒲公英等药，内服外用均可。治肺痈，常配鱼腥草、芦根、桃仁等同用。

【用法用量】煎服，5～10 g。

【使用注意】不宜与川乌、草乌、附子同用。脾胃虚寒及有湿痰者不宜用。

【现代研究】

1. 化学成分　含浙贝母碱、去氢浙贝母碱、浙贝宁、浙贝酮、贝母醇、浙贝宁苷、脂肪酸、β-谷甾醇、淀粉等化学成分。

2. 药理作用　浙贝母祛痰效力略强于川贝母；所含生物碱有明显镇咳及一定平喘作用。浙贝母碱对离体动物心脏有抑制，并能降低血压。去氢浙贝母碱能抑制唾液分泌，松弛肠道平滑肌。

川贝母　Chuanbeimu　《神农本草经》

为百合科植物川贝母 *Fritillaria cirrhosa* D. Don、暗紫贝母 *Fritillaria unibracteata* Hsiao et K. C. Hsia、甘肃贝母 *Fritillaria przewalskii* Maxim. 、梭砂贝母 *Fritillaria delavayi* Franch. 、太白贝母 *Fritillaria taipaiensis* P. Y. Li 或瓦布贝母 *Fritillaria unibracteata* Hsiao et K. C. Hsia var. *wabuensis* (S. Y. Tang et S. C. Yue) Z. D. Liu, S. Wang et S. C. Chen 的干燥鳞茎。按性状不同分别习称"松贝"、"青贝"、"炉贝"和"栽培品"。川贝母主产于四川、西藏、云南等地，暗紫贝母主产于四川阿坝藏族自治州，甘肃贝母主产于甘肃、青海、四川等地，梭砂贝母主产于云南、四川、青海、西藏等地。夏、秋两季采挖，除去须根、粗皮，晒干或低温干燥。以质坚实、粉性足、色白者为优。

按《中国药典》(2015年版)规定：本品水分不得过15%，总灰分不得过5%。

【药性】苦、甘，微寒。归肺、心经。

【功效】清热化痰，润肺止咳，散结消肿。

【应用】

1. 虚劳咳嗽，肺热燥咳　治肺阴虚劳嗽，久咳有痰者，常配沙参、麦冬等同用。治肺热、肺燥咳嗽，常配知母，如二母散(《急救仙方》)。

2. 瘰疬，乳痈，肺痈　治瘰疬，常配玄参、牡蛎等药用，如消瘰丸(《医学心悟》)。治乳痈、肺痈，常配蒲公英、鱼腥草等药。

【鉴别用药】《本草纲目》以前，浙贝母与川贝母统称贝母。至明《本草汇言》始有本品以"川者为妙"之说，清《轩岐救正论》才正式有浙贝母之名。二者功用相近，皆能清热化痰，散结消肿，主治痰热咳嗽及瘰疬、瘿瘤、痈疮等证。但川贝母甘润，宜于肺热燥咳，虚劳咳嗽；浙贝母偏于苦泄,宜于风热、痰热咳嗽。清热散结之功,浙贝母更优。

【用法用量】煎服,3~10 g;研粉服,一次 1~2 g。

【使用注意】不宜与川乌、草乌、附子同用。脾胃虚寒及有湿痰者不宜用。

【现代研究】

1. 化学成分　均含多种生物碱,川贝母含川贝碱、西贝素、青贝碱,松贝碱甲和松贝碱乙等。暗紫贝母含松贝宁及蔗糖,甘肃贝母含岷贝碱甲、岷贝碱乙;梭砂贝母含白炉贝碱,炉贝碱等化学成分。

2. 药理作用　所含生物碱、总皂苷具有明显祛痰、镇咳作用。川贝母能松弛支气管平滑肌。西贝母碱还有解痉作用。川贝碱、西贝碱能降低血压;贝母碱能增加子宫张力;贝母总碱有抗溃疡作用。

瓜蒌　Gualou　《神农本草经》

为葫芦科植物栝楼 *Trichosanthes kirilowii* Maxim. 或双边栝楼 *Trichosanthes rosthornii* Harms 的干燥成熟果实。栝楼主产于山东、河北、山西等地,双边栝楼主产于江西、湖北、湖南等地。秋季采收。炮制时压扁,切丝或切块。瓜蒌子、瓜蒌皮可分别入药。以完整不破、皱缩、皮厚、糖性足者为优。

按《中国药典》(2015 年版)规定:本品水分不得过 16%,总灰分不得过 7%。

【药性】甘、微苦,寒。归肺、胃、大肠经。

【功效】清热化痰,宽胸散结,润肠通便。

【应用】

1. 痰热咳喘　治痰热阻肺,咳嗽痰黄,质稠难咯,可配黄芩、胆南星、枳实等,如清气化痰丸(《医方考》)。治燥热伤肺,干咳无痰或痰少质黏,咯吐不利,则配川贝母、天花粉、桔梗等同用。

2. 胸痹,结胸　治胸痹疼痛,不得卧者,常配薤白、半夏同用,如栝楼薤白白酒汤、栝楼薤白半夏汤(《金匮要略》)。治痰热结胸,胸膈痞满,按之则痛者,则配黄连、半夏,如小陷胸汤(《伤寒论》)。

3. 肺痈,肠痈,乳痈　治肺痈咳吐脓血,配鱼腥草、芦根等。治肠痈,可配败酱草、红藤等。治乳痈初起,红肿热痛,配当归、乳香、没药,如神效瓜蒌散(《妇人大全良方》)。

4. 肠燥便秘　瓜蒌仁常配火麻仁、郁李仁、生地等同用。

【用法用量】煎服,全瓜蒌 9~15 g,瓜蒌皮 6~10 g,瓜蒌子 9~15 g。

【使用注意】脾虚便溏者及寒痰、湿痰证忌用。不宜与川乌、制川乌、草乌、制草乌、附子同用。

【现代研究】

1. 化学成分　果实含三萜皂苷、有机酸及盐类、树脂、糖类和色素等化学成分。种子含脂肪油、甾醇等。果皮含挥发油、氨基酸及生物碱等。

2. 药理作用　所含皂苷及皮中的氨基酸有良好的祛痰作用。所含天门冬氨酸能促进细胞免疫,利于减轻炎症,减少分泌物,下降痰液黏度而易于咳出。瓜蒌注射液对豚鼠离体心脏有扩冠作用。对垂体后叶引起的大鼠急性心肌缺血有明显的保护作用。对金黄色葡萄球菌、肺炎双球菌、绿脓杆菌、溶血性链球菌及流感杆菌等有抑制作用。瓜蒌仁有致泻作用。

3. 毒性与不良反应　有报道,长期大量使用引起胃部不适及轻度腹泻。

竹茹　Zhuru　《本草经集注》

为禾本科植物青秆竹 *Bamusa tuldoides* Munro、大头典竹 *Sinocalamus beecheyanus*(Munro)McClure var. *pubescens* P. F. Li 或淡竹 *Phyllostachys nigra*(Lodd.)Munro var. *henonis*(Mitf.)Stapf ex Rendle 的茎秆的干燥中间层。主产于长江流域和南方各省。全年均可采制,取新鲜茎,除去外皮,将稍带绿色的中间层刮成丝状,摊放阴干。生用或姜汁炙用。以色浅绿或黄绿、粗细均匀、体蓬松、质柔软、有弹性者为优。

按《中国药典》(2015 年版)规定:本品水分不得过 7%。

【药性】甘,微寒。归肺、胃、心、胆经。

【功效】清热化痰,除烦,止呕。

【应用】

1. 痰热,肺热咳嗽,痰热心烦不寐　治肺热咳嗽,痰黄稠者,常配瓜蒌、桑白皮等同用。治痰火内扰,胸闷痰多,心烦不寐者,常配枳实、半夏、茯苓,如温胆汤(《千金方》)。

2. 胃热呕吐,妊娠恶阻　治热性呕逆,常配黄连、黄芩、生姜等药,如竹茹饮(《延年秘录》)。治胃虚有热之呕吐,配人参、陈皮、生姜等,如橘皮竹茹汤(《金匮要略》)。治胎热之恶阻呕逆,常配枇杷叶、陈皮等同用。

此外,本品还有凉血止血作用,可用于吐血、衄血、崩漏等。

【用法用量】煎服,5～10 g。生用偏于清化热痰,姜汁炙用偏于止呕。

【现代研究】

1. 化学成分　青秆竹、大头典竹含多糖、氨基酸、酚性物质、树脂、黄酮类成分。淡竹含2,5-二甲氧基对苯醌、对羟基苯甲酸、丁香醛等成分。

2. 药理作用　竹茹粉体外对白色葡萄球菌、枯草杆菌、大肠杆菌均有较强的抑制作用。

竹沥　Zhuli　《名医别录》

来源同竹茹。系新鲜的淡竹和青秆竹等竹竿经火烤灼而流出的淡黄色澄清液汁。以色泽透明者为优。

【药性】甘,寒。归心、肺、肝经。

【功效】清热豁痰,定惊利窍。

【应用】

1. 痰热咳喘　治痰热咳喘,痰稠难咯,顽痰胶结者,常配半夏、黄芩等同用,如竹沥达痰丸(《沈氏尊生书》)。

2. 中风痰迷,惊痫癫狂　治中风口噤,《千金方》以本品配姜汁饮之。治小儿惊风,常配胆南星、牛黄等药用。

【用法用量】30～50 g,冲服。本品不能久藏,但可熬膏瓶贮,称竹沥膏;近年用安瓿瓶密封装置,可以久藏。

【使用注意】寒痰及便溏者忌用。

【现代研究】

1. 化学成分 含酚性成分、有机酸、多种氨基酸、糖类等化学成分。

2. 药理研究 竹沥具有明显的镇咳、祛痰作用。具有抗深部菌感染作用，对新生隐球菌、烟曲霉菌、白色念珠菌有抑制作用。

3. 毒性与不良反应 据报道过量服用可致上消化道出血。

天竺黄　Tianzhuhuang　《蜀本草》

为禾本科植物青皮竹 *Bambusa textilis* McClure 或华思劳竹 *Schizostachyum chinense* Rendle 等秆内的分泌液干燥后的块状物。主产于云南、广东、广西等地。秋、冬两季采收。生用。以味甘有凉感，舔之粘舌，干燥、块大、淡黄色、光亮、吸水力强者为优。

【药性】甘，寒。归心、肝经。

【功效】清热化痰，清心定惊。

【应用】

1. 小儿惊风，中风癫痫，热病神昏 治小儿痰热惊风，常配麝香、胆南星、朱砂等，如抱龙丸（《小儿药证直诀》）。治中风痰壅、痰热癫痫等，常配黄连、石菖蒲、郁金等。治热病神昏谵语，可配牛黄、连翘、竹叶卷心等同用。

2. 痰热咳喘 常配瓜蒌、贝母、桑白皮等药用。

【用法用量】煎服，3～9 g；研粉冲服，每次 0.6～1 g。

【现代研究】

1. 化学成分 含甘露醇、硬脂酸、竹红菌甲素、竹红菌乙素、氯化钾等化学成分。

2. 药理作用 竹红菌乙素具有明显的镇痛、抗炎作用，能减慢心率、扩张微血管、抗凝血。竹红菌甲素对革兰氏阳性菌有很好的抑制作用，对培养的人癌细胞和小鼠移植性实体肿瘤有显著的光动力治疗作用。

3. 毒性与不良反应 据报道，可引起光敏性皮炎、皮损红肿气泡疼痛等症状。

前胡　Qianhu　《雷公炮炙论》

为伞形科植物白花前胡 *Peucedanum praeruptorum* Dunn 或紫花前胡 *Peucedanum decursivum*（Miq.）Maxim 的干燥根。主产于浙江、湖南、四川等地。冬季或早春采挖。炮制时除去杂质，洗净，润透，切薄片，干燥。生用或蜜炙用。以根粗壮、皮部肉质厚、质柔软、断面油点多，香气浓者为优。

按《中国药典》（2015 年版）规定：本品水分不得过 12%，总灰分不得过 8%，酸不溶性灰分不得过 2.0%。

【药性】苦、辛，微寒。归肺经。

【功效】降气化痰，疏散风热。

【应用】

1. 痰热咳喘 治痰热壅肺，咳喘胸满，咯痰黄稠量多，常配杏仁、桑白皮、贝母等药，如前胡散（《圣惠方》）。因本品微寒，亦可用于湿痰、寒痰证，常与白前相须为用。

2. 风热咳嗽 治外感风热，身热头痛，咳嗽痰多，常配桑叶、牛蒡子、桔梗等同用。治风寒咳嗽,配荆芥、紫苏等同用,如杏苏散(《温病条辨》)。

【用法用量】煎服,6～10 g;或入丸、散。

【现代研究】

1. 化学成分　白花前胡含挥发油,主要有白花前胡内酯、白花前胡素等。紫花前胡含挥发油及香豆素,主要有紫花前胡苷、紫花前胡素等。

2. 药理作用　煎剂可持续性显著增加呼吸道黏液分泌,显示有有较好的祛痰作用。并能抗菌、抗炎,扩张血管,抗血小板聚集,增加冠状动脉血流量,减少心肌耗氧量,降低心肌收缩力,抗心衰,降低血压。

3. 毒性与不良反应　有报道,煮食鲜品可致日光性皮炎,皮肤烧灼样痛,水肿、头晕、恶心。

桔梗　Jiegeng　《神农本草经》

为桔梗科植物桔梗 *Platycodon grandiflorum* (Jacq.) A. DC. 的干燥根。全国大部分地区均产。春、秋两季采挖。炮制时除去杂质,洗净,润透,切厚片,干燥。以根肥大、色白、质坚实、味苦者为优。

按《中国药典》(2015 年版)规定:本品水分不得过 15％,总灰分不得过 6％。

【药性】苦、辛,平。归肺经。

【功效】宣肺,利咽,祛痰,排脓。

【应用】

1. 咳嗽痰多,胸闷不畅　本品宣肺,祛痰,无论寒热皆可应用。风寒者,配紫苏、杏仁,如杏苏散(《温病条辨》)。风热者,配桑叶、菊花、杏仁,如桑菊饮(《温病条辨》)。治痰滞胸痞,常配枳壳同用。

2. 咽喉肿痛,失音　治外邪犯肺,咽痛失音者,常配甘草、牛蒡子等用,如桔梗汤(《金匮要略》)及加味甘桔汤(《医学心悟》)。治咽喉肿痛,热毒盛者,可配射干、马勃、板蓝根等同用。

3. 肺痈　治肺痈咳嗽胸痛,咯痰腥臭者,可配甘草用之,如桔梗汤(《金匮要略》);或再配鱼腥草、冬瓜仁等同用。

此外,本品又可宣开肺气而通二便,用治癃闭、便秘。

【用法用量】煎服,3～10 g。

【使用注意】气机上逆,呕吐、呛咳、眩晕、阴虚火旺咳血等不宜用;胃、十二指肠溃疡者慎服。用量过大易致恶心呕吐。

【现代研究】

1. 化学成分　含多种皂苷,完全水解所产生的皂苷元有桔梗皂苷元,远志酸、桔梗酸;部分水解产生的次皂苷等。

2. 药理作用　所含皂苷能增强呼吸道黏蛋白的释放而祛痰。煎剂、水提物均能止咳。有抗菌、抗炎、免疫增强作用。有降压、降低胆固醇、镇静、镇痛、解热、抗过敏等作用。水、醇提物能降血糖,石油醚提取物有抗肿瘤、抗氧化作用。桔梗皂苷有很强的溶血作用,但口服能在消化道中分解破坏而失去溶血作用。

3. 毒性与不良反应　剂量过大刺激胃黏膜,可引起轻度恶心,甚至呕吐。

海藻 Haizao 《神农本草经》

为马尾藻科植物海蒿子 *Sargassum pallidum*（Turn.）C. Ag. 或羊栖菜 *Sargassum fusi-forme*.（Harv.）Setch. 的干燥藻体。前者习称"大叶海藻"，后者习称"小叶海藻"。主产于辽宁、山东、福建、浙江等沿海地区。夏、秋两季采捞。炮制时除去杂质，洗净，稍晾，切段，干燥。生用。均以整齐，质厚，无杂质者为优。

【药性】苦、咸，寒。归肝、胃、肾经。

【功效】消痰软坚，利水消肿。

【应用】

1. 瘿瘤，瘰疬，睾丸肿痛 治瘿瘤，常配昆布、浙贝母等药用，如海藻玉壶汤（《外科正宗》）。治瘰疬，常与夏枯草、玄参、连翘等同用，如内消瘰疬丸（《疡医大全》）。治睾丸肿胀疼痛，配橘核、昆布、川楝子等，如橘核丸（《济生方》）。

2. 痰饮水肿 多与茯苓、猪苓、泽泻等同用。

【用法用量】煎服，6～12 g。

【使用注意】传统认为不宜与甘草同用。

【现代研究】

1. 化学成分 羊栖菜含蛋白质、多糖、氨基酸、矿物质等化学成分。多糖主要有褐藻酸、褐藻糖胶、甘露醇、岩藻甾醇等。海蒿子含褐藻素、甘露醇、钾、碘等。

2. 药理作用 所含碘化物对缺碘引起的地方性甲状腺肿大有治疗作用，并对甲状腺机能亢进，基础代谢率增高有暂时抑制作用。褐藻酸硫酸酯有抗高血脂症作用，又可降低血清胆固醇及减轻动脉粥样硬化。海藻多糖有抗 HP 作用。多种提取物有抗肿瘤活性。

3. 毒性与不良反应 据报道本品可引起过敏反应，表现为眩晕、耳鸣、剧烈头痛、汗出。停药后症状消失。亦有与甘草同用引起心肾损害的报道。

昆布 Kunbu 《名医别录》

为海带科植物海带 *Laminaria japonica* Aresch. 或翅藻科植物昆布 *Ecklonia kurome* Okam. 的干燥叶状体。主产于辽宁、山东、浙江等地。夏、秋两季采捞。除去杂质，漂净，稍晾，切宽丝，晒干。生用。均以整齐、质厚、无杂质者为优。

【药性】咸，寒。归肝、肾经。

【功效】消痰软坚，利水消肿。

【应用】同海藻，常与海藻相须而用。

【用法用量】煎服，6～12 g。

【现代研究】

1. 化学成分 含藻胶酸、昆布素，半乳聚糖等多糖类，海带氨酸、谷氨酸、天门冬氨酸，脯氨酸等氨基酸，维生素及胡萝卜素，碘、钾、钙等无机盐。

2. 药理作用 本品富含碘，有防治缺碘性甲状腺肿的作用；海带氨酸及钾盐有降压作用；藻胶酸和海带氨酸有降血清胆固醇的作用；昆布多糖能增强体液免疫，提高外周血细胞数量。并有降糖、镇咳、抗辐射、抗肿瘤等作用。

胖大海 Pangdahai 《本草纲目拾遗》

为梧桐科植物胖大海 *Sterculia lychnophora* Hance 的干燥成熟种子。主产于越南、泰国、印度尼西亚、马来西亚等国。4～6月果实成熟开裂时，采收种子，晒干。以个大、坚硬、外皮细、黄棕色、有细皱纹与光泽、不破皮者为优。

按《中国药典》(2015年版)规定:本品水分不得过16%。

【药性】甘，寒。归肺、大肠经。

【功效】清肺化痰，利咽开音，润肠通便。

【应用】

1. 肺热声哑，咽喉疼痛，咳嗽等 常单味泡服，亦可配桔梗、甘草等同用。

2. 燥热便秘，头痛目赤 可单味泡服，或配清热泻下药以增强药效。

【用法用量】2～3枚，沸水泡服或煎服。

【现代研究】

1. 化学成分 种皮含戊聚糖、黏液质、胖大海素、挥发油等化学成分。黏液质主要有半乳糖醛酸、阿拉伯糖等。种仁含脂肪油等。

2. 药理作用 胖大海素能收缩血管平滑肌，改善黏膜炎症，减轻痉挛性疼痛。水浸液具有促进肠蠕动，有缓泻作用，以种仁作用最强。种仁溶液(去脂干粉制成)有降压作用。

黄药子 Huangyaozi 《滇南本草》

为薯蓣科植物黄独 *Dioscorea bulbifera* L. 的块茎。主产于湖南、湖北、江苏等地。秋、冬两季采挖。除去根叶及须根，洗净，切片晒干，生用。以身干、片大，外皮灰黑色，断面黄白色者为优。

【药性】苦，寒;有毒。归肺、肝经。

【功效】化痰散结消瘿，清热解毒。

【应用】

1. 瘿瘤 单以本品浸酒饮，治项下气瘿结肿(《斗门方》)。亦可与海藻、牡蛎等配伍同用，如海药散(《证治准绳》)。

2. 疮疡肿毒，咽喉肿痛，毒蛇咬伤 可单用或配其他清热解毒药同用。

此外，本品还有凉血止血作用，可用于血热引起的吐血，衄血，咯血等。并兼有止咳平喘作用，亦可治咳嗽、气喘、百日咳等。

【用法用量】煎服，5～15 g;研末服，1～2 g;外用，适量鲜品捣敷，或研末调敷，或磨汁涂。

【使用注意】本品有毒，不宜过量。如多服、久服可引起吐泻腹痛等消化道反应，并对肝肾有一定损害，故脾胃虚弱及肝肾功能损害者慎用。

【现代研究】

1. 化学成分 含黄药子素 A～H、8-表黄药子 E 乙酸酯、薯蓣皂苷元、D-山梨糖醇、二氢薯蓣碱、蔗糖、淀粉、鞣质等化学成分。

2. 药理作用 黄药子对缺碘所致的动物甲状腺肿有一定治疗作用。水煎剂或醇浸物水液对离体肠管有抑制作用，对未孕子宫有兴奋作用。水浸剂体外对多种致病真菌有不同程度的抑制作用。能直接抑制心肌。黄药子素有抗肿瘤作用。流浸膏有止血作用。其多糖能降血糖。

3. 毒性与不良反应　常规剂量服用黄药子制剂,也可能出现口干,有食欲不振、恶心、腹痛等消化道反应。服用过量可引起口、舌、喉等处烧灼痛,流涎,恶心,呕吐,腹痛腹泻,瞳孔缩小,严重者出现黄疸。其直接毒性作用,是该药或其代替产物在肝内达到一定浓度时干扰细胞代谢的结果,大量的有毒物质在体内蓄积可致急性肝中毒,最后出现明显黄疸,肝性脑病,也有因窒息、心脏停搏而死亡。

蛤壳　Geqiao　《神农本草经》

为帘蛤科动物文蛤 *Meretrix meretrix* Linnaeus 或青蛤 *Cyclina sinensis* Gmelin 的贝壳。主产于江苏、浙江、广东等地。夏、秋两季捕捞。炮制时洗净,碾碎,干燥。生用或煅用。以光滑、洁净者为优。

【药性】苦、咸,寒。归肺、肾、胃经。

【功效】清热化痰,软坚散结,制酸止痛;外用收湿敛疮。

【应用】

1. 肺热,痰热咳喘　治热痰咳喘,痰稠色黄,常与瓜蒌仁、浮海石等同用。治痰火内郁,胸胁疼痛咯吐痰血,常配青黛同用,即黛蛤散(《卫生鸿宝》)。

2. 瘿瘤,痰核　常与海藻、昆布等同用,如含化丸(《证治准绳》)。

此外,本品有制酸之功,可用于胃痛泛酸。研末外用,可收湿敛疮,治湿疹、烫伤。

【用法用量】煎服,6~15 g,先煎;蛤粉宜包煎;外用适量,研极细粉撒布或油调后敷患处。

【现代研究】

1. 化学成分　含碳酸钙、壳角质、氨基酸、微量元素等。

2. 药理作用　本品有利尿、抗炎、止血作用。对动物过氧化脂质能明显降低,对超氧化物歧化酶活性能明显提高。文蛤水解液有降糖、降脂作用。

3. 毒性与不良反应　可出现食欲不振、胃部不适等消化道反应。

瓦楞子　Walengzi　《本草备要》

为蚶科动物毛蚶 *Arca subcrenata* Lischke、泥蚶 *Arca granosa* Linnaeus 或魁蚶 *Arca inflate* Reeve 的贝壳。主产于山东、浙江、福建、广东。秋、冬至翌年捕捞。炮制时洗净,干燥,碾碎。生用或煅用。以整齐、洁净、无残肉、无沙土者为优。

【药性】咸,平。归肺、胃、肝经。

【功效】消痰化瘀,软坚散结,制酸止痛。

【应用】

1. 瘰疬,瘿瘤　常与海藻、昆布等配伍,如含化丸(《证治准绳》)。

2. 癥瘕痞块　可单用,醋淬为丸服,即瓦楞子丸(《万氏家抄方》),也常与三棱、莪术、鳖甲等药配伍同用。

本品煅用可制酸止痛,用于肝胃不和,胃痛吐酸者,可单用,也可配甘草同用。

【用法用量】煎服,9~15 g,先煎;研末服,每次 1~3 g。

【现代研究】

1. 化学成分　主含碳酸钙,并含有机质及少量铁、镁、硅酸盐、磷酸盐等。

2. 药理作用　碳酸钙能中和胃酸,黏液质可在黏膜表面形成保护层并促进肉芽生长,加快溃疡愈合。有抑制幽门螺杆菌作用。毛蚶水解液有保肝、降糖、降血脂作用。

礞石　Mengshi　《嘉祐本草》

为绿泥石片岩或云母岩的石块或碎粒。前者药材称青礞石,主产于江苏、湖南、湖北等地;后者药材称金礞石,主产于河南、河北。全年可采,除去杂质,煅用。青礞石以色青、块整、断面有星点,无泥土夹杂者为优;金礞石以色金黄,块整,无杂质者为优。

【药性】咸,平。归肺、肝经。

【功效】坠痰下气,平肝镇惊。

【应用】

1. 气逆喘咳　治顽痰、老痰,咳喘痰壅难咯,大便秘结,常配沉香、黄芩、大黄同用,如礞石滚痰丸(《景岳全书》)。

2. 癫狂,惊痫　为治惊痫之良药。治热痰壅塞、惊风抽搐,以煅礞石为末,用薄荷汁和白蜜调服,如夺命散(《婴孩宝鉴》)。痰积惊痫,大便秘结者,可用礞石滚痰丸。

【用法用量】煎服,6~10 g,宜打碎布包先煎;入丸、散 1.5~3 g。

【使用注意】脾虚胃弱,小儿慢惊及孕妇忌用。本品重坠性猛,非痰热内结不化之实证不宜使用。

【现代研究】

1. 化学成分　青礞石主含硅酸盐,镁、铝、铁及结晶水;金礞石主含云母与石英,即钾、铁、镁、锰、铝、硅酸等与结晶水。

2. 药理作用　青礞石有吸附作用,这是化痰利水作用机制之一。含镁故有泻下作用。

3. 毒性与不良反应　据报道,过量服用可出现恶心、呕吐腹泻等反应。

海浮石　Haifushi　《本草拾遗》

为胞孔科动物脊突苔虫 *Costazia aculeala* Canu et Bassler、瘤苔虫 *C. costazii* Audouim 的骨骼,俗称石花;或火山喷出的岩浆形成的多孔状石块。前者主产于浙江、福建、广东沿海等地,夏秋季捞起,清水洗去盐质及泥沙,晒干;后者主产于辽宁、山东、福建、广东沿海等地,全年可采,捞出洗净晒干,捣碎或水飞用。生用或煅用。均以体轻、灰白色、浮水者为优。

【药性】咸,寒。归肺、肾经。

【功效】清肺化痰,软坚散结,利尿通淋。

【应用】

1. 痰热咳喘　治痰热壅肺,咳喘咯痰黄稠者,常配瓜蒌、贝母、胆星等同用,如清膈煎(《景岳全书》)。治肝火灼肺,久咳痰中带血者,可配青黛、山栀、瓜蒌等药用,如咳血方(《丹溪心法》)。

2. 瘰疬,瘿瘤　常配牡蛎、贝母、海藻等同用。

3. 血淋,石淋　可单味研末或与小蓟、蒲黄、木通等配用。

【用法用量】煎服,10～15 g,打碎先煎。

【现代研究】

1. 化学成分　石花主含碳酸钙,并含少量镁、铁及酸不溶物质。火山喷出的岩浆形成的多孔状石块上要成分为二氧化硅,亦含氯、镁等。

2. 药理作用　本品有促进支气管分泌物排出作用,可促进尿液形成及排泄。

3. 毒性与不良反应　剂量过大会出现食欲不振,胃脘不适。

第三节　止咳平喘药

本类药物主归肺经,味或辛或苦或甘,性或温或寒,由于药物性味不同,质地润、燥有异,止咳平喘之理有所不同,有宣肺、清肺、润肺、降肺、敛肺及化痰之别。其中有的药物偏于止咳,有的偏于平喘,有的则兼而有之。

本节药物主治咳喘。临床应用时应审证求因,随证选用,并配伍相应的药物,总之不可见咳治咳,见喘治喘。

个别麻醉镇咳定喘药,因易成瘾,易恋邪,用之宜慎。

苦杏仁　Kuxingren　《神农本草经》

为蔷薇科植物山杏 *Prunus armeniaca* L. var. *ansu* Maxim. 、西伯利亚杏 *Prunus sibirica* L. 、东北杏 *Prunus mandshurica*（Maxim.）Koehne 或杏 *Prunus armeniaca* L. 的干燥成熟种子。山杏主产于辽宁、河北、内蒙古等地,多野生,亦有栽培。西伯利亚杏主产于东北、华北,系野生。东北杏主产于东北各地,系野生。杏主产于东北、华北、西北等地,系栽培。夏季采收成熟果实,除去果肉和核壳,取出种子,晒干。生用或炒用。以颗粒饱满、完整、味苦者为优。

【药性】苦,微温;有小毒。归肺、大肠经。

【功效】止咳平喘,润肠通便。

【应用】

1. 咳嗽气喘　治风寒咳喘,胸闷气逆,配麻黄、甘草,如三拗汤（《伤寒论》）。风热咳嗽,配桑叶、菊花等,如桑菊饮（《温病条辨》）。燥热咳嗽,痰少难咯,配桑叶、川贝母、沙参,如桑杏汤（《温病条辨》）、清燥救肺汤（《医门法律》）。肺热咳喘,配石膏等药,如麻杏石甘汤（《伤寒论》）。

2. 肠燥便秘　常配柏子仁、郁李仁等同用,如五仁丸（《世医得效方》）。

此外,本品外用,可治蛲虫病、外阴瘙痒。

【用法用量】煎服,5～10 g。

【使用注意】阴虚咳喘及大便溏泻者忌用。本品有小毒,用量不宜过大。婴儿慎用。

【现代研究】

1. 化学成分　含氰苷类、苦杏仁酶、脂肪酸等化学成分。氰苷类主要有苦杏仁苷。苦杏仁酶主要有苦杏仁苷酶、樱叶酶等。脂肪酸主要有油酸、亚油酸等。

2. 药理作用　苦杏仁苷口服后在体内分解后产生少量氢氰酸,能抑制呼吸中枢而起镇咳、平喘作用,使呼吸加深,咳嗽减轻,痰易咯出。产生的苯甲醛可抑制胃蛋白酶活性而影响消化功能。苦杏仁油对蛔虫、钩虫及伤寒杆菌、副伤寒杆菌有抑制作用。此外,苦杏仁有抗炎、镇痛、增强机体细胞免疫、抗消化性溃疡等作用。

3. 毒性与不良反应 误服过量杏仁可产生氢氰酸中毒,使延髓各生命中枢先抑制后麻痹,并抑制细胞色素氧化酶的活性而引起组织窒息。临床表现为眩晕、心悸、恶心、呕吐等中毒反应,重者出现昏迷,惊厥、瞳孔散大、对光反应消失,最后因呼吸麻痹而死亡。

附 药

甜杏仁

为蔷薇科植物杏或山杏的部分栽培种而其味甘甜的成熟种子。性味甘平,功效与苦杏仁类似,药力较缓,且偏于润肺止咳。主要用于虚劳咳嗽或津伤便秘。煎服,5~10 g。

紫苏子 Zisuzi 《本草经集注》

为唇形科植物紫苏 *Perilla frutescens* (L.)Britt. 的干燥成熟果实。主产于湖北、江苏、安徽、河南等地。秋季果实成熟时采收。炮制时除去杂质,洗净,干燥。生用或微炒,用时捣碎。以种仁黄白色,富油质,气清香,颗粒饱满、均匀、灰棕色,无杂质者为优。

按《中国药典》(2015 年版)规定:本品水分不得过 8%。

【药性】辛,温。归肺,大肠经。

【功效】降气化痰,止咳平喘,润肠通便。

【应用】

1. 咳喘痰多 治痰壅气逆,咳嗽气喘,痰多胸痞,甚则不能平卧之证,常配白芥子、莱菔子,如三子养亲汤(《韩氏医通》)。若上盛下虚之久咳痰喘,配肉桂、当归、厚朴等药,如苏子降气汤(《和剂局方》)。

2. 肠燥便秘 常配杏仁、火麻仁、瓜蒌仁等同用,如紫苏麻仁粥(《济生方》)。

【用法用量】煎服,3~10 g;煮粥食或入丸、散。

【使用注意】阴虚喘咳及脾虚便溏者慎用。

【现代研究】

1. 化学成分 含脂肪酸类、酚酸类、氨基酸、维生素、微量元素等化学成分。脂肪酸类主要有油酸、亚油酸、亚麻酸等。酚酸类有迷迭香酸等。

2. 药理作用 生品、炮制品多种提取物有不同程度镇咳、祛痰、平喘作用。炒紫苏子醇提物有抗炎、抗过敏、增强免疫作用。紫苏油有降血脂、抑制结肠癌作用。还有抗氧化、改善实验动物学习能力等作用。

百部 Baibu 《名医别录》

为百部科植物直立百部 *Stemona sessilifolia* (Miq.)Miq.、蔓生百部 *Stemona japonica* (Bl.)Miq. 或对叶百部 *Stemona tuberosa* Lour. 的干燥块根。前两者主产于安徽、江苏、浙江、湖北等地,对叶百部主产于湖北、广东、福建、四川等地。春、秋两季采挖。炮制时除去杂质,洗净,润透,切厚片,干燥。生用或蜜炙用。以根粗壮、质坚实、色黄白者为优。

【药性】甘、苦,微温。归肺经。

【功效】润肺止咳,杀虫灭虱。

【应用】

1. 新久咳嗽,百日咳,肺痨咳嗽　治风寒咳嗽,配荆芥、桔梗、紫菀等药,如止嗽散(《医学心悟》)。久咳不已,气阴两虚者,则配黄芪、沙参、麦冬等,如百部汤(《本草汇言》)。治肺痨咳嗽,阴虚者,常配沙参、麦冬、川贝母等。

2. 蛲虫、阴道滴虫,头虱及疥癣等　治蛲虫,以本品浓煎,睡前保留灌肠。治阴道滴虫,可单用,或配蛇床子、苦参等煎汤坐浴外洗。治头虱、体虱及疥癣,可制成 20% 乙醇液或 50% 水煎剂外搽。

【用法用量】煎服,3～9 g;外用适量。久咳虚嗽宜蜜炙用。

【现代研究】

1. 化学成分　含多种生物碱、糖、脂类、蛋白质、琥珀酸等化学成分。生物碱主要有百部碱、百部定碱、原百部碱、次百部碱、直立百部碱、对叶百部碱、蔓生百部碱等。

2. 药理作用　对叶百部碱有显著镇咳作用。乙醇提取液对肺炎球菌、金黄色葡萄球菌、链球菌、绿脓杆菌、大肠杆菌、枯草杆菌、白色念珠菌等有抑制作用;能抑制皮肤真菌。水浸液和醇浸液对头虱、体虱、阴虱皆有杀灭作用。此外,尚有一定镇静、镇痛作用。

3. 毒性与不良反应　可产生腹部烧灼感,口鼻发干,头晕、胸闷,厌食。少数出现腹痛腹泻,偶见鼻出血。

紫菀　Ziwan　《神农本草经》

为菊科植物紫菀 *Aster tataricus* L. f. 的干燥根和根茎。主产于河北、安徽、河南、黑龙江等地。春、秋两季采挖。炮制时除去杂质,洗净,稍润,切厚片或段,干燥。生用或蜜炙用。以根长、色紫红、质柔韧者为优。

按《中国药典》(2015 年版)规定:本品水分不得过 15%,总灰分不得过 15%,酸不溶性灰分不得过 8.0%。

【药性】辛、苦,温。归肺经。

【功效】润肺下气,化痰止咳。

【应用】

咳嗽有痰。治风寒犯肺,咳嗽咽痒,咯痰不爽,配荆芥、桔梗、百部等同用,如止嗽散(《医学心悟》)。治阴虚劳嗽,痰中带血,配阿胶、川贝母等药,如王海藏紫菀汤《医方集解》。

此外,本品开宣肺气,还可用于肺痈、胸痹及小便不通等证。

【用法用量】煎服,5～10 g。外感暴咳生用,肺虚久咳蜜炙用。

【现代研究】

1. 化学成分　含萜类、黄酮类、香豆素类、蒽醌类、甾醇、肽类等化学成分。萜类主要有紫菀酮、表紫菀酮、表木栓醇等。黄酮类主要有槲皮素、山柰酚等。香豆素类主要有东莨菪碱等。

2. 药理作用　水煎剂及苯、甲醇提取物均有显著的祛痰作用;水煎剂、水提醇沉物、紫菀酮均有镇咳作用。紫菀煎剂对肠内致病菌及致病性皮肤真菌有抑制作用;所含的表无羁萜醇对小鼠艾氏腹水癌有抗癌作用;槲皮素有利尿作用。

款冬花　Kuandonghua　《神农本草经》

为菊科植物款冬 *Tussilago farlara* L. 的干燥花蕾。主产于河南、甘肃、山西、陕西等地。

12 月或地冻前当花尚未出土时采挖。炮制时除去杂质及残梗,阴干。生用或蜜炙用。以蕾大、肥壮、色紫红鲜艳、花梗短者为优。

【药性】辛、微苦,温。归肺经。

【功效】润肺下气,止咳化痰。

【应用】

咳喘　咳嗽偏寒,可与干姜、紫菀、五味子同用,如款冬煎(《千金方》)。治肺热咳喘,则配知母、桑叶、川贝母同用,如款冬花汤(《圣济总录》)。治肺气虚弱,咳嗽不已,配人参、黄芪同用。治阴虚燥咳,则配沙参、麦冬;喘咳日久痰中带血,常配百合同用,如百花膏(《济生方》)。肺痈咳吐脓痰者,可配桔梗、薏苡仁等同用,如款花汤(《疮疡经验全书》)。

【用法用量】煎服,5～10 g。外感暴咳宜生用,内伤久咳宜炙用。

【现代研究】

1. 化学成分　含黄酮类、萜类、生物碱、有机酸、挥发油等化学成分。黄酮类主要有芸香苷、金丝桃苷、槲皮素等。萜类主要有款冬酮、款冬花素等。生物碱主要有款冬花碱、千里光宁等。

2. 药理作用　煎剂、醇提物、水提物均有镇咳、祛痰作用,水煎液还能平喘;醇提物、水提物还抗炎。醇提物及款冬酮能升高血压、兴奋呼吸。尚有抗溃疡、抗腹泻、利胆、抗血栓等作用。

马兜铃　Madouling　《药性论》

为马兜铃科植物北马兜铃 *Aristolochia contorta* Bge. 或马兜铃 *Aristolochia debilis* Sieb. et Zucc. 的干燥成熟果实。前者主产于黑龙江、吉林、河北等地;后者主产于江苏、安徽、浙江、江西等地。秋季果实由绿变黄时采收。炮制时除去杂质,筛去灰屑,干燥。生用或蜜炙用。以个大、结实、饱满、色黄绿、不破裂者为优。

【药性】苦,微寒。归肺、大肠经。

【功效】清肺化痰,止咳平喘,清肠消痔。

【应用】

1. 肺热咳喘　治热郁于肺咳嗽痰喘,常配桑白皮、黄芩、枇杷叶等同用。治肺虚火盛,喘咳咽干,或痰中带血者,配阿胶等同用,如补肺阿胶散(《小儿药证直诀》)。

2. 痔疮肿痛或出血　常配生地、白术等药内服,也可配地榆、槐角煎汤熏洗患处。

此外,又能清热平肝降压而治高血压病属肝阳上亢者。

【用法用量】煎服,3～10 g;外用适量,煎汤熏洗。一般生用,肺虚久咳炙用。

【使用注意】用量不宜过大,以免引起呕吐。虚寒喘咳及脾虚便溏者禁服,胃弱者慎服。本品含马兜铃酸,可引起肾脏损害等不良反应,儿童及老年人慎用;孕妇、婴幼儿及肾功能不全者禁用。

【现代研究】

1. 化学成分　含马兜铃酸类、生物碱、挥发油等化学成分。马兜铃酸类主要有马兜铃酸 A～E 等。生物碱主要有木兰花碱、轮环藤酚碱等。挥发油主要有马兜铃烯、马兜铃酮等。

2. 药理作用　醇提物有镇咳、平喘、阵痛作用。煎剂有微弱祛痰、抗炎作用。马兜铃素低白模型动物有升白作用。木兰碱能降压。马兜铃酸在体外对细菌、真菌、酵母菌有抑制作用。

3. 毒性与不良反应 服用马兜铃30~90 g可引起中毒反应,临床表现为频繁恶心、呕吐、心烦、头晕、气短等,严重者可出现蛋白尿、血尿、肾衰竭、出血性下痢,知觉麻痹,嗜睡,瞳孔散大,呼吸困难。马兜铃酸也可引起急性肝炎。

枇杷叶　Pipaye　《名医别录》

为蔷薇科植物枇杷 *Eriobotrya japonica* (Thunb.) Lindl. 的干燥叶。主产于广东、江苏、浙江、福建等地。全年均可采收。炮制时除去绒毛,用水喷润,切丝,干燥。生用或蜜炙用。以叶完整、色绿、叶厚者为优。

按《中国药典》(2015年版)规定:本品水分不得过13.0%,总灰分不得过9.0%。

【药性】苦,微寒。归肺、胃经。

【功效】清肺止咳,降逆止呕。

【应用】

1. 肺热咳嗽,气逆喘急 可单用制膏服用,或与黄芩、桑白皮、栀子等同用,如枇杷清肺饮(《医宗金鉴》)。治燥热咳喘,咯痰不爽,口干舌红者,宜与桑叶、麦冬、阿胶等同用,如清燥救肺汤(《医门法律》)。

2. 胃热呕吐,哕逆 常配陈皮、竹茹等同用。

【用法用量】煎服,5~10 g,止咳宜炙用,止呕宜生用。

【现代研究】

1. 化学成分 含三萜类、挥发油、有机酸、倍半萜、苦杏仁苷等化学成分。三萜类主要有熊果酸、齐墩果酸等。挥发油主要有橙花椒醇、金合欢醇等。有机酸主要有酒石酸、柠檬酸等。

2. 药理作用 煎剂有明显止咳、祛痰、平喘作用。醇提物及多种提取成分有不同程度的镇咳、祛痰、抗炎作用,枇杷叶三萜酸还有平喘、免疫增强作用。苦杏仁苷有镇痛作用。绿原酸增加胃肠蠕动,促进胃液分泌。还有抗病毒、抗菌、抗肿瘤作用。

3. 毒性与不良反应 大量服用偶见视物旋转、站立不稳等。

桑白皮　Sangbaipi　《神农本草经》

为桑科植物桑 *Morus alba* L. 的干燥根皮。全国大部分地区均有野生或栽培。秋末叶落时至次春发芽前采挖。炮制时洗净,稍润,切丝,干燥。生用或蜜炙用。以色白、皮厚、粉性足者为优。

【药性】甘,寒。归肺经。

【功效】泻肺平喘,利水消肿。

【应用】

1. 肺热咳喘 治肺热咳喘,常配地骨皮同用,如泻白散(《小儿药证直诀》)。水饮停肺,胀满喘急,可配麻黄、杏仁、葶苈子等同用。治肺虚有热而咳喘气短、潮热、盗汗者,也可与人参、五味子、熟地黄等药配伍,如补肺汤(《永类钤方》)。

2. 水肿 全身水肿,面目肌肤浮肿,胀满喘急,小便不利者,常配茯苓皮、大腹皮、陈皮等药,如五皮散(《中藏经》)。

此外,本品还有清肝降压止血之功,可治衄血、咯血及肝阳肝火偏旺之高血压症。

【用法用量】煎服,5~12 g。泻肺利水、平肝清火宜生用;肺虚咳嗽宜蜜炙用。

【现代研究】

1. 化学成分　含黄酮类、香豆素类、多糖、鞣质、挥发油等化学成分。黄酮类主要有桑根皮素、环桑根皮素、桑酮等。香豆素类主要有伞形花内酯、东莨菪素等。

2. 药理作用　多种提取物和提取成分有不同程度镇咳、祛痰、平喘作用;并能利尿,尿量及钠、钾、氯化物排出量均增加;总黄酮有抗炎、镇痛作用。水提液有降糖作用。还有降压、免疫调节、抗病毒、抗肿瘤、抗缺氧等作用。

葶苈子　Tinglizi　《神农本草经》

为十字花科植物播娘蒿 *Descurainia sophia* (L.) Webb. ex Prantl. 或独行菜 *Lepidium apetalum* Willd. 的干燥成熟种子。前者称"南葶苈",主产于江苏、山东、安徽、浙江等地;后者称"北葶苈",主产于河北、辽宁、内蒙古、吉林等地。夏季果实成熟时采收。炮制时除去杂质和灰屑。生用或炒用。以身干、籽粒饱满、无泥屑杂质者为优。

按《中国药典》(2015 年版)规定:本品水分不得过 9%,总灰分不得过 8%,酸不溶性灰分不得过 3%。

【药性】辛、苦,大寒。归肺、膀胱经。

【功效】泻肺平喘,利水消肿。

【应用】

1. 痰涎壅盛,喘息不得平卧　常佐大枣以缓其性,如葶苈大枣泻肺汤(《金匮要略》)。还常配苏子、桑白皮、杏仁等同用。

2. 水肿,悬饮,胸腹积水,小便不利　治腹水肿满属湿热蕴阻者,配防己、椒目、大黄,即己椒苈黄丸(《金匮要略》)。治结胸、胸水,腹水肿满,配杏仁、大黄、芒硝,即大陷胸丸(《伤寒论》)。

【鉴别用药】桑白皮与葶苈子均能泻肺平喘,利水消肿,用治肺热及肺中水气,痰饮咳喘以及水肿,常相须为用。但桑白皮甘寒,药性较缓,长于清肺热,降肺火,多用于肺热咳喘、咳吐痰黄及皮肤水肿;葶苈子力峻,重在泻肺中水气、痰涎,尤宜于邪盛喘满不得卧者,其利水力强,可兼治臌胀、胸腹积水之证。

【用法用量】煎服,3~10 g,包煎;研末服,3~6 g。

【现代研究】

1. 化学成分　播娘蒿种子含挥发油、强心苷、脂肪油等化学成分。挥发油主要有异硫氰酸苄酯,异硫氰酸烯丙酯等。强心苷主要有毒毛旋花子苷元、卫矛苷、葶苈子苷等。脂肪油主要含亚麻酸、亚油酸、油酸等。独行菜种子含芥子苷、脂肪油、蛋白质、糖类等。

2. 药理作用　芥子苷有镇咳作用,炒用更佳。葶苈苷、葶苈子水提液有强心作用,能使心肌收缩力增强,心率减慢,对衰弱的心脏可增加输出量,降低静脉压。葶苈苷尚有利尿作用。葶苈子的苄基芥子油具有广谱抗菌作用,对酵母菌等 20 种真菌及数十种其他菌株均有抗菌作用。尚有降血脂、抗抑郁、抗血小板聚集、抗肿瘤等作用。

3. 毒性与不良反应　有服用葶苈子发生过敏反应者,表现为全身皮肤丘疹伴瘙痒,偶发生过敏性休克,初起可见胸闷憋气,恶心呕吐,心慌,继之皮肤瘙痒,烦躁不安,颈项胸腹满布皮疹,进而面色口唇苍白,冷汗出,呼吸困难,心音低,血压下降。

白果　Baiguo　《日用本草》

　　为银杏科植物银杏 *Ginkgo biloba* L. 的干燥成熟种子。主产于广西、四川、河南等地。秋季种子成熟时采收。炮制时除去杂质及硬壳。生用或炒用。以粒大、壳色黄白、种仁饱满、断面色淡黄者为优。

　　【药性】甘、苦、涩，平；有毒。归肺、肾经。

　　【功效】敛肺化痰定喘，止带缩尿。

　　【应用】

　　1. 痰多喘咳　治寒喘，配麻黄同用，如鸭掌散（《摄生众妙方》）。治肺肾两虚之虚喘，配五味子、胡桃肉等同用。治外感风寒而内有蕴热而喘者，则配麻黄、黄芩等同用，如定喘汤（《摄生众妙方》）。治肺热燥咳，喘咳无痰者，宜配天冬、麦冬、款冬花同用。

　　2. 带下，白浊，尿频，遗尿　治妇女带下，属脾肾亏虚者，常配山药、莲子等同用。湿热带下，色黄腥臭者，配黄柏、车前子等药，如易黄汤（《傅青主女科》）。治小便白浊，可单用或与萆薢、益智仁等同用。治尿频、遗尿，常配熟地黄、山茱萸、覆盆子等药。

　　【用法用量】煎服，5～10 g。

　　【使用注意】本品有毒，不可多用，小儿尤当注意。过食白果可致中毒，出现腹痛、吐泻、发热、紫绀以及昏迷、抽搐，严重者可呼吸麻痹而死亡。

　　【现代研究】

　　1. 化学成分　含黄酮类、银杏萜内酯类、酚酸类等化学成分。黄酮类主要有山柰黄素、槲皮素、芦丁、白果素等。银杏萜内酯类主要有银杏内酯 A，C 等。酚酸类主要有银杏毒素、白果酸等。

　　2. 药理作用　注射液有平喘作用，醇提物有祛痰作用。外果皮种皮水溶性成分有抗过敏和一定的抗衰老作用。体外对多种细菌及皮肤真菌有不同程度的抑制作用。提取物对实验性脑缺血有一定的治疗作用。还有抗炎、抗肿瘤作用。

　　3. 毒性与不良反应　内服用量过大，易中毒，生品毒性更大，而以绿色胚芽最毒。一般中毒症状为恶心呕吐，腹痛腹泻，发热，烦躁不安，惊厥，精神委顿，呼吸困难，紫绀，昏迷，瞳孔对光反应迟钝或消失；严重者可因呼吸中枢麻痹而死亡。银杏毒及白果中性素有毒，银杏毒有溶血作用，白果的毒性成分能溶于水，加热可被破坏，故本品熟用毒性小，若作为食品，应去种皮、胚芽，浸泡半天以上，煮熟透后才可食用。

附　药

银杏叶

　　为银杏科植物银杏树的叶。性味苦、涩，平。功能敛肺平喘，活血止痛。用于肺虚咳喘，以及高血脂、高血压、冠心病心绞痛、脑血管痉挛等。煎服 5～10 g，或制成片剂、注射剂。

洋金花　Yangjinhua　《本草纲目》

　　为茄科植物白花曼陀罗 *Datura metel* L. 的干燥花。主产于江苏、浙江、福建、广东等地。4～11 月花初开时采收。以朵大、不破碎，花冠肥厚者为优。

按《中国药典》(2015 年版)规定:本品水分不得过 11%,总灰分不得过 11%,酸不溶性灰分不得过 2%。

【药性】辛,温;有毒。归肺、肝经。

【功效】平喘止咳,麻醉镇痛,止痉。

【应用】

1. 哮喘咳嗽　对成人或年老咳喘无痰或痰少,而他药乏效者用之,可散剂单服,或配烟叶制成卷烟燃吸。现也常配入复方用治慢性喘息性支气管炎,支气管哮喘。

2. 心腹疼痛,风湿痹痛,跌打损伤　单用即效,或配川乌、姜黄等同用。治痹痛,跌打疼痛,煎汤内服,还可煎水外洗或敷。

3. 手术麻醉　常与草乌、川乌、姜黄等同用,如整骨麻药方(《医宗金鉴》)。近代以本品为主,或单以本品提取物东莨菪碱制成中药麻醉药,广泛用于各种外科手术麻醉。

4. 癫痫,小儿慢惊风　可配全蝎、天麻、天南星等药同用。

【用法用量】内服,0.3～0.6 g,宜入丸散;亦可作卷烟分次燃吸(一日量不超过 1.5 g);外用适量,煎汤洗或研末外敷。

【使用注意】本品有毒,应控制剂量。孕妇、外感及痰热咳喘、青光眼、高血压及心动过速者禁用。

【现代研究】

1. 化学成分　含莨菪烷型生物碱等化学成分,主要有东莨菪碱、莨菪碱、阿托品。

2. 药理作用　本品具有明显镇痛、抗癫痫作用。对实验动物气管黏液腺有抑制作用;增强机体抗氧化能力;提高机体非特异性免疫力。洋金花总碱能增加动物心排血量,降低外周阻力。东莨菪碱对呼吸中枢有一定抑制作用。还能降低全血黏度和血脂,抑制血栓素合成。

3. 毒性与不良反应　误服本品或服用过量易致中毒。中毒症状和体征可归纳为两类:一类为副交感神经功能阻断症状,包括口干、恶心呕吐、皮肤潮红、心率、呼吸增快、瞳孔散大、视物模糊等;二类以中枢神经系统症状为主:步态不稳、嗜睡、意识模糊、谵妄、大小便失禁、狂躁不安甚至抽搐、生理反射亢进等,个别病人可出现发热、白细胞升高、中性粒细胞增加。严重者可因呼吸中枢麻痹而死亡。所含生物碱有毒,抑制副交感神经机能,兴奋中枢神经系统,严重者转入中枢抑制,抑制或麻痹呼吸中枢,呼吸和循环衰竭。

矮地茶　Aidicha　《神农本草经》

为紫金牛科植物紫金牛 *Ardisia japonica* (Thunb.) Blume 的干燥全草,又名紫金牛。主产于长江流域以南各省。夏、秋两季茎叶茂盛时采挖。炮制时除去杂质,洗净,切段,干燥。生用。以茎红棕、叶绿者为优。

按《中国药典》(2015 年版)规定:本品水分不得过 13%,总灰分不得过 8%。

【药性】辛、微苦,平。归肺、肝经。

【功效】化痰止咳,清利湿热,活血化瘀。

【应用】

1. 咳喘　治肺热咳喘痰多,可单用,或配枇杷叶、金银花、猪胆汁等药。寒痰咳喘,配麻黄、细辛、干姜等同用。

2. 湿热黄疸,水肿　治急、慢性黄疸,常配茵陈、虎杖等药用。治水肿尿少,配泽泻、茯苓等。治热淋,常配车前草、萹蓄等药。治脾虚带下,配白扁豆、山药、椿根皮等药。

3. 血瘀经闭,跌打损伤,风湿痹痛 治上述诸证可分别配活血调经,祛瘀疗伤,祛风湿通络药同用。

【用法用量】煎服,15～30 g。

【现代研究】

1. 化学成分 含内酯类、黄酮类、酚类、三萜类、苯醌类等化学成分。内酯类主要有岩白菜素。黄酮类主要有杨梅树苷等。酚类主要有紫金牛酚、紫金牛素等。

2. 药理作用 本品具有镇咳、祛痰、平喘作用。黄酮苷肌注能抑制哮喘和炎症。岩白菜素有抗炎、解热作用;紫金牛酚有抗结核作用。水煎剂对金黄色葡萄球菌、肺炎球菌有抑制作用,并对流感病毒有一定的抑制作用。

3. 毒性与不良反应 部分病人服用矮地茶煎剂后可出现头晕、腹胀、腹痛、腹泻、恶心口渴及头痛等副作用,绝大多数可自行缓解。另外,少数病例在使用紫金牛注射液肌内注射的过程中,有头昏、失眠、皮疹、身痒和肌内注射局部疼痛等症状,但均较轻,无须处理。

罗汉果　　Luohanguo　《岭南采药录》

为葫芦科植物罗汉果 *Siraitia grosvenorii* (Swingle) C. Jeffrey ex A. M. Lu et Z. Y. Zhang 的干燥果实。主产于广西。秋季果实变深绿色时采收。低温干燥,生用。以果大、饱满、果皮不裂,无皱纹、黄褐色,有光泽、无虫蛀、无霉点、无烂斑、摇之不响者为优。

按《中国药典》(2015 年版)规定:本品水分不得过 15%,总灰分不得过 5%。

【药性】甘,凉。归肺、大肠经。

【功效】清热润肺,利咽开音,滑肠通便。

【应用】

1. 燥咳,咽痛 治痰嗽,气喘,可单味煎服,或配伍百部、桑白皮同用。治咽痛失音,可单用泡茶饮。

2. 肠燥便秘 可配蜂蜜泡饮。

【用法用量】煎服,9～15 g;或开水泡服。

【现代研究】

1. 化学成分 果中主要含三萜苷类、黄酮、葡萄糖、果糖、蛋白质、维生素等化学成分。三萜苷类主要有赛门苷 I、罗汉果苷、罗汉果新苷。黄酮类成分主要有山柰酚-3,7-α-L 二鼠李糖苷和罗汉果黄素 D-甘露醇。种仁含油脂、亚油酸、油酸、棕榈酸等。

2. 药理作用 水提物有较明显的镇咳、祛痰作用,有降低血清谷丙转氨酶活力的作用,能较显著提高实验动物外周血酸性 α-醋酸萘酯酶阳性淋巴细胞的百分率,提示可增强机体的细胞免疫功能,大剂量的罗汉果能提高脾特异性玫瑰花环形成细胞的比率,对外周血中性粒细胞吞噬率无明显作用。水浸出液可抑制变链菌的致龋作用。

（天津中医药大学　　金华）

第十九章　安神药

凡以安定神志，以治疗神志不安病证为主要功用的药物，称安神药。

心藏神、肝藏魂，人的神志活动与心、肝二脏的生理功能密切相关，故本类药物主归心经、肝经，具有镇静安神或养心安神的功效。某些安神药物还具有清热解毒、纳气平喘、敛汗、祛痰等作用。

安神药主要用于心神不安的心悸怔忡、失眠、健忘、多梦及惊风、癫痫、癫狂等神志异常的病证。

安神药根据药性和临床应用不同分为重镇安神药和养心安神药两类。

重镇安神药多为质重的矿石类及介壳类，多用于实证；养心安神药多为植物种子类，多用于虚证。但为了加强安神作用，对于神志不安虚证之虚烦失眠、心悸等症，也每配用重镇安神药。神志不安有热扰心神、肝火亢盛、痰热扰心、阴血不能养心等病因，应根据不同病因配伍清泄心火或肝火，清热化痰，养阴补血等药物，以达标本兼治目的。

本类药物多为治标之品，特别是矿石类重镇安神药易伤胃气，不可久服，作丸散剂用时常需配伍养胃健脾之品，入煎剂时宜打碎先煎、久煎。个别安神药有毒，需慎用，不宜过量，以防中毒。

现代药理研究表明，安神药能抑制脑组织兴奋性氨基酸类神经递质，调节睡眠周期，改善睡眠。

第一节　重镇安神药

本类药物多质重沉降，有镇静安神的功效，主要用于心神不宁实证，如心火亢盛之心神不安。亦可用于其他心神不安证。

重镇安神药各有其特点，在应用时应根据神志不安的病因，选择相应的药物，并作适当配伍。如心火亢盛者，选兼清心安神之品，并配其他清泻心火药。如痰火扰心者，选兼清热化痰之品，并配其他清热安神药。

朱砂　Zhusha　《神农本草经》

为硫化物类矿石辰砂族辰砂，主含硫化汞（HgS）。主产于湖南、贵州、四川等地，以产于湖南沅陵（古称辰州）者为地道药材，称为辰砂。采挖后，选取纯净者，用磁铁吸净含铁的杂质，再用水淘去杂石和泥沙，生用或炮制用。炮制照水飞法研磨成极细粉末，晾干或40℃以下干燥。以色鲜红、有光泽、体重、质脆者为优。

按《中国药典》（2015年版）规定：本品含硫化汞（HgS）不得少于96%；水飞朱砂含硫化汞

（HgS）不得少于 98%。

【药性】甘，微寒；有毒。归心经。

【功效】清心镇惊，安神，解毒。

【应用】

1. 心神不安，心悸怔忡，失眠 朱砂专归心经，既能镇定心神，又能清降心火，最宜治心火亢盛之心神不安、烦躁不眠，随不同配伍亦能用于多种心神不安的病证。治心火亢盛、心烦不寐，可配伍黄连、地黄等药同用，如朱砂安神丸（《内外伤辨惑论》）。治高热神昏，可配清热、开窍的牛黄、麝香等同用，如安宫牛黄丸（《温病条辨》）。治血虚心悸、失眠，可配伍养血安神的丹参、地黄、当归、柏子仁等同用。

2. 惊痫 痰热惊痫，可配伍天竺黄、胆南星等同。用治小儿惊风，常与牛黄、全蝎、钩藤等配伍，如牛黄散（《证治准绳》）。用治癫痫抽搐，常与磁石、神曲同用，如磁朱丸（《千金方》）。

3. 疮毒肿痛，口舌生疮，咽喉肿痛 本品内服、外用均具有解毒功能。与雄黄、山慈菇、麝香等配伍，治疮毒肿痛，如太乙紫金锭（《外科正宗》）。与冰片、硼砂、玄明粉等配用，治疗口舌生疮、咽喉肿痛，如冰硼散（《外科正宗》）。

【用法用量】入丸、散剂，每次 0.1～0.5 g，不入煎剂；外用适量。

【使用注意】本品有毒，不可过量服用或少量持续服用；孕妇及肝肾功能不全者禁用。不可火煅，因见火后则析出水银，有剧毒。

【现代研究】

1. 化学成分 含硫化汞（HgS），含量不少于 96%。尚含少量的雄黄、磷灰石、沥青等。

2. 药理作用 朱砂对大鼠脑组织兴奋性氨基酸类神经递质有抑制作用，朱砂和朱砂安神丸对小鼠肝脏细胞色素 P450 酶的基因表达具有一定的诱导和抑制作用。朱砂体外对胃癌细胞、肺癌细胞生长有显著的抑制作用。

3. 毒性与不良反应 朱砂中汞的生物可接受性较低，在体内吸收少，滞留时间较长，排泄缓慢，长期服用可在体内蓄积，在心、肝特别是肾脏器中蓄积最为明显，继而导致临床出现肝肾功能损伤。朱砂中毒应尽早洗胃，彻底洗胃，并及时进行血液灌流等治疗措施。

磁石　Cishi　《神农本草经》

为氧化物类矿物尖晶石族磁铁矿的矿石，主含四氧化三铁（Fe_3O_4）。主产于河北、山东、辽宁等地。采挖后，除去杂石，选择吸铁能力强者入药。砸碎生用或煅用。煅时照煅淬法煅至红透，醋淬，碾成粗粉。以色黑、断面致密有光泽、吸铁能力强者为优。

按《中国药典》（2015 年版）规定：本品含铁（Fe）不得少于 50%。

【药性】咸，寒。归肝、心、肾经。

【功效】镇惊安神，平肝潜阳，聪耳明目，纳气平喘。

【应用】

1. 神志不安，心悸怔忡，失眠，惊痫 主治肾虚肝旺，扰动心神或惊恐气乱所致的心神不安、心悸怔忡、失眠或惊痫，常与朱砂、神曲配用，如磁朱丸（《千金方》）。治小儿惊痫，以磁石炼水饮之（《圣济总录》）。

2. 头昏目眩，视物昏花　　对肝肾阴虚、浮阳上越引起的头昏目眩等症，可配合龙骨、牡蛎等药同用。若阴虚甚者，可配伍地黄、白芍、龟甲等药同用；若火旺者，可配伍钩藤、菊花、夏枯草等清热平肝药同用。

3. 耳鸣耳聋　　对于肾虚引起的耳鸣、耳聋等症，常与熟地黄、山茱萸、山药等配伍应用，如耳聋左慈丸（《全国中药成药处方集》）。

4. 肾虚气喘　　用于肾虚不能纳气引起的虚喘病证，可以配合五味子、蛤蚧、胡桃肉等药同用。

【鉴别用药】朱砂与磁石二药均为重镇安神药，质重性寒入心经，镇心安神，均用治心神不宁，惊悸，失眠，癫痫。然朱砂长于镇心、清心而安神，善治心火亢盛之心神不安。磁石益肾阴，潜肝阳，主治肾虚肝旺，肝火扰心之心神不宁。朱砂兼能清热解毒，可用治疮疡肿毒，咽喉肿痛，口舌生疮。磁石又可平肝潜阳，聪耳明目，纳气平喘，治肝阳上亢头晕目眩，耳鸣耳聋，视物昏花，肾虚气喘等证。

【用法用量】煎服，9～30 g；宜打碎先煎。

【使用注意】脾胃虚寒者慎用。

【现代研究】

1. 化学成分　　主含四氧化三铁（Fe_3O_4），尚含镁、硅、铝、钙、镁、钾、钠、锰、铬、镉、铜、锌等，火煅醋淬后，主要含三氧化二铁（Fe_2O_3）及醋酸铁。

2. 药理作用　　磁石水煎液对正常大鼠睡眠周期有一定的影响，具有改善睡眠的作用。

龙骨　Longgu　《神农本草经》

为古代多种大型哺乳类动物（包括象、犀牛、马、骆驼、羚羊等）骨骼的化石。主产于山西、内蒙古、河南等地。全年可采，挖出后，除去泥土和杂质，储存于干燥处，生用或煅用。白龙骨以质硬、色白、吸湿力强者为佳，五花龙骨以体较轻、质酥脆、分层、有花纹、吸湿力强者为佳。

【药性】甘、涩，平。归心、肝、肾经。

【功效】镇惊安神，平肝潜阳，收敛固涩。

【应用】

1. 神志不安，心悸失眠，惊痫癫狂　　治神志不安，心悸失眠，健忘多梦等症，与石菖蒲、远志同用，如孔圣枕中丹（《千金方》）；或常与酸枣仁、茯苓、远志等同用。治疗痰热内盛，惊痫发狂者，与牛黄、胆南星、钩藤等配伍。

2. 头晕目眩　　肝阴不足、虚阳上越所引起的头目昏花等症，常配代赭石、生牡蛎、生白芍等同用，如镇肝熄风汤（《医学衷中参西录》）。

3. 遗精，崩漏，虚汗，泄泻，带下　　治疗多种体虚滑脱的病症。治崩漏、带下，常与牡蛎、乌贼骨等配合应用。治表虚自汗，可配黄芪、白芍等同用。治大汗亡阳，与附子、人参、牡蛎等同用。治遗精滑泄，与龙骨、牡蛎、沙苑子等同用，如金锁固精丸（《医方集解》）。治心肾两虚，小便频数，遗尿者，与桑螵蛸、龟板、茯神等同用，如桑螵蛸散（《本草衍义》）。治气虚冲任不固之崩漏，与黄芪、五倍子、乌贼骨同用，如固冲汤（《医学衷中参西录》）。治虚汗，可与牡蛎、五味子、地黄、生黄芪等同用。若大汗不止，可与牡蛎、人参、附子等同用。

4. 湿疹湿疮，疮疡久溃不敛　　用治湿疹湿疮流水，常配牡蛎研粉外敷。若疮疡久溃不敛，与枯矾等份,研细末,敷患处。

【用法用量】煎服,15～30 g;宜打碎先煎;外用适量。镇惊安神,平肝潜阳宜生用,收敛固涩宜煅用。

【使用注意】湿热积滞者不宜使用。

【现代研究】

1. 化学成分　主要含碳酸钙和磷酸钙,尚含铁、钾、钠、铝、镁、锌、硒等元素。

2. 药理作用　具有促进血液凝固,降低血管壁通透性,抗惊厥,镇静催眠等作用。

琥珀　Hupo　《名医别录》

为古代松树、枫树等渗出的树脂,埋于地层下,经久而成的化石样物质。主产于广西、云南、河南等地。全年均可采挖,挖出后,除去砂石、泥土等杂质,用时捣碎,或研成细粉用。以杂质少、色纯正、透明、硬度大者优。

【药性】甘,平。归心、肝、膀胱经。

【功效】镇惊安神,利尿通淋,活血化瘀。

【应用】

1. 惊风,癫痫,惊悸,失眠　治心血亏虚,心神不宁、惊悸不安、失眠,可与酸枣仁、人参、当归等配伍,如琥珀养心丸(《证治准绳》);或与菖蒲、远志、茯神同用,如琥珀定志丸(《杂病源流犀烛》)。治小儿惊风、癫痫,可与天竺黄、朱砂、茯苓等配合应用,如琥珀抱龙丸(《幼科发挥》)。

2. 小便癃闭、血淋　小便癃闭、血淋等症,单用有效,如琥珀散(《仁斋直指方》);或与金钱草、海金沙、车前子等药配合应用。

3. 经闭痛经,心腹刺痛,癥瘕积聚　瘀血经闭不通,癥瘕疼痛等,可与水蛭、虻虫、大黄等药配伍,如琥珀煎丸(《圣惠方》)。治心血闭阻,胸痹心痛,与三七同用,研末内服。

【用法用量】研粉冲服,或入丸散剂,每次 1.5～3 g;外用适量。忌火煅。

【使用注意】琥珀入煎易于结块,故不入煎剂。

【现代研究】

1. 化学成分　主要含树脂和挥发油,尚含琥珀氧松香酸、琥珀松香酸、琥珀银松酸、琥珀脂醇。

2. 药理作用　具有镇静催眠,降温及抗惊厥作用。

珍珠　Zhenzhu　《日华子本草》

为珍珠贝科动物马氏珍珠贝 *Pteria martensii*(Dunker)、蚌科动物三角帆蚌 *Hyriopsis cumingii*(Lea)或褶纹冠蚌 *Cristaria plicata*(Leach)等双壳类动物受刺激形成的珍珠。前一种海产珍珠,主产于广东、海南、广西等沿海地区,以广东合蒲产者最佳;后两种淡水珍珠主产于安徽、江苏、黑龙江等地。全年可采,自动物体内取出,洗净,干燥。水飞或研成极细粉用。以粒大,形圆,珠光闪耀,平滑细腻,断面有层纹者为优。

【药性】甘、咸,寒。归心、肝经。

【功效】安神定惊,明目消翳,解毒生肌,润肤祛斑。

【应用】

1. 心神不宁,心悸失眠 主治心神不宁,心悸失眠等症,单用即效,如《肘后方》用本品研末与蜜和服。心虚有热之心烦不眠、多梦健忘、心神不宁等症,每与酸枣仁、柏子仁、五味子等养心安神药同用。

2. 惊风,癫痫 治疗小儿痰热之急惊风,高热神昏,痉挛抽搐者,可与牛黄、胆南星、天竺黄等配伍,如金箔镇心丸(《杂病源流犀烛》)。用治小儿惊痫,惊惕不安,吐舌抽搐等症,可与朱砂、牛黄、黄连等配伍,如镇惊丸(《医宗金鉴》)。用本品与朱砂、麝香、伏龙肝同用,可治小儿惊啼及夜啼不止,如真珠丸(《圣惠方》)。

3. 目赤翳障,视物不清 用治肝经风热或肝火上攻之目赤涩痛,眼生翳膜,常与青葙子、菊花、石决明等配伍,如真珠散(《证治准绳》)。若治眼目翳障初起,可与琥珀、熊胆、麝香等配伍,研极细,点眼,如珍珠散(《医学心悟》)。

4. 口内诸疮,疮疡肿毒,溃久不敛 用治口舌生疮,牙龈肿痛,咽喉溃烂等症,多与硼砂、青黛、冰片合用,共为细末,吹入患处,如珍宝散(《丹台玉案》);亦可用珍珠与牛黄共为末,如珠黄散(《全国中药成药处方集》)。若治疮疡溃烂,久不收口者,可用本品配炉甘石、黄连、血竭等,研细粉,调匀,外敷,如珍珠散(《张氏医通》)。

现多将本品用于化妆品中,以防治皮肤色素沉着,有润肤养颜之效。

【用法用量】内服入丸、散用,0.1～0.3 g;外用适量。

【现代研究】

1. 化学成分 含碳酸钙,多种氨基酸,无机元素有锌、锰、铜、铁、镁、硒、锗等。尚含 B 族维生素、核酸等。

2. 药理作用 珍珠水解液可抑制小鼠自主活动,并有抑制脂褐素和清除自由基作用;珍珠粉提取物对小鼠肉瘤细胞、肺癌细胞均有显著的抑制作用;珍珠膏有促进创面愈合作用;珍珠粉有抗衰老,抗心律失常,及抗辐射等作用。

第二节 养心安神药

本类药物多为植物种子、种仁类,主归心、肝经,具有养心益阴、安神定志等功效,临床上常用于阴血不足所致的心悸、失眠等。

养心安神药各有其特点,在应用时应根据神志不安的病因,选择相应的药物,并作适当配伍。如阴血不足者,选配养阴补血药药。如心脾两虚者,选配补气健脾药。心肾不交者,选配滋阴养心药。

酸枣仁 Suanzaoren 《神农本草经》

为鼠李科植物酸枣 *Ziniphus jujaba* Mill. var. *spinosa* (Bunge) Hu et H. F. Chou 的干燥成熟种子。主产于河北、山西、山东等地。秋末冬初采收成熟果实,除去果肉及核壳,收集种子,晒干。生用或炒用。炒时取净酸枣仁,照清炒法炒至鼓起,色微变深。用时捣碎。以个大、饱满、完整、有光泽、外皮红棕色、无核壳者为优。

按《中国药典》(2015 年版)规定:本品水分不得过 9.0%,总灰分不得过 7.0%,杂质不得过 5.0%。

【药性】甘、酸,平。归肝、胆、心经。

【功效】养心补肝,宁心安神,敛汗,生津。

【应用】

1. 虚烦不眠,惊悸多梦 用于心脾气虚血亏、心悸失眠,常与当归、黄芪、党参等同用,如归脾汤(《校注妇人良方》)。用治肝虚有热之虚烦不眠,常与知母、茯苓、川芎等同用,如酸枣仁汤(《金匮要略》)。用治心肾不交,心悸失眠、健忘梦遗者,常与麦冬、地黄、远志等同用,如天王补心丹(《摄生秘剖》)。

2. 体虚多汗 可与五味子、山茱萸、黄芪等同用。

3. 津伤口渴 配伍地黄、天花粉同用。

【用法用量】煎服,10~15 g。

【现代研究】

1. 化学成分 含黄酮、皂苷、多糖类、油脂和生物碱成分。尚含蛋白质、维生素 C 及植物甾醇类等成分。

2. 药理作用 酸枣仁水提取物对试验动物的镇静,催眠作用。酸枣仁总黄酮、总皂苷及生物碱类成分具有抗抑郁作用。酸枣仁总皂苷尚具有镇静催眠,抑制中枢,抗心肌缺血,降血脂,降低血压等作用。

远志 Yuanzhi 《神农本草经》

为远志科植物远志 *Polygala tenuifolia* Willd. 或卵叶远志 *Polygala sibirica* L. 的干燥根。主产于山西、陕西、吉林等地。春季出苗前或秋季地上部分枯萎后,挖取根部,除去须根及泥沙。略洗,润透,切段,干燥,生用或制用。制时取甘草,用适量水煎汤,去渣,加入净远志,用文火煮至汤吸尽,取出,干燥。以条粗、皮厚者为优。

按《中国药典》(2015 年版)规定:本品水分不得过 12.0%,总灰分不得过 6.0%。

【药性】苦、辛,温。归心、肾、肺经。

【功效】安神益智,交通心肾,祛痰,消肿。

【应用】

1. 失眠多梦,心悸怔忡,健忘 为治心肾不交之心神不安、失眠惊悸之佳品,常与茯神、朱砂、龙骨等同用,如远志丸(《张氏医通》)。用治健忘,常与人参、茯苓、菖蒲等同用,如开心散(《千金方》)。能豁痰开窍,用于痰迷神昏,常与菖蒲、郁金等同用;又能宁心安神,对于失眠、惊悸,常与枣仁、茯苓等同用。

2. 癫痫惊狂 本品能通心窍,逐痰涎。用治痰阻心窍之癫痫抽搐、惊风发狂等,与半夏、天麻、全蝎等同用。

3. 咳嗽痰多 用治外感风寒咳嗽痰多或热痰黏稠、咳吐不爽,常与杏仁、贝母、瓜蒌、桔梗等同用。

4. 疮痈肿毒,乳房肿痛 治疮痈肿痛,内服、外用均可。内服可单用为末,黄酒送服。外用远志隔水蒸软,加少量黄酒,捣烂敷患处。

【用法用量】煎服,3~10 g;研末吞服,每次 3 g;外用适量。

【使用注意】胃炎、胃溃疡者慎用。

【现代研究】

1. 化学成分　远志主要含有远志糖苷、远志皂苷、远志皂苷元、细叶远志素。尚含 3,4-二甲氧基桂皮酸、3,4,5-三甲氧基桂皮、3,4,5-三甲氧基桂皮酸甲酯、蔗糖。

2. 药理作用　远志具有镇静催眠作用,表现在降低小鼠自发活动,缩短入睡潜伏时间。远志总皂苷提高大鼠海马区烟碱型乙酰胆碱受体亚基的表达,改善学习记忆和认知功能,降低阿尔茨海默(AD)大鼠蛋白激酶表达,升高磷酸酯酶表达,保护氧化应激损伤的视网膜神经节细胞。

3. 毒性与不良反应　远志能引起恶心呕吐,远志皂苷具有溶血作用。

柏子仁　Baiziren　《神农本草经》

为柏科植物侧柏 *Platycla dusorientalis* L. Franco 的干燥成熟种仁。主产于山东、河南、河北等地。秋、冬两季采收成熟种子,晒干,除去种皮,收集种仁。生用或制霜用。以粒饱满,色黄白,油性大,不泛油者为优。

按《中国药典》(2015 年版)规定:本品酸值不得过 40.0,羰基值不得过 30.0,过氧化值不得过 0.26。

【药性】甘,平。归心、肾、大肠经。

【功效】养心安神,润肠通便。

【应用】

1. 虚烦失眠,心悸怔忡　治疗血不养心、虚烦不眠之症,常与酸枣仁、当归、茯神等药同用,如养心汤(《校注妇人良方》);或与人参、五味子、白术等同用,如柏子仁丸(《普济本事方》);或与酸枣仁、远志、五味子等同用,如养心汤(《证治准绳》)。治心肾不交之心悸不安、心烦少寐、梦遗健忘等,常与麦冬、熟地黄、石菖蒲等同用,如柏子养心丸,(《体仁汇编》)。

2. 肠燥便秘　用治阴亏血虚、老年、产后等肠燥便秘,常与郁李仁、杏仁、松子仁等同用,如五仁丸(《世医得效方》)。

【鉴别用药】酸枣仁与柏子仁均归心经,均能养心安神,均治阴血不足、心神失养所致的心悸怔忡、失眠、健忘等症,且常相须为用。然酸枣仁又归肝胆经,可治肝虚有热之虚烦不眠,柏子仁又归肾经,可治心肾阴虚之虚烦不眠。酸枣仁兼收敛止汗,生津止渴,可用治体虚自汗、盗汗,伤津口渴、咽干。柏子仁质润多脂,又归大肠经,可润肠通便,可用治肠燥便秘。

【用法用量】煎服,3～10 g。

【使用注意】便溏及痰多者慎用。

【现代研究】

1. 化学成分　本品主要含脂肪油,尚含挥发油、皂苷、维生素 A、蛋白质、柏木醇、β-谷甾醇、双萜类成分等。

2. 药理作用　柏子仁皂苷和柏子仁油均具有镇静催眠作用,延长小鼠睡眠时间,柏子仁石油醚提取物对鸡胚背根神经节突起的生长有轻度促生长作用。柏子仁乙醇提取物对损伤造成的记忆再现障碍及记忆消失促进有明显的改善。

首乌藤　Shouwuteng　《何首乌录》

为蓼科植物何首乌 *Polygonum multiflorum* Thunb. 的干燥藤茎。主产于河南、湖南、湖北等地。秋、冬两季采割,除去残叶,捆成把或趁鲜切段,干燥,生用。

按《中国药典》(2015 年版)规定:本品水分不得过 12.0%,总灰分不得过 10.0%。

【药性】甘,平。归心、肝经。

【功效】养血安神,祛风通络。

【应用】

1. 虚烦失眠,多梦 用治阴虚血少所致的失眠多梦、心神不安以及头目眩晕,常与合欢皮、酸枣仁等同用。

2. 血虚身痛,风湿痹痛 治血虚周身酸痛,可配合当归、地黄、鸡血藤、络石藤等同用。

3. 皮肤瘙痒 治皮肤痒疹,可煎汤外洗。

【用法用量】煎服,9~15 g;外用适量,煎水洗患处。

【现代研究】

1. 化学成分 主要含蒽醌类成分,如大黄素、大黄素甲醚;二苯乙烯苷类,如 2,3,5,4'-四羟基二苯乙烯-2-O-β-D-葡萄糖苷等。尚含 β-谷甾醇。

2. 药理作用 首乌藤的乙醇提取物抑制脂肪酸合酶(FAS)活性,具有减肥抑食作用。甲醇提取物、乙酸乙酯提取物具有抗氧化活性,能清除 ABTS 自由基、DPPH 自由基、还原 Fe^{3+}。

灵芝　Lingzhi　《神农本草经》

为多孔菌科真菌赤芝 *Ganoderma lucidum* (Leyss. ex Fr.) Karst. 或紫芝 *Ganoderma sinense* Zhao,Xu et Zhang 的干燥子实体。主产于四川、浙江、江西等地。全年可采收,除去杂质,剪除附有朽木或培养基的下端菌柄,阴干,或在 40~50℃烘干。

按《中国药典》(2015 年版)规定:本品水分不得过 17.0%,总灰分不得过 3.2%。

【药性】甘,平。归心、肺、肝、肾经。

【功效】补气安神,止咳平喘。

【应用】

1. 心神不宁,失眠,惊悸 用治气血不足、心神失养之心神不宁、失眠、多梦、惊悸等,可研末吞服或与当归、白芍、酸枣仁等同用。

2. 虚劳短气,不思饮食 用治虚劳短气、不思饮食、手足逆冷、烦躁口渴等,常与人参、山茱萸、地黄等同用。

3. 肺虚咳喘 用治肺虚咳喘,可单用。用治肺寒咳嗽、痰多气喘,可与党参、干姜、半夏等药同用。

【用法用量】煎服,6~12 g。

【现代研究】

1. 化学成分 含多糖类化合物,尚含三萜类、生物碱、核酸类、氨基酸以及微量元素。

2. 药理作用 赤灵芝破壁孢子粉、赤灵芝孢子粉增强巨噬细胞吞噬能力,增加小鼠体重及脾指数。灵芝三萜类化合物改善衰老模型小鼠的学习记忆能力。灵芝多糖有清除多种自由基、调节免疫功能、抗肿瘤、抗衰老作用。

合欢皮　Hehuanpi　《神农本草经》

为豆科植物合欢 *Albizia julibrissin* Durazz. 的干燥树皮。全国大部分地区均有分布,主产于湖北、江苏、浙江等省。夏、秋两季剥取树皮,晒干。饮片炮制时洗净,泡透,切丝或块,干燥。以皮细嫩、皮孔明显者为优。

按《中国药典》(2015 年版)规定:本品水分不得过 10.0%,总灰分不得过 6.0%。

【药性】甘,平。归心、肝、肺经。

【功效】解郁安神,活血消肿。

【应用】

1. 心神不安,忧郁失眠　用治情志不遂,忧郁烦闷、心烦失眠,可单用,或与柏子仁、酸枣仁、首乌藤等药同用。

2. 跌扑伤痛　用治跌打损伤、骨折疼痛等,如《续本事方》用本品与麝香、乳香研末,温酒调服。亦可与桃仁、红花、乳香、没药等同用。

3. 肺痈,疮肿　用治肺痈胸痛、咳吐脓血,单用有效,如黄昏汤(《千金方》);或与鱼腥草、冬瓜子、桃仁等同用。用治疮肿,常与蒲公英、紫花地丁、连翘等同用。

【用法用量】煎服,6～12 g;外用适量,研末调敷。

【使用注意】孕妇慎用。

【现代研究】

1. 化学成分　含有皂苷、生物碱、木脂素、三萜、黄酮及多糖等。

2. 药理作用　合欢皮皂苷促进肿瘤细胞凋亡,抑制肿瘤血管生长。

3. 毒性与不良反应　高剂量(26.25 mg/kg)合欢皮总皂苷对大鼠血液及循环系统有一定的毒性作用。

(山东农业大学　周红英)

第二十章　平肝息风药

凡以平肝潜阳或息风止痉为主要功效,治疗肝阳上亢或肝风内动病证的药物,称平肝息风药。

本类药物皆入肝经,多为介壳、昆虫等动物药物及矿石类药物,具有平肝潜阳、息风止痉之主要功效。部分平肝息风药物以其质重、性寒沉降之性,兼有镇惊安神、清肝明目、降逆、凉血等作用,某些息风止痉药物兼有祛风通络之功。

平肝息风药主要用治肝阳上亢、肝风内动的病证。部分药物又可用治心神不宁、目赤肿痛、呕吐、呃逆、喘息、血热出血,以及风中经络之口眼㖞斜、痹痛等证。

使用平肝息风药时,应根据引起肝阳上亢,肝风内动的病因、病机及兼证的不同,进行相应的配伍。如属阴虚阳亢者,多配伍补肾阴药物;肝火上炎者,多配伍清泻肝火药物;兼心神不安、失眠多梦者,当配伍安神药物;肝阳化风之肝风内动,应将息风止痉药与平肝潜阳药物并用;热极生风之肝风内动,当配伍清热泻火药物;阴血亏虚之肝风内动,当配伍补养阴血药物;脾虚慢惊风,当配伍补气健脾药物;兼窍闭神昏者,当与开窍药配伍;兼痰邪者,应与化痰药配伍。

本类药物有性偏寒凉或性偏温燥之不同,故当注意区别使用。若脾虚慢惊者,不宜用寒凉之品;阴虚血亏者,当忌温燥之品。

平肝息风药可分为以平肝阳为主要作用的平抑肝阳药和以息肝风、止痉抽为主要作用的息风止痉药两类。

现代药理研究证明,平肝息风药多具有降压、镇静、抗惊厥作用。能抑制实验性癫痫的发生,可使实验动物自主活动减少,部分药物还有解热、镇痛作用。

第一节　平抑肝阳药

本类药物多为质重之介壳类或矿石类药物,具有平抑肝阳或平肝潜阳之功效。主要用治肝阳上亢之头晕目眩、头痛、耳鸣和肝火上攻之面红、口苦、目赤肿痛、烦躁易怒、头痛头昏等。亦用治肝阳化风痉挛抽搐及肝阳上扰烦躁不眠者,当分别配伍息风止痉药与安神药。

石决明　Shijueming　《名医别录》

为鲍科动物杂色鲍 *Haliotis diversicolor* Reeve、皱纹盘鲍 *H. discus hannai* Ino、羊鲍 *H. ovina* Gmelin、澳洲鲍 *H. ruber* (Leach)、耳鲍 *H. asinina* Linnaeus 或白鲍 *H. laevigata* (Donovan)的贝壳。主产于广东、海南、山东等沿海地区。夏、秋两季捕捉,去肉,洗净,干燥。

生用或煅用。用时打碎。以个大，壳厚，外表洁净，内表面有彩色光泽者为优。

按《中国药典》（2015年版）规定：本品含碳酸钙（$CaCO_3$）不得少于93%。

【药性】咸，寒。归肝经。

【功效】平肝潜阳，清肝明目。

【应用】

1. 肝阳上亢，头晕目眩 用治邪热灼阴，筋脉拘急，手足蠕动，头目眩晕之症，常与白芍、地黄、牡蛎等药配伍，如阿胶鸡子黄汤（《通俗伤寒论》）。若肝阳独亢而有热象，头晕头痛，烦躁易怒者，可与夏枯草、黄芩、菊花等药同用，如平肝潜阳汤（《常见病中医治疗研究》）。

2. 目赤，翳障，视物昏花 治疗肝火上炎目赤肿痛，可与黄连、龙胆草、夜明砂等同用，如黄连羊肝丸（《全国中药成药处方集》）；亦常配伍夏枯草、决明子、菊花等清肝明目之品同用。治疗风热目赤，翳膜遮睛，常与蝉蜕、菊花、木贼等配伍；治目生翳障，常配伍木贼、荆芥、桑叶等，如石决明散（《证治准绳》）。若肝虚血少，目涩昏暗，雀盲眼花属虚证者，每与熟地黄、枸杞子、菟丝子等配伍。治青盲雀目，可与苍术、猪肝配伍同用。

此外，煅石决明还有收敛、制酸、止痛、止血等作用。可用于胃酸过多之胃脘痛；研末外敷，可用于外伤出血。

【鉴别用药】石决明与决明子均有清肝明目之功效，皆可用治目赤肿痛、翳障等偏于肝热者。然石决明咸寒质重，凉肝镇肝，兼养肝阴，故无论实证、虚证之目疾均可应用，多用于血虚肝热之羞明、目暗、青盲等；决明子苦寒，功偏清泻肝火而明目，常用治肝经实火之目赤肿痛。

【用法用量】煎服，6～20 g；应打碎先煎。平肝、清肝宜生用，外用点眼宜煅用、水飞。

【使用注意】本品咸寒易伤脾胃，故脾胃虚寒，食少便溏者慎用。

【现代研究】

1. 化学成分 含碳酸钙、有机质，尚含少量镁、铁、硅酸盐、磷酸盐、氯化物和极微量的碘；煅烧后碳酸钙分解，产生氧化钙，有机质则破坏。还含锌、锰、铬、锶、铜等微量元素；贝壳内层具有珍珠样光泽的角质蛋白，经盐酸水解得16种氨基酸。此外，还含有极为丰富的易为人体吸收的 SiO_2，其含量在已知种类的矿物药材中居首位。

2. 药理作用 九孔鲍提取液有抑菌作用，其贝壳内层水解液经小鼠抗四氯化碳急性中毒实验表明，有保肝作用；其酸性提取液对家兔体内外的凝血实验表明，有显著的抗凝作用。石决明提取物静脉注射对正常麻醉大鼠及自发性高血压大鼠均有显著降压作用。

牡蛎 Muli 《神农本草经》

为牡蛎科动物长牡蛎 *Ostrea gigas* Thunberg、大连湾牡蛎 *O. Talienwhanensis* Crosse 或近江牡蛎 *O. rivularis* Gould 的贝壳。我国沿海一带均有分布。全年均可采收，采得后，去肉，取壳，洗净，晒干。生用或煅用。用时打碎。以个大，整齐，里面光洁者为优。

按《中国药典》（2015年版）规定：本品含碳酸钙（$CaCO_3$）不得少于94%，酸不溶性灰分不得过5.0%。

【药性】咸，微寒。归肝、胆、肾经。

【功效】潜阳补阴，重镇安神，软坚散结。

【应用】

1. 肝阳上亢，头晕目眩 用治水不涵木，阴虚阳亢，头目眩晕，烦躁不安，耳鸣者，常与龙骨、龟甲、白芍等同用,如镇肝息风汤(《医学衷中参西录》)。治热病日久,灼烁真阴,虚风内动,四肢抽搐之症,常与地黄、龟甲、鳖甲等药配伍,如大定风珠(《温病条辨》)。

2. 心神不安,惊悸失眠 用治心神不安,惊悸怔忡,失眠多梦等,常与龙骨相须为用,如桂枝甘草龙骨牡蛎汤(《伤寒论》)。亦可配伍朱砂、琥珀、酸枣仁等安神之品。

3. 痰核,瘰疬,瘿瘤,癥瘕积聚 用治痰火郁结之痰核,瘰疬,瘿瘤等,常与浙贝母、玄参等配伍,如消瘰丸(《医学心悟》)。用治气滞血瘀的癥瘕积聚,常与鳖甲、丹参、莪术等同用。

4. 滑脱诸证 用治自汗,盗汗,常与麻黄根、浮小麦等同用,如牡蛎散(《和剂局方》);亦可用牡蛎粉扑撒汗处,有止汗作用。治肾虚遗精,滑精,常与沙苑子、龙骨、芡实等配伍,如金锁固精丸(《医方集解》)。治尿频,遗尿可与桑螵蛸、金樱子、益智仁等同用;治疗崩漏、带下证,又常与海螵蛸、山茱萸、山药等配伍。

此外,煅牡蛎有制酸止痛作用,可治胃痛泛酸,与乌贼骨、浙贝母共为细末,内服取效。

【鉴别用药】龙骨与牡蛎均有重镇安神、平肝潜阳、收敛固涩作用,均可用治心神不安、惊悸失眠、阴虚阳亢之头晕目眩及各种滑脱证。但龙骨长于镇惊安神,且收敛固涩力优于牡蛎;牡蛎平肝潜阳功效显著,又有软坚散结之功。

【用法用量】煎服,9～30 g,宜打碎先煎;外用适量。收敛固涩宜煅用,其他宜生用。

【现代研究】

1. 化学成分 含碳酸钙、磷酸钙及硫酸钙。并含铜、铁、锌、锰、锶、铬等微量元素及多种氨基酸。

2. 药理作用 牡蛎多糖能显著降低和抑制狗肾细胞培养流感病毒的血凝滴度,牡蛎糖胺聚糖(O-GAG)对疱疹病毒感染的小鼠具有一定的治疗作用并能提高小鼠的免疫功能。牡蛎天然活性肽(BPO)具有显著的诱导胃癌细胞 BGC-823 凋亡的作用。牡蛎水提液能延缓去卵巢大鼠脑衰老。牡蛎提取物对四氧嘧啶所致小鼠血糖升高有显著的降低作用。牡蛎粉末动物实验有镇静,抗惊厥作用,并有明显的镇痛作用;煅牡蛎 1 号可明显提高抗实验性胃溃疡活性;牡蛎多糖具有降血脂,抗凝血,抗血栓等作用。

赭石　Zheshi　《神农本草经》

为三方晶系氧化物类矿物赤铁矿 Haematitum 的矿石。主产于山西、河北、河南等地。开采后,除去杂石泥土,打碎生用或醋淬研粉用。以色棕红,断面呈层叠状,每层均有钉头者为优。

按《中国药典》(2015 年版)规定:本品含铁(Fe)不得少于 45%。

【药性】苦,寒。归肝、心经。

【功效】平肝潜阳,重镇降逆,凉血止血。

【应用】

1. 肝阳上亢,头晕目眩 用治头目眩晕、目胀耳鸣等症,常与怀牛膝、生龙骨、生牡蛎等滋阴潜阳药同用,如镇肝息风汤、建瓴汤(《医学衷中参西录》)。治头晕头痛,心烦难寐,可配珍珠母、磁石、猪胆膏等,如脑立清(《上海市药品标准》)。亦可用治小儿急慢惊风,吊眼撮口,搐搦不定,如《仁斋直指方》单用本品醋煅,细研水飞白汤调下。

2. 呕吐,呃逆,噫气 用治胃气上逆之呕吐、呃逆、噫气不止等证,常与旋覆花、半夏、生姜等配伍,如旋覆代赭汤(《伤寒论》)。若治噎膈不能食,大便燥结,配伍党参、当归、肉苁蓉等,如参赭培气汤(《医学衷中参西录》)。治疗宿食结于肠间,胃气上逆不降,大便多日不通者,可配伍甘遂、芒硝、干姜等同用,如赭遂攻结汤(《医学衷中参西录》)。

3. 气逆喘息 用治哮喘有声,卧睡不得者,《普济方》单用本品研末,米醋调服取效。用治肺肾不足,阴阳两虚之虚喘,与党参、山茱萸、胡桃肉等药同用,如参赭镇气汤(《医学衷中参西录》);若治肺热咳喘者,可与桑白皮、苏子、旋覆花等同用。

4. 血热吐衄,崩漏 可单用,如《斗门方》以本品煅烧醋淬,研细调服,治吐血、衄血;《普济方》用代赭石研为细末,醋汤调服,治崩中淋沥不止;吐血、衄血、胸中烦热者,可与白芍、竹茹、牛蒡子等配伍,如寒降汤(《医学衷中参西录》);用治血热崩漏下血,可配伍禹余粮、赤石脂、五灵脂等,如震灵丹(《和剂局方》)。

【用法用量】煎服,10~30 g,宜打碎先煎;入丸、散,每次 1~3 g;外用适量。降逆、平肝宜生用,止血宜煅用。

【使用注意】孕妇慎用。因含微量砷,故不宜长期服用。

【现代研究】

1. 化学成分 主含三氧化二铁(Fe_2O_3)。正品钉头赭石含铁 60% 以上,并含镉、钴、铬、铜、锰、镁等多种微量元素;尚含对人体有害的铅、砷、钛。

2. 药理作用 对肠管有兴奋作用,可使肠蠕动亢进;所含铁质能促进红细胞及血红蛋白的新生;对中枢神经系统有镇静作用。

3. 毒性与不良反应 临床报道有代赭石引起皮肤过敏病例,原因与其中所含少量有毒成分砷有关,但也不排除患者体质的因素。

珍珠母 Zhenzhumu 《本草图经》

为蚌科动物三角帆蚌 *Hyriopsis cumingii*(Lea)、褶纹冠蚌 *Cristaria plicata*(Leach)或珍珠贝科动物马氏珍珠贝 *Pteria martensii*(Dunker)的贝壳。前两种在全国的江河湖沼中均产;后一种主产于海南岛、广东、广西沿海。全年可采,去肉,洗净,干燥。生用或煅用。用时打碎。以片大,色白,酥松而不碎者为优。

【药性】咸,寒。归肝、心经。

【功效】平肝潜阳,安神定惊,明目退翳。

【应用】

1. 肝阳上亢,头晕目眩 用治肝阴不足,肝阳上亢所致的头痛眩晕、耳鸣、心悸失眠等症,常与白芍、地黄、龙齿等同用,如甲乙归藏汤(《医醇賸义》);治疗肝阳眩晕、头痛者,又常与石决明、牡蛎、磁石等药同用。若肝阳上亢并有肝热烦躁易怒者,可与钩藤、菊花、夏枯草等清肝火药物配伍。

2. 惊悸失眠,心神不宁 治疗心悸失眠,心神不宁,可与朱砂、龙骨、琥珀等安神药配伍,如珍珠母丸(《普济本事方》);治癫痫、惊风抽搐,可配伍天麻、钩藤、天南星等药同用。

3. 目赤翳障,视物昏花 用治肝热目赤,羞明怕光,翳障,常与石决明、菊花、车前子配伍;用治肝虚目暗,视物昏花,则与枸杞子、女贞子、黑芝麻等配伍;若属肝虚目昏或夜盲者,可与苍术、猪肝或鸡肝同煮服用。现用珍珠层粉制成眼膏外用,治白内障、角膜炎及结膜炎等,均有一定疗效。

此外,本品研细末外用,用治湿疮瘙痒,溃疡久不收口,口疮等症。用珍珠层粉内服,治疗胃、十二指肠球部溃疡,有一定疗效。

【用法用量】煎服,10～25 g,宜打碎先煎;或入丸、散剂;外用适量。

【使用注意】本品属镇降之品,故脾胃虚寒者,孕妇慎用。

【现代研究】

1. 化学成分　含有磷脂酰乙醇胺,半乳糖神经酰胺、羟基脂肪酸,蜗壳朊,碳酸钙,氧化钙等氧化物,少量镁、铁、硅酸盐、硫酸盐等,并含有多种氨基酸。

2. 药理作用　珍珠母的硫酸盐水解产物,能增大离体心脏的心跳幅度;珍珠母注射液对四氯化碳引起的肝损伤有保护作用;用珍珠层粉灌胃,对大鼠应激性胃溃疡有明显的抑制作用。

刺蒺藜　Cijili　《神农本草经》

为蒺藜科植物蒺藜 *Tribulus terrestris* L. 的果实。主产于河南、河北、山东等地。秋季果实成熟时采收。割下全株,晒干,打下果实,碾去硬刺,除去杂质。炒黄或盐炙用。以颗粒均匀,饱满坚实,色灰白者为优。

【药性】辛、苦,微温;有小毒。归肝经。

【功效】平肝解郁,活血祛风,明目,止痒。

【应用】

1. 肝阳上亢,头晕目眩　用于肝阳上亢,头晕目眩等症,常与钩藤、珍珠母、菊花等平肝潜阳药同用。

2. 胸胁胀痛,乳闭胀痛　用治肝郁气滞,胸胁胀痛,可与柴胡、香附、青皮等疏肝理气药同用。若治肝郁乳汁不通,乳房作痛,可单用本品研末服,或与穿山甲、王不留行等通经下乳药配伍应用。

3. 风热上攻,目赤翳障　用治风热目赤肿痛,多泪多眵或翳膜遮睛等症,多与菊花、蔓荆子、决明子等同用,如白蒺藜散(《张氏医通》)。

4. 风疹瘙痒,白癜风　治疗风疹瘙痒,常与防风、荆芥、地肤子等祛风止痒药配伍。若治血虚风盛,瘙痒难忍者,配伍当归、何首乌、防风等养血祛风药同用。《千金方》单用本品研末冲服,治白癜风。

【用法用量】煎服,6～10 g;或入丸、散剂;外用适量。

【使用注意】孕妇慎用。

【现代研究】

1. 化学成分　含 3 种生物碱类(harman、harmine、harmol)黄酮、皂苷类成分,还含有脂肪油及少量挥发油、鞣质、树脂、甾醇、钾盐等。

2. 药理作用　蒺藜水浸液及乙醇浸出液对麻醉动物有降压作用;其水溶性部分有利尿作用;蒺藜总皂苷有显著的强心作用、对心肌细胞有保护作用,有提高机体免疫功能、强壮、抗衰老等作用;蒺藜水煎液有降低血糖作用;水提取物有抗过敏作用。

罗布麻叶　Luobumaye　《救荒本草》

为夹竹桃科植物罗布麻 *Apocynum venetum* L. 的干燥叶。主产于我国东北、西北、华北等地。现江苏、山东、安徽等地有大量种植。叶在夏季开花前采摘,晒干或阴干,亦有蒸炒揉制后用者;夏季采收,除去杂质,干燥,切段用。

按《中国药典》(2015年版)规定:本品水分不得过11％,总灰分不得过12％酸不溶性灰分不得过5％,按干燥品计算金丝桃苷($C_{21}H_{20}O_{12}$)不得少于0.30％。

【药性】甘、苦,凉。归肝经。

【功效】平抑肝阳,清热利水。

【应用】

1. 头晕目眩　单用有效,煎服或开水泡汁代茶饮,亦可与牡蛎、石决明、代赭石等同用,以治肝阳上亢之头晕目眩。若与钩藤、夏枯草、野菊花等配伍,宜治肝火上攻之头晕目眩。

2. 水肿,小便不利　治水肿,小便不利而有热者,可单用取效,或配伍车前子、木通、猪苓等同用。

【用法用量】煎服或开水泡服,6～12 g。

【使用注意】不宜过量或长期服用,以免中毒。

【现代研究】

1. 化学成分　含黄酮苷,酚性物质,有机酸,氨基酸,多糖苷,鞣质,甾醇,甾体皂苷元和三萜类物质。

2. 药理作用　罗布麻叶对人体多个系统有药理作用,对心血管系统有降压、降血脂作用,对神经系统有抗抑郁、镇静作用,对呼吸系统有止咳、平喘化痰和预防、治疗感冒作用,此外,还有利尿、抗氧化、抗衰老、保肝、抗突变作用。

3. 毒性与不良反应　制剂内服可出现恶心、呕吐、腹泻、上腹不适,也可出现心动过缓和期前收缩。吸罗布麻纸烟时可出现头晕、呛咳、恶心、失眠等。罗布麻中毒的主要原因:一是使用剂量过大,二是配伍用药不合理。所以必须严格按照规定的用法用量使用,以保证用药安全。中毒救治:早期催吐,洗胃,导泻;服蛋清、维生素C;大量饮浓茶及对症处理。出现心脏毒性反应时,按洋地黄中毒处理。

紫贝齿　Zibeichi　《新修本草》

为宝贝科动物蛇首眼球贝 *Erosaria caputserpentis*(L.)、山猫宝贝 *Cypraea lynx*(L.)或绶贝 *Mauritia arabica*(L.)等的贝壳。主产于海南、广东、福建等地。5～7月间捕捉,除去贝肉,洗净,晒干。生用或煅用。用时打碎或研成细粉。以紫色,壳厚,完整,洁净者为优。

【药性】咸,平。归肝经。

【功效】平肝潜阳,镇惊安神,清肝明目。

【应用】

1. 肝阳上亢,头晕目眩　多与石决明、牡蛎、磁石等潜镇肝阳药同用,以增强平肝潜阳之力。

2. 惊悸失眠　用治惊悸心烦,失眠,多梦者,可与龙骨、磁石、酸枣仁等药同用。治小儿惊风,高热,抽搐者,可与羚羊角、珍珠母、钩藤等清热、息风止痉药物配伍。

3. 目赤翳障,目昏眼花　用治肝热目赤肿痛,目生翳膜,视物昏花等症,可与菊花、蝉蜕、夏枯草等清肝明目药物配伍。

【用法用量】煎服,10～15 g,宜打碎先煎;或研末入丸、散剂。

【使用注意】脾胃虚弱者慎用。

【现代研究】

1. 化学成分 含碳酸钙、有机质,及少量镁、铁、硅酸盐、磷酸盐、硫酸盐和氧化物。尚含锌、锰、铜、铬、锶等微量元素及多种氨基酸。

2. 药理作用 有镇静及降低血压作用。

第二节 息风止痉药

本类药物主入肝经,以息肝风、止痉抽为主要功效。适用于温热病热极动风、肝阳化风、血虚生风等所致之眩晕欲仆、项强肢颤、痉挛抽搐等,以及风阳夹痰、痰热上扰之癫痫、惊风抽搐,或风毒侵袭引动内风之破伤风痉挛抽搐、角弓反张等。部分兼有平肝潜阳、清泻肝火作用的息风止痉药,亦可用治肝阳眩晕和肝火上攻之目赤、头痛等。

此外,某些息风止痉药尚兼祛外风之功,可用治风邪中经络之口眼歪斜、肢麻痉挛、头痛、风湿痹证等。

羚羊角 Lingyangjiao 《神农本草经》

为牛科动物赛加羚羊 *Saiga tatarica* Linnaeus 的角。主产于新疆、青海、甘肃等地。全年均可捕捉,以秋季猎取最佳。猎取后锯取其角,晒干。镑片或粉碎成细粉。以质嫩、色白、光润,有血丝,无裂纹者为优。

【药性】咸,寒。归肝、心经。

【功效】平肝息风,清肝明目,清热解毒。

【应用】

1. 肝风内动,惊痫抽搐 用治高热、神昏、惊厥抽搐者,常与钩藤、白芍、菊花同用,如羚角钩藤汤(《通俗伤寒论》)。治妊娠子痫,可与防风、独活、茯神等配伍,如羚羊角散(《济生方》)。用治癫痫、惊悸等,可与钩藤、天竺黄、郁金等同用。

2. 肝阳上亢,头晕目眩 治头晕目眩,烦躁失眠,头痛如劈等症,常与石决明、龟甲、地黄等同用,如羚羊角汤(《医醇賸义》)。

3. 肝火上炎,目赤头痛 用治头痛,目赤肿痛,羞明流泪等症,常与决明子、黄芩、龙胆草等同用,如羚羊角散(《和剂局方》)。

4. 温热病壮热神昏,热毒发斑 用于温热病壮热神昏,谵语躁狂,甚或抽搐,热毒斑疹等症,常与石膏、寒水石、麝香等配伍,如紫雪丹(《千金方》)。

此外,本品有解热,镇痛之效,可用于风湿热痹,肺热咳喘,百日咳等。

【用法用量】煎服,1～3 g,宜另煎 2 h 以上;磨汁或研粉服,每次 0.3～0.6 g。

【使用注意】本品性寒,脾虚慢惊者忌用。

【现代研究】

1. 化学成分 含角质蛋白,另外还有少量多肽,酸水解羚羊角粉可得 18 种氨基酸及多肽物质。尚含多种磷脂、磷酸钙、胆固醇、维生素 A 等。此外,含多种无机元素。

2. 药理作用 羚羊角外皮浸出液对中枢神经系统有抑制作用,有镇痛作用,并能增强动物耐缺氧能力;煎剂有抗惊厥、解热作用;煎剂或醇提取液有降压作用,其小剂量可使离体蟾蜍心脏收缩加强,中等剂量或大剂量可抑制心脏。

3. 毒性与不良反应 据临床报道,7月男孩因灌服 0.5 g 羚羊角粉的 1/3 量,即致过敏反应,出现全身紫癜,吐血等,最后死亡;又羚羊角注射液治疗上呼吸道感染 2 例,均于肌内注射 10 min 后出现过敏性休克。

附 药

山羊角

为牛科动物青羊 *Naemorhedus goral* Hardwicke 的角。性味咸,寒。归肝经。功能平肝,镇惊。适用于肝阳上亢,头目眩晕,肝火上炎,目赤肿痛以及惊风抽搐等证。可代羚羊角使用。煎服,10~15 g。

牛黄 Niuhuang 《神农本草经》

为牛科动物牛 *Bos taurus domesticus* Gmelin 的干燥胆结石。主产于北京、天津、内蒙古等地。牛黄分为胆黄和管黄两种,以胆黄质量为佳。宰牛时,如发现胆囊、胆管或肝管中有牛黄,即滤去胆汁,将牛黄取出,除去外部薄膜,阴干,研极细粉末。以表面光泽细腻,质轻松脆,断面层纹薄而齐整,无白膜,味先苦后甘,清香而凉者质优。

按《中国药典》(2015 年版)规定:本品水分不得过 9%,总灰分不得过 10%。

【药性】甘,凉。归心、肝经。

【功效】清心,豁痰,开窍,凉肝,息风,解毒。

【应用】

1. 热病神昏 用治神昏谵语,高热烦躁,口噤,舌謇,痰涎壅盛等症,常与麝香、冰片、朱砂等开窍醒神,清热解毒之品配伍,如安宫牛黄丸(《温病条辨》)。

2. 小儿惊风,癫痫 常用治小儿急惊风之壮热,神昏,惊厥抽搐等症,与朱砂、全蝎、钩藤等清热息风止痉药配伍,如牛黄散(《证治准绳》)。若治癫痫发作,症见突然仆倒,昏不知人,口吐涎沫,四肢抽搐者,可与珍珠、远志、胆南星等药配伍,如痫证镇心丹(《中医内科学讲义》)。

3. 口舌生疮,咽喉肿痛,牙痛,痈疽疔毒 用治口舌生疮,咽喉肿痛,牙痛,常与黄芩、雄黄、大黄等同用,如牛黄解毒丸(《全国中药成药处方集》)。若咽喉肿痛,溃烂,可与珍珠为末吹喉,如珠黄散(《绛囊撮要》)。治疗痈疽,疔毒,疖肿等,以牛黄与金银花、草河车、甘草同用,如牛黄解毒丸(《保婴撮要》)。亦可用治乳岩、横痃、痰核、流注、瘰疬、恶疮等证,每与麝香、乳香、没药同用,如犀黄丸(《外科证治全生集》)。

【用法用量】入丸、散剂,每次 0.15~0.35 g;外用适量,研末敷患处。

【使用注意】非实热证不宜用,孕妇慎用。

【现代研究】

1. 化学成分 含胆酸、脱氧胆酸、胆甾醇,以及胆色素、麦角甾醇、维生素 D、钠、钙、镁、锌、铁、铜、磷等;尚含类胡萝卜素及丙氨酸、甘氨酸等多种氨基酸;还含黏蛋白、脂肪酸及肽类(SMC)成分。

2. 药理作用 牛黄作用于中枢系统有镇静、抗惊厥、解热及镇痛作用,对心血管及循环系统有增强心肌收缩力、减慢心率、降血压及促进红细胞生成作用,此外还有抗肝损伤、祛痰、促进免疫、抗炎、抗过敏、抑菌剂抗肿瘤作用。

3. 毒性与不良反应　服用牛黄解毒片可出现血小板减少,消化道出血、荨麻疹型药疹、过敏性休克、膀胱炎、支气管哮喘等。服用牛黄制剂中毒或过敏反应主要是超剂量长期服用所致;其次是服药者属特异性或过敏性体质。牛黄中毒救治:停止服药,给予抗过敏、抗休克及对症治疗。

【其他】除黄牛、水牛外,牛科动物牦牛及野牛的胆结石亦可入药。另有人工牛黄,系牛胆汁或猪胆汁,经人工提取胆酸、胆甾醇、胆红素、无机盐等,加工制造而成;又有人工培植牛黄,根据天然牛黄的成因机理,在牛胆囊内植入异体,培植成人工培育牛黄,以缓解天然牛黄药源之短缺。

钩藤　Gouteng　《名医别录》

为茜草科植物钩藤 *Uncaria rhyunchophylla*(Miq.)Miq. ex Havil.、大叶钩藤 *Uncaria macrophylla* Wall.、毛钩藤 *Uncaria hirsuta* Havil.、华钩藤 *Uncaria sinensis*(Oliv.)Havil. 或无柄果钩藤 *Uncaria sessilifructus* Roxb. 的干燥带钩茎枝。产于广东、广西、湖南等地。秋、冬两季采收带钩的嫩枝,去叶,切段,晒干。以双钩形如锚状,茎细,钩结实,光滑,色红褐或紫褐者为优。

按《中国药典》(2015年版)规定:本品水分不得过 10%,总灰分不得过 3%。

【药性】甘,凉。归肝、心包经。

【功效】息风定惊,清热平肝。

【应用】

1. 头痛,眩晕　用治头胀头痛,眩晕等症;属肝火者,常与夏枯草、龙胆草、栀子等配伍;属肝阳上亢者,常与天麻、石决明、怀牛膝等同用,如天麻钩藤饮(《杂病证治新义》)。

2. 肝风内动,惊痫抽搐　用治小儿急惊风,壮热神昏、牙关紧闭、手足抽搐者,可与天麻、全蝎、僵蚕等同用,如钩藤饮子(《小儿药证直诀》)。用治温热病热极生风,痉挛抽搐,多与羚羊角、白芍、菊花等同用,如羚角钩藤汤(《通俗伤寒论》)。用治诸痫啼叫,痉挛抽搐,可与天竺黄、蝉蜕、黄连等同用,如钩藤饮子(《普济方》)。

此外,可用于风热外感,头痛,目赤及斑疹透发不畅之证。与蝉蜕、薄荷同用,可治小儿惊啼、夜啼,有凉肝止惊之效。

【用法用量】煎服,3～12g,入煎剂宜后下。

【现代研究】

1. 化学成分　钩藤含多种吲哚类生物碱,主要有钩藤碱、异钩藤碱、柯诺辛因碱、异柯诺辛因碱、柯楠因碱、二氢柯楠因碱,尚含有三萜类、黄酮类化合物。

2. 药理作用　钩藤生物碱对各种大鼠的正常血压和高血压都具有降压作用;钩藤对中枢神经系统有抑制作用,有镇静及保护脑神经细胞作用,钩藤乙醇浸液能制止豚鼠实验性癫痫的发作,并有一定的抗戊四氮惊厥作用;麻醉大鼠静脉注射钩藤可对抗乌头碱、氯化钡、氯化钙诱导的心律失常;钩藤还有抑制血小板聚集及抗血栓、降血脂等作用;此外还有抗癌作用。

3. 毒性与不良反应　高血压病人服用钩藤总碱治疗量时,个别可出现心动过缓,头晕,皮疹,月经量减少等,但可自行消除。

天麻　Tianma　《神农本草经》

为兰科植物天麻 *Gastrodia elata* Bl. 的干燥块茎。主产于四川、云南、贵州等地。立冬后至次年清明前采挖,冬季茎枯时采挖者名"冬麻",质量优良;春季发芽时采挖者名"春麻",质量较差。采挖后,立即洗净,蒸透,敞开低温干燥。用时润透或蒸软,切片。以色黄白色,半透明,肥大坚实者为优。

按《中国药典》(2015 年版)规定:本品水分不得过 15%,总灰分不得过 4.5%。

【药性】甘,平。归肝经。

【功效】息风止痉,平抑肝阳,祛风通络。

【应用】

1. 肝风内动,惊痫抽搐　用治各种病因之肝风内动,惊痫抽搐,不论寒热虚实,皆可配伍应用。如治小儿急惊风,常与羚羊角、钩藤、全蝎等息风止痉药同用,如钩藤饮(《医宗金鉴》)。用治小儿脾虚慢惊,则与人参、白术、白僵蚕等药配伍,如醒脾丸(《普济本事方》)。用治小儿诸惊,可与全蝎、制南星、白僵蚕同用,如天麻丸(《魏氏家藏方》),若用治破伤风痉挛抽搐、角弓反张,又与天南星、白附子、防风等药配伍,如玉真散(《外科正宗》)。

2. 眩晕,头痛　用治肝阳上亢之眩晕、头痛,常与钩藤、石决明、牛膝等同用,如天麻钩藤饮(《杂病证治新义》)。用治风痰上扰之眩晕、头痛,痰多胸闷者,常与半夏、陈皮、茯苓等同用,如半夏白术天麻汤(《医学心悟》)。若头风攻注,偏正头痛,头晕欲倒者,可配等量川芎为丸,如天麻丸(《普济方》)。

3. 肢体麻木,手足不遂,风湿痹痛　用治中风手足不遂,筋骨疼痛等,可与没药、制乌头、麝香等药配伍,如天麻丸(《圣济总录》)。用治妇人风痹,手足不遂,可与牛膝、杜仲、附子浸酒服,如天麻酒(《十便良方》)。若治风湿痹痛,关节屈伸不利者,多与秦艽、羌活、桑枝等祛风湿药同用,如秦艽天麻汤(《医学心悟》)。

【鉴别用药】钩藤、天麻均有息风止痉、平肝潜阳之功,均可治肝风内动、肝阳上亢之证。但钩藤性凉,轻清透达,长于清热息风,用治小儿高热惊风轻证为宜;天麻甘平质润,清热之力不及钩藤,但肝风内动、惊痫抽搐之寒热虚实皆可配伍应用,又能祛风通络,用治肢体麻木,手足不遂,风湿痹痛。

【用法用量】煎服,3~10 g;研末冲服,每次 1~1.5 g。

【现代研究】

1. 化学成分　含天麻苷,天麻苷元,β-甾谷醇和胡萝卜苷,柠檬酸及其单甲酯,棕榈酸,琥珀酸和蔗糖等;尚含天麻多糖,维生素 A,多种氨基酸,微量生物碱,多种微量元素,如铬、锰、铁、钴、镍、铜、锌等。

2. 药理作用　天麻水、醇提取物及不同制剂,具有镇静、抗惊厥、镇痛、保护脑神经细胞作用,天麻及天麻制剂有扩张血管、降低血压、抗炎作用,还有抗血小板聚集、抗血栓形成作用,天麻多糖有免疫活性。

3. 毒性与不良反应　天麻及天麻制剂偶有过敏性反应及中毒的发生。如:口服天麻粉引起荨麻疹药疹;口服天麻丸引起过敏性紫癜;肌注天麻注射液致过敏性休克;大剂量炖服天麻致急性肾功能衰竭及昏迷等。天麻中毒解救的方法为:早期催吐,洗胃;出现过敏性反应及肾功能衰竭时,可对症处理。

附 药

密环菌

密环菌 *Armillaria mellea* Fr. 是一种发光真菌,天麻种子和块茎皆依赖于密环菌供给营养生长。研究证明,密环菌的固体培养物具有与天麻相似的药理作用和临床疗效,现多以密环菌制剂代替天麻药用,主要适用于眩晕、头痛、失眠、半身不遂、肢体麻木等症。

地龙 Dilong 《神农本草经》

为钜蚓科动物参环毛蚓 *Pheretima aspergillum*(E. Perrier)、通俗环毛蚓 *Pheretima vulgaris* Chen、威廉环毛蚓 *Pheretima guillelmi*(Michaelsen)或栉盲环毛蚓 *Pheretima pectinifera* Michaelsen 的干燥体。前一种习称"广地龙",主产于广东、广西、福建等地;后三种习称"沪地龙",主产于上海一带。广地龙春季至秋季捕捉,沪地龙夏秋捕捉,及时剖开腹部,除去内脏及泥沙,洗净,晒干或低温干燥,生用或鲜用。

按《中国药典》(2015 年版)规定:本品杂质不得过 6%,水分不得过 12%,总灰分不得过 10%,酸不溶性灰分不得过 5%,含重金属不得过百万分之三十。

【药性】咸,寒。归肝、脾、膀胱经。

【功效】清热定惊,通络,平喘,利尿。

【应用】

1. 高热惊痫,癫狂 用治狂躁癫痫,以本品同盐化为水,饮服;治小儿急惊风,则用本品研烂,同朱砂作丸服。治高热抽搐惊痫之症,多与钩藤、牛黄、白僵蚕等息风止痉药同用。

2. 气虚血滞,半身不遂 与黄芪、当归、川芎等补气活血药配伍,治疗中风后气虚血滞,经络不利,半身不遂,口眼㖞斜等症,如补阳还五汤(《医林改错》)。

3. 痹证 用于关节红肿疼痛、屈伸不利之热痹,常与防己、秦艽、忍冬藤等配伍。如用治风寒湿痹,肢体关节麻木、疼痛尤甚、屈伸不利等症,则与川乌、草乌、南星等药配伍,如小活络丹(《和剂局方》)。

4. 肺热哮喘 用治喘息不止,喉中哮鸣有声者,单用研末内服即效;亦可用鲜地龙水煎,加白糖收膏用。或与麻黄、杏仁、黄芩等同用,以加强清肺化痰、止咳平喘之功。

5. 小便不利,尿闭不通 用于热结膀胱,小便不通,可单用,或配伍车前子、木通、冬葵子等同用。

此外,本品有降压作用,常用治肝阳上亢型高血压病。

【用法用量】煎服,5～10 g,鲜品 10～20 g;研末吞服,每次 1～2 g;外用适量。

【现代研究】

1. 化学成分 含多种氨基酸,以谷氨酸、天冬氨酸、亮氨酸含量最高;含铁、锌、镁、铜、铬等微量元素;含花生四烯酸、琥珀酸等有机酸;还含蚯蚓解热碱、蚯蚓素、蚯蚓毒素、黄嘌呤、次黄嘌呤、黄色素及酶类等成分。

2. 药理作用 地龙水煎液及蚯蚓解热碱有良好的解热作用;热浸液、醇提取物对小鼠和家兔均有镇静、抗惊厥作用;广地龙次黄嘌呤具有显著的舒张支气管作用;并能拮抗组织胺及毛果芸香碱对支气管的收缩作用;广地龙酊剂、干粉混悬液、热浸液、煎剂等,均有缓慢而持久的降压作用；地龙提取物具有纤溶和抗凝作用。此外，地龙还具有增强免疫、抗肿瘤、抗菌、利尿、兴奋子宫及肠平滑肌、促进伤口及骨折愈合作用。

3. 毒性与不良反应　地龙口服用量过大可致中毒。主要表现为：头痛，头昏，血压先升高后降低，腹痛，胃肠道有时有出血现象，心悸，呼吸困难。又复方地龙注射液肌内注射可引起过敏性休克。故使用地龙应注意：①掌握用药剂量；②注意加工炮制；③过敏体质应忌用；④血压低者禁用。中毒救治的一般疗法为：地龙制剂引起过敏反应时，可按过敏反应常规处理。中医疗法为①中毒后立即服盐水 1 杯，即解；②葱 3 根，甘草 15g，水煎服。

全蝎　Quanxie　《蜀本草》

为钳蝎科动物东亚钳蝎 *Buthus martensii* Karsch 的干燥体。主产于河南、山东、湖北等地。有野生和饲养蝎，根据其采收时节不同有"春蝎"、"伏蝎"之分，一般春蝎质量较好。捕得后，先浸入清水中，待其吐出泥土，置沸水或沸盐水中，煮至全身僵硬，捞出，置通风处，阴干。以色黄，完整，腹中少杂物者为优。

【药性】辛，平；有毒。归肝经。

【功效】息风镇痉，通络止痛，攻毒散结。

【应用】

1. 痉挛抽搐　用治各种原因之惊风、痉挛抽搐，常与蜈蚣同用，即止痉散（《经验方》）；如用治小儿急惊风高热，神昏、抽搐，常与羚羊角、钩藤、天麻等配伍；用治小儿慢惊风抽搐，常与党参、白术、天麻等同用。用治痰迷癫痫抽搐，可与郁金、白矾等份，研细末服。若治破伤风痉挛抽搐、角弓反张，又与蜈蚣、天南星、蝉蜕等配伍，如五虎追风散（广州中医学院《方剂学》）；或与蜈蚣、钩藤、朱砂等配伍，如摄风散（《证治准绳》）。治疗风中经络，口眼㖞斜，可与白僵蚕、白附子等同用，如牵正散（《杨氏家藏方》）。

2. 疮疡肿毒，瘰疬结核　用全蝎、栀子，麻油煎黑去渣，入黄蜡为膏外敷，治疗诸疮肿毒；《医学衷中参西录》以本品焙焦，黄酒下，消颌下肿硬。《经验方》小金散，以本品配马钱子、半夏、五灵脂等，共为细末，制成片剂用，治流痰、瘰疬、瘿瘤等证。近代用本品配伍蜈蚣、地龙、土鳖虫各等份，研末或水泛为丸服，以治淋巴结核、骨与关节结核等。亦有单用全蝎，香油炸黄内服，治疗流行性腮腺炎。

3. 风湿顽痹　可用全蝎配麝香少许，共为细末，温酒送服，对减轻疼痛有效，如全蝎末方（《仁斋直指方》）。临床亦常与川乌、白花蛇、没药等同用。

4. 顽固性偏正头痛　用治偏正头痛，单味研末吞服即有效；配合天麻、蜈蚣、川芎等同用，则其效更佳。

【用法用量】煎服，3～6 g；研末吞服，每次 0.6～1 g；外用适量。

【使用注意】本品有毒，用量不宜过大。孕妇慎用。

【现代研究】

1. 化学成分　含蝎毒，一种类似蛇毒神经毒的蛋白质。并含三甲胺、甜菜碱、牛磺酸、棕榈酸、软硬脂酸、胆甾醇、卵磷脂及铵盐等。尚含钠、钾、钙、镁、铁、铜、锌、锰等微量元素。现研究最多的有镇痛活性最强的蝎毒素Ⅲ、抗癫痫肽（AEP）等。

2. 药理作用　东亚钳蝎毒和从粗毒中纯化得到的抗癫痫肽（AEP）有明显的抗癫痫作用；全蝎对士的宁、烟碱、戊四氮等引起的惊厥有对抗作用；全蝎提取液有抑制动物血栓形成和抗凝作用;蝎身及蝎尾制剂对动物躯体痛或内脏痛均有明显镇痛作用;蝎尾镇痛作用比蝎身强约5倍;全蝎水、醇提取物分别对人体肝癌和结肠癌细胞有抑制作用。

3. 毒性与不良反应 全蝎用量过大可致头痛、头昏、血压升高、心慌、心悸、烦躁不安;严重者血压突然下降、呼吸困难、发绀、昏迷,最后多因呼吸麻痹而死亡。若过敏者可出现全身性红色皮疹及风团,可伴发热等;此外,还可引起蛋白尿、神经中毒,表现为面部咬肌强直性痉挛,以及全身剥脱性皮炎等。全蝎中毒的主要原因:一是用量过大,二是过敏体质者出现过敏反应。所以要严格掌握用量,过敏体质者应忌用。全蝎中毒救治一般疗法:中毒出现全身症状者,静滴 10％葡萄糖酸钙 10 mL;10％水合氯醛保留灌肠;肌注阿托品 1～2 mg;静滴可的松100 mL,同时注入抗组织胺药物,防治低血压、肺水肿;亦可注入抗蝎毒血清,可迅速缓解中毒症状。中医治疗:金银花 30 g,半边莲 9 g,土茯苓、绿豆各 15 g,甘草 9 g,水煎服。

蜈蚣 Wugong 《神农本草经》

为蜈蚣科动物少棘巨蜈蚣 *Scolopendra subspinipes mutilans* L. Koch 的干燥体。主产于江苏、浙江、湖北等地。春、夏两季捕捉,用竹片插入头尾,绷直,干燥。以身干,条长,头红身黑绿色,头身完整者为优。

按《中国药典》(2015 年版)规定:本品水分不得过 15％,总灰分不得过 5％。

【药性】辛,温;有毒。归肝经。

【功效】息风镇痉,通络止痛,攻毒散结。

【应用】

1. 痉挛抽搐 与全蝎均为息风要药,两药常同用,治疗各种原因引起的痉挛抽搐,如止痉散(《经验方》)。若治小儿口撮,手足抽搐,以本品配全蝎、钩藤、僵蚕等,如撮风散(《证治准绳》)。又《圣惠方》万金散,治小儿急惊,以本品配丹砂、轻粉等分研末,乳汁送服。治破伤风,角弓反张,以本品为主药,配伍天南星、防风等同用,如蜈蚣星风散(《医宗金鉴》)。经适当配伍,本品亦可用于癫痫、风中经络,口眼㖞斜等证。

2. 疮疡肿毒,瘰疬结核 同雄黄、猪胆汁配伍制膏,外敷恶疮肿毒,如不二散(《拔萃方》)。与茶叶共为细末,敷治瘰疬溃烂,如《本草纲目》引《枕中方》验方。新方结核散,配合全蝎、土鳖虫,共研细末内服,治骨结核。若以本品焙黄,研细末,开水送服,或与黄连、大黄、生甘草等同用,又可治毒蛇咬伤。

3. 风湿顽痹 本品与全蝎相似,二药常与防风、独活、威灵仙等药物同用,以治风湿痹痛、痛势剧烈者。

4. 顽固性头痛 可用治久治不愈之顽固性头痛或偏正头痛,多与天麻、川芎、白僵蚕等同用。

【用法用量】煎服,3～5 g;研末冲服,每次 0.6～1 g;外用适量。

【使用注意】本品有毒,用量不宜过大。孕妇忌用。

【现代研究】

1. 化学成分 含有两种类似蜂毒成分,即组织胺样物质及溶血性蛋白质。含有脂肪油、胆甾醇、蚁酸及组氨酸、精氨酸、亮氨酸等多种氨基酸。尚含糖类、蛋白质以及铁、锌、锰、钙、镁等多种微量元素。

2. 药理作用 蜈蚣具有明显的镇痛、镇静、解痉、抗炎作用;其水浸剂对结核杆菌及多种皮肤真菌有不同程度的抑制作用；蜈蚣煎剂能改善小鼠的微循环，延长凝血时间，降低血黏度；蜈蚣提取物对肝癌、胃癌、肺癌、肾癌、结肠癌、卵巢癌和宫颈癌均有抑制作用。

3. 毒性与不良反应　蜈蚣用量过大可引起中毒，中毒表现为：恶心、呕吐、腹痛、腹泻、不省人事、心跳缓慢、呼吸困难、体温下降、血压下降等。出现溶血反应时，尿呈酱油色、排黑便、并出现溶血性贫血症状。出现过敏者，全身起过敏性皮疹，严重者出现过敏性休克。另有服用蜈蚣粉致肝功能损害及急性肾功能衰竭者。蜈蚣中毒原因：一是用量过大，二是过敏体质者出现过敏反应。故应严格掌握用量，注意体质差异，过敏体质者勿用。蜈蚣中毒一般疗法为：早期催吐、洗胃；心动过缓者，可肌注阿托品等；呼吸循环衰竭者，可用中枢兴奋剂、强心及升压药。过敏者，给予抗过敏治疗。中医治疗：内服蜈蚣制剂中毒，可用：茶叶适量，泡水频服；或用凤尾草 120 g，银花 90 g，甘草 60 g，水煎服。

僵蚕　Jiangcan　《神农本草经》

为蚕蛾科昆虫家蚕 *Bombyx mori* Linnaeus. 4～5 龄的幼虫感染（或人工接种）白僵菌 *Beauveria bassiana*（Bals.）Vuillant 而致死的干燥体。主产于浙江、江苏、四川等养蚕地区。多于春、秋季生产，将感染白僵菌病死的蚕干燥。生用或炒用。以条直肥壮，质坚，色白，断面光者为优。

按《中国药典》（2015 年版）规定：本品杂质不得过 3%，水分不得过 13%，总灰分不得过 7%，酸不溶性灰分不得过 2%。

【药性】咸、辛，平。归肝、肺、胃经。

【功效】息风止痉，祛风止痛，化痰散结。

【应用】

1. 惊痫抽搐　治高热抽搐者，可与蝉衣、钩藤、菊花同用。治急惊风，痰喘发痉者，以本品同全蝎、天麻、朱砂等配伍，如千金散（《寿世保元》）。若用治小儿脾虚久泻，慢惊搐搦者，又当与党参、白术、天麻等药配伍，如醒脾散（《古今医统》）。用治破伤风角弓反张者，则与全蝎、蜈蚣、钩藤等配伍，如撮风散（《证治准绳》）。

2. 风中经络，口眼㖞斜　常与全蝎、白附子等同用，如牵正散（《杨氏家藏方》）。

3. 风热头痛，目赤，咽痛，风疹瘙痒　用治肝经风热上攻之头痛、目赤肿痛、迎风流泪等症，常与桑叶、木贼、荆芥等配伍，如白僵蚕散（《证治准绳》）。用治风热上攻，咽喉肿痛、声音嘶哑者，可与桔梗、薄荷、荆芥等同用，如六味汤（《咽喉秘集》）。治疗风疹瘙痒，如《圣惠方》用本品为末，内服，治风疹瘾疹，可单味研末服，或与蝉蜕、薄荷等疏风止痒药同用。

4. 痰核，瘰疬　可用治痰核、瘰疬，可单用为末，或与浙贝母、夏枯草、连翘等药同用。亦可用治乳腺炎、流行性腮腺炎、疔疮痈肿等症，可与金银花、连翘、板蓝根、黄芩等同用。

【用法用量】煎服，5～10 g；研末吞服，每次 1～1.5 g。散风热宜生用，其他多制用。

【现代研究】

1. 化学成分　含蛋白质，脂肪。尚含多种氨基酸以及铁、锌、铜、锰、铬等微量元素。白僵蚕体表的白粉中含草酸铵。

2. 药理作用　僵蚕醇水浸出液对小鼠、家兔均有催眠、抗惊厥作用；其提取液在体内、外均有较强的抗凝作用；僵蚕粉有较好的降血糖作用；体外试验，对金黄色葡萄球菌、绿脓杆菌有轻度的抑菌作用，其醇提取物体外可抑制人体肝癌细胞的呼吸，可用于直肠瘤型息肉的治疗。

3. 毒性与不良反应 僵蚕内服可致过敏反应,出现痤疮样皮疹及过敏性皮疹,停药后均能消失。少数患者有口咽干燥、恶心、食欲减少、困倦等反应。由于僵蚕有抗凝作用,故对血小板减少,凝血机制障碍及出血倾向患者应慎用。僵蚕、僵蛹均含草酸铵,进入体内可分解产生氨,对肝昏迷患者慎用。

(沈阳农业大学 李艳辉)

第二十一章　开窍药

凡具辛香走窜之性,以开窍醒神为主要作用,治疗闭证神昏的药物,称为开窍药,又名芳香开窍药。

本类药味辛,其气芳香,善于走窜,性有温凉之不同,皆入心经,具有通关开窍、回苏醒神的作用。部分开窍药以其辛香行散之性,尚兼活血、行气、止痛、辟秽、解毒等功效。

开窍药主要用治温病热陷心包、痰浊蒙蔽清窍之神昏谵语,以及惊风、癫痫、中风等卒然昏厥、痉挛抽搐等。亦可用于湿浊中阻,胸脘冷痛满闷;血瘀、气滞疼痛,经闭癥瘕;湿阻中焦,食少腹胀及目赤咽肿、痈疽疔疮等证。

神志昏迷有虚实之别,虚证即脱证,实证即闭证。脱证治当补虚固脱,非本章药物所宜;闭证治当通关开窍、回苏醒神,宜用本类药物治疗。然而闭证从寒热属性分,又有寒闭、热闭之不同。面青、身凉、苔白、脉迟之寒闭,须施"温开"之法,宜选用辛温的开窍药,配伍温里祛寒之品;面红、身热、苔黄、脉数之热闭,当用"凉开"之法,宜选用辛凉的开窍药,并与清热泻火解毒之品配伍应用。若闭证神昏兼惊厥抽搐者,还须配伍平肝息风止痉药物;见烦躁不安者,须配伍安神定惊药物;如以疼痛为主症者,可配伍行气药或活血化瘀药物;痰浊壅盛者,须配伍化湿、祛痰药物。

开窍药辛香走窜,为救急、治标之品,且能耗伤正气,故只宜暂服,不可久用;因本类药物性质辛香,其有效成分易于挥发,内服多不宜入煎剂,只入丸剂、散剂服用。

近年来研究证实,本类药物对中枢神经系统有兴奋作用,有镇痛、兴奋心脏与呼吸、升高血压的作用,某些药物尚有抗菌、抗炎的作用。

麝香　Shexiang　《神农本草经》

为鹿科动物林麝 *Moschus berezovskii* Flerov、马麝 *M. sifanicus* Przewalski 或原麝 *M. moschiferus* Linnaeus 成熟雄体香囊中的分泌物。主产四川、西藏、云南等地。野生麝多在冬季至次春猎取,猎取后,割取香囊,阴干,习称"毛壳麝香",用时剖开香囊,除去囊壳,称"麝香仁",其中呈颗粒状者称"当门子"。人工驯养麝多直接从香囊中取出麝香仁,阴干。本品应密闭、避光贮存。以质柔软,有油性,当门子多,香气浓烈者为优。

按《中国药典》(2015年版)规定:本品干燥失重不得过35%,总灰分不得过6.5%。

【药性】辛,温。归心、脾经。

【功效】开窍醒神,活血通经,消肿止痛。

【应用】

1. 闭证神昏　用于各种原因所致之闭证神昏,无论寒闭、热闭,用之皆效。用治热陷心包,痰热蒙蔽心窍,小儿惊风及中风痰厥等热闭神昏,常配伍牛黄、冰片、朱砂等,如安宫牛黄丸

《温病条辨》)、至宝丹(《和剂局方》)等。因其性温,故寒闭证尤宜,治中风卒昏,胸腹满痛等寒浊或痰湿阻闭气机,寒闭神昏,常配伍苏合香、檀香、安息香等药,如苏合香丸(《和剂局方》)。

2. 疮痈肿毒,瘰疬痰核,咽喉肿痛 治疮痈肿毒,常与雄黄、乳香、没药同用,如醒消丸(《外科全生集》),也可与牛黄、乳香、没药同用,如牛黄醒消丸(《外科全生集》)。用治咽喉肿痛,可与牛黄、蟾酥、珍珠等配伍,如六神丸(《中药制剂手册》)。

3. 血瘀经闭,癥瘕,心腹暴痛,头痛,跌打损伤,风寒湿痹 用治血瘀经闭证,常与丹参、桃仁、红花等药同用。若癥瘕痞块等血瘀重证,可与水蛭、虻虫、三棱等配伍,如化癥回生丹(《温病条辨》)。治心腹暴痛,常配伍木香、桃仁等,如麝香汤(《圣济总录》)。治偏正头痛,日久不愈者,常与赤芍、川芎、桃仁等合用,如通窍活血汤(《医林改错》)。麝香又为伤科要药,治跌仆肿痛、骨折扭挫伤,不论内服、外用均有良效,常与乳香、没药、红花等配伍,如七厘散(《良方集腋》)、八厘散(《医宗金鉴》)。用治风寒湿痹证疼痛,顽固不愈者,可与独活、威灵仙、桑寄生等同用。

4. 难产,死胎,胞衣不下 治难产、死胎等,常与肉桂配伍,如香桂散(《张氏医通》)。亦有以本品与猪牙皂、天花粉同用,葱汁为丸,外用取效,如堕胎丸(《河北医药集锦》)。

【用法用量】入丸、散,每次 0.03~0.1 g;外用适量。不宜入煎剂。

【使用注意】孕妇禁用。

【现代研究】

1. 化学成分 主要含麝香大环化合物如麝香酮等,甾族化合物如睾丸酮、雌二醇、胆甾醇,多种氨基酸如天门冬氨酸、丝氨酸,以及无机盐和其他成分如尿囊素、蛋白激酶激活剂等。

2. 药理作用 麝香对中枢神经系统的作用是双向性的,小剂量兴奋,大剂量则抑制,增强中枢神经系统的耐缺氧能力,改善脑循环;麝香具有明显的强心作用,能增加心脏收缩振幅,增强心肌功能;麝香对由于血栓引起的缺血性心脏障碍有预防和治疗作用;麝香有一定的抗炎作用,其抗炎作用与氢化可的松相似;麝香对子宫有明显兴奋、增强宫缩作用,尤对在体妊娠子宫更为敏感,对非妊娠子宫的兴奋发生较慢,但作用持久,麝香酮能明显增加子宫收缩频率和强度,并有抗着床和抗早孕作用,且随孕期延长,抗孕作用更趋显著;本品对人体肿瘤细胞有抑制作用,浓度大则作用强,对小鼠艾氏腹水癌细胞和肉瘤 S_{180} 细胞有杀灭作用。

3. 毒性与不良反应 麝香和麝香酮毒性都很小。但有报道麝香中毒致急性肾功能衰竭2例;另有麝香膏剂外用致过敏的报道。还有报道少量服用麝香 4 h 后引起恶心、呕吐、高热、抽搐、无尿。麝香正常给药后主要从肝、肾代谢,肺也可能是排泄途径之一,故胃肠道、肝、肾、心、脑为靶器官,中毒程度与服食用量呈正相关。且该药内服用量不易掌握,因此建议新生儿禁用。

【其他】近代研究从灵猫科动物小灵猫 *Viverricula indica* Desmarest. 、大灵猫 *Viverra zibetha* L. 的香囊中采取灵猫香,从仓鼠科动物成龄雄性麝鼠 *Ondatra zibetha* L. 的香囊中采取麝鼠香,它们具有与麝香相似的化学成分及功效,可用来代替麝香外用或内服。另外,人工麝香有与天然麝香基本相似的疗效,现已广泛用于临床,代替天然麝香,弥补药源的不足。

冰片 Bingpian 《新修本草》

为龙脑香科植物龙脑香 *Dryobalanops aromatica* Gaertn. f. 树脂加工品,或龙脑香树的树干、树枝切碎,经蒸馏冷却而得的结晶,称"龙脑冰片",亦称"梅片"。由菊科植物艾纳香(大艾)*Blumea balsamifera* DC. 叶的升华物经加工劈削而成,称"艾片"。现多用松节油、樟脑等,经化学方法合成,称"机制冰片"。龙脑香主产于东南亚地区,我国台湾有引种;艾纳香主产于广东、广西、云南等地。冰片成品须贮于阴凉处，密闭。研粉用。以片大而薄，色洁白，质松，气清香纯正者为优。

按《中国药典》(2015年版)规定：艾片含异龙脑不得过5%，樟脑不得过10%，左旋龙脑不得少于85%，合成龙脑含樟脑不得过0.50%，龙脑不得少于55%。

【药性】辛、苦，微寒。归心、脾，肺经。

【功效】开窍醒神，清热止痛。

【应用】

1. 闭证神昏 治疗痰热内闭、暑热卒厥、小儿惊风等热闭证，常与牛黄、麝香、黄连等配伍，如安宫牛黄丸(《温病条辨》)。若闭证属寒，常与苏合香、安息香、丁香等温开药配伍，如苏合香丸(《和剂局方》)。

2. 目赤肿痛，喉痹口疮 治疗目赤肿痛，单用点眼即效，也可与炉甘石、硼砂、熊胆等制成点眼药水，如八宝眼药水(《全国中药成药处方集》)。治疗咽喉肿痛、口舌生疮，常与硼砂、朱砂、玄明粉共研细末，吹敷患处，如冰硼散(《外科正宗》)。治疗风热喉痹，以冰片与灯心草、黄柏、白矾共为末，吹患处取效(《濒湖集简方》)。

3. 疮疡肿痛，疮溃不敛，水火烫伤 治疮疡溃后日久不敛，可配伍牛黄、珍珠、炉甘石等，如八宝丹(《疡医大全》)，或与血竭、乳香等同用，如生肌散(《经验方》)。治水火烫伤，可用本品与银朱、香油制成药膏外用(《中草药新医疗法资料选编》)。治疗急、慢性化脓性中耳炎，可以本品搅溶于核桃油中滴耳。

此外，本品用治冠心病心绞痛及齿痛，有一定疗效。

【鉴别用药】冰片与麝香同为开窍醒神之品，均可用治热病神昏、中风痰厥、气郁窍闭、中恶昏迷等闭证，然麝香开窍力强而冰片力逊，麝香为温开之品，冰片为凉开之剂，但又常相须为用；二者均可消肿止痛，外用治疮疡肿毒。但冰片性偏寒凉，以清热泻火止痛见长，善治口齿、咽喉、耳目之疾，外用有清热止痛、防腐止痒、明目退翳之功；麝香辛温，治疮痈肿毒多以活血散结、消肿止痛功效为用。二者均应入丸、散使用，不入煎剂。

【用法用量】入丸、散，每次0.15～0.3g；外用适量，研粉点敷患处。不宜入煎剂。

【使用注意】孕妇慎用。

【现代研究】

1. 化学成分 龙脑冰片含右旋龙脑，又含葎草烯、β-榄香烯、石竹烯等倍半萜，以及齐墩果酸、麦珠子酸、积雪草酸、龙脑香醇、古柯二醇等三萜化合物。艾片含左旋龙脑。机制冰片为消旋混合龙脑。

2. 药理作用 冰片中的主要成分龙脑、异龙脑均有耐缺氧、镇静作用；冰片局部应用对感觉神经有轻微刺激，有一定的止痛及温和的防腐作用；经肠系膜吸收迅速，给药5 min即可通过血脑屏障，且在脑蓄积时间长，量也相当高，为冰片的芳香开窍作用提供了初步实验依据；较高浓度(0.5%)对葡萄球菌、链球菌、肺炎双球菌、大肠杆菌及部分致病性皮肤真菌等有抑制作用；对中、晚期妊娠小鼠有引产作用。

3. 毒性与不良反应 天然冰片、合成冰片最大无毒性反应剂量分别为0.68 g/kg、0.75 g/kg，1.5 g/kg。合成冰片可降低雄鼠生育率，并降低F_1代小鼠生长指数。冰片大鼠鼻腔灌流给药可影响乳酸脱氢酶的分泌，纤毛也有不同程度的丢失，显示浓度1%以上冰片具有溶血作用。合成冰片直接作用于胃黏膜后显著降低胃黏膜功能，其症状类似胃内直接注入阿司匹林,而天然冰片对胃黏膜屏障则无显著影响。

石菖蒲　Shichangpu　《神农本草经》

为天南星科植物石菖蒲 *Acorus tatarinowii* Schott. 的干燥根茎,我国长江流域以南各地均有分布,主产于四川、浙江、江苏等地。秋、冬两季采挖,除去须根及泥沙,晒干。生用。以条长,粗肥,断面类白色,纤维性弱者为优。

按《中国药典》(2015 年版)规定:本品水分不得过 13％,总灰分不得过 10％,挥发油不得少于 1％。

【药性】辛、苦,温。归心、胃经。

【功效】开窍豁痰,醒神益智,化湿和胃。

【应用】

1. 痰蒙清窍,神志昏迷　治中风痰迷心窍,神志昏乱、舌强不能语,常与半夏、天南星、橘红等燥湿化痰药合用,如涤痰汤(《济生方》)。若治痰热蒙蔽,高热、神昏谵语,常与郁金、半夏、竹沥等配伍,如菖蒲郁金汤(《温病全书》)。治痰热癫痫抽搐,可与枳实、竹茹、黄连等配伍,如清心温胆汤(《古今医鉴》)。治癫狂痰热内盛者,可与远志、朱砂、生铁落同用,如生铁落饮(《医学心悟》)。用治湿浊蒙蔽,头晕、嗜睡、健忘、耳鸣、耳聋等,又常与茯苓、远志、龙骨等配伍,如安神定志丸(《医学心悟》)。

2. 湿阻中焦,脘腹痞满,胀闷疼痛　用治湿浊中阻,脘闷腹胀、痞塞疼痛,常与砂仁、苍术、厚朴同用。若湿从热化、湿热蕴伏、身热吐利、胸脘痞闷、舌苔黄腻者,可与黄连、厚朴等配伍,如连朴饮(《霍乱论》)。

3. 噤口痢　湿浊、热毒蕴结肠中所致之水谷不纳,痢疾后重等,可与黄连、茯苓、石莲子等配伍,如开噤散(《医学心悟》)。

4. 健忘,失眠,耳鸣,耳聋　治健忘证,常与人参、茯苓、菖蒲等配伍,如不忘散(《证治准绳》)、开心散(《千金方》)。治失眠、多梦、心悸怔忡,常与人参、白术、龙眼肉等配伍,如安神定志丸(《杂病源流犀烛》)。治耳鸣耳聋、头昏、心悸,常与菟丝子、女贞子、旱莲草等配伍,如安神补心丸(《中药制剂手册》)。

此外,还可用于声音嘶哑、痈疽疮疡、风湿痹痛、跌打损伤等证。

【用法用量】煎服,3～10 g,鲜品加倍。

【现代研究】

1. 化学成分　含挥发油,其中主要为 β-细辛醚、α-细辛醚、石竹烯、α-葎草烯、石菖醚、细辛醚等,尚含有氨基酸、有机酸和糖类。

2. 药理作用　石菖蒲水煎剂、挥发油,或细辛醚、β-细辛醚均有镇静作用和抗惊厥作用;石菖蒲及 α-细辛醚可使戊四氮诱发的幼鼠癫痫发作所激发的海马区神经元凋亡细胞数明显减少,具有脑保护作用。对豚鼠离体气管和回肠有很强的解痉作用;石菖蒲挥发油静脉注射有肯定的平喘作用,与舒喘灵吸入后的即时疗效相似;石菖蒲挥发油对大鼠由乌头碱诱发的心律失常有一定治疗作用,并能对抗由肾上腺素或氯化钡诱发的心律失常,挥发油治疗量时还有减慢心律作用;煎剂可促进消化液分泌,制止胃肠的异常发酵;高浓度浸出液对常见致病性皮肤真菌有抑制作用。石菖蒲水提液、挥发油、α-细辛醚、β-细辛醚等可对抗东莨菪碱、亚硝酸钠、乙醇、戊巴比妥钠等造成的学习障碍,明显提高学习记忆功能。

3. 毒性与不良反应　α-细辛醚给动物注射,短时间后出现爬伏、身躯拉长、眼裂变小等外观行为的改变。剂量加大中毒症状严重者表现为呼吸困难,阵挛性抽搐。β-细辛醚喂养大鼠59周后,可见到十二指肠部位发生恶性肿瘤。α-细辛醚为阳性诱变剂,经肝酶代谢后能引起TA$_{100}$菌株回变,当剂量达到临床用量的62倍时对孕鼠有一定毒性和胚胎效应。石菖蒲致癌和致突变是由于用量过大,或长期用药,但临床长期用此药者甚少,因此对其毒副作用报道较少,可能存在的隐蔽毒性反应也不应忽视。

【其他】古代文献称菖蒲以"一寸九节者良",故本品亦称为九节菖蒲。但现代所用之九节菖蒲为毛茛科植物阿尔泰银莲花 *Anemone altaica* Fisch. 的根茎,不得与石菖蒲相混淆。

苏合香　Suhexiang　《名医别录》

为金缕梅科植物苏合香树 *Liquidambar orientalis* Mill. 的树干渗出的香树脂脂。主产于非洲、印度及土耳其等地,我国广西、云南亦有栽培。初夏时将树皮击伤或割破,深达木部,使香树脂渗入树皮内。至秋季剥下树皮,榨取香树脂,即为普通苏合香。如将普通苏合香溶解于乙醇中,过滤,蒸去乙醇,则为精制苏合香。成品应置阴凉处,密闭保存。生用。以黏稠似饴糖,质细腻,半透明,挑之成丝,无杂质,气香者为佳。

【药性】辛,温。归心、脾经。

【功效】开窍,辟秽,止痛。

【应用】

1. 寒闭神昏　治中风痰厥、惊痫等属于寒邪、痰浊内闭者,常与麝香、安息香、檀香等同用,如苏合香丸(《和剂局方》)。

2. 胸腹冷痛,满闷　治痰浊,血瘀或寒凝气滞之胸脘痞满、冷痛等症,常与冰片等同用,如苏合丸(《和剂局方》)。

此外,本品能温通散寒,为治疗冻疮的良药,可用苏合香溶于乙醇中涂敷冻疮患处。

【用法用量】0.3~1 g,宜入丸散服。

安息香　Anxixiang　《唐本草》

本品为安息香科植物白花树 *Styrax tonkinensis* (Pierre) Craib ex Hart. 的干燥树脂。树干经自然损伤或于夏、秋两季割裂树干,收集流出的树脂,阴干。生用。以油性大、夹有黄白色颗粒、品味香、无杂质者为佳。

【药性】辛、苦,平。归心、脾经。

【功效】开窍醒神,行气活血,止痛。

【应用】

1. 闭证神昏　治中风、厥证、中恶昏迷见痰涎壅盛者,常与麝香、苏合香、菖蒲等同用;治气郁暴厥、猝然昏倒者,常配伍木香、枳实、槟榔等同用。

2. 心腹疼痛　可单用,或配行气、活血药同用。

【用法用量】0.6~1.5 g,多入丸散用。

(沈阳农业大学　李艳辉)

第二十二章　补虚药

凡能补充人体气血阴阳之不足,纠正人体气血阴阳虚衰的病理偏向,增强身体机能,提高抗病能力,以治疗虚证、消除虚弱证候为主要作用的药物,称为补虚药,亦称作补养药或补益药。

补虚药大多味甘,五脏皆入故有滋补之功。药性寒、温、平、润、燥皆有。主要用于人体气血阴阳亏损而致之虚弱诸证。根据补益药的功效和主治证型的不同,分为补气药、补阳药、补血药、补阴药四类。

气血阴阳是中医学对人体的组成物质和机能的高度概括,当物质不足或功能低下时,即出现虚证,而人体的气、血、阴、阳有相互依存的关系,因此临床上单一的虚证亦并不多见。一般说来,气虚和阳虚是表示机体活动能力的衰退,阳虚者多兼气虚,而气虚渐重者易致阳虚。血虚和阴虚是表示体内营养物质的耗损,阴虚者多兼血虚,而血虚者也易致阴虚。故补气药和补阳药、补血药和补阴药,常相辅而用。对于气血双亏、阴阳俱虚、气阴两虚的证候,当气血兼顾、阴阳双补或气阴并补。并且某些补气药兼有温补助阳的作用,而补血药大多也有滋阴的功能。对于气血两亏,阴阳俱虚的证候,使用补虚药须兼筹并顾,灵活掌握,采用气血并补或阴阳两补的方法。

补虚药的临床应用,主要用于 4 个方面:第一方面补益疗虚,补充人体气血阴阳之不足,增强机体抵抗疾病的能力,消除衰弱证候。第二方面扶正驱邪,治疗病邪未尽而正气已衰的病症。可配合祛邪的药物,用于邪盛正虚的病人,以攻补兼施,帮助正气恢复,有利于邪气消散,从而战胜疾病。第三方面扶正固脱,部分补益作用很强的药物具有大补正气之功,以救治正气虚脱之危重病症。第四方面养身保健,增强体质,延缓衰老。另外,有的补虚药还兼有祛寒、清热等及收涩等功效,有与其对应的主治病证。

虚证一般病程较长,病势缓慢,因此补虚药宜作丸、煎膏、片剂、口服液、颗粒剂或酒剂等。补虚药若入汤剂宜久煎,使药味尽出。挽救虚脱者,可制成注射剂,以备急用。

使用补虚药应注意,一是要防止不当补而误补。补虚药原为虚证而设,凡身体健康无虚证表现者,不宜滥用,以免"误补益疾"引起新的病理变化。二是要避免当补而补之不当。需辨清气血、阴阳、脏腑、寒热,针对不同的虚证使用不同的补虚药,不可盲目使用。三是要处理好驱邪与扶正的关系。对于实邪方盛正气未虚者,应以祛邪为主,避免使用可能妨碍祛邪的补虚药,做到补虚而不留邪。此外部分补虚药药性滋腻不易消化,使用不当可能妨碍脾胃运化,应掌握好用药分寸或适当配伍健脾消食药和行气药以促进运化,顾护脾胃,防止助湿满中。

现代药理研究表明,补虚药具有多方面的药理活性:①可增强机体的特异性和非特异性免疫功能,可以升高白细胞数量、增强巨噬细胞的吞噬功能,也可以提高 T-淋巴细胞数量以及转化率、促进抗体水平的提高,从而发挥对免疫系统起到双向调节作用。②可改善脑循环、兴奋中枢、改变脑内递质含量,对神经系统具有改善学习记忆能力的作用。③对内分泌系统的影响,可通过调节下丘脑-垂体-肾上腺皮质轴、下丘脑-垂体-性腺轴以及下丘脑-垂体-甲状腺轴功能,改善内分泌功能。④在物质代谢方面,补虚药对肝脏、脾脏和骨髓等器官组织的蛋白质合成有促进作用,对血糖具有双向调节作用,还可以降低血脂,防止动脉粥样硬化。⑤对心血管系统的作用比较广泛,可以产生扩张血管、扩张冠状动脉改善心肌供血,增强心肌收缩力的作用。此外补虚药能够促进造血功能,还具有提高体力减轻疲劳,清除自由基延缓衰老,以及抗肿瘤等作用,被广泛应用于多种疾病。

第一节　补气药

补气药多性温或平,味甘,能补益脏腑之气,纠正人体脏气虚衰的病理偏向。少数兼能清火者其药性偏寒,兼燥湿者可有苦味。补气又包括补脾气、补肺气、补心气、补元气等,分别针对脾气虚、肺气虚、心气虚和元气虚。其中尤其对脾、肺气虚证的疗效最为显著,适用于肺气虚及脾气虚等病证。有些补气药物兼有养阴、生津、养血等不同功效,可用治阴虚津亏证或血虚证等。

脾主运化,为后天之本,生化之源,脾气虚则腹胀纳少,食后胀甚,肢体倦怠,神疲乏力,形体消瘦,或肢体浮肿,小便短少,大便溏稀,舌苔淡白。肺司呼吸,主一身之气,肺气虚则少气懒言,声音低怯,咳喘无力,动则更甚,易出虚汗。心主血脉,主神明,心气亏虚则心悸、自汗、气短、胸闷不舒或痛、动则加重,面色苍白,体倦乏力、舌苔白,脉虚。元气藏于肾,可依赖三焦而通达全身。脏腑之气的产生有赖元气的激发和推动,故元气虚则身体虚弱,免疫力低下,轻者表现为某些脏气虚;元气虚极欲脱则气息短促,脉微欲绝。

因此,补气药在应用时应根据不同的气虚证而选择相宜的药物,或依据兼证而酌情配伍。如气虚兼阳虚者需配伍补阳药,兼阴虚者需配补阴药等。此外气能统血摄血生津,因此临床上治疗气虚不摄导致的失血、汗出、小便不禁以及血虚津亏等证也常用补气药。

需要注意的是,补气药多甘温,容易在体内壅滞,导致中满,引起胸闷腹胀、食欲减退等症,多辅以理气药使用。

人参　Renshen　《神农本草经》

为五加科植物人参 Panax ginseng C. A. Mey. 的干燥根和根茎。主产于吉林、辽宁、黑龙江等地。野生者名"野山参";栽培者称"园参",一般栽培6～7年采挖,园参经晒干或烘干,称"生晒参";蒸制后的干燥品,称"红参"。切片或研粉用。以生长年久、条粗、完整、质硬、坚韧不易断者为优。

按《中国药典》(2015年版)规定:本品水分不得过12.0%,总灰分不得过5.0%。

【药性】甘、微苦,微温。归脾、肺、心、肾经。

【功效】大补元气,补脾益肺,生津止渴,安神益智。

【应用】

1. 元气虚脱证　人参善大补元气,救脱扶危,为补气救脱之要药。治大失血、大吐泻,或久病、大病所致气虚欲脱、脉微欲绝等危急证候,常单用大剂量浓煎顿服,如独参汤(《景岳全书》）。治四肢逆冷,阳气衰微之亡阳证,应与附子同用,以益气回阳,如参附汤（《正体类要》）。

2. 脾气虚证　治倦怠乏力,气虚脱肛等症,常与黄芪、白术等配伍,如归脾汤（《济生方》）。治胸腹胀满、食少便溏等症,可与白术、茯苓等配伍同用,如四君子汤（《和剂局方》）。若脾气虚衰,气虚不能生血,以致气血两虚者,可与当归、熟地等药配伍,如八珍汤（《正体类要》）。

3. 肺气虚证　治肺虚咳喘、痰多,常与五味子、苏子、杏仁等药同用,如补肺汤（《千金方》）。治肺气虚之短气喘促、脉虚自汗等症,可配黄芪、五味子等同用。喘促日久,肺肾两虚,常配蛤蚧、胡桃肉等同用,如人参蛤蚧散（《博济方》）。

4. 热病伤津,消渴证　治热伤气津,身热口渴,常与知母、石膏同用,如白虎加人参汤（《伤寒论》）。治温病热伤气阴,汗多口渴脉虚,常配麦冬、五味子同用,即生脉散（《内外伤辨惑论》）。治消渴,可与地黄、天花粉配伍同用。

5. 神志不安,心悸,失眠等证　治气血两亏、心神不安,常与养血安神药如酸枣仁、龙眼肉、当归等同用。治失眠多梦,健忘,常与酸枣仁、柏子仁等药配伍,如天王补心丹（《摄生秘剖》）。

此外,人参还可用于血虚证,气不摄血的出血证及阳痿证;还常与解表药、攻下药等祛邪药配伍,治体虚外感或邪实正虚证。

【用法用量】煎服,3～9g,文火另煎,单独服（先饮汁,再食渣）;或将参汁兑入其他药汁内饮服;也可研粉吞服,一次2g,一日2次。如用于急救虚脱,可用15～30g。

【使用注意】反藜芦,畏五灵脂;恶莱菔子。服药时不宜同时服食萝卜或茶叶。外感初起,或里热炽盛,或肝阳上亢,以及湿阻、食滞等引起的胸闷腹胀、便溏泄泻等症,应忌用。

【现代研究】

1. 化学成分　含多种人参皂苷、挥发油、糖类、氨基酸、有机酸、微量元素及维生素等成分。其中皂苷类和多糖类是人参的主要活性成分。

2. 药理作用　人参对中枢神经系统具有益智、抗衰老,抗惊厥,延长癫痫发作潜伏期,抗抑郁以及保护缺血再灌注脑组织损伤的作用;对免疫系统,具有提高免疫功能低下动物巨噬细胞、NK细胞和树突细胞的活性,调节细胞免疫和增强体液免疫的作用;对内分泌系统,具有调节下丘脑-垂体-肾上腺轴功能和调节性腺功能的作用;对心血管系统具有心肌保护、强心、降压的作用;对肿瘤具有抑制肿瘤细胞增殖,诱导肿瘤细胞凋亡,抑制肿瘤转移,抑制肿瘤新生血管生成,抑制肿瘤多药耐药性等作用;人参能促进核酸和蛋白质合成,能够降血脂,维持血糖稳态,还具有促进造血系统功能的作用。人参的药理活性常因机体能状态不同而呈双向作用。

3. 毒性与不良反应　长期服人参或人参制剂,可出现胸腹胀满、恶心呕吐、头痛、心悸多汗、泄泻、水肿、出血、失眠、眩晕、畏光、视物模糊、下肢酸痛、抑郁等。有的可诱发房颤、加剧心律失常、血压升高等。过敏反应可出现皮疹、瘙痒。大剂量服用者出现中毒,表现烦躁不安、呕吐、四肢抽搐、发绀、呼吸急促、脑充血、昏迷、大小便失禁等症状。

党参　Dangshen　《增订本草备要》

为桔梗科植物党参 *Codonopsis pilosula*（Franch.）Nannf.、素花党参 *Codonopsis pilosula* Nannf. var. *modesta*（Nannf.）L. T. Shen 或川党参 *Codonopsis tangshen* Oliv. 的干燥根。主产山西、陕西、甘肃等省。秋季采挖,洗净,切厚片,晒干。以条粗壮、质柔润、气味浓、嚼之无渣

者为优。

按《中国药典》(2015年版)规定:本品水分不得过16.0%,总灰分不得过5.0%。

【药性】甘,平。归脾、肺经。

【功效】健脾益肺,养血生津。

【应用】

1. 脾气虚证 治中气不足的体虚倦怠,食少便溏等症,常与补气健脾除湿的白术、茯苓等同用。

2. 肺气虚证 治肺气亏虚的咳嗽气促,语声低弱等症,可与黄芪、蛤蚧同用,以补益肺气,止咳定喘。

3. 气津两伤证 治热伤气津的气短口渴,宜与麦冬、五味子等养阴生津之品同用。

4. 气血两虚证 治气虚不能生血,或血虚无以化气,而面色苍白或萎黄,乏力,头晕,心悸等症,常配伍当归、熟地等。

此外,本品亦常与解表药、攻下药等祛邪药配伍,用于气虚外感或里实热结的邪实正虚之证,以扶正祛邪,使攻邪而正气不伤。

【鉴别用药】人参与党参均具有补脾肺之气、益气生津生血及扶正祛邪之功.均可用于脾气虚、肺气虚、津伤口渴、消渴、血虚及气虚邪实之证。但党参药性平和,多用于轻证和慢性疾患者。人参长于补气固脱,兼益气助阳,安神增智。

【用法用量】煎服,9~30 g。

【使用注意】邪盛而正不虚者不宜用。不宜与藜芦同用。

【现代研究】

1. 化学成分 党参含有甾醇、皂苷、多糖、内酯、挥发油、黄酮、生物碱、氨基酸、微量元素等成分。

2. 药理作用 党参具有增强免疫、调节胃肠运动、抗溃疡、抑制胃酸分泌、调节神经等功能,有强心、抗休克、扩张血管、降压、改善微循环的作用,能升高红细胞、血红蛋白、网织红细胞以增强造血功能,党参皂苷能兴奋呼吸中枢。此外党参还有延缓衰老、抗缺氧、抗辐射、镇静等作用,对化疗和放疗引起的白细胞下降有提升作用。

3. 毒性和不良反应 有报道,党参用量过大(每剂超过60 g),可引起病人心前区不适和脉律不整。停药后自动恢复。

黄芪 Huangqi 《神农本草经》

为豆科植物蒙古黄芪 Astragalus membranaceus (Fisch.) Bge. var. mongholicus (Bge.) Hsiao 或膜荚黄芪 Astragalus membranaceus (Fisch.) Bge. 的干燥根。主产于内蒙古、山西、黑龙江等地。春、秋两季采挖,除去须根和根头,晒干。生用或蜜炙用。以条粗长、断面黄白色、味甜、有粉者为优。

按《中国药典》(2015年版)规定:本品水分不得过10.0%,总灰分不得过5.0%。

【药性】甘,微温。归脾、肺经。

【功效】补气升阳,固表止汗,利尿消肿,生津养血,托毒生肌。

【应用】

1. 脾气虚证 黄芪善入脾胃,能升阳举陷,为补中益气的要药。治脾虚气弱,倦怠乏力,常与白术、人参配伍,如归脾汤(《济生方》)。治气虚阳弱,体虚多汗,常与附子同用,即芪附汤(《赤水玄珠》)。治脾虚中气下陷之久泻脱肛,内脏下垂,常与人参、升麻、柴胡等品同用,如补中益气汤(《脾胃论》)。

2. 肺气虚证　肺气虚弱,咳喘气短,神疲者,常与紫菀、款冬花、杏仁等祛痰止咳平喘之品配伍。治慢性气管炎可配伍百部、地龙。

3. 表虚自汗证　治表虚卫阳不固的自汗,易感风邪者,常与白术、防风同用,如玉屏风散(《丹溪心法》);或与牡蛎、麻黄根等止汗之品同用,如牡蛎散(《和剂局》)。治阴虚盗汗,须配地黄、黄柏等同用,如当归六黄汤(《兰室秘藏》)。

4. 气虚浮肿,小便不利　治气虚水肿尿少,常配防己、白术等同用,如防己黄芪汤(《金匮要略》)。

5. 气血亏虚,疮疡难溃或溃久难敛　治疮疡中期,脓成不溃,常与人参、当归、升麻、白芷等品同用,如托里透脓散(《医宗金鉴》)。治溃疡后期,脓水清稀,疮口难敛者,常与人参、当归、肉桂等品同用,如十全大补汤(《和剂局方》)。

此外,黄芪能补气生血,治血虚证亦常与补血药配伍,如当归补血汤(《兰室秘藏》)。还可补气以行血,治疗风寒湿痹,宜与川乌、独活等祛风湿药和川芎、牛膝等活血药配伍。对于中风后遗症,常与当归、川芎、地龙等品同用,如补阳还五汤(《医林改错》)。对于消渴证,常与天花粉、葛根等同用补气生津,如玉液汤(《医学衷中参西录》)。

【鉴别用药】人参、黄芪皆具有补气及补气生津、补气生血之功效,且常相须为用。但人参补气作用较强,并具有益气救脱、安神增智之功。黄芪补益元气之力不及人参,但长于益气升阳、益卫固表、托疮生肌、利水消肿。

【用法用量】煎服,9～30 g。补中益气宜蜜炙。

【使用注意】凡气滞湿阻、食滞胸闷、热毒疮疡、表实邪盛及阴虚阳亢等证,不宜应用。

【现代研究】

1. 化学成分　含有皂苷、黄芪多糖、黄酮、氨基酸及微量元素等成分。

2. 药理作用　黄芪能提高巨噬细胞、NK细胞活性,活化中性粒细胞,提高外周血白细胞数量,增强免疫功能;能促进 DNA、RNA 和蛋白质合成,促进机体代谢;升高外周血白细胞,促进造血干细胞的增殖与分化,促进造血功能;对心血管系统,能增强心肌收缩力,提高心肌耐缺氧能力,抗心律失常,扩张冠状动脉和外周血管,降低血压;能改善血液流变性,降低血小板黏附力,减少血栓形成;还有降血脂、抗衰老、抗缺氧、抗辐射、抗胃溃疡、保肝、抗肿瘤等作用。

3. 毒性与不良反应　黄芪注射液有导致皮疹、过敏性休克的报道。

白术　Baizhu　《神农本草经》

为菊科植物白术 *Atractylodes macrocephala* Koidz. 的干燥根茎。主产于浙江、湖北、湖南等地。以浙江于潜产者最佳,称为"于术"。冬季下部叶枯黄、上部叶变脆时采收,除去泥沙,烘干或晒干,再除去须根,切厚片,生用或麸炒用。以个大、质坚实、断面色黄白、香气浓者为优。

按《中国药典》(2015 年版)规定:本品水分不得过 15.0%,总灰分不得过 5.0%。

【药性】甘、苦,温。归脾、胃经。

【功效】健脾益气,燥湿利水,固表止汗,安胎。

【应用】

1. 脾胃气虚证　白术长于补气健脾,又能燥湿、利尿以除湿邪。治脾气虚弱,食少神疲,常与人参、茯苓等品同用,如四君子汤(《和剂局方》)。脾胃虚寒的腹满泄泻,常配人参、干姜等同用,如理中汤(《伤寒论》)。

2. 水湿停滞、痰饮、水肿证　治脾虚中阳不振,痰饮内停者,与桂枝、茯苓等配伍,如苓桂术甘汤(《金匮要略》)。治水肿,常配茯苓、泽泻等同用,如四苓散(《丹溪心法》)。治脾虚湿浊下注,带下清稀,可与山药、苍术等同用,如完带汤(《傅青主女科》)。

3. 气虚自汗证　治汗出不止,可单用本品(《千金方》)。治表虚自汗,易感风邪,宜与黄芪、防风等补益脾肺、祛风之品配伍,如玉屏风散(《丹溪心法》)。治表虚自汗,可与黄芪、浮小麦等同用。

4. 脾虚胎动不安　治疗脾虚胎儿失养者,宜与人参、阿胶等补益气血之品配伍。治疗脾虚失运,湿浊中阻之妊娠恶阻,呕恶不食,四肢沉重者,可与人参、茯苓、陈皮等配伍。

【鉴别用药】白术与苍术,均具有健脾与燥湿的功效。白术以健脾益气为主,宜用于脾虚湿困之虚证者;苍术以苦温燥湿为主,宜用于湿浊内阻之实证者。此外,白术具有利尿、止汗、安胎之功,苍术具有发汗解表、祛风湿及明目作用。

【用法用量】煎服,6~12 g。燥湿利水宜生用;补气健脾宜麸皮炒用。

【使用注意】阴虚内热及热病伤津燥渴者不宜用。

【现代研究】

1. 化学成分　含挥发油,其中主要含有苍术酮、苍术醇、白术内酯、苍术醚、杜松脑内脂等,含有苷类、果糖、菊糖、白术多糖,黄酮,多种氨基酸及维生素 A 等成分。

2. 药理作用　白术对肠管活动有双向调节作用,能防治实验性胃溃疡,调节胃肠运动;能促进细胞免疫功能,提升白细胞,增强机体免疫能力;还具有利尿、降血糖、保肝、抗凝、扩张血管、降压、抑制细菌和真菌等作用;其挥发油具抗肿瘤作用,醇提取物和醚提取物有抑制子宫平滑肌作用。

甘草　Gancao　《神农本草经》

为豆科植物甘草 *Glycyrrhiza uralensis* Fisch.、胀果甘草 *Glycyrrhiza inflata* Bat. 或光果甘草 *Glycyrrhiza glabra* L. 的干燥根及根茎。主产于内蒙古、新疆、山西、甘肃等地。春、秋两季采挖,以秋季采挖者为佳,除去须根,晒干。切厚片,生用或蜜炙用。以外皮细紧、色红棕、质坚实、体重、断面黄白色、粉性足、味甜者为优。

按《中国药典》(2015 年版)规定:本品水分不得过 12.0%,总灰分不得过 7.0%,酸不溶性灰分不得过 2.0%。

【药性】甘,平。归心、肺、脾、胃经。

【功效】补脾益气,清热解毒,祛痰止咳,缓急止痛,调和诸药。

【应用】

1. 心气虚之心动悸,脉结代　治心气不足,心阳不振之心悸,脉结代,可单用甘草(《伤寒类要》)。治气血两虚,宜与人参、阿胶、地黄等药配伍,如炙甘草汤(《伤寒论》)。

2. 脾气虚证　治中气不足,气短乏力,食少便溏,常与人参、白术、黄芪等药配伍,如四君子汤(《和剂局方》)、理中丸(《伤寒论》)。

3. 咳嗽气喘　甘草能止咳祛痰,还略具平喘作用,可单用。甘草性平,亦可随证配伍用于寒热虚实多种咳喘。治风寒咳嗽，常与麻黄、杏仁同用，即三拗汤（《太平惠民和剂局方》）。肺热咳喘，常配石膏、杏仁等同用，如麻杏石甘汤（《伤寒论》）。

4. 脘腹、四肢挛急疼痛　治脾虚肝旺的脘腹挛急作痛或阴血不足之四肢挛急作痛，常与白芍同用，即芍药甘草汤（《伤寒论》）。

5. 疮痈肿毒及药物、食物中毒　治咽喉肿痛，可将生甘草单用煎服，亦可与桔梗、板蓝根、牛蒡子等同用。治热毒疮疡，可单用煎汤浸渍熬膏，内服或外敷；亦可与金银花或连翘、紫花地丁等同用，如仙方活命饮（《校注妇人良方》）。

6. 调和药性　甘草能调和药性，有减低或缓和药物烈性的作用。与热药同用能缓其热，以防燥烈伤阴；与寒药同用能缓其寒，以防伤胃。对药物和食物所致中毒，有一定解毒作用。其甜味浓郁，还可矫正方中药物的滋味。

【用法用量】煎服，2～10 g；外用，煎水洗渍，或研末敷。清热解毒宜生用；补中缓急宜炙用。

【使用注意】不宜与海藻、大戟、芫花、甘遂同用。本品有助湿壅气之弊，湿盛胀满、水肿者不宜用。大剂量久服可导致水钠潴留，引起浮肿。

【现代研究】

1. 化学成分　含三萜皂苷（甘草酸、甘草甜素）、黄酮类（甘草素）、生物碱以及多糖等成分。

2. 药理作用　甘草能促进水钠潴留，排钾增加，对慢性肾上腺皮质功能减退有良好功效；能促进咽喉和支气管黏膜的分泌，有明显的镇咳、祛痰作用，还有一定平喘作用；胃酸过多的胃肠道溃疡病，能抑制其胃酸分泌，发挥缓解胃肠平滑肌痉挛及镇痛作用；具有抗菌、抗病毒、抗炎、抗过敏作用；对心室纤颤、心律失常有抑制作用能抗心律失常；能促进胰液分泌；还有调节免疫功能、抗利尿、降脂、保肝等作用。

3. 毒性与不良反应　大剂量服用或小量长期服用甘草，可出现水肿、四肢无力、痉挛麻木、头晕、头痛、血压升高、低血钾等不良反应；老年人及患有心血管病、肾脏病者，易致高血压和充血性心脏病。甘草有类似雌激素的作用，孕妇服用甘草能导致早产，长期服用甘草甜素可致非哺乳期妇女泌乳。

山药　Shanyao　《神农本草经》

为薯蓣科植物薯蓣 *Dioscorea opposita* Thunb. 的干燥根茎。主产于河南、湖南、江西等省。河南旧怀庆府地区产者品质最佳，被称为"怀山药"。冬季茎叶枯萎后采挖，切去根头，洗净，除去外皮和须根，干燥，为"毛山药"；也有选择肥大顺直的干燥山药，置清水中，浸至无干心，闷透，切齐两端，用木板搓成圆柱状，晒干，打光，习称"光山药"。润透，切厚片，生用或麸炒用。以条粗、质坚实、粉性足、色洁白者为优。

按《中国药典》（2015 年版）规定：本品水分不得过 16.0%，总灰分不得过 4.0%。

【药性】甘，平。归脾、肺、肾经。

【功效】补脾益胃，生津益肺，补肾涩精。

【应用】

1. 脾虚证　山药能补脾益胃，养阴。治脾虚倦怠，消瘦乏力，食少便溏，常与党参、白术、扁豆等补脾胃之品配伍，如参苓白术散（《和剂局方》）。治脾虚不运，湿浊下注的妇女带下，常与白术、人参、白芍等同用,如完带汤(《傅青主女科》)。由于本品"气轻性缓,非堪专任",对气虚重证,常嫌力量不足,但其含有较多营养成分,易于消化,对慢性久病或病后虚弱羸瘦,脾运不健者,可作食品长期服用。

2. 肺虚证 山药益肺气,养肺阴,治肺虚痰嗽久咳之症,可与沙参、麦冬等同用。肺脾气阴两虚者,可与白术、鸡内金、玄参等品配伍。

3. 肾虚证 治肾气虚之腰膝酸软,夜尿频多或遗尿,滑精早泄,女子带下清稀及肾阴虚之形体消瘦,腰膝酸软,遗精等症,可与地黄、山萸肉等配伍,如肾气丸(《金匮要略》)、六味地黄丸(《小儿药证直诀》)。

4. 消渴气阴两虚证 山药能补脾肺肾之阴,治消渴,常与黄芪、天花粉、知母等同用,如玉液汤(《医学衷中参西录》)。

【用法用量】煎服,15~30 g。补脾止泻宜麸炒用。

【现代研究】

1. 化学成分 含薯蓣皂苷元、黏液质、胆碱、淀粉、糖蛋白、游离氨基酸、止杈素、维生素C、淀粉酶等。

2. 药理作用 山药多糖有增强免疫功能、抗衰老作用。还具有帮助消化、降血糖、抗氧化、缓解肠管平滑肌痉挛、增强雄性激素样作用。

3. 毒性与不良反应 有报道长期大量服用山药会导致女性子宫内膜增生。

西洋参 Xiyangshen 《增订本草备要》

为五加科植物西洋参 *Panax quinque folium* L. 的根。主产于美国、加拿大。我国东北、华北、西北等地亦有栽培。秋季采挖生长 3~6 年的根,洗净,去芦,润透,切薄片,晒干或低温干燥,切片入药或者用时捣碎。以条粗、完整、皮细、横纹多、质地坚实者为优。

按《中国药典》(2015年版)规定:本品水分不得过 13.0%,总灰分不得过 5.0%。

【药性】甘、微苦,凉。归心、肺、肾经。

【功效】补气养阴,清热生津。

【应用】

1. 热病气阴两伤证 西洋参补气,其药性偏凉,因而兼能清火养阴生津。治气阴两虚之火盛,单煎服即效。治热伤气津所致身热汗多,口渴心烦,体倦少气,可配麦冬、知母等同用,如王氏清暑益气汤(《温热经纬》)。治自汗热黏,常与麦冬、五味子等同用。

2. 肺气虚及肺阴虚证 治热伤肺阴所致短气喘促,咳嗽痰少,或痰中带血等症。可与玉竹、麦冬、川贝母等同用。

此外,本品还能补心气,益脾气,兼能养心阴,滋脾阴。治疗气阴两虚之心悸心痛,失眠多梦,可配伍麦冬、地黄等品同用。治疗脾气虚之纳呆食滞,口渴思饮可与太子参、山药、神曲等同用。肾阴不足之证亦可选用。

【用法用量】另煎兑服,3~6 g。

【使用注意】中阳衰微,胃有寒湿者不宜。不宜与藜芦同用。

【现代研究】

1. 化学成分 含有皂苷、挥发油、多糖、氨基酸、鞣质、香豆素和多种微量元素。

2. 药理作用 西洋参有抗休克作用,能明显提高失血性休克大鼠存活率;对大脑有镇静作用,对生命中枢则有中度兴奋作用;对心脏具有抗心肌缺血、抗心肌氧化、增加心肌收缩力、抗心律失常、抗病毒性心肌炎等作用;还具有降血压、降血糖、抗缺氧、抗疲劳、抗应激和提高机体免疫功能。

3. 毒性与不良反应　有报道口服西洋参可引起过敏反应。另有报道,使用西洋参出现心律失常加剧、女性内分泌失调以及术后肋间神经阻滞效果降低等不良反应。

大枣　Dazao　《神农本草经》

为鼠李科植物枣 *Ziziphus jujuba* Mill. 的成熟果实。主产于河北、河南、山东等地。秋季果实成熟时采收,晒干,生用。以色红,肉厚,饱满,核小或无核,味甜者为优。

按《中国药典》(2015 年版)规定:本品总灰分不得过 2.0%。

【药性】甘,温。归脾、胃、心经。

【功效】补中益气,养血安神。

【应用】

1. 脾虚证　治脾气虚弱、消瘦、倦怠乏力、食少便溏等症,单用有效。若气虚乏力较甚,宜与人参、白术等补脾益气药配伍。

2. 脏躁及失眠证　治心失补养,心神无主,自悲自哭自笑,单用有效(《证治准绳》)。治血虚萎黄,可配熟地黄、阿胶等同用。治脏躁,神志不安,多与甘草、小麦配伍,即甘麦大枣汤(《金匮要略》)。

此外,大枣可与部分药性峻烈或有毒的药物同用,缓和其峻烈泻性与毒性,如十枣汤(《伤寒论》)。大枣配伍生姜,与解表药同用可调和营卫,与补益药同用可调补脾胃。

【用法用量】煎服,6～15 g。宜劈破入煎。

【使用注意】大枣甘温、易助湿生热,故湿盛脘腹胀满、食积、虫积、龋齿作痛以及痰热咳嗽者忌服。

【现代研究】

1. 化学成分　大枣含齐墩果酸、山楂酸等有机酸,三萜苷类,生物碱类,鞣制类,类脂类,树脂类,黄酮类,糖类,维生素类,氨基酸,挥发油以及微量元素等成分。

2. 药理作用　大枣能增强免疫,增强肌力,增加体重;能增加胃肠黏液,纠正胃肠病损,保护肝脏;有增加白细胞内 cAMP 含量,抗变态反应作用;有镇静催眠作用;有降低胆固醇、抗氧化、抑制癌细胞增殖、抗突变、镇痛及镇咳、祛痰等作用。

3. 毒性与不良反应　有文献报道,服用大枣偶见过敏反应。

刺五加　Ciwujia　《全国中草药汇编》

为五加科植物刺五加 *Acanthopanax senticosus*(Rupr. et Maxim.)Harms 的干燥根茎或茎。主产于辽宁、吉林、黑龙江等地。春、秋两季采挖,洗净,稍泡,润透,切厚片,干燥,生用。

按《中国药典》(2015 年版)规定:本品水分不得过 10.0%,总灰分不得过 9.0%。

【药性】辛、微苦,温。归脾、肾、心经。

【功效】益气健脾,补肾安神。

【应用】

1. 脾肺气虚证 治疗脾肺气虚,体倦乏力,食欲不振,单用有效。亦常配伍太子参、五味子、白果等药同用。

2. 肺肾两虚证 本品略有祛痰平喘之力,治肺肾两虚,久咳虚喘,可与补益肺肾、纳气平喘药配伍。

3. 肾虚腰膝酸痛 治疗肾中阳气不足,腰膝酸痛者,可单用,或与杜仲、桑寄生等药同用。治肝肾不足所致腰膝酸疼、下肢痿弱以及小儿行迟等症,常与牛膝、木瓜、续断等药同用。治风湿痹痛、筋骨拘挛、腰膝酸痛等症,可单用浸酒服,也可与羌活、秦艽、威灵仙等配伍应用。

4. 心脾不足,失眠多梦,健忘 治心脾两虚,心神失养之失眠、多梦、健忘,可与制首乌、酸枣仁等养心安神之品配伍。

此外,刺五加具有活血通络的功效,可与通阳散结药配伍,用于瘀血痹证之胸痹心痛。与活血化瘀药配伍,用于跌打损伤之瘀肿疼痛。

【用法用量】煎服,9~27 g。

【现代研究】

1. 化学成分 含多种刺五加苷,是其主要有效成分。还含有多糖、异秦皮定、绿原酸、芝麻素、硬脂酸、β-谷甾醇、白桦脂酸、苦杏仁苷等。

2. 药理作用 刺五加提取物对心血管系统具有扩张血管、降低血压、抗心律失常、改善大脑供血量、抗血小板凝聚、改善高脂血症和高黏血症的血液流变特性,以及改善微循环等作用;对神经功能具有双向调节作用,能镇静、抑制自发活动,催眠,抗惊厥;能增加特异性和非特异性免疫功能;抗疲劳,提高脑力劳动效能;抗辐射、抗应激、耐缺氧、提高机体对温度变化的适应力;还具有止咳,祛痰,调节内分泌功能紊乱,促性腺,抗炎,抗菌和抗病毒等作用。

3. 毒性与不良反应 动物实验中有报道显示,大剂量使用刺五加可出现嗜睡、鼻衄、鼻尖红等不良反应。临床报道,刺五加注射液的不良反应较多,其表现多样,例如全身性损害、皮肤及其附件损害、神经系统损害、呼吸系统损害等。

太子参 Taizishen 《中国药用植物志》

为石竹科植物孩儿参 *Peseudostellaria heterophylla* (Miq.)Pax ex pax et Hoffm. 的干燥块根。主产于江苏、安徽、山东等省。夏季茎叶大部分枯萎时采挖,除去须根,置沸水中略烫后晒干或直接晒干,生用。以条粗,色黄白,无须根者为优。

按《中国药典》(2015 年版)规定:本品水分不得过 14.0%,总灰分不得过 4.0%。

【药性】甘、微苦,平。归脾、肺经。

【功效】补气健脾,生津润肺。

【应用】

1. 脾气阴两虚证 本品属补气药中的清补之品。宜用于热病之后,气阴两亏倦怠乏力,饮食减少,心悸,自汗,津少口渴及小儿消瘦等症。治疗脾气虚弱、胃阴不足所致食少倦怠,口干舌燥,宜与山药、石斛等同用。

2. 气虚津伤证 治气虚肺燥咳嗽,常配北沙参、麦冬等同用。治痰热郁肺,咳嗽痰多,日久不愈等,可与鱼腥草、蒲公英、金银花等配伍同用。

本品亦可用于心气与心阴两虚所致心悸不眠,虚热汗多,宜与五味子、酸枣仁等养心安神敛汗之品同用。

【用法用量】煎服,9～30 g。

【现代研究】

1. 化学成分　含有太子参皂苷、尖叶丝石竹皂苷 D 等皂苷,含有多糖、氨基酸、黄酮、鞣质、香豆素、甾醇、油脂类、三萜及多种微量元素等。

2. 药理作用　对淋巴细胞增殖有明显的刺激作用,并有一定的抗疲劳、抗应激、抗缺氧、抗衰老、改善记忆、降血糖、抗炎和抗病毒等作用。

白扁豆　　Baibiandou　　《名医别录》

为豆科植物扁豆 *Dolichos lablab* L. 的干燥成熟种子。主产于江苏、河南、安徽等地。秋季果实成熟时采收,去皮或直接晒干。生用或炒用。以粒大饱满,色白干燥,无杂质者为优。

按《中国药典》(2015 年版)规定:本品水分不得过 14.0％。

【药性】甘,微温。归脾、胃经。

【功效】健脾化湿,和中。

【应用】

1. 脾虚证　治食少便溏或泄泻,常配人参、白术等同用,如参苓白术散(《和剂局方》)。治脾虚湿浊下注之白带过多,宜与白术、苍术、芡实等补气健脾除湿之品配伍。

2. 暑湿吐泻　治暑湿吐泻,可单煎,如《千金方》。治暑热夹湿者,宜与荷叶、滑石等清暑、渗湿之品配伍。治外感于寒,内伤于湿之"阴暑",宜配伍散寒解表,化湿和中之香薷、厚朴等药,如香薷散(《和剂局方》)。

【用法用量】煎服,9～15 g。健脾止泻宜炒用。

【使用注意】本品含有毒蛋白,生用有毒,遇高温可被破坏,食用时需充分加热。

【现代研究】

1. 化学成分　含蛋白质、碳水化合物、脂肪、维生素、微量元素、泛酸、酪氨酸酶、胰蛋白酶抑制物、淀粉酶抑制物、血细胞凝集素 A、血细胞凝集素 B 等成分。

2. 药理作用　白扁豆水煎剂可抑制痢疾杆菌,有抗病毒作用,而且对食物中毒引起的呕吐、急性胃炎等有解毒作用;可解酒毒以及河豚中毒;血细胞凝集素 B 可溶于水,有抗胰蛋白酶活性。

3. 毒性与不良反应　白扁豆生用可抑制实验动物生长,甚至引起肝区域性坏死。

蜂蜜　　Fengmi　　《神农本草经》

为蜜蜂科昆虫中华蜜蜂 *Apis cerana* Fabricius 或意大利蜜蜂 *A. mellifera* Linnaeus 所酿成的蜜。全国大部分地区均产。春至秋季采收,过滤后用。以稠如凝脂,味甜而纯正,无异臭杂质者为优。

【药性】甘,平。归肺、脾、大肠经。

【功效】补中,润燥,止痛,解毒;外用生肌敛疮。

【应用】

1. 脾气虚弱以及中虚脘腹挛急疼痛　治中虚脘腹疼痛,腹痛喜按,空腹痛甚,食后稍安者,单用有效;亦常与白芍、甘草等补中缓急止痛之品配伍。蜂蜜多作为补脾气丸剂、膏剂的赋型剂,或作为炮炙补脾气药的辅料。

2. 肺虚久咳和燥咳 治肺虚燥咳,干咳咯血,单用有效。亦可与人参、地黄等品同用,如琼玉膏(《洪氏集验方》)。治燥邪伤肺,干咳无痰或痰少而黏者,可与阿胶、桑叶、川贝母等养阴润燥,清肺止咳之品配伍。

3. 肠燥便秘证 治疗肠燥便秘者,可单用冲服,或随证与当归、黑芝麻、火麻仁等配伍。亦可将本品制成栓剂,纳入肛内,以通导大便,如蜜煎导(《伤寒论》)。

4. 解乌头类药之毒 服乌头类药物中毒者,大剂量服用本品,有一定解毒作用。

此外,本品外用,对疮疡肿毒有解毒消疮之效。对溃疡、烧烫伤有解毒防腐,生肌敛疮之效。

【用法用量】煎服或冲服,15～30 g。入丸剂、膏剂和栓剂等,随方适量;外用适量。

【使用注意】本品助湿壅中,又能润肠,故湿阻中满,湿热痰滞及便溏泄泻者慎用。

【现代研究】

1. 化学成分 含葡萄糖、果酸、蔗糖、蜡质、有机酸、花粉粒、烟酸、维生素 A、维生素 D、维生素 E 以及酶类、微量元素等。

2. 药理作用 蜂蜜有促进实验动物小肠推进运动的作用,能显著缩短排便时间;能增强体液免疫功能;能减轻化疗药物的毒副作用;有加速肉芽组织生长,促进创伤组织愈合作用;还有杀菌、保肝、抗肿瘤等作用。

3. 毒性与不良反应 关于蜂蜜的不良反应报道较少,文献报道使用不当能产生消化系统、泌尿系统、心血管系统、神经系统的多样表现;亦有报道服用蜂蜜能导致皮下出血和孕妇早产。

附 药

蜂胶

蜂胶为蜂蜜科昆虫意大利蜂 *Apis mellifera* L. 的干燥分泌物。苦、辛,寒。归脾、胃经。补虚弱,化浊脂,止消渴;外用解毒消肿,收敛生肌。用于体虚衰弱,高脂血症,消渴;外治皮肤皲裂,烧烫伤。0.2～0.6 g,多入丸、散用,或加蜂蜜适量冲服,外用适量。过敏体质者慎用。

绞股蓝 Jiaogulan 《救荒本草》

为葫芦科植物绞股蓝 *Gynostemma pentaphllam*(Thunb.)Makino 的根茎或全草,主产于广东、云南、四川等地。野生或家种,秋季采收,晒干,切段,生用。以体干,色绿,叶全,无杂质者为优佳。

【药性】甘、苦,寒。归脾、肺经。

【功效】健脾益气,清热解毒,化痰止咳。

【应用】

1. 脾虚证 治疗脾胃气虚,体倦乏力,纳食不佳者,可与白术、茯苓等药同用。治脾胃气阴两伤,口渴、咽干、心烦者,可与太子参、山药、南沙参等药同用。

2. 肺虚咳嗽证 治气阴两虚,肺中燥热,咳嗽痰黏,可与川贝母、百合等药同用。治肺气虚而痰湿内盛,咳嗽痰多者,亦可与半夏、陈皮等药同用。

此外,本品还略有清热解毒作用,可用于肿瘤而有热毒之证。

【用法用量】煎服,10～20 g;亦可泡茶饮。

【现代研究】

1. 化学成分 含有多种皂苷,其中有些与人参皂苷相似。还含有多糖类、黄酮类、维生素C,以及氨基酸和多种无机元素等。

2. 药理作用 绞股蓝及绞股蓝皂苷均具有抗疲劳、抗缺氧、抗高温、抗低温,防止正常细胞癌化;具有免疫调节作用,能明显增加非特异性免疫、细胞免疫、体液免疫的功能;具有明显的降血脂、降血糖作用,并能促进脾脏、睾丸、大脑和血液蛋白质的合成,并具有镇静、催眠、镇痛、增加冠脉流量、抗心肌缺血、增加脑血流量、抑制血栓形成、保肝、抗溃疡等作用。

沙棘　Shaji　《晶珠本草》

为胡颓子科植物沙棘 *Hippophae rhamnoides* L. 的干燥成熟果实。是蒙古族、藏族习用药物。主产于西南、华北、西北地区。野生或栽培。秋、冬两季果实成熟时或天冷冻硬后采收,除去杂质,晒干或蒸后晒干,生用。以粒大,肉厚,无杂质者为优。

按《中国药典》(2015 年版)规定:本品杂质不得过 4%,水分不得过 15.0%,总灰分不得过6.0%,酸不溶性灰分不得过 3.0%。

【药性】酸、涩,温。归脾、胃、肺、心经。

【功效】健脾消食,止咳祛痰,活血散瘀。

【应用】

1. 脾虚食少,食积腹痛证 治脾气虚弱或脾胃气阴两伤,食少纳差,消化不良,脘胀腹痛,体倦乏力等症,与芫荽子、藏木香、石榴子等同用,如《四部医典》。

2. 咳嗽痰多 治咳喘痰多,可以单用,如《四部医典》以沙棘适量,煎煮浓缩为膏(即沙棘膏)。与余甘子、白葡萄、甘草等同用,可止咳祛痰,如五味沙棘散(《青海省藏药标准》)。

3. 瘀血证 用于胸痹心痛,跌打损伤,妇女月经不调等多种瘀血证。治胸痹瘀滞疼痛,单用有效。现代多提取沙棘总黄酮入药,如心达康胶囊(《国家食品药品监督管理局国家药品标准》)。

【用法用量】煎服,3～9 g。

【现代研究】

1. 化学成分 含黄酮类成分,还含有维生素 A、维生素 B、维生素 C、维生素 E,甾醇,三萜类,苹果酸、柠檬酸、酒石酸以及绿原酸等有机酸,香豆素,蛋白质及多种氨基酸,糖类等。沙棘种子富含脂肪及脂肪酸类成分。

2. 药理作用 沙棘黄酮能改善心肌微循环,降低心肌耗氧量,抗血管硬化,抗炎,还有祛痰、止咳、平喘和治疗慢性气管炎的作用;沙棘油及其果汁有降低胆固醇、防治冠状动脉粥样硬化性心脏病、缓解心绞痛发作、抗疲劳、降血脂、抗辐射、抗溃疡、保肝及增强免疫功能等作用;沙棘还能治疗胃溃疡和十二指肠溃疡以及消化不良等,对慢性浅表性胃炎、萎缩性胃炎、结肠炎等病症疗效显著;对烧伤、烫伤、刀烧、冻伤有很好的治疗作用;对妇女宫颈糜烂有良好的治疗效果。

红景天　Hongjingtian　《四部医典》

为景天科植物大花红景天 *Rhodiola crenulata*（Hook. f. et Thoms.）H. Ohba 的干燥根和根茎。主产于西藏、四川、吉林等地。野生或栽培，秋季花茎凋枯后采挖，除去粗皮，洗净，晒干，切片，生用。以块根大、无须根、质坚实者为优。

按《中国药典》（2015 年版）规定：本品水分不得过 12.0%，总灰分不得过 8.0%，酸不溶性灰分不得过 2.0%。

【药性】甘、苦，温。归肺、心经。

【功效】益气活血，通脉平喘。

【应用】

1. 脾气虚证　治脾气虚衰，倦怠乏力，单用有效。治脾虚带下，宜与山药、芡实、白术等药同用；用于气虚血瘀证，能益气生血，可单用或与补血药配伍使用。

2. 肺虚咳嗽　治肺阴不足，倦怠气喘，咳嗽痰黏，或有咯血者，可单用，或配伍南沙参、百合等滋肺止咳药。

此外，本品还兼有活血化瘀之力，可配伍其他活血药，用于胸痹心痛、跌打损伤等瘀血证。

【用法用量】煎服，3～6 g。

【现代研究】

1. 化学成分　含红景天苷、咖啡酸、没食子酸二、苯甲基六氢吡啶、β-谷甾醇、胡萝卜苷等成分。

2. 药理作用　红景天能改善睡眠，具有抗脑缺氧、抗微波辐射、抗疲劳、增强运动耐力、抗氧化、抗糖尿病、抗肺炎及过敏性哮喘、抗癌等功效，还能增加甲状腺、肾上腺、卵巢的分泌功能，提高肌肉总蛋白含量和 RNA 的水平，使血液中血红蛋白质和红细胞数增加；外用于治疗跌打损伤和烧烫伤。

饴糖　Yitang　《名医别录》

为米、大麦、小麦、粟或玉米等粮食经发酵糖化制成。有软、硬两种，软者为黄褐色黏稠液体，称胶饴；硬者系软饴糖经搅拌，混入空气后凝固而成，称白饴糖，两者均可入药，但以用胶饴为主。饴糖以颜色鲜明、汁稠味浓、洁净不酸者为优。

【药性】甘，温。归脾、胃、肺经。

【功效】补中益气，缓急止痛，润肺止咳，解毒。

【应用】

1. 中虚脘腹疼痛　治脾胃虚寒之脘腹疼痛喜按，空腹时痛甚，食后稍安者，单用有效；治中虚寒盛而脘腹痛甚者，宜与干姜、花椒等品配伍，如大建中汤《金匮要略》。治脾胃虚寒，肝木乘土，里急腹痛者，可与白芍、甘草、大枣等配伍，如小建中汤（《伤寒论》）。若气虚甚者，宜与黄芪、大枣、炙甘草等补中益气之品配伍。

2. 肺燥咳嗽　治咽喉干燥，喉痒咳嗽者，可单用本品噙咽。治肺虚久咳，干咳痰少，少气乏力者，可与人参、阿胶、杏仁等品配伍。治顿咳不止，可与白萝卜汁蒸化，乘热缓呷（《本草汇言》）。

【用法用量】烊化冲服,15～20 g;亦可熬膏或为丸服。

【使用注意】本品助湿壅中,湿阻中满及痰湿盛者忌用。

【现代研究】

1. 化学成分含 含有大量麦芽糖,少量蛋白质、脂肪、维生素 B_2、维生素 C、烟酸以及微量元素等。

2. 药理作用 有滋养、止咳、止腹绞痛作用。

第二节　补阳药

本类药物味多甘辛咸,药性多温热,主入肾经。咸以补肾,辛甘化阳,能补助一身之元阳,肾阳之虚得补,其他脏腑得以温煦,从而消除或改善全身阳虚诸证。主要适应于肾阳不足,畏寒肢冷,腰膝酸软,性欲淡漠,阳痿早泄,精寒不育或宫冷不孕,尿频遗尿;脾肾阳虚,脘腹冷痛或阳虚水泛之水肿;肝肾不足,精血亏虚之眩晕耳鸣,须发早白,筋骨痿软或小儿发育不良,囟门不合,齿迟行迟;肺肾两虚,肾不纳气之虚喘以及肾阳亏虚,下元虚冷,崩漏带下等证。

使用本类药物,若以其助心阳、温脾阳,多配伍温里药;若兼见气虚,多配伍补脾益肺之品;精血亏虚者,多与养阴补血益精药配伍,使"阳得阴助,生化无穷"。

补阳药性多温热燥烈,易助火伤阴,故阴虚火旺者忌用。

鹿茸　Lurong　《神农本草经》

为脊椎动物鹿科梅花鹿 *Cervus nippon* Temminck 或马鹿 *Crvus elaphus* L. 等雄鹿头上尚未骨化而带茸毛的幼角。主产于吉林、黑龙江、辽宁等地。其他地区也有人工饲养。夏、秋两季雄鹿长出的新角尚未骨化时,将角锯下或用刀砍下,用时燎去毛,切片后阴干或烘干入药。以外皮红棕色或棕色,布满白色或灰白色细茸毛,锯口面黄白色,有蜂窝状小孔者为优。

【药性】甘、咸,温。归肾、肝经。

【功效】补肾阳,益精血,强筋骨,调冲任,托疮毒。

【应用】

1. 肾阳虚衰,精血不足证 可以单用或配入复方。如鹿茸酒,与山药浸酒服,治阳痿不举,小便频数。或与当归、乌梅膏为丸,治精血耗竭,面色黧黑,耳聋目昏等(《济生方》)。亦常与人参、黄芪、当归同用治疗诸虚百损,五劳七伤,元气不足,畏寒肢冷、阳痿早泄、宫冷不孕、小便频数等证,如参茸固本丸(《中国医学大辞典》)。

2. 肾虚骨弱,腰膝无力或小儿五迟 常与五加皮、熟地、山萸肉等同用,如加味地黄丸(《医宗金鉴》)。亦可与骨碎补、川断、自然铜等同用,治骨折后期,愈合不良。

3. 妇女冲任虚寒,崩漏带下 与乌贼骨、龙骨、川续断等同用,可治崩漏不止,虚损羸瘦,如鹿茸散(《证治准绳》)。配狗脊、白蔹,可治白带过多,如白蔹丸(《济生方》)。

4. 疮疡久溃不敛,阴疽疮肿内陷不起 治疗疮疡久溃不敛,阴疽疮肿内陷不起,常与当归、肉桂等配伍,如阳和汤(《外科全生集》)。

【用法用量】研末吞服,1～2 g;或入丸、散。

【使用注意】服用本品宜从小量开始,缓缓增加,不可骤用大量,以免阳升风动,头晕目赤,或伤阴动血。凡发热者均当忌服。

【现代研究】

1. 化学成分　从鹿茸的脂溶性成分中分离出雌二醇、胆固醇等,其中雌二醇及其在体内的代谢产物—雌酮为鹿茸雌激素样作用的主要成分。鹿茸中的氨基酸,以甘氨酸含量最丰富,还含有中性糖、葡萄糖胺,鹿茸灰分中含有钙、磷、镁等,水浸出物中含多量胶质。

2. 药理作用　大剂量鹿茸精使心缩幅度缩小,心率减慢,并使外周血管扩张,血压降低。中等剂量鹿茸精引起离体心脏活动明显增强,心缩幅度增大,心率加快,结果使心脉搏输出量和百分输出量都增加。鹿茸具有明显的抗脂质过氧化作用及抗应激作用。

3. 毒性与不良反应　所含激素类物质刺激胃肠道黏膜,引起胃肠道反应,表现为上腹疼痛、恶心、出冷汗,严重时可引起上消化道出血。还可引起过敏,见有面色苍白、心慌、气短、胸闷、大汗淋漓,休克而死。进补鹿茸的同时,服用乳酸菌,可降低胃肠道反应。

附　药

鹿角

为梅花鹿和各种雄鹿已成长骨化的角。味咸,性温。归肝、肾经。功能补肾助阳,强筋健骨。可做鹿茸之代用品,唯效力较弱。兼活血散瘀消肿。临床多用于疮疡肿毒、乳痈、产后瘀血腹痛、腰痛、胞衣不下等。内服或外敷均可。用量5~15g,水煎服或研末服。外用磨汁涂或锉末敷。阴虚火旺者忌服。

鹿角胶

为鹿角煎熬浓缩而成的胶状物。味甘咸,性温。归肝、肾经。功能补肝肾,益精血。功效虽不如鹿茸之峻猛,但比鹿角为佳,并有良好的止血作用。适用于肾阳不足,精血亏虚,虚劳羸瘦,吐衄便血、崩漏之偏于虚寒者,以及阴疽内陷等。用量5~15g。用开水或黄酒加温烊化服,或入丸、散膏剂。阴虚火旺者忌服。

鹿角霜

为鹿角熬膏所存残渣。味咸性温,归肝、肾经。功能补肾助阳,似鹿角而力较弱,但具收敛之性,而有涩精、止血、敛疮之功。内服治崩漏、遗精,外用治创伤出血及疮疡久溃不敛。用量10~25g。外用适量。阴虚火旺者忌服。

紫河车　Ziheche　《本草拾遗》

为健康产妇的胎盘。将取得的新鲜胎盘,去除羊膜和脐带,用清水反复洗净,蒸或置沸水中略煮后,烘干,研粉用。亦可鲜用。以整齐、紫红色、洁净者为优。

【药性】甘、咸,温。归肺、肝、肾经。

【功效】补肾益精,养血益气。

【应用】

1. 阳痿遗精、腰酸头晕耳鸣　用于肾阳不足,精血衰少诸证,单用有效,亦可与补益药同用。若与龟板、杜仲、牛膝等同用,可用治肾阳虚衰,精血不足之足膝无力、目昏耳鸣、男子遗精、女子不孕等,如大造丸(《诸证辨疑》)。

2. 气血不足诸证　如产后乳汁缺少、面色萎黄消瘦、体倦乏力等,本品尚补益气血,可单用本品研粉服。或用鲜品煮烂食之,或随证与人参、黄芪、当归等同用。

3. 肺肾两虚之咳喘　补肺气,益肾精,纳气平喘,单用有效,亦可与人参、蛤蚧、五味子等同用。

【用法用量】研末装胶囊服,1.5~3 g。如用鲜胎盘,每次半个至一个,水煮服食。

【使用注意】阴虚火旺不宜单独应用。

【现代研究】

1. 化学成分　含有多种抗体、干扰素,促性腺激素 A 和 B,催乳素,促甲状腺激素,催产素样物质,多种甾体激素等,及溶菌酶、激肽酶等。

2. 药理作用　促性腺激素,有促进乳腺和女性生殖器官发育的功能,参与甾体激素如雌激素及黄体酮的代谢,影响月经周期;其抗体和多种酶系统,能增强机体抵抗力,具免疫及抗过敏作用。

3. 毒性与不良反应　大鼠皮下注射人胎盘提取液 3~6 个月,体重的增加与对照组相比无明显差异,中等以上剂量应用到 14 d 左右,则见全身震颤、竖毛、注射局部肿胀,对食欲、血及尿检查均未见异常。应用临床量的 300 倍以上,可见肝细胞萎缩、脂肪沉着及瘀血,肾近曲尿管上皮空泡化,脾血量增加,脑下垂体嗜酸细胞减少,皮肤水肿,结缔组织细胞及骨髓中细胞增加。应用临床量的 150 倍以下,则没有引起特殊变化。妊娠小鼠及大鼠皮下注射胎盘提取物没有致畸胎的作用。新生仔鼠的发育且超过对照组。胎盘(或连同脐带)的盐水浸出液给家兔静脉注射,可见呼吸困难、口唇青紫、大小便失禁、搐搦及间隙性痉挛而死亡。

淫羊藿　Yinyanghuo　《神农本草经》

为小檗科植物淫羊藿 *Epimedium brevicornum* Maxim. 和箭叶淫羊藿 *E. sagittatum* (S. et Z.)Maxim. 或柔毛淫羊藿 *E. Pubescens* Maxim. 等的全草。主产于陕西、辽宁、山西、湖北、四川等地。夏、秋茎叶茂盛时采收,割取地上部分,晒干,切碎。生用或以羊脂油炙用。以梗少叶多、色黄绿、干燥、不破碎者为优。

按《中国药典》(2015 年版)规定:本品水分不得过 12%,总灰分不得过 8%,杂质不得过 3%。

【药性】辛、甘,温。归肾、肝经。

【功效】补肾壮阳,祛风除湿。

【应用】

1. 肾阳虚衰,阳痿尿频,腰膝无力　补肾壮阳,单用有效,本品浸酒服,如淫羊藿酒(《食医心镜》)。与肉苁蓉、巴戟天、杜仲等同用,治肾虚阳痿遗精等,如填精补髓丹(《丹溪心法》)。

2. 风寒湿痹,肢体麻木　用于风湿痹痛,筋骨不利及肢体麻木,常与威灵仙、川芎、肉桂同用,即仙灵脾散(《圣惠方》)。

此外,现代用于肾阳虚之喘咳及妇女更年期高血压,有较好疗效。

【用法用量】煎服,3~15 g。

【使用注意】阴虚火旺者不宜服。

【现代研究】

1. 化学成分　含黄酮类化合物,还含有木脂素,生物碱和挥发油等。

2. 药理作用　淫羊藿能增强下丘脑-垂体-性腺轴及肾上腺皮质轴、胸腺轴等内分泌系统的分泌功能,淫羊藿提取液能影响"阳痿"模型小鼠 DNA 合成,并促进蛋白质的合成,调节细胞代谢,明显增强动物体重及耐冻时间,淫羊藿醇浸出液能显著增强离体兔心冠脉流量,淫羊藿煎剂及水煎乙醇浸出液给兔、猫、大鼠静注,均呈降压作用。

3. 毒性与不良反应　淫羊藿浸膏小鼠腹腔注射半数致死量为 36 g/kg,No5-1-1 小鼠静脉注射的半数致死量为(56.8±2.7) g/kg。本品甲醇提取物的毒性低,小鼠灌胃 450 g/kg,连续观察 3 天,结果活动正常,无毒性反应。

巴戟天　Bajitian　《神农本草经》

为茜草科植物巴戟天 *Morinda officinalis* How. 的根。主产于广东、广西、福建等地。全年均可采挖。去须根略晒,压扁晒干。用时润透或蒸过,除去木质心,切片或盐水炒用。以表面灰黄色或灰黄棕色,具纵皱及深陷的横纹者为优。

按《中国药典》(2015 年版)规定:本品水分不得过 15%,总灰分不得过 6%。

【药性】辛、甘,微温。归肾、肝经。

【功效】补肾助阳,祛风除湿。

【应用】

1. 肾阳虚阳痿、宫冷不孕、小便频数　治虚羸阳道不举,以巴戟天、牛膝浸酒服(《千金方》);也可配淫羊藿、仙茅、枸杞子,如赞育丸(《景岳全书》)。若配肉桂、吴茱萸、高良姜,可用治下元虚冷,宫冷不孕,月经不调少腹冷痛,如巴戟丸(《和剂局方》)。又常与桑螵蛸、益智仁、菟丝子等同用,治疗小便不禁(《奇效良方》)。

2. 风湿腰膝疼痛及肾虚腰膝酸软无力　治肾虚骨痿,腰膝酸软,常与肉苁蓉、杜仲、菟丝子等同用,如金刚丸(《张氏医通》)。治风冷腰胯疼痛、行步不利,配羌活、杜仲、五加皮等同用,如巴戟丸(《圣惠方》)。

【用法用量】水煎服,5～15 g。

【使用注意】阴虚火旺及有热者不宜服。

【现代研究】

1. 化学成分　含糖类及苷黄酮氨基酸,另外尚含有小量的蒽醌类及维生素 C。

2. 药理作用　能显著增加小鼠体重,延长小鼠游泳时间;乙醇提取物及水煎剂有明显的促肾上腺皮质激素样作用。

3. 毒性与不良反应　巴戟天水煎液用药浓度 250 g/kg 体重时,未见动物死亡,对大肠杆菌 SOS 应答系统无明显影响,提示巴戟天可能无诱变或致诱变的遗传作用。

仙茅　Xianmao　《海药本草》

为石蒜科植物仙茅 *Curculigo orchioides* Gaertn. 的根茎。产于西南及长江以南各省,四川产量甚大。春初发芽前及秋末地上部分枯萎时采挖,除去须根,晒干,防蛀。切片生用,或经米泔水浸泡切片。以根条粗长、质坚脆、表面黑褐色者为优。

按《中国药典》(2015 年版)规定:本品杂质不得过 4%,水分不得过 13%,总灰分不得过 10%,酸不溶性灰分不得过 2%。

【药性】辛,热;有毒。归肾、肝经。

【功效】温肾壮阳,祛寒除湿。

【应用】

1. 肾阳不足,命门火衰之阳痿精冷、小便频数　常与淫羊藿、巴戟天、金樱子等同用,如仙茅酒(《万氏家抄方》)。

2. 腰膝冷痛,筋骨痿软无力 常与杜仲、独活、附子等同用。

此外,本品培补肝肾,用治肝肾亏虚,须发早白,目昏目暗,常与枸杞子、车前子、生熟地等同用,如仙茅丸(《圣济总录》)。

【用法用量】煎服,5～15 g;或酒浸服,亦入丸、散。

【使用注意】阴虚火旺者忌服。燥烈有毒,不宜久服。

【现代研究】

1. 化学成分 含多种环木菠萝烷型三萜及其糖、甲基苯酚及氯代甲基苯酚等多糖类,其他尚含有含氮类化合物、醇、脂肪类化合物及黄酮醇等。

2. 药理作用 仙茅可延长实验动物的平均存活时间。仙茅醇浸剂可明显提高小鼠腹腔巨噬细胞吞噬百分数和吞噬指数;仙茅水煎液可明显增加大鼠垂体前叶、卵巢和子宫重量,卵巢 HCG/LH 受体特异结合力明显提高;仙茅醇浸剂可明显延长小鼠睡眠时间,对抗印防己毒素所致小鼠惊厥,具有镇定、抗惊厥作用。

3. 毒性与不良反应 给小鼠 1 次灌胃最大容量的仙茅醇浸剂,约合 150 g 生药/kg,7 天内无一死亡,说明仙茅的毒性很低。

杜仲 Duzhong 《神农本草经》

为杜仲科植物杜仲 *Eucommia ulmoides* Oliv. 的树皮。主产于四川、云南、贵州等地。4～6 月采收,去粗皮堆置"发汗"至内皮呈紫褐色,晒干。生用或盐水炒用。以皮厚而大,糙皮刮净,外面黄棕色,内面黑褐色而光,折断时白丝多者为优。

按《中国药典》(2015 年版)规定:本品水分不得过 13%,总灰分不得过 10%。

【药性】甘,温。归肝、肾经。

【功效】补肝肾,强筋骨,安胎。

【应用】

1. 肾虚腰痛及各种腰痛 治肾虚腰痛或足膝痿弱,常与胡桃肉、补骨脂同用,如青娥丸(《和剂局方》)。治风湿腰痛冷重,与独活、寄生、细辛等同用,如独活寄生汤(《千金方》)。治疗外伤腰痛,与川芎、桂心、丹参等同用,如杜仲散(《圣惠方》)。治疗妇女经期腰痛,与当归、川芎、芍药等同用。治疗肾虚阳痿,精冷不固,小便频数,与鹿茸、山萸肉、菟丝子等同用,如十补丸(《鲍氏验方》)。

2. 胎动不安或习惯性堕胎 补肝肾固冲任安胎,单用有效,如《圣济总录》杜仲丸,单用本品为末,枣肉为丸。与川断、山药同用,治习惯性堕胎(《简便单方》)。

此外,近年来单用或配入复方治高血压病有较好效果,多与夏枯草、桑寄生、菊花等同用。

【用法用量】煎服,10～15 g。

【使用注意】炒用破坏其胶质有利于有效成分煎出,故比生用效果好。本品为温补之品,阴虚火旺者慎用。

【现代研究】

1. 化学成分 含杜仲胶、杜仲苷、松脂醇二葡萄糖苷、桃叶珊瑚苷、鞣质、黄酮类化合物等。

2. 药理作用 杜仲皮煎剂可显著减少小鼠活动次数。杜仲煎剂能延长戊巴比妥钠的睡眠时间,并能使实验动物反应迟钝,嗜睡等。杜仲皮能抑制 DNCB 所致小鼠迟发型超敏反应；能对抗氧化可的松的免疫抑制作用,具有调节细胞免疫平衡的功能,且能增强荷瘤小鼠肝糖原含量增加的作用,并能使血糖增高。生杜仲、炒杜仲和砂烫杜仲的水煎剂对家兔和狗都有明显的降压作用,但生杜仲降压作用较弱,炒杜仲和砂烫杜仲的作用几乎完全相同,其降压的绝对值相当于生杜仲的两倍。均能对抗垂体后叶素对离体子宫的作用,显著抑制大鼠离体子宫自主收缩。

3. 毒性与不良反应 杜仲煎剂 15～25 g/kg 给兔灌胃,仅有轻度抑制,并无中毒症状。小鼠连服同样剂量共 5 天,亦未见死亡。给小鼠静脉注射的 LD_{50} 为 (574.1 ± 1.0) g(原生药)/kg。小鼠腹腔注射 600 g(原生药)/kg 1 次,动物出现伏卧、安静,2 h 后恢复正常活动,有时出现歪扭反应,观察 7 天未出现死亡。小鼠腹腔注射 500 g(原生药)/kg,每天 1 次,连续 6 次,动物未出现死亡。对于豚鼠,腹腔注射 10～15 g/kg 后,3～5 d 内半数动物死亡。亚急性试验,杜仲煎剂对大鼠、豚鼠、兔及犬的肾组织有轻度的水肿变性,对心、肝以及脾的组织无病变。

续断 Xuduan 《神农本草经》

为川续断科植物川续断 *Dipsacus aspercides* C. Y. Cheng et T. M. Ai 的干燥根。主产于四川、湖北、湖南等地。云南、陕西等地亦产。以四川、湖北产者质量较佳。野生栽培均有。秋季采挖,除去根头及须根,用微火烘至半干堆置"发汗"后再烘干,切片用。以条粗、质软、皮部绿褐色为优。

按《中国药典》(2015 年版)规定:本品水分不得过 10%,总灰分不得过 12%,酸不溶性灰分不得过 3%。

【药性】苦、辛,微温。归肝、肾经。

【功效】补益肝肾,强筋健骨,止血安胎,疗伤续折。

【应用】

1. 阳痿不举,遗精遗尿 常与鹿茸、肉苁蓉、菟丝子等配伍,如鹿茸续断散(《鸡峰普济方》)。或与远志、蛇床子、山药等壮阳益阴,交通心肾之品同用,如远志丸(《外台秘要》)。用治滑泄不禁,可与龙骨、茯苓等同用,如锁精丸(《瑞竹堂经验方》)。

2. 腰膝酸痛,寒湿痹痛 用治肝肾不足,腰膝酸痛,与萆薢、杜仲、牛膝等同用,如续断丹(《证治准绳》)。用治肝肾不足兼寒湿痹痛,与防风、川乌等配伍,如续断丸(《和剂局方》)。

3. 崩漏下血,胎动不安 肝肾不足,崩漏不血,胎动不安等,配伍侧柏炭、当归、艾叶等(《永类钤方》)。用治滑胎证,以本品与桑寄生、阿胶等配伍,如寿胎丸(《医学衷中参西录》)。

4. 跌打损伤,筋伤骨折 用治跌打损伤,瘀血肿痛,筋伤骨折,常与桃仁、红花、穿山甲等配伍同用。与当归、木瓜、黄芪等同用,治疗脚膝折损愈后失补,筋缩疼痛,如邱祖伸筋丹(《赛金丹》)。

此外,本品活血祛瘀止痛,常配伍清热解毒之品,用治痈肿疮疡,血瘀肿痛。如《本草汇言》以之与蒲公英配伍,治疗乳痈肿痛。

【用法用量】煎服,9～15 g;或入丸、散;外用适量研末敷。崩漏下血宜炒用。

【使用注意】风湿热痹者忌服。

【现代研究】

1. 化学成分 含三萜皂苷类、挥发油。

2. 药理作用 续断有抗维生素 E 缺乏症的作用。对疮疡有排脓、止血、镇痛、促进组织再生作用。可促进去卵巢小鼠子宫的生长发育。

3. 毒性与不良反应　有报道一例服用续断发生过敏性红斑。患者双手背皮肤出现红色斑块,奇痒难受,且有灼热感觉,该患者曾两次服用续断均发生类似过敏症状。有发现 1 例过敏性皮炎,患者服用续断 15 g 后 1 h 感觉全身瘙痒,皮肤发红,迅速出现小片状斑丘疹。

肉苁蓉　Roucongrong　《神农本草经》

为列当科植物肉苁蓉 *Cistanche deserticola* Y. C. Ma 的带鳞叶的肉质茎。主产于内蒙古、甘肃、新疆等地。春季苗未出土或刚出土时采挖,除去花序。切片生用,或酒制用。以条粗壮、密生鳞叶、质柔润者为优。

按《中国药典》(2015 年版)规定:本品水分不得过 10%,总灰分不得过 8%。

【药性】甘、咸,温。归肾、大肠经。

【功效】补肾助阳,润肠通便。

【应用】

1. 肾阳亏虚,精血不足之阳痿早泄、宫冷不孕、腰膝酸痛、痿软无力　治男子五劳七伤,阳痿不起,小便余沥,常配伍菟丝子、川断、杜仲同用,如肉苁蓉丸(《医心方》)。治肾虚骨痿,不能起动,与杜仲、巴戟肉、紫河车等同用,如金刚丸(《张氏医通》)。

2. 肠燥津枯便秘　治发汗太过、津液耗伤而致大便秘结,与沉香、麻子仁同用,如润肠丸(《济生方》)。治肾气虚弱,大便不通,小便清长,腰酸背冷,与当归、牛膝、泽泻等同用,如济川煎《景岳全书》。

【用法用量】煎服,10～15 g。

【使用注意】能助阳、滑肠,故阴虚火旺及大便泄泻者不宜服。肠胃实热、大便秘结亦不宜服。

【现代研究】

1. 化学成分　肉苁蓉脂溶性成分经气质联用鉴定出 6-甲基吲哚,3-甲基-3 乙基己烷。从肉苁蓉中得到水溶性的 N,N-二甲基甘氨酸甲酯和甜菜碱等。

2. 药理作用　肉苁蓉水提液小鼠灌胃,能显著增加脾脏和胸腺重量,增强腹腔巨噬细胞吞噬能力,提高淋巴细胞转化率和迟发性超敏反应指数。肉苁蓉对阳虚和阴虚动物的肝脾核酸含量下降和升高有调整作用。有激活肾上腺、释放皮质激素的作用,可增强下丘脑-垂体-卵巢的促黄体功能,提高垂体对 LRH 的反应性及卵巢对 LH 的反应性,而不影响自然生殖周期的内分泌平衡。肉苁蓉乙醇提取物在体外温育体系中能显著抑制大鼠脑、肝、心、肾、睾丸组织匀浆过氧化脂质的生成,并呈良好的量效关系。

3. 毒性与不良反应　肉苁蓉的小鼠急性毒性试验:经口服 LD_{50} 大于 60 000 mg/kg,属无毒级;3 项遗传毒性试验结果均为阴性;亚慢性毒性试验中各项检测指标均未见异常,未观察到有害作用剂量(NOAEL)大于 12 000 mg/kg。

锁阳　Suoyang　《本草衍义补遗》

为锁阳科植物锁阳 *Cynomorium songaricum* Rupr. 的肉质茎。主产于内蒙古、甘肃、青海等省。春季采收。除去花序,置沙土中半埋半露,连晒带烫,使之干燥,防霉。切片生用。以个肥大、色红、坚实、断面粉性、不显筋脉者为优。

按《中国药典》(2015 年版)规定：本品杂质不得过 2%，水分不得过 12%，总灰分不得过 14%。

【药性】甘，温。归肝、肾、大肠经。

【功效】补肾助阳，润肠通便。

【应用】

1. 肾阳亏虚，精血不足之阳痿、不孕、下肢痿软、筋骨无力等　常与肉苁蓉、鹿茸、菟丝子等同用，如《丹溪心法》虎潜丸。用于肾虚骨瘦，筋骨软弱，行步艰难，与熟地、牛膝等同用。

2. 血虚津亏肠燥便秘　可单用熬膏服，或与肉苁蓉、火麻仁、地黄等同用。如《本草切要》单用本品煎浓汁加蜜收膏服。

【用法用量】煎服，10～15 g。

【使用注意】阴虚阳亢、脾虚泄泻、实热便秘均忌服。

【现代研究】

1. 化学成分　含黄酮类有花色苷等；萜类有熊果酸、乙酰熊果酸等；醇类有 β-谷甾醇、菜油甾醇等；有机类有棕榈酸、油酸、亚麻酸等。

2. 药理作用　灌胃锁阳醇提物，可使吞噬功能低下小鼠的巨噬细胞吞噬鸡红细胞能力有所恢复。静脉点滴锁阳醇提物可使幼年大鼠血浆睾酮含量显著提高，提示锁阳有促进动物性成熟作用。锁阳水浸液对实验动物有降低血压、促进唾液分泌作用，能使细胞内 DNA 和 RNA 合成率增加。

3. 毒性与不良反应　给小鼠灌服锁阳水煎液，用药浓度为 21.5 g/kg 体重时，未见动物死亡。

补骨脂　Buguzhi　《药性论》

为豆科植物补骨脂 *Psoralea corylifolia* L. 的成熟果实。主产于陕西、河南、四川等地。栽培或野生，以河南、四川等地较多。秋季果实成熟时采收，晒干。生用，炒或盐水炒用。以外观呈扁椭圆形或略似肾形，中央微凹，表面黑棕色，具细微网状皱纹及细密腺点者为优。

按《中国药典》(2015 年版)规定：本品杂质不得过 5%，水分不得过 9%，总灰分不得过 8%，酸不溶性灰分不得过 2%。

【药性】苦、辛，温。归肾、脾经。

【功效】补肾壮阳，固精缩尿，温脾止泻，纳气平喘。

【应用】

1. 肾虚阳痿、腰膝冷痛　治肾虚阳痿，常与菟丝子、胡桃肉、沉香等同用，如补骨脂丸(《和剂局方》)。治肾虚阳衰，风冷侵袭之腰膝冷痛等，与杜仲、胡桃肉同用，如青娥丸(《和剂局方》)。

2. 肾虚遗精、遗尿、尿频　治滑精，以补骨脂、青盐等分同炒为末服(《三因方》)。单用本品炒，为末服，治小儿遗尿，如破故纸散(《补要袖珍小儿方论》)。治肾气虚冷，小便无度，与小茴香等分为丸，如破故纸丸(《魏氏家藏方》)。

3. 脾肾阳虚五更泄泻　阳虚泄泻，与肉豆蔻、生姜、大枣为丸，如二神丸(《普济本事方》)。五更泄泻，在二神丸基础上加吴茱萸、五味子成四神丸(《证治准绳》)。

4. 肾不纳气，虚寒喘咳　配伍胡桃肉、蜂蜜等，可治虚寒性喘咳，如治喘方(《医方论》)；或配人参、木香等治疗虚喘痨嗽(《是斋医方》)。

【用法用量】煎服，5～15 g。

【使用注意】性质温燥，能伤阴助火，故阴虚火旺及大便秘结者忌服。

【现代研究】

1. 化学成分　含香豆素类、黄酮类及单萜酚类。

2. 药理作用　复方补骨脂冲剂对垂体后叶素引起的小鼠急性心肌缺血有明显的保护作用，补骨脂对由组胺引起的气管收缩有明显扩张作用，补骨脂酚有雌激素样作用，能增强阴道角化，增强子宫重量，补骨脂是通过调节神经和血液系统，促进骨髓造血，增强免疫和内分泌功能，从而发挥抗衰老作用。

3. 毒性与不良反应　有报道给小鼠灌服补骨脂酚，可引起肾脏病变，大剂量可见进行性肾损害。

益智仁　Yizhiren　《本草拾遗》

为姜科植物益智 *Alpinia oxyphylla* Miq. 的成熟果实。主产于广东、广西、云南等地。夏、秋季间果实由绿转红时采收，晒干。砂炒后去壳取仁，生用或盐水微炒用。用时捣碎。以质硬，胚乳白色，有特异香气者为优。

【药性】辛，温。归肾、脾经。

【功效】暖肾固精缩尿，温脾开胃摄唾。

【应用】

1. 下元虚寒遗精、遗尿、小便频数　治疗梦遗，常与乌药、山药等同用，如三仙丸（《世医得效方》）。治下焦虚寒，小便频数，以益智仁、乌药等分为末，山药糊丸，如缩泉丸（《校注妇人大全良方》）。

2. 脾胃虚寒，腹痛吐泻及口涎自流　以本品暖肾温脾开胃摄唾，常配川乌、干姜、青皮等同用。治脘腹冷痛，呕吐泄利，如益智散（《和剂局方》）。若中气虚寒，食少，多涎唾，可单用本品含之，或与理中丸、六君子汤等同用。

【用法用量】煎服，3～10 g。

【现代研究】

1. 化学成分　含二苯庚体类、类倍半萜类及挥发油类。

2. 药理作用　益智仁的甲醇提取物对豚鼠左心房收缩力有明显增强作用。益智仁的水提取物对移植于小鼠腹腔中的腹水型肉瘤细胞的增长有中等强度的抑制作用。

菟丝子　Tusizi　《神农本草经》

为旋花科植物菟丝子 *Cuscuta chinensis* Lam. 或南方菟丝子 *C. australis* R. Br. 的成熟种子。我国大部分地区均有分布。秋季果实成熟时割取地上部分，晒干，打下种子。生用，或煮熟捣烂作饼用。以颗粒饱满、无尘土及杂质者优。

按《中国药典》(2015 年版)规定：本品水分不得过 10%，总灰分不得过 10%，酸不溶性灰分不得过 4%。

【药性】辛、甘，平。归肾、肝、脾经。

【功效】补肾益精，养肝明目，止泻安胎。

【应用】

1. 肾虚腰痛、阳痿遗精、尿频及宫冷不孕 菟丝子、炒杜仲等分,合山药为丸,治腰痛(《百一选方》)。治阳痿遗精,与枸杞子、覆盆子、车前子同用,如五子衍宗丸(《丹溪心法》)。治小便过多或失禁,与桑螵蛸、肉苁蓉、鹿茸等同用,如菟丝子丸(《世医得效方》);治遗精、白浊、尿有余沥,与茯苓、石莲子同用,如茯苓丸(《和剂局方》)。

2. 肝肾不足,目暗不明 本品能滋补肝肾益精养血而明目,常与熟地黄、车前子同用,如驻景丸(《和剂局方》)。又《千金方》明目益精长志倍力,久服长生耐老方,配远志、茯苓、人参、当归等。

3. 脾肾阳虚,便溏泄泻 治脾虚便溏,与人参、白术、补骨脂为丸服(《方脉正宗》)。治脾肾虚泄泻,与枸杞子、山药、茯苓同用,如菟丝子丸(《沈氏尊生书》)。

4. 肾虚胎动不安 常与续断、桑寄生、阿胶同用,如寿胎丸(《衷中参西录》)。

此外,本品亦可治肾虚消渴,如《全生指迷方》单用本品研末蜜丸服,治消渴。

【用法用量】煎服,10～20 g。

【使用注意】本品为平补之药,但偏补阳,阴虚火旺,大便燥结、小便短赤者不宜服。

【现代研究】

1. 化学成分 含生物碱、蒽醌、香豆素、黄酮、甙类、甾醇、鞣酸、糖类等。

2. 药理作用 水煎剂能明显增强黑腹果蝇交配次数;菟丝子灌胃对大鼠半乳糖性白内障有治疗作用;菟丝子水煎剂连续灌胃 1 个月,能明显增强小鼠心肌组织匀浆乳酸脱氢酶的活性,对心肌过氧化氢酶及脑组织的乳酸脱氢酶和过氧化氢酶活性有增强趋势。

3. 毒性与不良反应 菟丝子醇提水溶液皮下注射于小鼠半数致死量为 2.465 g/kg,按 30～40 g/kg 灌胃并不出现中毒症状,按 0.05 g/kg 之菟丝子浸剂、酊剂给大鼠灌胃,连续 70 d,并不影响动物的生长发育,亦未见病理改变。

沙苑子 Shayuanzi 《本草衍义》

为豆科植物扁茎黄芪 *Astragalus complanatus* R. Br. 的成熟种子。主产内蒙古和东北、西北地区。秋末冬初果实成熟尚未开裂时割取或连根拔出,晒干,打下种子,除去杂质。生用或盐水炒用。以饱满、均匀者为优。

按《中国药典》(2015 年版)规定:本品水分不得过 13%,总灰分不得过 5%,酸不溶性灰分不得过 2%。

【药性】甘,温。归肝、肾经。

【功效】补肾固精,养肝明目。

【应用】

1. 肾虚腰痛、阳痿遗精、遗尿尿频、白带过多 治肾虚腰痛,单用有效,如《外台秘要》。治遗精遗尿带下,与莲子、莲须、芡实等同用,如金锁固精丸(《医方集解》)。

2. 目暗不明,头昏目花 常与枸杞子、菟丝子、菊花等同用。

【用法用量】煎服,10～20 g。

【使用注意】本品为温补固涩之品,阴虚火旺及小便不利者忌服。

【现代研究】

1. 化学成分 含有氨基酸、多肽、蛋白质、酚类、鞣质、甾醇和三萜类成分、生物碱、黄酮类成分。

2. 药理作用 沙苑子能显著延长小鼠游泳时间,显示沙苑子有抗疲劳作用。沙苑子总黄酮有降压作用和明显降低血清胆固醇、甘油三酯及增加脑血流量的作用,并能改善血液流变学指标。

3. 毒性与不良反应 有报道腹腔给予小鼠以沙苑子 100% 水煎醇沉剂,用寇氏法测得 LD_{50} 为 (37.75 ± 1.048) g/kg。另有报道灌胃给予 wisrar 大鼠以沙苑子 5.0、2.5、1.0 g/kg 剂量,每日一次,连续 60 d 进行长期毒性试验,结果各剂量组大鼠的血象、肝功能、肾功能化验值与对照组比较,均在正常范围内;心、肝、脾、肺、肾未见明显病理变化。

蛤蚧 Gejie 《雷公炮炙论》

为脊椎动物壁虎科动物蛤蚧 *Gckko gecko* L. 除去内脏的干燥体。主产于广西、广东、云南等省亦产。全年均可捕捉。剖开除去内脏,或去血液(不可用水洗),以竹片先从横面撑开,再用长竹一条撑着下胯延至尾末端.用微火焙干,两支合成一对。用时去头(有小毒)、足和鳞片,也有单取其尾,或炒酥研末。以体大、尾全,不破碎者为优。

【药性】咸,平。归肺、肾经。

【功效】补肺益肾,纳气平喘,助阳益精。

【应用】

1. 肺虚咳嗽、肾虚作喘、虚劳喘咳 治虚劳咳嗽,常与贝母、紫菀、杏仁等同用,如蛤蚧丸(《圣惠方》)。治肺肾虚喘,与人参、贝母、杏仁等同用,如人参蛤蚧散(《卫生宝鉴》)。

2. 肾虚阳痿 可单用浸酒服即效;或与益智仁、巴戟天、补骨脂等同用,如养真丹(《御院药方》)。

【用法用量】煎服,5～10 g;研末每次 1～2 g,1 日 3 次;浸酒服用 1～2 对。

【使用注意】风寒或实热咳喘忌服。

【现代研究】

1. 化学成分 含有胆固醇、脂肪酸,磷脂成分为磷脂酸,还含有 18 种游离氨基酸及 12 种元素。

2. 药理作用 蛤蚧的水溶性部分能使雄性小鼠睾丸增重,表现出雄性激素样作用,可使动物阴道开放时间提前,认为具有双向性激素作用。提取物小鼠腹腔注射能明显增强脾重,能对抗强的松龙和环磷酰胺的免疫抑制作用,提取物对小鼠遭受低温、高温、缺氧等应激刺激有明显保护作用,认为有"适应原"样作用。

核桃仁 Hetaoren 《开宝本草》

为胡桃科植物胡桃 *Juglans regia* L. 果实的核仁。我国各地广泛栽培,华北、西北、东北地区尤多。9～10 月果熟时采收,除去肉质果皮,晒干敲破,取出种仁。生用或炒用。以色黄、个大、饱满、油多者为优。

按《中国药典》(2015 年版)规定:本品水分不得过 7.0%。

【药性】甘,温。归肾、肺、大肠经。

【功效】补肾温肺,润肠通便。

【应用】

1. 肾阳虚衰,腰痛脚弱,小便频数 治肾亏腰酸,头晕耳鸣,尿有余沥,常与杜仲、补骨脂、大蒜等同用,如青娥丸(《和剂局方》)。治肾虚腰膝酸痛,两足痿弱,与杜仲、补骨脂、萆薢等同用,如胡桃汤(《御院药方》)。

2. 肺肾不足之虚寒喘咳及肺虚久咳、气喘 治疗肺肾不足,肾不纳气所致的虚喘证,与人参、生姜同用,如人参胡桃汤(《济生方》)。《本草纲目》治久嗽不止,以人参、胡桃、杏仁同用为丸服。

3. 肠燥便秘 可单独服用,亦可与火麻仁、肉苁蓉、当归等同用,如大便不通方(《医方择要》)。

【用法用量】煎服,10~30 g。

【使用注意】阴虚火旺、痰热咳嗽及便溏者不宜服用。

【现代研究】

1. 化学成分 含脂肪油,油的主要成分是亚油酸甘油酯,又含有蛋白质、碳水化合物、钙、磷等。

2. 药理作用 胡桃仁可能影响胆固醇的体内合成及其氧化排泄,动物实验还证明胡桃仁有镇咳作用。

冬虫夏草 Dongchongxiacao 《本草从新》

为麦角菌科真菌冬虫夏草菌 *Cordyceps. sinensis*(Berk.)Sacc. 寄生在蝙蝠蛾科昆虫幼虫上的子座和幼虫尸体的复合体。主产于四川、青海,云南等地。夏至前后,在积雪尚未溶化时入山采集,挖出后,在虫体潮湿未干时,除去外层泥土及膜皮,晒干;或黄酒喷使之软,整理平直,微火烘干。生用。以来源正、身干、完整、洁净、虫体条大、色金黄、饱满肥壮、子座短者为优。

【药性】甘,平。归肾、肺经。

【功效】补肾益肺,止血化痰。

【应用】

1. 阳痿遗精、腰膝酸痛 用治肾阳不足,精血亏虚之阳痿遗精、腰膝酸痛可单用浸酒服,或与淫羊藿、杜仲、巴朝天等补阳药配成复方用。

2. 久咳虚喘、劳嗽痰血 可单用,或与沙参、川贝母、阿胶等同用。若肺肾两虚,摄纳无权,气虚作喘者,可与人参、黄芪、胡桃肉等同用。

此外,还可用于病后体虚不复或自汗畏寒,可以本品与鸡、鸭、猪肉等炖服,有补肾固本,补肺益卫之功。

【用法用量】煎服,5~15 g;也可入丸、散。

【使用注意】有表邪者不宜用。

【现代研究】

1. 化学成分 含蛋白质氨基酸的游离氨基酸,其中多为人体必需氨基酸,还含有糖、维生素及钙、钾、铬、镍、锰、铁、铜、锌等元素。

2. 药理作用 对中枢神经系统有镇静、抗惊厥、降温等作用,对体液免疫功能有增强作用,虫草的水或醇提取物可明显抑制小鼠肉瘤等肿瘤的成长,虫草菌发酵液可对抗家兔心肌缺血的 ST-T 改变,虫草菌对大鼠应激性心梗也有一定的保护作用,虫草水提液对大鼠急性肾衰有明显的保护作用。

3. 毒性与不良反应 浸剂对小鼠进行毒性反应实验,小鼠腹腔注射 5 g/kg 时,仅部分死亡;30～50 g/kg 时,全部死亡。但加热煮沸后,无论浸剂或醇提物均无毒性。文献报道,由冬虫夏草制剂(如冬虫夏草胶囊、冬虫夏草精片等)引起的不良反应较多。如有报道冬虫夏草胶囊致月经紊乱 2 例。另有报道冬虫夏草胶囊致药疹 1 例。

胡芦巴　Huluba　《嘉祐本草》

为豆科植物胡芦巴 *Trigonella foenum-graecum* L. 的成熟种子。主产于河南、四川等地。均为栽培品种。夏秋季种子成熟时割取植株,晒干,打下种子。盐水炙或捣碎用。以质坚硬,不易破碎者为优。

按《中国药典》(2015 年版)规定:本品水分不得过 15%,总灰分不得过 5%,酸不溶性灰分不得过 1%。

【药性】苦,温。归肾经。

【功效】温肾助阳,散寒止痛。

【应用】

1. 寒疝腹痛,腹胁胀痛　用治寒疝腹痛,痛引睾丸,与吴茱萸、川楝子、巴戟天等配伍,如胡芦巴丸(《和剂局方》)。治疗肾脏虚冷,胁胀腹痛,与附子、硫黄同用,如胡芦巴丸(《圣济总录》)。亦可与当归、乌药等同用,治疗经寒腹痛。

2. 足膝冷痛,寒湿脚气　治阳虚气化不行,寒湿下注,足膝冷痛,寒湿脚气,常与木瓜、补骨脂同用,如胡芦巴丸(《杨氏家藏方》)。

3. 阳痿滑泄,精冷囊湿　阳痿,滑泄精冷,头晕目眩等,常与附子、巴戟天等同用,如沉香磁石丸(《慈禧光绪医方选议》)。

【用法用量】煎服,3～10 g;或入丸、散。

【使用注意】阴虚火旺者忌用。

【现代研究】

1. 化学成分　含龙胆宁碱、番木瓜碱、胆碱、胡芦巴碱。还含皂苷、脂肪油、蛋白质、糖类及维生素 B_1。

2. 药理作用　有降低血糖、利尿、抗炎等活性。可引起家兔血压下降。胡芦巴提取物有刺激毛发生长的作用。

3. 毒性与不良反应　由于含有香豆素,当与包括 NSAIDs 在内的抗血小板/抗凝药共用时,会增加出血的危险。

韭菜子　Jiucaizi　《名医别录》

为百合科植物韭菜 *Allium tuberosum* Rottl. 的干燥成熟种子。全国各地均产,以河北、山西、吉林等地产量较大。野生与栽培均有。秋季采集成熟果序,晒干,搓出种子,生用或盐水炙用。以色黑、子粒饱满、无杂质者为优。

【药性】辛、甘,温。归肾、肝经。

【功效】温补肝肾,壮阳固精。

【应用】

1. 阳痿遗精,白带白淫　用治肾阳虚衰,下元虚冷之阳痿不举,遗精遗尿,单用本品(《本草纲目》);或与麦冬、车前子、菟丝子等配伍,如尿精梦泄露方(《外台秘要》);亦可与补骨脂、龙骨、益智仁等温补肝肾、涩精止遗之品同用(《魏氏家藏方》)。用治肾阳不足,带脉失约,白带白淫,可单用本品,如《千金方》以本品醋煮,焙干,研末,炼蜜为丸,空心温酒送服。

2. 肝肾不足,腰膝痿软　肝肾不足,筋骨痿软,步履艰难,屈伸不利,可以单用,也可以配伍仙茅、巴戟天、枸杞子等药同用。

【用法用量】煎服,3~9 g;或入丸、散服。

【使用注意】阴虚火旺者忌服。

【现代研究】

1. 化学成分　含生物碱及皂苷。

2. 药理作用　韭菜子中含皂苷,口服大量可引起红细胞溶解,且皂苷能刺激胃黏膜反射引起呼吸道黏膜纤毛运动,显示祛痰作用,本品所含大蒜氨酸受大蒜脂的作用转化成大蒜素后有强大抗菌作用。

紫石英　Zishiying　《神农本草经》

为卤化物类矿石紫石英 Fluoritea 的矿石。主产于浙江、辽宁、河北等省。全年均可采挖,挑选紫色者入药。捣成小块,生用或煅用。以色紫、质坚、具玻璃光泽、无杂石者为优。

【药性】甘,温。归心、肺、肾经。

【功效】温肾助阳,镇心安神,温肺平喘。

【应用】

1. 肾阳亏虚,宫冷不孕,崩漏带下　用治元阳衰惫,血海虚寒,宫冷不孕、崩漏带下诸证,以本品与当归、熟地、川芎等配伍(《青囊秘方》)。

2. 心悸怔忡,虚烦不眠　用治心悸怔忡,虚烦失眠,常与酸枣仁、柏子仁、当归等同用(《郑子来家秘方》)。用治心经痰热,惊痫抽搐,常与龙骨、寒水石、大黄等同用,如风引汤(《金匮要略》)。

3. 肺寒气逆,痰多咳喘　用治肺寒气逆,痰多喘咳症,单用火煅,花椒泡汤(《青囊秘方》);或与五味子、款冬花、桑白皮等配伍。用治肺气不足,短气喘乏,语言不出者,如钟乳补肺汤(《御药院方》)。

【用法用量】煎服,9~15 g,打碎先煎。

【使用注意】阴虚火旺而不能摄精之不孕证及肺热气喘者忌用。

【现代研究】

1. 化学成分　主含氟化钙(CaF_2),纯品含钙 51.2%,氟 48.8%及氧化铁等。

2. 药理作用　紫石英有兴奋中枢神经,促进卵巢分泌的作用。

3. 毒性与不良反应　所含氟化钙,服用过多,对牙齿、骨骼、神经系统、肾、心及甲状腺有损害作用。

海狗肾　Haigoushen　《药性论》

为海狗科动海狗 *Callorhinus ursins* Linnaeus 或海豹科动物海豹 *Phoce vitulina* Linnaeus 的雄性外生殖器。又名腽肭脐。主产于是我国渤海及黄海沿岸,如辽宁的锦西、兴城、大连等地。均为野生。以形粗长,质油润,半透明,无腥臭者为优。

【药性】咸,热。归肾经。

【功效】暖肾壮阳,益精补髓。

【应用】

1. 阳痿精冷,精少不育 用治肾阳亏虚,腰膝痿弱,阳痿不举,精寒不育,尿频便溏,腹中冷痛等,常与人参、鹿茸、附子等药同用,如腽肭脐丸(《济生方》)。或用本品配伍鹿茸、紫河车、人参同用,治疗精少不育之症。

2. 肾阳衰微,心腹冷痛 用治肾阳衰微,下元久冷,虚寒攻冲,心腹冷痛,以本品配伍吴茱萸、甘松、高良姜等同用,如腽肭脐散(《圣济总录》)。

【用法用量】研末服,每次1~3g,每日2~3次;入丸、散或泡酒服。

【使用注意】阴虚火旺及骨蒸劳嗽等忌用。

【现代研究】

1. 化学成分 含有雄性激素、蛋白质及脂肪等。

2. 药理作用 有雄性激素样作用。

附 药

黄狗肾

为哺乳动物犬科黄狗 *Canis familiaris* L. 的阴茎和睾丸。又名狗鞭。味咸性温,归肾经。功能壮阳益精,用治肾阳不足,阴精亏虚所致阳痿宫冷,健忘耳鸣,神思恍惚,腰酸足软等症,每与鹿茸、肉苁蓉、淫羊藿等药同用,亦多单用泡酒或炖服,为壮阳补肾常用之品。本品入药研粉冲服或入丸、散剂服,用量1~3g。鲜品可加调料煮熟服食。因本品温热助阳,故阴虚火旺者不宜单用本品。

海马　Haima　《本草拾遗》

为海龙科动物线纹海马 *Hippocampus kelloggi* Jordan et Snyder、刺海马 *H. histrix* Kaup、大海马 *H. kuda* Bleeker 三斑海马 *H. trimaculatus* Leach 或小海马(海蛆)*H. japomicus* Kaup 的干燥体。主产于广东沿海的阳江、潮汕一带,山东烟台、青岛等地。其次辽宁、福建等沿海地区亦产。野生与养殖均有。夏秋季捕捞,洗净,晒干,或除去内脏晒干。捣碎或研粉用。以个大、色白、体全、头尾无碎者为优。

【药性】甘,温。归肝、肾经。

【功效】补肾壮阳,调气活血。

【应用】

1. 阳痿、遗精遗尿 用治肾阳亏虚,阳痿不举,肾关不固,遗精遗尿等症,常与鹿茸、人参、熟地黄等配伍应用,如海马保肾丸(《北京市中药成方选集》);治疗夜尿频繁,可与鱼鳔、枸杞子、红枣等同用,如海马汤(《中药临床应用》)。

2. 肾虚作喘 用治肾阳不足,摄纳无权之虚喘,常与蛤蚧、胡桃肉、人参、熟地黄等配伍。

3. 癥瘕积聚,跌打损伤 用治气滞血瘀的癥瘕积聚,与木香、大黄、巴豆等同用,如木香汤(《圣济总录》)。用治气血不畅,跌打瘀肿,可与血竭、当归、川芎等配伍。

4. 疔疮肿毒 用治气血凝滞,荣卫不和,经络阻塞,肌肉腐溃之疮疡肿毒,恶疮发背,可与穿山甲、水银、朱砂等配伍,如海马拔毒散(《急救仙方》)。

【用法用量】煎服,3~9 g;外用适量,研末敷患处。

【使用注意】孕妇及阴虚火旺者忌服。

【现代研究】

1. 化学成分 含有大量的镁和钙,其次为锌、铁、锶、锰,以及少量的钴、镍和镉。

2. 药理作用 海马的乙醇提取物,可延长正常雌小鼠的动情期,并使子宫及卵巢(正常小鼠)重量增加。海马能延长小鼠缺氧下的存活时间,延长小鼠的游泳时间,显示了较好的抗应激能力。

3. 毒性与不良反应 可加重尿毒症、慢性肾功能衰竭患者的肾功能损害,全身出现紫癜等。

(天津中医药大学 王晖)

第三节 补血药

本类药物甘温质润,主入心肝血分,广泛用于各种血虚证。症见面色苍白或萎黄,唇爪苍白,眩晕耳鸣,心悸怔忡,失眠健忘,或月经愆期,量少色淡,甚则闭经,舌淡脉细等证。

本类药物常配伍补气药同用,即所谓"有形之血不能自生,生于无形之气";若兼见阴虚者,可与补阴药或兼有补阴补血作用的药物配伍;脾为气血生化之源,血虚多源于脾虚,故多配伍补益脾气之品。

本类药物多滋腻黏滞,故脾虚湿阻,气滞食少者慎用。必要时,可配伍化湿行气消食药,以助运化。

当归 Danggui 《神农本草经》

为伞形科植物当归 *Aaugellica sinensis*(Oliv)Diels. 的根。主产于甘肃省东南部的岷县(秦州),产量多,质量好。其次,陕西、四川、云南等省也有栽培。秋末采挖,除尽芦头、须根,待水分稍行蒸发后按大小粗细分别捆成小把,用微火缓缓熏干或用硫黄烟熏,防蛀防霉切片生用,或经酒拌、酒炒用。以切面有浅棕色环纹,质柔韧,略有焦斑,有酒香气者为优。

按《中国药典》(2015 年版)规定:本品水分不得过 15%,总灰分不得过 7%,酸不溶性灰分不得过 2%。

【药性】甘、辛,温。归肝、心、脾经。

【功效】补血调经,活血止痛,润肠通便。

【应用】

1. 血虚诸证 为补血之圣药。气血两虚,常配黄芪、人参同用,如当归补血汤(《兰室秘藏》)、人参养荣汤(《温疫论》)。若血虚萎黄,心悸失眠,常与熟地黄、白芍、川芎配伍,如四物汤(《和剂局方》)。

2. 血虚血瘀之月经不调、经闭、痛经等 常与熟地黄、白芍、川芎配伍,如四物汤(《和剂局方》)。若兼气虚者,可配人参、黄芪。若兼气滞者,可配香附、延胡索。若兼血热者,可配牡丹皮、地骨皮。若血瘀经闭不通者,可配桃仁、红花。若血虚寒滞者,可配阿胶、艾叶等。

3. 虚寒性腹痛、跌打损伤、痈疽疮疡、风寒痹痛等　治疗血虚血瘀寒凝之腹痛,配桂枝、芍药、生姜等同用,如当归生姜羊肉汤(《金匮要略》)、当归建中汤(《千金方》)。与乳香、没药、桃仁等同用,治疗跌打损伤瘀血作痛,如复元活血汤(《医学发明》)、活络效灵丹(《医学衷中参西录》)。治疗疮疡初起肿胀疼痛,与银花、赤芍、天花粉等药同用,如仙方活命饮(《妇人大全良方》)。与黄芪、人参、肉桂等同用,治疗痈疽溃后不敛,如十全大补汤(《和剂局方》)。亦可与金银花、玄参、甘草同用,治疗脱疽溃烂,阴血伤败,如四妙勇安汤(《验方新编》)。若风寒痹痛、肢体麻木,可与羌活、防风、黄芪等同用,如蠲痹汤(《百一选方》)。

4. 血虚肠燥便秘　常与肉苁蓉、牛膝、升麻等同用,如济川煎(《景岳全书》)。

【用法用量】煎服,5~15 g。

【使用注意】湿盛中满、大便泄泻者忌服。

【现代研究】

1. 化学成分　含 β-蒎烯、α-蒎烯、莰烯等中性油成分;含对-甲基苯甲醇、5-甲氧基-2,3-二甲苯酚等酸性油成分、有机酸,糖类,维生素,氨基酸等。

2. 药理作用　当归挥发油能对抗肾上腺素-脑垂体后叶素或组织胺对子宫的兴奋作用。当归水或醇溶性非挥发性物质对离体子宫有兴奋作用,使子宫收缩加强,大量或多次给药时,甚至可出现强直性收缩,醇溶性物质作用比水溶性物质作用强。离体蟾蜍心脏灌流实验,本品煎剂含挥发油可使收缩幅度及收缩频率皆明显抑制。当归浸膏有显著扩张离体豚鼠冠脉作用,增加冠脉血流量。麻醉犬静注本品心率无明显改变,冠脉阻力和总外周阻力下降,冠脉血流量显著增加,心肌氧耗量显著下降,心排出量和心搏指数有增加趋势。当归中性油对实验性心肌缺血亦有明显保护作用。当归及其阿魏酸钠有明显的抗血栓作用。当归水浸液给小鼠口服能显著促进血红蛋白及红细胞的生成。

3. 毒性与不良反应　口服常规用量的当归煎剂、散剂偶有疲倦、嗜睡等反应,停药后可消失。当归挥发油穴位注射可使病人出现发热、头痛、口干、恶心等反应,可自行缓解。大剂量给药,可使实验动物血压下降,剂量再加大则血压骤降,呼吸停止。当归乙醚提取物毒性较强,少量即可造成实验动物死亡。临床使用当归不可过量,服药后也应注意有无不良反应。

熟地黄　Shudihuang　《本草拾遗》

为玄参科植物地黄 *Rehmannia glutinosa* (Gdertn) Iibosch. 的块根,经加工炮制而成。通常以酒、砂仁、陈皮为辅料经反复蒸晒,至内外色黑油润,质地柔软粘腻。切片用,或炒炭用。以质柔软而带韧性,不易折断,断面乌黑色,有光泽者为优。

【药性】甘,微温。归肝、肾经。

【功效】补血养阴,填精益髓。

【应用】

1. 血虚诸证　治疗血虚萎黄,眩晕,心悸,失眠及月经不调、崩中漏下等,常与当归、白芍、川芎同用,如四物汤(《和剂局方》)。若心血虚心悸怔忡,可与远志、酸枣仁等安神药同用。若崩漏下血而致血虚血寒、少腹冷痛者,可与阿胶、艾叶等药同用,如胶艾汤(《金匮要略》)。

2. 肝肾阴虚诸证　治疗肝肾阴虚,腰膝酸软、遗精、盗汗、耳鸣、耳聋及消渴等,常与山药、山茱萸等同用,如六味地黄丸(《小儿药证直诀》)。治疗阴虚骨蒸潮热,亦可与知母、黄柏、龟甲等同用,如大补阴丸(《丹溪心法》)。与何首乌、牛膝、菟丝子等配伍,治精血亏虚、须发早白,如七宝美髯丹（《医方集解》）。配龟甲、锁阳、狗脊等，治疗肝肾不足，五迟五软，如虎潜丸（《医方集解》）。

此外，熟地黄炭能止血，可用于崩漏等血虚出血证。

【用法用量】煎服，10～30 g。

【鉴别用药】生地黄、熟地黄二者均有养阴生津之功，而治阴虚津亏诸证。然生地黄甘寒质润，长于凉血和养心肾之阴，故血热出血、血热阴伤及阴虚发热者宜之；熟地黄性味甘温，入肝肾而功专养血滋阴，填精益髓，凡真阴不足，精髓亏虚者，皆可用之。

【使用注意】本品黏腻之性较生地黄更甚，有碍消化，凡气滞痰多、脘腹胀痛、食少便溏者忌服。重用久服宜与陈皮、砂仁等同用，防止黏腻碍胃。

【现代研究】

1. 化学成分　含梓醇、地黄素、甘露醇、维生素 A 类物质、糖类及氨基酸等。

2. 药理作用　本品水煎液能促进失血性贫血小鼠红细胞的恢复。地黄能对抗连续服用地塞米松后血浆皮质酮浓度的下降，并能防止肾上腺皮质萎缩。地黄煎剂灌胃能显著降低大鼠肾上腺维生素 C 的含量。可见地黄具有对抗地塞米松对垂体-肾上腺皮质系统的抑制作用，并能促进肾上腺皮质激素的合成。六味地黄汤对大鼠实验性肾性高血压有明显的降血压、改善肾功能、降低病死亡率的作用。六味地黄汤明显对抗 N-亚硝基氨酸乙脂诱发小鼠前胃鳞状上皮细胞癌的作用。

3. 毒性与不良反应　有报道服用熟地 1 min 后皮肤相继出现淡红色丘疹，奇痒难忍。

白芍　**Baishao**　《神农本草经》

为毛茛科植物芍药 *Raeonia lactiflora* pall. 的根。主产于浙江、安徽、四川等地。夏、秋季采挖，去净泥土和支根，去皮，沸水浸或略煮至受热均匀，晒干。用时润透切片。一般生用或酒炒或清炒用。以根粗长、匀直、质坚实、粉性足、表面洁净者为优。

按《中国药典》（2015 年版）规定：本品水分不得过 14%，总灰分不得过 4%。

【药性】苦、酸，微寒。归肝、脾经。

【功效】养血敛阴，柔肝止痛，平抑肝阳。

【应用】

1. 肝血亏虚及血虚月经不调　用治肝血亏虚，面色苍白，眩晕心悸，或月经不调，崩中漏下，常与熟地、当归等同用，如四物汤（《和剂局方》）。若血虚有热，月经不调，可配伍黄芩、黄柏、续断等药，如保阴煎（《景岳全书》）。若崩漏，可与阿胶、艾叶等同用。

2. 肝脾不和之胸胁脘腹疼痛或四肢挛急疼痛　治疗血虚肝郁，胁肋疼痛，常配柴胡、当归、白芍等，如逍遥散（《和剂局方》）。若阴血虚筋脉失养而致手足挛急作痛，常配甘草缓急止痛，即芍药甘草汤（《伤寒论》）。治疗脾虚肝旺，腹痛泄泻，可与白术、防风、陈皮同用，如痛泻要方（《景岳全书》）。与木香、黄连等同用，可治疗痢疾腹痛，如芍药汤（《素问病机气宜保命集》）。

3. 肝阳上亢之头痛眩晕　常配牛膝、代赭石、龙骨等同用，如镇肝息风汤、建瓴汤（《医学衷中参西录》）。

此外，本品有敛阴、止汗之功。若外感风寒，营卫不和之汗出恶风，可敛阴和营，与温经通阳的桂枝等用，以调和营卫，如桂枝汤（《伤寒论》）；至于阴虚盗汗，则须与龙骨、牡蛎、浮小麦等同用。

【用法用量】煎服,5～15 g;大剂量 15～30 g。

【使用注意】阳衰虚寒之证不宜用。反藜芦。

【现代研究】

1. 化学成分 含有芍药苷、牡丹酚芍药花苷,还含芍药内酯、苯甲酸等。此外,还含挥发油、脂肪油、树脂糖、淀粉、黏液质、蛋白质和三萜类成分。

2. 药理作用 白芍水煎剂给小鼠喂饲,腹腔巨噬细胞吞噬百分率和吞噬指数均较对照组有明显提高。白芍能促进小鼠腹腔巨噬细胞的吞噬功能。白芍水煎剂可拮抗环磷酰胺对小鼠外周 T 淋巴细胞的抑制作用,使之恢复正常水平,表明白芍可使处于低下状态的细胞免疫功能恢复正常。白芍提取物对大鼠蛋清性急性炎症水肿有明显抑制作用,对棉球肉芽肿有抑制增生作用。白芍对醋酸引起的扭体反应有明显的镇痛效果,与甘草的甲醇复合物合用,二者对醋酸扭体反应有协同镇痛作用。芍药中的主要成分芍药苷具有较好的解痉作用。

3. 毒性与不良反应 急性毒性实验,芍药的甲醇提取物 6 g/kg 腹腔注射,大鼠和小鼠自发运动抑制、竖毛、下痢、呼吸抑制后大鼠半数死亡,小鼠在 2 d 内全部死亡。灌胃给药未见异常。芍药苷小鼠静脉注射的 LD_{50} 为 3.53 g/kg,腹腔注射为 9.53 g/kg,灌胃不死。白芍总苷小鼠和大鼠腹腔注射的 LD_{50} 分别为 125 mg/kg 和 301 mg/kg。另报道小鼠静脉和腹腔注射的 LD_{50} 分别为 159 mg/kg 和 230 mg/kg,灌胃＞2 500 mg/kg,无明显中毒症状,也无死亡。亚急性毒性实验,给大鼠灌胃芍药甲醇提取物每日 1.5 g/kg 和 3.0 g/kg,连续 21 d。低剂量组可见尿蛋白升高。高剂量组体重明显减轻,血液中红细胞、血红蛋白、血细胞比容均显著下降,平均红细胞体积和红细胞分布幅有显著增加,提示可能为巨红细胞性贫血,两剂量组脾脏均肿大,其增重与剂量有关,可见脾窦扩张和充血。肺重量也显著增加。

阿胶 Ejiao 《神农本草经》

为马科动物驴 *Equus asinus* L. 的皮,经漂泡去毛后熬制而成的胶块。古时以产于山东省东阿县而得名。以山东、浙江、江苏等地产量较多。以原胶块用,或将胶块打碎,用蛤粉炒或蒲黄炒成阿胶珠用。以质硬而脆,断面光亮,碎片对光照视呈棕色半透明状者为优。

【药性】甘,平。归肺、肝、肾经。

【功效】补血,滋阴,润肺,止血。

【应用】

1. 血虚证 可单用本品即效。亦常配熟地、当归、芍药等同用,如阿胶四物汤(《杂病源流犀烛》)。治气虚血少之心动悸、脉结代,与桂枝、甘草、人参等同用,如炙甘草汤(《伤寒论》)。

2. 出血证 可单味炒黄为末服,治疗妊娠尿血(《圣惠方》)。治阴虚血热吐衄,常配伍蒲黄、生地黄等药(《千金翼方》)。治肺破嗽血,配人参、天冬、白及等药,如阿胶散(《仁斋直指方》)。也可与熟地、当归、芍药等同用,治血虚血寒妇人崩漏下血等,如胶艾汤(《金匮要略》)。若配白术、灶心土、附子等同用,可治脾气虚寒便血或吐血等证,如黄土汤(《金匮要略》)。

3. 肺阴虚燥咳 用治疗肺热阴虚,燥咳痰少,咽喉干燥,痰中带血,常配马兜铃、牛蒡子、杏仁等同用,如补肺阿胶汤(《小儿药证直诀》)。治疗燥邪伤肺,干咳无痰,心烦口渴,鼻燥咽干等,可与桑叶、杏仁、麦冬等同用,如清燥救肺汤(《医门法律》)。

4. 热病伤阴之心烦失眠及阴虚风动,手足瘈疭等 治疗热病伤阴,肾水亏而心火亢,心烦不得眠,常与黄连、白芍等同用,如黄连阿胶汤(《伤寒论》)。用治温热病后期,真阴欲竭,阴虚风动,手足瘛疭,也可与龟甲、鸡子黄等药同用,如大、小定风珠(《温病条辨》)。

【用法用量】宜烊化冲服,5~15 g。

【使用注意】本品黏腻,有碍消化。脾胃虚弱者慎用。

【现代研究】

1. 化学成分 阿胶多由骨胶原组成,经水解后得到多种氨基酸:赖氨酸、精氨酸、组氨酸、胱氨酸、色氨酸、羟脯氨酸、天门冬氨酸、苏氨酸、丝氨酸、谷氨酸、脯氨酸、甘氨酸、丙氨酸等。

2. 药理作用 用放血法,使犬血红蛋白、红细胞下降,结果证明阿胶有强大的补血作用,疗效优于铁剂。服阿胶者血钙浓度有轻度增高,但凝血时间没有明显变化。以 Vassili 改良法造成家兔慢性肾炎模型,服用阿胶后 2 周即获正氮平衡,而对照组仍为负平衡。

3. 毒性与不良反应 有报道服用复方阿胶浆 20 mL,2 h 后出现心悸、气短、胸闷等过敏反应。

何首乌 Heshouwu 《日华子本草》

为蓼科植物何首乌 *Polygonum multiflorum* Thuna. 的块根。我国大部分地区有出产。秋后茎叶枯萎时或次年未萌芽前掘取其块根。削去两端,洗净,切片,晒干或微烘,称生首乌;若以黑豆煮汁拌蒸,晒后变为黑色,称制首乌。以体重、质坚实、粉性足者为优。

按《中国药典》(2015 年版)规定:本品水分不得过 10%,总灰分不得过 5%。

【药性】苦、甘、涩,微温。归肝、肾经。

【功效】制用:补益精血。生用:解毒,截疟,润肠通便。

【应用】

1. 精血亏虚、头晕眼花、须发早白、腰膝酸软、遗精、崩带 治血虚萎黄,失眠健忘,常与熟地黄、当归、酸枣仁等同用。治精血亏虚,腰酸脚弱,头晕眼花、须发早白及肾虚无子,与当归、枸杞子、菟丝子等同用,如七宝美髯丹(《积善堂方》)。用治肝肾亏虚,腰膝酸软,头晕目花,耳鸣耳聋,常配伍桑椹子、黑芝麻、杜仲等,如延寿丹(《世补斋医书》)。

2. 久疟、痈疽、瘰疬、肠燥便秘等 治疟疾日久,气血虚弱,可用生首乌与人参、当归、陈皮同用,如何人饮(《景岳全书》)。若瘰疬痈疮,皮肤瘙痒,可配伍夏枯草、土贝母、当归等药(《本草汇言》)。与防风、苦参、薄荷同用煎汤洗,可治遍身疮肿痒痛,如何首乌散(《外科精要》)。若年老体弱之人血虚肠燥便秘,可与肉苁蓉、当归、火麻仁等同用。

【用法用量】煎服,10~30 g。

【使用注意】大便溏泄及湿痰较重者不宜用。

【现代研究】

1. 化学成分 含蒽醌类化合物,主要成分为大黄酚和大黄素,还含卵磷脂、粗脂肪等。

2. 药理作用 用含有 0.4%、2%首乌粉的饲料给老年鹌鹑喂饲,能明显延长其平均生存时间,延长寿命。何首乌水煎液给老年小鼠和青年小鼠喂服,能显著增加脑和肝中蛋白质含量;对脑和肝组织中的 B 型单胺氧化酶活性有显著抑制作用,并能使老年小鼠的胸腺不致萎缩,甚至保持年轻的水平。能显著增加小鼠胸腺、腹腔淋巴结、肾上腺的重量,使脾脏有增重趋势。同时还能增加正常白细胞总数、对抗强的松龙免疫抑制作用及所致白细胞下降作用。家兔急性高脂血症模型实验表明,首乌能使其血中的高胆固醇较快下降至正常水平。首乌中提出的大黄酚能促进肠管运动。

3. 毒性与不良反应　单体或制剂有肝毒性,主要表现为急慢性肝炎、黄疸等。有研究认为,其活性成分二苯乙烯苷很可能具有保肝护肝及导致肝炎的双重作用;然而,另一研究却认为,其肝毒性主要是由蒽醌类化合物所致,与二苯乙烯苷无关。

龙眼肉　Longyanrou　《神农本草经》

为无患子科植物龙眼 *Euphoria longan*(Lour.)Steud. 的假种皮。主产于广东、福建、台湾等地。夏、秋果实成熟时采摘,烘干或晒干,除去壳、核,晒至干爽不黏,贮存备用。以质柔软而微有黏性,气香,味浓甜者为佳。

按《中国药典》(2015 年版)规定:本品水分不得过 15%,总灰分不得过 4%。

【药性】甘,温。归心、脾经。

【功效】补益心脾,养血安神。

【应用】

气血不足,惊悸怔忡,失眠健忘,思虑过度,劳伤心脾,以及脾虚气弱等　补心脾、益气血、安神,与人参、当归、酸枣仁等同用,如归脾汤(《济生方》)。用于气血亏虚,可单服本品,如《随息居饮食谱》玉灵膏(一名代参膏),即单用本品加白糖蒸熟,开水冲服。

【用法用量】煎服,10~25 g;大剂量 30~60 g。

【使用注意】湿盛中满或有停饮、痰、火者忌服。

【现代研究】

1. 化学成分　含水溶性物质,不溶性物质,灰分,可溶性物质含葡萄糖、蛋白质,脂肪以及维生素 B_1、维生素 B_2、维生素 P、维生素 C 等。

2. 药理作用　龙眼肉提取液可促进生长,增强体质。可明显延长小鼠常压耐缺氧存活时间,减少低温下死亡率。

3. 毒性与不良反应　有报道食用龙眼肉会引起过敏反应:可出现猩红热样药疹,片状红斑,伴瘙痒,蔓延全身,伴头晕发热,全身皮肤潮红,颜面、躯干及双下肢见风团,压之褪色,双下肢见米粒大小密集、对称分布的红色斑丘疹,压之不褪色等。

第四节　补阴药

本类药的性味以甘寒为主,能清热者,可有苦味。其中能补肺胃之阴者,主要归肺胃经;能滋养肝肾之阴者,主要归肝肾经;少数药能养心阴,可归心经。

本类药均可补阴,并多兼润燥和清热之效。补阴包括补肺阴、补胃(脾)阴、补肝阴、补肾阴、补心阴等具体功效,分别主治肺阴虚、胃(脾)阴虚、肝阴虚、肾阴虚、心阴虚证。阴虚证主要表现为两类见症:一是阴液不足,不能滋润脏腑组织,出现皮肤、咽喉、口鼻、眼目干燥或肠燥便秘。二是阴虚生内热,出现午后潮热、盗汗、五心烦热、两颧发红;或阴虚阳亢,出现头晕目眩。不同脏腑的阴虚证还各有其特殊症状:肺阴虚,可见干咳少痰、咯血或声音嘶哑。胃阴虚,可见口干咽燥、胃脘隐痛、饥不欲食,或脘痞不舒,或干呕呃逆等。肝阴虚可见头晕耳鸣、两目干涩,或肢麻痉挛、爪甲不荣等。肾阴虚可见头晕目眩、耳鸣耳聋、牙齿松动、腰膝酸痛、遗精等。心阴虚可见心悸怔忡、失眠多梦等。

使用本类药物治疗热邪伤阴或阴虚内热证,常与清热药配伍,以利阴液的固护或阴虚内热的消除。用于不同脏腑的阴虚证,还应针对各种阴虚证的不同见症,分别配伍止咳化痰、降逆和中、润肠通便、平肝、固精、安神等类药物,以标本兼顾。如阴虚兼血虚或气虚者,又需与补血药或补气药同用。

本类药大多有一定滋腻性,脾胃虚弱,痰湿内阻,腹满便溏者慎重。

北沙参 Beishashen 《本草汇言》

为伞形科植物珊瑚菜 *Glehnia littoralis* Fr. Schmidt ex Miq. 的根。主产于山东、江苏、福建等地。夏、秋两季采挖,洗净,置沸水中烫后,除去外皮,干燥,或洗净后直接干燥。以粗细均匀、长短一致、去净栓皮、色黄白者为优。

【药性】甘、微苦,微寒。归肺、胃经。

【功效】养阴清肺,益胃生津。

【应用】

1. 肺阴虚证 用于阴虚肺燥有热之干咳少痰、咳血或咽干音哑等证,常与麦冬、南沙参、杏仁等药同用。

2. 胃阴虚证 用于胃阴虚有热之口干多饮、饥不欲食、大便干结、舌苔光剥或舌红少津及胃痛、胃胀、干呕等证,常与石斛、玉竹、乌梅等同用。胃阴脾气俱虚者,宜与山药、太子参、黄精等同用。

【用法用量】煎服,4.5～9 g。

【使用注意】《本草从新》谓北沙参"反藜芦",《中华人民共和国药典》(1995 年版)亦认为北沙参"不宜与藜芦同用",应加以注意。

【现代研究】

1. 化学成分 含生物碱、淀粉、多糖、多种香豆素类成分,微量挥发油及佛手柑内酯等成分。

2. 药理作用 北沙参的乙醇提取物有降低体温和镇痛作用;北沙参多糖对免疫功能有抑制作用,可用于体内免疫功能异常亢进的疾病;北沙参水浸液在低浓度时,能加强离体蟾蜍心脏收缩;浓度增高,则出现抑制直至心室停跳,但可以恢复;静脉注射北沙参可使麻醉兔的血压略升,呼吸加强。

3. 毒性与不良反应 加工北沙参时,少数人会引起接触性皮炎,表现为局部灼痛、瘙痒、水肿、丘疹、怕光流泪、发热、乏力、头晕、胸闷及鼻腔、结膜、咽部充血等。

附 药

南沙参

南沙参为桔梗科植物轮叶沙参或沙参的根。味甘,性微寒。归肺、胃经。功能养阴清肺,清胃生津,补气,化痰。临床多用于肺胃阴虚证。南沙参较北沙参清养肺胃作用稍弱,但尚兼益气及祛痰作用,较宜于气阴两伤及燥痰咳嗽者。煎服,9～15 g。反藜芦。

百合　Baihe　《神农本草经》

为百合科植物百合 *Lilium brownii* F. E. Brown var. *viridulium* Baker 或细叶百合 *L. Pumilum* DC. 的肉质鳞叶。全国各地均产。以湖南、浙江产者为多。秋季采挖。洗净,剥取鳞叶,置沸水中略烫,干燥,生用或蜜炙用。以个大、肉厚,质坚、色白、粉性足者为优。

【药性】甘,微寒。归肺、心、胃经。

【功效】养阴润肺,清心安神。

【应用】

1. 肺阴虚证　用于阴虚肺燥有热之干咳少痰、咳血或咽干音哑等症,常与生地、玄参、川贝母等药同用,如百合固金汤(《慎斋遗书》)。

2. 阴虚有热之失眠心悸及百合病心肺阴虚内热证　治虚热上扰之失眠、心悸,可与麦冬、酸枣仁、丹参等药同用。治疗神志恍惚,情绪不能自主,口苦、小便赤、脉微数等为主的百合病心肺阴虚内热证,常与地黄、知母等养阴清热之品同用。

此外,本品还能养胃阴、清胃热,对胃阴虚有热之胃脘疼痛亦宜选用。

【用法用量】煎服,6~12 g。蜜炙可增加润肺作用。

【现代研究】

1. 化学成分　含酚酸甘油酯、丙酸酯衍生物、酚酸的糖苷、酚酸甘油酯糖苷、甾体糖苷、甾体生物碱、微量元素、淀粉、蛋白质、脂肪等成分。

2. 药理作用　百合水提液对实验动物有止咳、祛痰作用;可对抗组织胺引起的蟾蜍哮喘;百合水提液还有强壮、镇静、抗过敏作用;百合水煎醇沉液有耐缺氧作用;还可防止环磷酰胺所致白细胞减少症。

麦门冬　Meimendong　《神农本草经》

为百合科植物麦冬 *Ophiopogon japonicus* (Thunb.)Ker-Gawl. 的块根。主产于四川、浙江、江苏等地。夏季采挖,反复暴晒、堆置,至七八成干,除去须根,干燥,打破生用。以个大、肥壮、半透明、质柔、色黄白、有香气、嚼之发黏、干燥无须根者为优。

按《中国药典》(2015 年版)规定:本品水分不得过 18%,总灰分不得过 5%。

【药性】甘、微苦,微寒。归胃、肺、心经。

【功效】养阴生津,润肺清心。

【应用】

1. 胃阴虚证　治热伤胃阴,口干舌燥,常与生地、玉竹、沙参等同用。治消渴,可与天花粉、乌梅等同用。治胃阴不足之气逆呕吐,与半夏、人参等同用,如麦门冬汤(《金匮要略》)。治热邪伤津之便秘,与生地、玄参同用,如增液汤(《温病条辨》)。

2. 肺阴虚证　用于阴虚肺燥有热的鼻燥咽干,干咳痰少、咳血,咽痛音哑等常与阿胶、石膏、桑叶等同用,如清燥救肺汤(《医门法律》)。

3. 心阴虚证　用于心阴虚有热之心烦、失眠多梦、健忘、心悸怔忡等,配伍地黄、酸枣仁、柏子仁等同用,如天王补心丹(《摄生秘剖》)。热伤心营,神烦少寐者,宜与黄连、生地、玄参配伍,如清营汤(《温病条辨》)。

【用法用量】煎服,6～12 g。

【现代研究】

1. 化学成分 含多种甾体皂苷、β-谷甾醇、豆甾醇、高异黄酮类化合物、多种氨基酸、各种类型的多聚糖、维生素 A 样物质、铜、锌、铁、钾等成分。

2. 药理作用 家兔用麦冬煎剂肌内注射,能升高血糖;正常兔口服麦冬的水、醇提取物则有降血糖作用;麦冬能增强网状内皮系统吞噬能力,升高外周白细胞,提高免疫功能;能增强垂体肾上腺皮质系统作用,提高机体适应性;能显著提高实验动物耐缺氧能力,增加冠脉流量,对心肌缺血有明显保护作用,并能抗心律失常及改善心肌收缩力;有改善左心室功能与抗休克作用;还有一定镇静和抗菌作用。

天门冬　Tianmendong　《神农本草经》

为百合科植物天冬 *Asparagus cochinchinensis* (Lour.) Merr. 的块根。主产于贵州、四川、广西等地。秋、冬两季采挖,洗净,除去茎基和须根,置沸水中煮或蒸至透心,趁热除去外皮,洗净,干燥,切片或段,生用。以肥满、致密、黄白色、半透明者为优。

按《中国药典》(2015 年版)规定:本品水分不得过 16%,总灰分不得过 5%。

【性能】甘、苦,寒。归肺、肾、胃经。

【功效】养阴润燥,清肺生津。

【应用】

1. 肺阴虚证 用于阴虚肺燥有热之干咳痰少、咳血、咽痛音哑等,常配伍麦冬、玉竹同用。治肺阴不足,燥热内盛之证,常与麦冬、沙参、川贝母等药同用。

2. 肾阴虚证 肾阴亏虚,眩晕耳鸣,腰膝酸痛者,常与熟地、枸杞子、牛膝等同用。阴虚火旺,骨蒸潮热者,宜与生地黄、麦冬、知母等同用。治肾阴久亏,内热消渴证,可与地黄、山药、女贞子等同用。肺肾阴虚之咳嗽咯血,可与生地、玄参、川贝母等滋阴清肺、凉血止咳药同用。

3. 热病伤津之食欲不振、口渴及肠燥便秘等证 用于热伤胃津之证,或气阴两伤,食欲不振,口渴者,宜与地黄、人参等配伍。津亏肠燥便秘者,宜与生地、当归、生首乌等同用。

【用法用量】煎服,6～12 g。

【使用注意】甘寒滋腻之性较强,脾虚泄泻、痰湿内盛者忌用。

【鉴别用药】天门冬与麦门冬,既能滋肺阴、润肺燥、清肺热,又可养胃阴、清胃热、生津止渴,对于热病伤津之肠燥便秘,还可增液润肠以通便。二药性能功用相似,相须为用。然天门冬苦寒之性较甚,清火与润燥之力强于麦门冬,且入肾滋阴,还宜于肾阴不足,虚火亢旺之证。麦门冬微寒,清火与滋润之力虽稍弱,但滋腻性亦较小,且能清心除烦,宁心安神,又宜于心阴不足及心热亢旺之证。

【现代研究】

1. 化学成分 含天门冬素(天冬酰胺)、黏液质、β-谷甾醇及 5-甲氧基甲基糖醛、甾体皂苷、多种氨基酸、新酮糖、寡糖及多糖等成分。

2. 药理作用 天冬酰胺有一定平喘镇咳祛痰作用;可使外周血管扩张、血压下降、心收缩力增强、心率减慢和尿量增加;煎剂体外试验对甲型及乙型溶血性链球菌、白喉杆菌、肺炎双球菌、金黄色葡萄球菌等均有不同程度的抑制作用;天冬具有升高外周白细胞,增强网状内皮系统吞噬能力及体液免疫功能的作用;煎剂或醇提取液可促进抗体生成,延长抗体生存时间;对实验动物有非常显著的抗细胞突变作用,可升高肿瘤细胞 cAMP 水平,抑制肿瘤细胞增殖。

石斛　Shihu　《神农本草经》

为兰科植物环草石斛 *Dendrobium loddigesii* Rolfe.、马鞭石斛 *D. fimbriatum* Hook. var. *oculatum* Hook.、黄草石斛 *D. chrysanthum* Wall.、铁皮石斛 *D. candidum* Wall. ex Lindl. 或金钗石斛 *D. nobile* Lindl. 的茎。主产于四川、贵州、云南等地。全年均可采取,以秋季采收为佳。烘干或晒干,切段,生用。鲜者可栽于砂石内,以备随时取用。干石斛以色金黄、有光泽、质柔韧者为优。鲜石斛以色黄绿、肥满多汁、嚼之发黏者为优。

按《中国药典》(2015 年版)规定:本品水分不得过 12%,总灰分不得过 5%。

【药性】甘,微寒。归胃、肾经。

【功效】益胃生津,滋阴清热。

【应用】

1. 胃阴虚及热病伤津证　主治热病伤津,烦渴、舌干苔黑之证,常与天花粉、鲜生地、麦冬等同用,如《时病论》清热保津法。治胃热阴虚之胃脘疼痛、牙龈肿痛、口舌生疮可与地黄、麦冬、黄芩等同用。

2. 肾阴虚证　肾阴亏虚,目暗不明者,常与枸杞子、熟地黄、菟丝子等同用,如石斛夜光丸(《原机启微》)。肾阴亏虚,筋骨痿软者,常与熟地、山茱萸、杜仲等补肝肾、强筋骨之品同用。肾虚火旺,骨蒸劳热者,宜与地黄、枸杞子、黄柏等同用。

【用法用量】煎服,6～12 g;鲜用,15～30 g。

【现代研究】

1. 化学成分　含石斛碱、石斛胺、石斛次胺、石斛星碱、石斛因碱等生物碱,及黏液质、淀粉等。

2. 药理作用　石斛能促进胃液的分泌而助消化,使其蠕动亢进而通便;但若用量增大,反使肠肌麻痹。有一定镇痛解热作用,其作用与非那西汀相似而较弱;可提高小鼠巨噬细胞吞噬作用,用氢化可的松抑制小鼠的免疫功能之后,石斛多糖能恢复小鼠免疫功能;石斛水煎对晶状体中的异化变化有阻止及纠正作用;对半乳糖性白内障不仅有延缓作用,而且有一定的治疗作用。

玉竹　Yuzhu　《神农本草经》

为百合科植物玉竹 *Polygonatum odoratum* (Mill.) Druce 的根茎。主产于湖南、河南、江苏等地。秋季采挖,洗净,晒至柔软后,反复揉搓,晾晒至无硬心,晒干;或蒸透后,揉至半透明,晒干,切厚片或段用。以条长、肥状、色黄白者为优。

按《中国药典》(2015 年版)规定:本品水分不得过 16%,总灰分不得过 3%。

【性能】甘,微寒。归肺、胃经。

【功效】养阴润燥,生津止渴。

【应用】

1. 肺阴虚证　用于阴虚肺燥有热的干咳少痰、咳血、声音嘶哑等,常与沙参、麦冬、桑叶等品同用,如沙参麦冬汤(《温病条辨》)。治阴虚有火,咳血,咽干,失音,可与麦冬、地黄、贝母等品同用。

因本品滋阴而不碍邪，与疏散风热之薄荷、淡豆豉等同用，治阴虚之体感受风温及冬温咳嗽，咽干痰结等，可使发汗而不伤阴，滋阴而不留邪，如加减葳蕤汤（《重订通俗伤寒论》）。

2. 胃阴虚证　治燥伤胃阴，口干舌燥，食欲不振，常与麦冬、沙参等同用；治胃热津伤之消渴，可与石膏、知母、麦冬等同用，共收清胃生津之效。

本品还能养心阴，亦略能清心热，还可用于热伤心阴之烦热多汗、惊悸等证，宜与麦冬、酸枣仁等配伍。

【用法用量】煎服，6～12 g。

【现代研究】

1. 化学成分　含甾体皂苷（铃兰苦苷、铃兰苷等）、黄酮及其糖苷（槲皮素苷等）、微量元素、氨基酸及其他含氮化合物，尚含黏液质，白屈菜酸、维生素 A 样物质。

2. 药理作用　有促进实验动物抗体生成，提高巨噬细胞的吞噬百分数和吞噬指数，促进干扰素合成，抑制结核杆菌生长，降血糖，降血脂，缓解动脉粥样斑块形成，使外周血管和冠脉扩张，延长耐缺氧时间，强心，抗氧化，抗衰老等作用。还有类似肾上腺皮质激素样作用。

黄精　Huangjing　《名医别录》

为百合科植物黄精 *Polygonatum sibiricum* Red.、滇黄精 *P. kingianum* Coll. et Hemsl. 或多花黄精 *P. cyrtonema* Hua 的根茎。黄精主产于河北、内蒙古、陕西；滇黄精主产于云南、贵州、广西；多花黄精主产于贵州、湖南、云南等地。春、秋两季采挖，洗净，置沸水中略烫或蒸至透心，干燥，切厚片用。以质稍硬而韧，味甜，嚼之有黏性者为优。

按《中国药典》（2015 年版）规定：本品水分不得过 18%，总灰分不得过 4%。

【药性】甘，平。归脾、肺、肾经。

【功效】补气养阴，健脾，润肺，益肾。

【应用】

1. 阴虚肺燥，干咳少痰及肺肾阴虚的劳嗽久咳　治疗肺金气阴两伤之干咳少痰，多与沙参、川贝母等药同用。亦用于肺肾阴虚的劳嗽久咳，因作用缓和，可单用熬膏久服，亦可与熟地、百部等同用。

2. 脾虚阴伤证　治脾脏气阴两虚之面色萎黄、困倦乏力、口干食少、大便干燥，单用或与补气健脾药同用。

3. 肾精亏虚　头晕、腰膝酸软、须发早白等早衰症状，单用本品熬膏服，如黄精膏方（《千金方》）。亦可与枸杞、何首乌等同用。

【用法用量】煎服，9～15 g。

【现代研究】

1. 化学成分　含黄精多糖、低聚糖、黏液质、淀粉及多种氨基酸（囊丝黄精还含多种蒽醌类化合物）等成分。

2. 药理作用　黄精能提高机体免疫功能和促进 DNA、RNA 及蛋白质的合成，促进淋巴细胞转化作用；具有显著的抗结核杆菌作用；对多种致病性真菌有抑制作用；对伤寒杆菌、金黄色葡萄球菌也有抑制作用；有增加冠脉流量及降压作用，并能降血脂及减轻冠状动脉粥样硬化程度；对肾上腺素引起的血糖过高呈显著抑制作用；还有抑制肾上腺皮质的作用和抗衰老作用。

明党参 Mingdangshen 《本草从新》

为伞形科植物明党参 *Changium smyrnioides* Wolff 的根。主产于江苏、浙江、四川等地。4～5月采挖,除去须根,洗净,置沸水中煮至无白心,取出,刮去外皮,漂洗,干燥。润透,切厚片,生用。以质硬而脆,断面呈角质样,皮部较薄,黄白色者为优。

按《中国药典》(2015年版)规定:本品水分不得过13%,总灰分不得过3%。

【药性】甘、微苦,微寒。归肺、脾、肝经。

【功效】润肺化痰,养阴和胃,平肝。

【应用】

1. 肺阴虚证 治肺阴虚燥热内盛所致的干咳少痰、痰黏不易咯出,咽干等,常与北沙参、南沙参、川贝母等药同用。

2. 脾胃阴虚证 治热病耗伤胃津,或脾阴不足,而见咽干口燥,舌红少津,食少呕恶等症。常与太子参、麦冬、山药等药同用。

3. 肝阴不足或肝热上攻所至的眩晕、头痛、目赤等证 治阴虚阳亢,眩晕,头痛,可与白芍、石决明等药同用。治肝火目赤,可与桑叶、菊花等药同用。

【用法用量】煎服,6～12 g。

【现代研究】

1. 化学成分 含挥发油、脂肪油、多糖、氨基酸类、β-谷甾醇、豆甾醇、丁二酸及多种微量元素。

2. 药理作用 明党参能降低实验动物的血清胆固醇,提高高密度脂蛋白与胆固醇的比率,增加血清超氧化歧化酶,降低血清丙二醛。可提高小鼠脾脏淋巴细胞 NK 的活性,抑制二硝基氯苯所致的迟发性过敏反应。还有耐缺氧、抗高温、抗疲劳等作用。

枸杞子 Gouqizi 《神农本草经》

为茄科植物宁夏枸杞 *Lycium barbarum* L. 的成熟果实。主产于宁夏、甘肃、新疆等地。夏、秋两季果实呈橙红色时采收,晾至皮皱后,再晒至外皮干硬,果肉柔软,生用。以粒大、肉厚、种子少、色红、质柔软者为优。

按《中国药典》(2015年版)规定:本品水分不得过13%,总灰分不得过5%。

【药性】甘,平。归肝、肾经。

【功效】滋补肝肾,益精明目。

【应用】

肝肾阴虚及早衰证 治疗精血不足所致的视力减退、内障目昏、头晕目眩、腰膝酸软、遗精滑泄、耳聋、牙齿松动、须发早白、失眠多梦以及肝肾阴虚,潮热盗汗、消渴等证可单用,如枸杞膏(《寿世保元》);或与怀牛膝、菟丝子、何首乌等同用,如七宝美髯丹(《积善堂方》)。用于肝肾阴虚或精亏血虚之两目干涩,内障目昏,常与熟地、山茱萸、山药、菊花等品同用,如杞菊地黄丸(《医级》)。

【用法用量】煎服,6～12 g。

【现代研究】

1. 化学成分　含甜菜碱、多糖、粗脂肪、粗蛋白、硫胺素、核黄素、烟酸、胡萝卜素、抗坏血酸、尼克酸、β-谷甾醇、亚油酸、微量元素及氨基酸等成分。

2. 药理作用　枸杞子对免疫有促进作用，同时具有免疫调节作用；可提高血睾酮水平，起强壮作用；对造血功能有促进作用；对正常健康人也有显著升白细胞作用；还有抗衰老、抗突变、抗肿瘤、降血脂、保肝及抗脂肪肝、降血糖、降血压作用。

3. 毒性与不良反应　有报道食用枸杞子会引起过敏反应，出现皮肤潮红、瘙痒，荨麻疹样风团，伴有恶心呕吐等症状。另有报道饮用枸杞酒后出现自发性鼻出血等。

墨旱莲　Mohanlan　《新修本草》

为菊科植物鳢肠 *Eclipta prostrata* L. 的地上部分。主产于江苏、江西、浙江等地。花开时采割，晒干，切段生用。以色黑绿、叶多者为优。

按《中国药典》(2015 年版)规定：本品水分不得过 13%，总灰分不得过 14%，酸不溶性灰分不得过 3%。

【药性】甘、酸，寒。归肝、肾经。

【功效】滋补肝肾，凉血止血。

【应用】

1. 肝肾阴虚证　用于肝肾阴虚或阴虚内热所致须发早白、头晕目眩、失眠多梦、腰膝酸软、遗精耳鸣等证，单用本品熬膏服，如旱莲膏(《医灯续焰》)。或与女贞子同用，如二至丸(《医方集解》)。亦常与熟地、枸杞子等配伍。

2. 阴虚血热的失血证　可单用或与生地黄、阿胶等同用。

【用法用量】煎服，6～12 g。

【现代研究】

1. 化学成分　含皂苷、鞣质、维生素 A 样物质、鳢肠素、三噻嗯甲醇、三噻嗯甲醛、蟛蜞菊内酯、去甲蟛蜞菊内酯、去甲蟛蜞菊内酯苷及烟碱等成分。

2. 药理作用　具有提高机体非特异性免疫功能，消除氧自由基以抑制 5-脂氧酶，保护染色体，保肝，促进肝细胞的再生，增加冠状动脉流量，延长小鼠在常压缺氧下的生命，提高在减压缺氧情况下小鼠的存活率，并有镇静、镇痛、促进毛发生长、使头发变黑、止血、抗菌、抗阿米巴原虫、抗癌等作用。

女贞子　Nuzhenzi　《神农本草经》

为木犀科植物女贞 *Ligustrum lucidum* Ait. 的成熟果实。主产于浙江、江苏、湖南等地。冬季果实成熟时采收，稍蒸或置沸水中略烫后，干燥，生用或酒制用。以粒大、饱满、色黑紫者为佳。

按《中国药典》(2015 年版)规定：本品杂质不得过 3%，水分不得过 8%，总灰分不得过 5.5%。

【药性】甘、苦，凉。归肝、肾经。

【功效】滋补肝肾，乌须明目。

【应用】

肝肾阴虚证　用于肝肾阴虚所致的目暗不明、视力减退、须发早白、眩晕耳鸣、失眠多梦、腰膝酸软、遗精、消渴及阴虚内热之潮热、心烦等,常与墨旱莲配伍,即二至丸(《医方集解》)。阴虚有热,目微红羞明,眼珠作痛者,宜与生地黄、石决明、谷精草等同用。肾阴亏虚消渴者,宜与生地、天冬、山药等同用。阴虚内热之潮热心烦者,宜与生地、知母、地骨皮等同用。

【用法用量】煎服,6~12 g。因主要成分齐墩果酸不易溶于水,故以入丸剂为佳。本品以黄酒拌后蒸制,可增强滋补肝肾作用,并使苦寒之性减弱,避免滑肠。

【现代研究】

1. 化学成分 含齐墩果酸、乙酰齐墩果酸、熊果酸、甘露醇、葡萄糖、棕榈酸、硬脂酸、油酸、亚油酸等成分。

2. 药理作用 女贞子可增强非特异性免疫功能,对异常的免疫功能具有双向调节作用;对化疗和放疗所致的白细胞减少有升高作用;可降低实验动物的血清胆固醇,有预防和消减动脉粥样硬化斑块和减轻斑块厚度的作用,能减少冠状动脉粥样硬化病变数并减轻其阻塞程度;能明显降低高龄鼠脑、肝中丙二醛含量,提高超氧化物歧化酶(SOD)活性,具一定抗衰老应用价值;有强心、利尿、降血糖及保肝作用;并有止咳、缓泻、抗菌、抗肿瘤作用。

桑椹 Sangshen 《新修本草》

为桑科植物桑 *Morus alba* L. 的果穗。主产于江苏、浙江、湖南等地。4~6 月果实变红时采收,晒干,或略蒸后晒干用。以个大、肉厚、紫红色、糖性大者为优。

按《中国药典》(2015 年版)规定:本品水分不得过 18%,总灰分不得过 12%。

【性能】甘、酸,寒。归肝、肾经。

【功效】滋阴补血,生津润燥。

【应用】

1. 肝肾阴虚证 用于肝肾阴虚之头晕耳鸣、目暗昏花、关节不利、失眠、须发早白等症,其作用平和,宜熬膏常服;或与熟地黄、何首乌等同用。

2. 津伤口渴、消渴及肠燥便秘等证 治津伤口渴,内热消渴及肠燥便秘等证,鲜品食用有效。亦可随证配伍。

【用法用量】煎服,9~15 g。

【现代研究】

1. 化学成分 含糖,鞣酸,苹果酸,维生素 B_1、维生素 B_2、维生素 C,胡萝卜素,蛋白质,芸香苷等组分。

2. 药理作用 桑椹有中度促进淋巴细胞转化的作用;能促进 T 细胞成熟,从而使衰老的 T 细胞功能得到恢复;对青年小鼠体液免疫功能有促进作用;对粒系粗细胞的生长有促进作用;其降低红细胞膜 Na^+-K^+-ATP 酶的活性,可能是其滋阴的作用原理之一;其有防止环磷酰胺所致白细胞减少的作用。

楮实子 Chushizi 《名医别录》

为桑科植物构树 *Broussonetia papyrifera* (L.) Vent. 的干燥成熟果实。主产于河南、湖北、湖南等地。此外,浙江、四川、山东等地亦产。多为野生,也有栽培。秋季果实成熟时采收除去膜状宿萼,晒干生用。以色红、子老、无杂质者为优。

按《中国药典》(2015 年版)规定:本品水分不得过 9%,总灰分不得过 8%。

【药性】甘,寒。归肝、肾经。

【功效】滋肾,清肝,明目,利尿。

【应用】

1. 腰膝酸软,虚劳骨蒸,头晕目昏　肝肾不足的腰膝酸软、虚劳骨蒸、盗汗遗精、头晕目昏等症,常与枸杞子、黑豆配伍。

2. 目翳昏花　肝经有热,目生翳障之症,以楮实子单味研末,蜜汤调下。如楮实散(《仁斋直指方》)。若风热上攻,目翳流泪,眼目昏花,则以本品配荆芥穗、地骨皮,炼蜜丸,米汤调服。

3. 水肿胀满　对气化不利所致水液停滞之臌胀、小便不利等,与丁香、茯苓相配,研细末,用楮实浸膏为丸,服至小便清利,如楮实子丸(《素问病机气宜保命集》)。

外用捣敷,还可治痈疽金疮。因本品甘寒,能清热解毒,去腐生肌。

【用法用量】煎服,6~9 g;或入丸、散;外用捣敷。

【使用注意】虚寒证患者慎用。

【现代研究】

1. 化学成分　果实中含皂苷维生素 B 和油脂。种子中含有皂化物、饱和脂肪酸及油酸等。

2. 药理作用　对毛发癣菌有抑制作用。

黑芝麻　Heizhima　《神农本草经》

为胡麻科植物胡麻 *Sesamum indicum* L. 的成熟种子。我国各地有栽培。秋季果实成熟时采收种子,晒干,生用或炒用。以色黑,富油性、味甘,有油香气者为优。

按《中国药典》(2015 年版)规定:本品杂质不得过 3%,水分不得过 6%,总灰分不得过 8%。

【药性】甘,平。归肝、肾、大肠经。

【功效】补肝肾,润肠燥。

【应用】

1. 肾精肝血亏虚所致的早衰诸证　本品为具营养作用的益精养血药,其性平和,甘香可口,为食疗佳品。古方多用于精亏血虚,肝肾不足引起的头晕眼花、须发早白、四肢无力等症,配伍桑叶为丸服,如《寿世保元》扶桑至宝丹(又名桑麻丸)。亦常与巴戟天、熟地黄等补肾益精养血之品配伍,用以延年益寿。

2. 肠燥便秘　适用于精亏血虚之肠燥便秘。可单用,或与肉苁蓉、苏子、火麻仁等润肠通便之品配伍。

【用法用量】煎服,9~15 g;或入丸、散剂。

【现代研究】

1. 化学成分　含脂肪油(油中含油酸、亚油酸等)、植物蛋白、氨基酸、木脂素、植物甾醇、糖类,磷脂及十余种微量元素,还含烟酸、核黄素、维生素 B_6、维生素 E、细胞色素 C、胡麻苷等。

2. 药理作用　黑芝麻有抗衰老作用,可使实验动物的衰老现象推迟发生;所含亚油酸可降低血中胆固醇含量,有防治动脉硬化作用;可使实验动物的肾上腺皮质功能受到某种程度的抑制;可降低血糖,并增加肝脏及肌肉中糖元含量,但大剂量下可使糖原含量下降;所含脂肪油能滑肠通便。

龟甲　Guijia　《神农本草经》

为龟科动物乌龟 *Chinemys reevesii* (Gray) 的腹甲及背甲。主产浙江、湖北、湖南等地。全年均可捕捉。杀死，或用沸水烫死，剥取甲壳，除去残肉，晒干，以砂炒后醋淬用。以个大、质坚硬、洁净者为优。

【药性】甘，寒。归肾、肝、心经。

【功效】滋阴，潜阳，益肾健骨，养血补心。

【应用】

1. 肝肾阴虚所至的阴虚阳亢、阴虚内热、阴虚风动证　治阴虚阳亢头目眩晕之证，常与天冬、白芍、牡蛎等同用，如镇肝息风汤（《医学衷中参西录》）。治阴虚内热，骨蒸潮热，盗汗遗精者，常与滋阴降火之熟地黄、知母、黄柏等同用，如大补阴丸（《丹溪心法》）。治阴虚风动，神倦瘛疭者，宜与阿胶、鳖甲、生地等同用，如大定风珠（《温病条辨》）。

2. 肾虚筋骨痿弱　用于肾虚之筋骨不健，腰膝酸软，步履乏力及小儿鸡胸、龟背、囟门不合诸症，常与熟地、知母、黄柏等同用，如虎潜丸（《丹溪心法》）。小儿脾肾不足，阴血亏虚，发育不良，出现鸡胸、龟背者，宜与紫河车、鹿茸、山药等同用。

3. 阴血亏虚之惊悸、失眠、健忘　用于阴血不足，心肾失养之惊悸、失眠、健忘，常与石菖蒲、远志、龙骨等同用，如孔子大圣知枕中方（现简称枕中丹）（《千金方》）。

此外，本品还能止血。因其长于滋养肝肾，性偏寒凉，故尤宜于阴虚血热，冲任不固之崩漏、月经过多。常与生地、黄芩、地榆等滋阴清热、凉血止血之品同用。

【用法用量】煎服，9～24 g；宜先煎。本品经砂炒醋淬后，有效成分更容易煎出；并除去腥气，便于制剂。

【现代研究】

1. 化学成分　含动物胶、角蛋白、脂肪、骨胶原、18 种氨基酸，及钙、磷、锶、锌、铜等多种常量及微量元素。龟上甲与下甲所含成分相似。

2. 药理作用　龟甲能改善动物"阴虚"证病理动物机能状态，使之恢复正常；能增强免疫功能；具有双向调节 DNA 合成率的效应；对离体和在体子宫均有兴奋作用；有解热、补血、镇静作用；尚有抗凝血、增加冠脉流量和提高耐缺氧能力等作用；龟甲胶有一定提升白细胞数的作用。

鳖甲　Biejia　《神农本草经》

为鳖科动物鳖 *Trionyx sinensis* Wiegmann 的背甲。主产于湖北、湖南、安徽等地。全年均可捕捉，杀死后置沸水中烫至背甲上硬皮能剥落时取出，除去残肉，晒干，以砂炒后醋淬用。以身干、个大、无残肉、洁净者为优。

【性能】甘、咸，寒。归肝、肾经。

【功效】滋阴潜阳，退热除蒸，软坚散结。

【应用】

1. 肝肾阴虚证　治疗温病后期，阴液耗伤，邪伏阴分，夜热早凉，热退无汗者，常与丹皮、生地、青蒿等同用，如青蒿鳖甲汤（《温病条辨》）。治疗阴血亏虚，骨蒸潮热者，常与秦艽、地骨皮等同用。治阴虚风动，手足瘛疭者，常与阿胶、生地、麦冬等同用。

2. 癥瘕积聚 用于肝脾肿大等癥瘕积聚，与丹皮、桃仁配伍，如鳖甲煎丸（《金匮要略》）。

【用法用量】煎服，9~24 g，宜先煎。本品经砂炒醋淬后，有效成分更容易煎出，也可去其腥气，易于粉碎，方便制剂。

【现代研究】

1. 化学成分 含动物胶、骨胶原、角蛋白、17 种氨基酸、碳酸钙、磷酸钙、碘、维生素 D 及锌、铜、锰等微量元素。

2. 药理作用 鳖甲能降低实验性甲亢动物血浆 CAMP 含量；能提高淋巴母细胞转化率，延长抗体存在时间，增强免疫功能；能保护肾上腺皮质功能；能促进造血功能，提高血红蛋白含量；能抑制结缔组织增生，故可消散肿块；有防止细胞突变作用；还有一定镇静作用。

3. 毒性与不良反应 有报道服用鳖甲会引起过敏反应，可见局部或全身点状、团块状皮疹，瘙痒，潮红；甚至烦躁不安，心跳加速，呼吸急促，继而面色苍白，头晕眼花，四肢冰冷，汗出，血压下降等过敏性休克症状。

（天津中医药大学　王　晖　田栓磊）

第二十三章　收涩药

凡能收敛固涩，以治疗久病体虚，正气不固所致的各种滑脱病证为主要功用的药物，称收涩药，又称固涩药。

收涩药，性味多酸、涩、温或平。主入肺、脾、肾、大肠经，分别具有固表止汗、敛肺止咳、涩肠止泻、固精缩尿、收敛止血、收涩止带等作用。

收涩药适用于久病体虚、正气不固、脏腑功能减退所致的各种滑脱病症，如自汗、盗汗、久咳、虚喘、久泻、久痢、遗精、滑精、遗尿、尿频以及崩带不止等。

收涩药，依据其药性及临床应用的不同，分为固表止汗药、敛肺涩肠药、固精缩尿止带药三类。

临床上在应用收涩药时，因其只是治病之标，为及时敛其耗散，防其因滑脱不禁而导致正气衰竭变生他证，须与相应的补益药进行配伍，以标本兼治。如气虚自汗、阴虚盗汗者，当配补气药、养阴药；脾肾虚弱之久泻、久痢及带下日久不愈者，应配补益脾肾药；肾虚之遗精、滑精、遗尿、尿频者，当配补肾药；冲任不固、崩漏下血者，应配补肝肾、固冲任药；肺肾虚损，久咳虚喘者，则配补肺益肾纳气药。

本类药物易敛邪，使用时应注意勿使"闭门留寇"。凡表邪所致的汗出，湿热所致的泻痢、带下，血热之出血，以及郁热未清者，当以祛邪为主，不宜使用收涩药。

现代药理研究表明，收涩药含有大量鞣质、有机酸等，具有收敛，抑制腺体分泌，抗菌，止泻，止血等作用。

第一节　固表止汗药

本类药物味多甘平，性收敛，多入肺、心二经。主治气虚自汗、阴虚盗汗或妇女产后气血不足之虚汗不止等病证。

在应用固表止汗药时应根据不同病情，选择相应的药物，并作适当配伍。如自汗者，当配补气固表药；盗汗者，应配滋阴除蒸药。

麻黄根　Mahuanggen　《本草经集注》

为麻黄科植物草麻黄 *Ephedra sinica* Stapf 或中麻黄 *Ephedra intermedia* Schrenk et C. A. Mey. 的干燥根及根茎。主产于河北、山西、内蒙古等地，以山西大同产者质优。秋末采挖，除去残茎、须根及泥沙，干燥。炮制时除去杂质，洗净，润透，切厚片，干燥。

按《中国药典》(2015 年版)规定：本品水分不得过 10.0%，总灰分不得过 8.0%。

【性能】甘、涩，平。归心、肺经。

【功效】固表止汗。

【应用】

自汗，盗汗　本品止汗力强，为敛肺固表止汗之要药。治气虚自汗，常与黄芪、牡蛎同用，如牡蛎散（《和剂局方》）。治阴虚盗汗，常与熟地黄、当归等同用。治产后虚汗不止，常与当归、黄芪配伍，如麻黄根散（《圣惠方》）。

本品配伍牡蛎共研细末，扑于身上，可治各种虚汗证。

【用法用量】煎服，3～9 g；外用适量，研粉撒扑。

【使用注意】有表邪者忌用。

【现代研究】

1. 化学成分　主含生物碱、黄酮类等化学成分。生物碱主要有麻黄根碱 A、麻黄根碱 B、麻黄根碱 C、麻黄根碱 D 及阿魏酰组胺、酪氨酸甜菜碱等。黄酮类成分均为双黄酮，主要有麻黄宁 A、麻黄宁 B、麻黄宁 C、麻黄宁 D 及麻黄酚等。此外，麻黄根中尚含有一些微量元素，如 Cu、Zn、Mo、Cr、Fe、Sn、Co、Mn、Ni 等。

2. 药理作用　麻黄根中的生物碱及黄酮类成分均有降压作用，其中大环精胺类生物碱为降压的主要有效成分，而酪氨酸甜菜碱对大鼠有升高血压作用；麻黄根碱 A、麻黄根碱 B、麻黄根碱 C、麻黄根碱 D 具有降低心率的作用。此外，麻黄根提取物还具有止汗、兴奋呼吸、抑制离体蛙心、扩张蛙后肢血管等作用。

浮小麦　Fuxiaomai　《本草纲目》

为禾本科植物小麦 *Triticum aestivum* L. 未成熟的颖果。全国各地均有生产。夏至前果实成熟采收。收获时，扬起其轻浮干瘪者，或以水淘之，浮起者为佳，晒干。生用或炒用。

【药性】甘，凉。归心经。

【功效】固表止汗，益气，除热。

【应用】

1. 自汗、盗汗　单用炒焦研末，为独圣散，米汤调服。治气虚自汗者，可与黄芪、煅牡蛎、麻黄根等同用，如牡蛎散（《和剂局方》）；治阴虚盗汗者，可与五味子、麦冬、地骨皮等药同用。

2. 骨蒸劳热　治阴虚发热，骨蒸劳热，可与地黄、玄参、麦冬等药配伍，以增强养阴退热的作用。

【用法用量】煎服，15～30 g；研末服，3～5 g。

【使用注意】表邪汗出者忌用。

【现代研究】

1. 化学成分　含淀粉、蛋白质、糖类、糊精、脂肪、粗纤维等化学成分。脂肪油主要有油酸、亚油酸、棕榈酸、硬脂酸的甘油酯。尚含有少量谷甾醇、卵磷脂、尿囊素、精氨酸、淀粉酶、蛋白分解酶及微量维生素 B、维生素 E 等。

2. 药理作用　有降血脂、保肝作用。

糯稻根须　Nuodaogenxu　《本草再新》

为禾本科植物糯稻 *Oryza sativa* L. var. *glutinosa* Matsum. 的干燥根茎及根。全国各地均有栽培。9～10 月糯稻收割后采收。挖起根须,除去泥土,洗净晒干。生用。

【药性】甘,平。归心、肝经。

【功效】固表止汗,益胃生津,止汗退热。

【应用】

1. 自汗、盗汗　治气虚自汗,可单用煎服或与黄芪、党参、白术等同用;治阴虚盗汗,可与地黄、地骨皮、麻黄根等同用。

2. 虚热不退　治病后阴虚口渴,虚热不退及骨蒸潮热,常与养阴清虚热药如沙参、天门冬、麦门冬等同用。

【用法用量】煎服,15～30 g。

【现代研究】

1. 化学成分　含多种氨基酸,如门冬氨酸、苏氨酸、丝氨酸、谷氨酸、脯氨酸、甘氨酸、丙氨酸、缬氨酸、蛋氨酸、异亮氨酸、亮氨酸、酪氨酸、苯丙氨酸、赖氨酸、精氨酸。

2. 药理作用　有止汗、收敛、强壮、镇静等作用。

第二节　敛肺涩肠药

本类药物酸涩收敛,主入肺或大肠经。分别具有收敛肺气、止咳嗽,固涩大肠、止泄泻的功效。主治肺气耗散、肺虚久咳或久泻久痢之证。在应用时应根据不同病情,选择相应的药物,并作适当配伍。如久咳虚喘者,若属肺虚,应配补脾益气药;若属肾虚,则配补肾纳气药。久泻、久痢兼脾肾阳虚者,应配温补脾肾药;若兼气虚下陷者,则配补气升提药;若兼脾胃气虚者,则应配补益脾胃药。

本类药物酸涩收敛,属敛肺止咳之品,对痰多壅肺所致的咳喘不宜用;属涩肠止泻之品,对泻痢初起,邪气方盛,或伤食腹泻者不宜用。

五味子　Wuweizi　《神农本草经》

为木兰科植物五味子 *Schisandra chinensis*(Turcz.)Baill. 的干燥成熟果实。习称"北五味子"。主产于东北。秋季果实成熟时采摘,晒干或蒸后晒干,除去果梗和杂质。生用或醋蒸,用时捣碎。习惯认为以油性大、紫红色、肉厚、气味浓、辽宁产者质量优,故有"辽五味"之称。

按《中国药典》(2015 年版)规定:本品杂质不得过 1.0%,水分不得过 16.0%,总灰分不得过 7.0%。

【药性】酸、甘,温。归肺、心、肾经。

【功效】收敛固涩,益气生津,补肾宁心。

【应用】

1. 久咳虚喘　治肺虚久咳,常与罂粟壳配伍,如五味子丸(《卫生家宝方》)。治肾虚喘促,常与山茱萸、熟地黄、山药等同用,如都气丸(《医宗己任编》)。治肺寒咳嗽,可配麻黄、细辛、干姜等辛温宣散之品,如小青龙汤(《伤寒论》)。

2. 自汗、盗汗　治自汗、盗汗,可与柏子仁、麻黄根、牡蛎等同用,如柏子仁丸(《妇人大全良方》)。

3. 遗精、滑精　治遗精,可单用,如五味子膏(《慈禧光绪医方选议》)。或与麦冬、山茱萸、熟地等同用,如麦味地黄丸(《医宗金鉴》)。治滑精,可与桑螵蛸、附子、龙骨等同用,如桑螵蛸丸(《世医得效方》)。

4. 久泻不止　治脾肾虚寒久泻不止,可与补骨脂、肉豆蔻、吴茱萸等同用,如四神丸(《内科摘要》)。

5. 津伤口渴、消渴　治热伤气阴,汗多口渴,常与人参、麦冬等同用,如生脉散(《内外伤辨惑论》)。治阴虚内热,口渴多饮之消渴证,可与山药、知母、天花粉等同用,如玉液汤(《医学衷中参西录》)。

6. 心悸、失眠、多梦　治阴血亏损,心神失养或心肾不交之虚烦心悸、失眠多梦,常与丹参、当归、石菖蒲等同用,如天王补心丸(《医世得效方》)。

【用法用量】煎服,2~6 g。

【使用注意】表邪未解,内有实热,咳嗽初起,麻疹初起,均不宜用。

【现代研究】

1. 化学成分　含挥发性成分、木脂素、有机酸、多糖及苷类等化学成分。挥发性成分主要为萜类化合物,另外还含有少量的醇、酯、醛、酮以及苯和奈的衍生物等,如 α-蒎烯、茨烯、β-蒎烯、月桂烯、α-萜品烯、柠檬烯等。木脂素类主要有五味子甲素、五味子乙素、五味子丙素、五味子醇甲、五味子醇乙、五味子酯甲、五味子酯乙等化合物。有机酸类主要有枸橼酸、苹果酸、酒石酸、琥珀酸。苷类主要有麝香草酚 5-O-β-D-吡喃葡萄糖苷、麝香草酚 2-O-β-D-吡喃葡萄糖苷、山萘酚 3-O-β-芸香糖苷等。此外,本品尚含有柠檬醛、叶绿素、甾醇、维生素 C、维生素 E、树脂、鞣质及少量糖类等物质。

2. 药理作用　五味子具有明显的镇静作用,五味子提取物能减少小鼠自主活动,延长巴比妥睡眠时间、抑制动物攻击行为,对抗电休克和化学性惊厥,作用与安定药相似,尚有镇痛作用、肌肉松弛作用。五味子醇提取物及五味子甲素、乙素、丙素、醇甲、醇乙、酯甲、酯乙等对化学毒物引起的动物肝细胞损伤有明显保护作用,可抑制转氨酶的释放,使 ALT 活性降低,能明显诱导小鼠和大鼠肝微粒体细胞色素 P-450 活性,增加肝脏解毒能力。五味子乙素、五味子酚具有抗氧化作用,能清除自由基、抑制过氧化脂质形成。五味子煎剂和五味子素有兴奋呼吸作用。五味子的酸性成分能使小鼠气管腺中中性黏多糖和酸性黏多糖减少,具有祛痰和镇咳作用。此外,五味子能增强小鼠慢性支气管炎支气管上皮细胞功能,能促进肝糖原的合成,使糖代谢加强,又能增加肝细胞蛋白质的合成,对免疫功能能有双相调节作用。

乌梅　Wumei　《神农本草经》

为蔷薇科植物梅 *Prunus mume*(Sieb.)Sieb. et Zucc. 的干燥近成熟果实。主产于浙江、福建、云南等地。夏季果实近成熟时采收,低温烘干后闷至色变黑。炮制时除去杂质,洗净,干燥。去核生用或炒炭用。

按《中国药典》(2015 年版)规定:本品水分不得过 16.0%,总灰分不得过 5.0%。

【药性】酸、涩,平。归肝、脾、肺、大肠经。

【功效】敛肺，涩肠，生津，安蛔。

【应用】

1. 肺虚久咳 治肺虚久咳少痰或干咳无痰，可单用或与罂粟壳、杏仁、阿胶等同用，如一服散（《世医得效方》）。

2. 久泻久痢 治久泻久痢，可与罂粟壳、诃子等同用，如固肠丸（《证治准绳》）。治湿热泻痢，便脓血，可配黄连，如乌梅丸（《圣惠方》）。

3. 虚热消渴 治虚热消渴，可单用煎服，或与天花粉、麦冬、人参等同用，如玉泉散（《沈氏尊生书》）。

4. 蛔厥腹痛，呕吐 治蛔虫所致的腹痛、呕吐、四肢厥冷等病证，常与细辛、川椒、黄连等同用，如乌梅丸（《伤寒论》）。

【鉴别用药】乌梅与五味子均味酸，收敛固涩面较广，具有敛肺止咳、涩肠止泻及生津功效。常用治肺虚久咳、久泻久痢及津伤口渴、消渴等病证。二者不同之处在于乌梅兼味涩性平，长于生津止渴，且能安蛔止痛，为治虚热消渴、蛔厥腹痛的要药。炒炭还可止血，可用于妇女崩漏下血。而五味子则兼味甘性温，并具有滋补收敛的功效，入肺肾经而敛肺滋肾、涩精，治肺肾两虚咳喘及遗精滑精、自汗盗汗等滑脱证，可标本同治；入心经，宁心安神，可治阴血不足的心悸、失眠等证。

【用法用量】煎服，6～12 g。

【使用注意】外有表邪、内有实热积滞者，均不宜服。

【现代研究】

1. 化学成分 含有机酸类、氨基酸、糖类、挥发油、脂类、甾醇及生物碱等化学成分。有机酸类主要有苹果酸、柠檬酸、绿原酸、延胡索酸、酒石酸等；氨基酸主要有天门氨酸、天门冬酰胺、丝氨酸、甘氨酸、丙氨酸等；糖类主要有蔗糖、果糖、三梨醇糖、葡萄糖、果胶、粗纤维等；挥发油类主要有戊酸、异戊酸、异丙基甲烷等；脂类主要有甘油三酸酯、游离甾醇酯、甾醇酯、甘油酸二酯及游离脂肪酸；甾醇类主要有谷甾醇、油菜甾醇、豆谷甾醇；生物碱类有 2,2,6,6-四甲基哌啶酮、叔丁基脲。

2. 药理作用 乌梅及其制剂在体外对大肠杆菌、痢疾杆菌、伤寒杆菌、副伤寒杆菌、霍乱杆菌、百日咳杆菌、变形杆菌、炭疽杆菌、白喉杆菌、类白喉杆菌、脑膜炎杆菌、金黄色葡萄球菌、肺炎球菌、溶血性链球菌、绿脓杆菌等均有抑制作用；具有抑制人原始巨核白血病细胞和人早幼粒白血病细胞生长的作用；对豚鼠的蛋白质过敏性及组胺休克具有对抗作用以及抗氧化、抗生育等作用。此外，乌梅核壳、种仁具有镇咳作用。

诃子 Hezi 《新修本草》

为使君子科植物诃子 *Terminalia chebula* Retz. 或绒毛诃子 *Terminalia chebula* Retz. var. *tomentella* Kurt. 的干燥成熟果实。原产于印度、缅甸等地，主产于云南、广东、广西等地。秋、冬两季果实成熟时采收，除去杂质，晒干。生用或煨用。以肉厚、质坚实，个大，表面色黄棕，有光泽，味酸涩者为优。

按《中国药典》(2015 年版)规定：本品水分不得过 13.0%，总灰分不得过 5.0%。

【药性】苦、酸、涩，平。归肺、大肠经。

【功效】涩肠止泻，敛肺止咳，降火利咽。

【应用】

1. 久泻,久痢,脱肛 可单用,如诃黎勒散(《金匮要略》)。若久泻、久痢属虚寒者,常与干姜、罂粟壳、陈皮配伍,如诃子皮饮(《兰室秘藏》)。治泻痢日久,中气下陷之肛脱,常与人参、黄芪、升麻等同用。治肠风下血,常配防风、白芷、秦艽等药。

2. 久咳,失音 治肺虚久咳、失音,可配人参、五味子、蛤蚧等药;治痰热郁肺,久咳失音,常与桔梗、甘草同用,如诃子汤(《宣明论方》)。治久咳失音,咽喉肿痛,常与桔梗、寒水石、薄荷等同用,如清咽丸(《医学统旨》)。

【用法用量】煎服,3~10 g。敛肺清火开音宜生用,涩肠止泻宜煨用。

【使用注意】凡外有表邪、内有湿热积滞者忌用。

【现代研究】

1. 化学成分 含鞣质、三萜类、有机酸类等化学成分。鞣质主要有诃子酸、原诃子酸、诃黎勒酸、诃子鞣质、没食子酸等。三萜类成分主要有榄仁萜酸、诃王醇。有机酸类主要有莽草酸、去氢莽草酸、奎宁酸、棕榈酸等。此外,尚含有番泻苷 A、胡萝卜苷、诃子素、鞣酸酶、多酚氧化酶、β-谷甾醇、阿拉伯糖、果糖、葡萄糖、蔗糖、鼠李糖等。

2. 药理作用 诃子水煎剂除对各种痢疾杆菌有效外,且对绿脓杆菌、白喉杆菌作用较强,对金黄色葡萄球菌、大肠杆菌、肺炎球菌、溶血性链球菌、变形杆菌、鼠伤寒杆菌均有抑制作用。从干果中用 80% 乙醇提取的诃子素,对平滑肌有罂粟样的解痉作用。诃子各炮制品对蓖麻油所致小鼠腹泻皆有较好的止泻作用,其炮制后,鞣质含量增高,对离体兔肠收缩有明显的抑制作用。

肉豆蔻 Roudoukou 《开宝本草》

为肉豆蔻科植物肉豆蔻 *Myristica fragrans* Houtt. 的干燥种仁。主产于马来西亚、印度尼西亚、巴西,我国广东、广西、云南亦有栽培。果实成熟时采收,除去皮壳和杂质,洗净,干燥。生用或煨用。以个大、体实,表面光滑、气芳香者为优。

按《中国药典》(2015 年版)规定:本品水分不得过 10.0%。

【药性】辛,温。归脾、胃、大肠经。

【功效】涩肠止泻,温中行气。

【应用】

1. 虚泻,冷痢 治脾胃虚寒所致的久泻、久痢,常与肉桂、干姜、党参等药同用。治脾肾阳虚,五更泄泻,可配补骨脂、五味子等药,如四神丸(《校注妇人良方》)。

2. 胃寒胀痛,食少呕吐 治胃寒气滞、脘腹胀痛、食少呕吐,常与木香、干姜、半夏等药同用。

【用法用量】煎服,3~10 g。温中止泻宜煨用。

【使用注意】湿热泻痢者不宜用。

【现代研究】

1. 化学成分 含挥发油、脂肪油、淀粉及蛋白等化学成分。挥发油中含有 *D*-莰烯、α-蒎烯、桧烯、肉豆蔻醚、丁香酚、异丁香酚、甲基丁香酚、甲氧基丁香酚、黄樟醚、香叶醇等;脂肪油中含有肉豆蔻酸甘油酯、油酸甘油酯。此外,种子中尚含有齐墩果醇酸、肉豆蔻酸等。

2. 药理作用 肉豆蔻中所含有的肉豆蔻醚和榄香素具有兴奋心脏的作用。肉豆蔻挥发油可使由乙醇引起鸡的睡眠时间延长;挥发油中的丁香酚类(丁香油酚、甲基丁香油酚)通过腹腔注射使小鼠翻正反射消失,这与其麻醉作用产生的中枢抑制有关。肉豆蔻各炮制品都明显抑制小鼠体内小肠推进功能,对新斯的明所致的小鼠推进功能亢进有明显抑制作用,有对抗 M 受体功能;可用于止泻,其抑菌止痢的主要有效成分为丁香酚类。肉豆蔻甲醇提取物对角叉菜胶诱发的大鼠足肿和醋酸引起的小鼠血管渗出性炎症有抗炎作用。其所含有的萜类具有抗菌作用。此外,肉豆蔻还具有抗自由基、抗肿瘤等作用。

3. 毒性与不良反应 肉豆蔻中含有的肉豆蔻醚和黄樟醚既是药效成分又是毒性成分,对正常人有致幻作用,肉豆蔻服用过量可导致中毒、发生昏迷、瞳孔散大及惊厥等现象。如人服 7.5 g 肉豆蔻粉可引起眩晕、谵妄、昏睡,大量致死。

赤石脂　Chishizhi　《神农本草经》

为硅酸盐类矿物多水高岭石族多水高岭石,主含四水硅酸铝[$Al_4(Si_4O_{10})(OH)_8 \cdot 4H_2O$]。主产于福建、河南、江苏等地。全年均可采挖。在岩石的风化壳和黏土层中挖出,拣去杂石、泥土,研末水飞或火煅水飞用。以色红,光滑细腻,质软,易断,黏舌性强者为优。

【药性】甘、酸、涩,温。归大肠、胃经。

【功效】涩肠,止血,生肌敛疮。

【应用】

1. 久泻,久痢 治泻痢日久,滑脱不禁,脱肛,常与禹余粮相须为用,如赤石脂禹余粮汤(《伤寒论》)。治虚寒下痢,便脓血不止,常配干姜、粳米同用,如桃花汤(《伤寒论》)。

2. 崩漏,便血 治崩漏,常与海螵蛸、侧柏叶等同用,如滋血汤(《和剂局方》)。治便血、痔疮出血,常与禹余粮、龙骨、地榆等药同用。对于妇女肾虚带脉失约,日久而赤白带下者,可配鹿角霜、芡实等药。

3. 疮疡久溃 常配龙骨、乳香、没药等药,研细末,敷于疮口。外用亦治湿疮流水、外伤出血等。

【用法用量】先煎,9～12 g;外用适量,研末敷患处。

【使用注意】不宜与肉桂同用。

【现代研究】

1. 化学成分 主要为含水硅酸铝,尚含有相当多的氧化铁等化学成分。

2. 药理作用 既有止血又有抗血栓形成作用;可吸附磷,降低血磷,促进尿磷排泄,预防磷中毒。

五倍子　Wubeizi　《本草拾遗》

为漆树科植物盐肤木 *Rhus chinensis* Mill.、青麸杨 *Rhus potaninii* Maxim. 或红麸杨 *Rhus punjabensis* Stew. var. *sinica*(Diels)Rchd. et Wils. 叶上的虫瘿,主要由五倍子蚜 *Melaphis chinensis*(Bell)Baker 寄生而形成。主产于四川、贵州、云南等地。秋季采摘,置沸水中略煮或蒸至表面呈灰色,杀死蚜虫,取出,干燥。按外形不同,分为"肚倍"和"角倍"。炮制时敲开,除去杂质。

按《中国药典》(2015 年版)规定:本品水分不得过 12.0%,总灰分不得过 3.5%。

【药性】酸、涩，寒。归肺、大肠、肾经。

【功效】敛肺降火，涩肠止泻，敛汗，止血，收湿敛疮。

【应用】

1. 咳嗽，咯血 治肺虚久咳，常与五味子、罂粟壳等同用。治肺热痰嗽，常配瓜蒌、黄芩、贝母等药。治热灼肺络、咳嗽咯血，常与藕节、白及等同用。

2. 久泻，久痢 可与诃子、五味子同用，以增强涩肠功效。

3. 自汗，盗汗 单用研末，与荞面等份作饼，煨熟食之；或研末水调敷肚脐处。

4. 崩漏，便血痔血 治崩漏，可单用，或与棕榈炭、血余炭等同用。治便血、痔血，可与槐花、地榆等同用，或煎汤熏洗患处。

5. 湿疮，肿毒 治湿疮流水、溃疡不敛、疮疖肿毒、脱肛不收、子宫下垂等，可单味或配合枯矾研末外敷或煎汤熏洗。

【用法用量】煎服，3～6 g；外用适量。

【使用注意】外感咳嗽、湿热泻痢者忌用。

【现代研究】

1. 化学成分 主含五倍子鞣质、没食子酸、五倍子油及树脂、脂肪、蜡质、淀粉、蛋白质等化学成分。五倍子油中含有癸酸、月桂酸、肉豆蔻酸、棕榈酸、硬脂酸、油酸、亚油酸、亚麻酸等。此外，尚含有多种微量元素，如铜、锌、铁、镁、钠、钙等。

2. 药理作用 五倍子具有抗菌作用。五倍子粉、五倍子浸液对金黄色葡萄球菌、链球菌、肺炎球菌以及伤寒、副伤寒、痢疾、炭疽、白喉、绿脓杆菌等均有明显的抑菌或杀菌作用。五倍子煎剂对接种于鸡胚的流感甲型 PR_3 株病毒有抑制作用，并具有较强的清除超氧自由基等作用。五倍子中的鞣质以及没食子酸等成分对蛋白质有沉淀作用，皮肤、黏膜、溃疡接触后，组织蛋白质即被凝固，造成一层被膜则呈现收敛作用，同时小血管也被压迫收缩，血液凝结，产生止血等功效。

禹余粮 Yuyuliang 《神农本草经》

为氢氧化物类矿物褐铁矿，主含碱式氧化铁[FeO·(OH)]。主产于河南、江苏、浙江等地。采挖后，除去杂石。醋煅用。

【药性】甘、涩，微寒。归胃、大肠经。

【功效】涩肠止泻，收敛止血。

【应用】

1. 久泻，久痢 常与赤石脂相须为用，如赤石脂禹余粮汤（《伤寒论》）。

2. 崩漏，便血 治崩漏，常与海螵蛸、赤石脂、龙骨等同用，如治妇人漏下方（《千金方》）。治气虚失摄之便血，可配人参、白术、棕榈炭等。

3. 带下 治肾虚带脉不固之带下清稀者，常与海螵蛸、煅牡蛎、白果等同用。

【用法用量】先煎，9～15 g；或入丸、散。

【使用注意】孕妇慎用。

【现代研究】

1. 化学成分 含氧化铁及磷酸盐，尚有 Al、Ca、Mg、K、Na、PO_4、SiO_4 和黏土杂质。

2. 药理作用 能促进肠蠕动；收敛胃肠管壁黏膜、保护创面和促进红细胞再生；并有明显的抑制肿瘤的作用。

石榴皮 Shiliupi 《名医别录》

为石榴科植物石榴 *Punica granatum* L. 的干燥果皮。主产于江苏、湖南、湖北等地。秋季果实成熟后收集果皮,晒干。生用或炒炭用。

按《中国药典》(2015 年版)规定:本品杂质不得过 6.0%,水分不得过 17.0%,总灰分不得过 7.0%。

【药性】酸、涩,温。归大肠经。

【功效】涩肠止泻,止血,驱虫。

【应用】

1. 久泻久痢,脱肛 可单用煎服;或研末冲服,亦可与肉豆蔻、诃子等同用。治久泻久痢所致的中气下陷脱肛,可配党参、黄芪、升麻等药。

2. 崩漏,便血 治崩漏及妊娠下血不止,常与当归、阿胶、艾叶炭等同用,如石榴皮汤(《产经方》);治便血,可单用煎服,或与地榆、槐花等同用。

3. 虫积腹痛 治蛔虫、蛲虫、绦虫等虫积腹痛,常与槟榔、使君子等同用,如石榴皮散(《圣惠方》)。

【用法用量】煎服,3～9 g。

【现代研究】

1. 化学成分 含多酚类、氨基酸类、五环三萜类、生物碱及其苷、有机酸等化学成分。多酚类主要有石榴皮亭 A、石榴皮亭 B、鞣云实精、鞣花酸、没食子酸、儿茶素等;氨基酸类主要有天门冬氨酸、苏氨酸、丝氨酸、谷氨酸等;五环三萜类主要有乌索酸和齐墩果酸;生物碱及其苷类主要有石榴皮碱、伪石榴皮碱、异石榴皮碱、N-甲基异石榴皮、异槲皮苷;有机酸类主要有熊果酸、白果酸、苹果酸等;此外,尚有多种微量元素、树脂、树胶、糖类等其他化学成分。

2. 药理作用 石榴皮中的鞣质和黄酮类化合物体外对金黄色葡萄球菌、福氏痢疾杆菌、沙门氏菌、大肠杆菌、绿脓杆菌及白色念珠菌等均有不同程度的抑菌作用;且鞣质类化合物呈现广谱抗菌特性,并具有抗耐药菌作用,对生殖器疱疹病毒、乙型肝炎病毒均有灭活作用。石榴皮中的多酚类物质,如石榴皮亭 B、鞣花酸等具有抗肿瘤作用;有研究表明,其是保护心血管系统的有效组分,对在体蟾蜍心率和心肌收缩力均有抑制作用,对高血脂症模型大鼠有降低血脂作用。石榴皮水提物对大鼠离体十二指肠段的收缩频率有明显的抵制作用,对用 2,4-二硝基氯苯复合乙酸致溃疡性结肠炎模型大鼠具有治疗作用,可使结肠组织溃疡面积明显缩小、水肿缓解、组织坏死减轻。石榴皮醇提物对环磷酰胺致免疫低下小鼠的体液免疫功能具有一定的提高作用。此外,石榴皮提取物还具有保肝、抑制前列腺增生等作用。

罂粟壳 Yingsuke 《开宝本草》

为罂粟科植物罂粟 *Papaver somniferum* L. 的干燥成熟果壳。原产于泰国、缅甸。我国部分地区有少量栽培。秋季将成熟果实或已割取浆汁后的成熟果实摘下,破开,除去种子和枝梗,干燥。蜜炙。

按《中国药典》(2015 年版)规定:本品杂质(枝梗、种子)不得过 2.0%,水分不得过

12.0%。

【药性】酸、涩，平；有毒。归肺、大肠、肾经。

【功效】敛肺，涩肠，止痛。

【应用】

1. 肺虚久咳　可单用蜜炙研末冲服，或与乌梅肉同用，如小百劳散（《宣明论方》）。

2. 久泻，久痢　治脾肾两虚、久泻不止，常与诃子、陈皮、砂仁等同用，如罂粟散（《普济方》）；治脾虚中寒之久痢不止，常与肉豆蔻、诃子等同用，如真人养脏汤（《和剂局方》）。

3. 脘腹疼痛　单用或配入复方使用。

【用法用量】煎服，3～6 g。

【使用注意】本品易成瘾，不宜常服；孕妇及儿童禁用；运动员慎用。

【现代研究】

1. 化学成分　含多种生物碱，主要有吗啡、那可汀、可待因、罂粟碱及罂粟壳碱等。此外尚有多糖、内消旋肌醇、赤藓醇等。

2. 药理作用　罂粟壳中的生物碱如吗啡，具有显著的镇痛作用，并有高度的选择性；并具有催眠作用；对呼吸中枢有高度选择性抑制作用；能抑制咳嗽中枢，有较强的止咳作用；有舒张外周小血管及释放组胺的作用。罂粟碱能松弛各种平滑肌，可用于外周动脉和肺动脉栓塞。

3. 毒性与不良反应　如用量过大，可引起中枢性的呕吐、缩瞳等中毒现象。吗啡对呼吸中枢有抑制作用，可通过胎盘及乳汁引起新生儿窒息；能使颅内压升高。其慢性中毒主要为成瘾性。

第三节　固精缩尿止带药

本类药物酸涩收敛，主入肾、膀胱经。具有固涩精液、缩约小便、抑制白带过多等作用，某些药物甘温还兼有补肾之功。主用治肾虚不固所致的遗精、滑精、尿频、遗尿以及冲任不固所致的月经过多、崩漏或带下不止等病证。常与补肾药配伍同用，以标本兼治。

本类药物酸涩收敛，对外邪内侵，湿热下注所致的遗精、尿频等不宜用。

山茱萸　**Shanzhuyu**　《神农本草经》

为山茱萸科植物山茱萸 *Cornus officinalis* Sieb. et Zucc. 的干燥成熟果肉。主产于浙江、河南、安徽等地，以浙江淳安产的品质佳。秋末冬初果皮变红时采收果实，用文火烘或置沸水中略烫后，及时除去果核，干燥。酒炖或蒸用。以块大，肉厚质柔软、色紫红、无核者为优。

按《中国药典》（2015 年版）规定：本品杂质（果核、果梗）不得过 3.0%，水分不得过16.0%，总灰分不得过 6.0%。

【药性】酸、涩，微温。归肝、肾经。

【功效】补益肝肾，收涩固脱。

【应用】

1. 眩晕耳鸣，腰膝酸痛，阳痿　本品为阴阳并补之品。治肝肾阴虚，头晕目眩、腰酸耳鸣，常与熟地黄、牡丹皮等同用，如六味地黄丸（《小儿药证直诀》）。治肾阳虚阳痿，多与补骨脂、巴戟天、淫羊藿等同用,以补肾助阳。

2. 遗精滑精,遗尿尿频 治肾虚精关不固之遗精、滑精,常与熟地黄、山药等同用,如六味地黄丸(《小儿药证直诀》)。治肾虚膀胱失约之遗尿、尿频,常与覆盆子、金樱子、菟丝子等药同用。

3. 崩漏下血,月经过多 治妇女肝肾亏损,冲任不固之崩漏及月经过多,常与熟地黄、白芍、当归等同用。若脾气虚弱,冲任不固而漏下不止,可与龙骨、黄芪、白术等同用,如固冲汤(《医学衷中参西录》)。

4. 大汗不止,体虚欲脱 治大汗欲脱或久病虚弱,常与人参、附子、黄芪等同用,如来复汤(《医学衷中参西录》)。

5. 内热消渴 常与生地黄、天花粉等同用。

【用法用量】煎服,6~12 g。

【使用注意】命门火炽,素有湿热及小便淋涩者不宜用。

【现代研究】

1. 化学成分 含挥发油类、苷类、多糖类、有机酸类、鞣质等化学成分。挥发油中主要含有异丁醇、丁醇、异戊醇、芳樟醇氧化物等化合物;苷类主要有山茱萸苷、马钱素、莫诺苷、山茱萸新苷等;多糖类主要有山茱萸多糖;有机酸类主要有熊果酸、齐墩果酸、没食子酸、苹果酸等;鞣质类主要有水杨梅素 D、山茱萸鞣质 1、山茱萸鞣质 2、山茱萸鞣质 3 等。此外,尚含有苏氨酸、缬氨酸、天门冬氨酸等 17 种氨基酸和钾、钙、镁、硅、磷等 23 种矿物元素等。

2. 药理作用 山茱萸具有抗心律失常和强心的作用。山茱萸乙酸乙酯提取部位和正丁醇提取部位能降低正常小鼠的血糖和四氧嘧啶糖尿病小鼠的血糖。山茱萸总苷具有免疫抑制作用,体内外均能抑制小鼠和人的混合淋巴细胞反应,体外能抑制细胞毒性 T 细胞的诱导和增殖;并具有抗炎作用。山茱萸多糖可显著提高衰老小鼠血液超氧化物歧化酶、过氧化氢酶及谷胱甘肽过氧化物酶的活力,显著降低血浆、脑匀浆和肝匀浆中过氧化脂质水平,具有很好的抗衰老和抗氧化作用。此外,山茱萸还具有抑菌、利尿降压、保肝等作用。

桑螵蛸　Sangpiaoxiao　《神农本草经》

为螳螂科昆虫大刀螂 *Tenodera sinensis* Saussure.、小刀螂 *Statilia maculate*(Thunberg)或巨斧螳螂 *Hierodula patellifera*(Serville)的干燥卵鞘。以上 3 种分别习称"团螵蛸"、"长螵蛸"及"黑螵蛸"。全国大部分地区均产。深秋及次春收集,除去杂质,蒸至虫卵死后,干燥。以个大体轻、质松而韧、色黄者为优。

按《中国药典》(2015 年版)规定:本品水分不得过 15.0%,总灰分不得过 8.0%,酸不溶性灰分不得过 3.0%。

【药性】甘、咸,平。归肝、肾经。

【功效】固精缩尿,补肾助阳。

【应用】

1. 遗精滑精,遗尿尿频,小便白浊 治肾虚遗精、滑精,常与龙骨、五味子、制附子等同用,如桑螵蛸丸(《世医得效方》)。治小儿遗尿,可单用为末,米汤送服;治心神恍惚,小便频数,遗尿,白浊,可与远志、龙骨、石菖蒲等同用,如桑螵蛸散(《本草衍义》)。

2. 肾虚阳痿 常与鹿茸、肉苁蓉、菟丝子等同用。

【用法用量】煎服,5～10 g。

【使用注意】阴虚火旺之遗精及湿热尿频者忌用。

【现代研究】

1. 化学成分 含蛋白质、氨基酸、磷脂类、脂肪、粗蛋白、粗纤维、铁钙胡萝卜素样色素、柠檬酸钙结晶、糖蛋白及脂蛋白等,此外尚含有铁、铜、锌、锰等 20 余种微量元素及钾、磷、钙等大量元素。

2. 药理作用 具有抗利尿、敛汗作用,并具有促进消化液分泌,降低血糖、血脂及抑制癌症的作用。

莲子 Lianzi 《神农本草经》

为睡莲科植物莲 *Nelumbo nucifera* Gaertn. 的干燥成熟种子。主产于湖南、湖北、福建等地,以湖南产者质佳,习称"湖莲子"。秋季果实成熟时采割莲房,取出果实,除去果皮,干燥。炮制时略浸,润透,切开,去心,干燥。以个大饱满,无抽皱,无破碎,色棕黄,质坚实者为优。

按《中国药典》(2015 年版)规定:本品水分不得过 14.0%,总灰分不得过 5.0%。

【药性】甘、涩,平。归脾、肾、心经。

【功效】补脾止泻,止带,益肾涩精,养心安神。

【应用】

1. 脾虚泄泻 治脾虚久泻,食欲不振,常与人参、茯苓、白术等同用,如参苓白术散(《和剂局方》)。

2. 带下 治脾虚带下,常与茯苓、白术等药同用;治脾肾两虚,带下清稀,腰膝酸软,可与山茱萸、山药、芡实等同用。

3. 遗精、滑精 常与沙苑子、莲须、牡蛎等同用,如金锁固精丸(《医方集解》)。

4. 心悸失眠 治心肾不交之虚烦、心悸、失眠,常与酸枣仁、柏子仁、麦冬等同用。

【用法用量】煎服,6～15 g。

【使用注意】大便秘结者不宜用。

【现代研究】

1. 化学成分 含生物碱、黄酮、有机酸、甾醇、挥发油及各种微量元素等化学成分。生物碱主要有莲心碱、异莲心碱、荷叶碱等;黄酮类主要有芦丁、杨梅素-3-O-葡萄糖苷等;有机酸类主要有咖啡酸、绿原酸、p-羟基苯甲酸、没食子酸等。此外尚有莲子多糖、皂苷和碳水化合物等。

2. 药理作用 莲子中的生物碱具有抗心律失常、抗氧化及短时降压的作用;莲子多酚具有良好的清除氧自由基的作用。

附 药

莲须

为睡莲科植物莲的干燥雄蕊。味甘、涩,性平。归心、肾经。功能固肾涩精。主治遗精滑精、带下、尿频。煎服,3～5 g。

莲房

为睡莲科植物莲的干燥成熟花托。味苦、涩,性温。归肝经。功能化瘀止血。主治崩漏、尿血、痔疮出血、产后瘀阻、恶露不尽。炒炭用。煎服,5～10 g。

莲子心

为睡莲科植物莲的成熟种子的干燥幼叶及胚根。味苦,性寒。归心、肾经。功能清心安神,交通心肾,涩精止血。主治热入心包,神昏谵语;心肾不交,失眠遗精;血热吐血。煎服,2～5 g。

荷叶

为睡莲科植物莲的干燥叶片。味苦,性平。归肝、脾、胃经。功能清暑化湿,升发清阳,凉血止血。主治暑热烦渴,暑湿泄泻,脾虚泄泻,血热吐衄,便血崩漏。荷叶炭收涩化瘀止血,用于出血症和产后血晕。煎服,3～10 g;荷叶炭3～6 g。

荷梗

为睡莲科植物莲的干燥叶柄及花柄。味苦,性平。功能通气宽胸,和胃安胎。主治外感暑湿、胸闷不畅、妊娠呕吐、胎动不安。煎服,10～15 g。

芡实　Qianshi　《神农本草经》

为睡莲科植物芡 *Euryale ferox* Salisb. 的干燥成熟种仁。主产于山东、江苏、安徽等地。秋末冬初采收成熟果实,除去果皮,取出种子,洗净,再除去硬壳(外种皮),晒干。生用或麸炒。以粒完整、饱满、断面色白、粉性足、无碎末者为优。

按《中国药典》(2015 年版)规定:本品水分不得过 14.0%,总灰分不得过 1.0%。

【药性】甘、涩,平。归脾、肾经。

【功效】益肾固精,补脾止泻,除湿止带。

【应用】

1. 遗精滑精　治肾虚不固之腰膝酸软,遗精滑精,常与金樱子相须而用,如水陆二仙丹(《仁存堂经验方》)。

2. 脾虚久泻　常与白术、茯苓、白扁豆等药同用。

3. 白浊,带下　治脾肾两虚之带下清稀,常与党参、白术、山药等同用;治湿热带下黄稠,可与黄柏、车前子、苦参等同用,如易黄汤(《傅青主女科》)。

【鉴别用药】芡实与莲子均具有益肾固精、补脾止泻之功,常用治肾虚遗精滑精、带下、脾虚久泻等证,同为药食两用佳品。二者不同之处在于莲子长于补脾,素有"脾果"之称,还常用于脾虚食少;又能养心安神,治虚烦、心悸、失眠。而芡实补脾力弱,但善祛湿止带,为治带下病证良品。

【用法用量】煎服,9～15 g。

【现代研究】

1. 化学成分　含黄酮类、环肽类、葡糖基甾醇类化合物、脂类及烷烃类化合物、脑苷脂类化合物等化学成分。黄酮类化合物主要有 5,7,4′-三羟基二氢黄酮、5,7,3′,4′,5′-五羟基二氢黄酮。环肽类主要有环(苯丙-丝)、环(丙-脯)、环(苯丙-丙)等。葡糖基甾醇类化合物主要有木脂素苷异落叶松树脂醇-9-O-β-D-吡喃葡糖苷等。脂类及烷烃类化合物主要有亚油酸、9-十八碳烯酸、十六酸等。

2. 药理作用　具有抗氧化、抗心肌缺血等作用。芡实的水和乙醇提取物具有较强的抗氧化功能和清除羟自由基、超氧阴离子自由基的能力。芡实水提取物对后缺血心脏功能有改善作用,可提高心室功能并缩小心肌缺血面积。

海螵蛸　Haipiaoxiao　《神农本草经》

为乌贼科动物无针乌贼 *Sepiella maindronide* Rochebrune 或金乌贼 *Sepia esculenta* Hoyle 的干燥内壳。无针乌贼主产于浙江、福建沿海。金乌贼主产于辽宁、山东、江苏等沿海地区。收集乌贼鱼的骨状内壳,洗净,干燥。凿成小块,生用。以块大、色白、完整、无杂质者为优。

【药性】咸、涩,温。归脾、肾经。

【功效】收敛止血,涩精止带,制酸止痛,收湿敛疮。

【应用】

1. 吐血衄血,崩漏便血,外伤出血　治吐血、便血,常与白及等份研末服用。治崩漏,常与生黄芪、山茱萸、茜草等同。治外伤出血,可单用研末外敷。

2. 遗精滑精,赤白带下　治肾失固藏之遗精、滑精,常与山茱萸、菟丝子、沙苑子等同用。治肾虚带脉不固之带下清稀,常与山药、芡实等同用。若为赤白带下,则配伍白芷、血余炭同用,如白芷散(《妇人良方》)。

3. 胃痛吞酸　为治疗胃脘痛、味酸过多之佳品,常与延胡索、白及、贝母等同用。

4. 湿疹湿疮,溃疡不敛　治湿疹、湿疮,常与黄柏、青黛、煅石膏等研末外敷。治溃疡多脓,久不愈合,可单用研末外敷,或配伍煅石膏、枯矾、冰片等共研细末,撒敷患处。

【用法用量】煎服,5～10 g;外用适量。

【使用注意】阴虚多热者忌用;大便秘结者慎用。

【现代研究】

1. 化学成分　含碳酸钙、壳角质、黏液质、磷酸钙、多糖等化学成分。尚含有多种微量元素,如钙、钠、锶、镁、铁等。

2. 药理作用　碳酸钙是中和胃酸的有效成分;多糖具有提高胃酸 pH、护黏膜、抗溃疡等作用。有实验表明,海螵蛸与血管形成有关,对骨折软骨形成早期具有促进骨诱导的作用,对成骨细胞的增殖及合成活性有较大影响。此外本品还能有效减低血磷、钙磷乘积、血乙酰苯硫脲水平,同时对血钙的影响不明显。

椿皮　Chunpi　《新修本草》

为苦木科植物臭椿 *Ailanthus altissima*(Mill.)Swingle 的干燥根皮或干皮。主产于浙江、河北、湖北等地。全年均可剥取,晒干,或刮去粗皮晒干。生用或麸炒。以肉厚、块大、黄白色,不带外皮者为优。

按《中国药典》(2015 年版)规定:本品水分不得过 13.0%,总灰分不得过 11.0%,酸不溶性灰分不得过 2.0%。

【药性】苦、涩,寒。归大肠、胃、肝经。

【功效】清热燥湿,收涩止带,止泻,止血。

【应用】

1. 赤白带下　治湿热下注,带脉失约而致赤白带下,常与黄柏、栀子、车前子等同用。

2. 湿热泻痢,久泻久痢　治湿热泻痢,常与地榆同用,如椿根散(《鲁府禁方》)。治久泻久痢,常与诃子、母丁香同用,如诃黎勒丸(《脾胃论》)。

3. 便血,崩漏　治便血痔血,可单用本品为丸服,或与侧柏叶、升麻、白芍等同用,如椿皮丸(《丹溪心法》)。治崩漏、月经过多,常与黄芩、白芍、龟甲等同用,如固经丸(《医学入门》)。

【用法用量】煎服,6～9 g。

【使用注意】脾胃虚寒者慎用。

【现代研究】

1. 化学成分　含苦木苦味素、三萜类化合物、生物碱、挥发性成分等。苦木苦味素多为四环二萜内酯和五环二萜内酯,主要有臭椿苦酮、臭椿苦内酯、11-乙酰臭椿苦内酯、苦木素、新苦木素、臭椿双内酯等。三萜类化合物如 piscidinolA、AECHL-1 等。生物碱类化合物,如 1-ace-tyl-4-methoxy-β-carboline、canthin-6-one、1-methoxythin-6-one、canthin-6-one-3N-oxide 等。挥发性成分主要有 14-甲基十五酸、棕榈酸乙酯、棕榈酸、亚油酸等。

2. 药理作用　具有抗菌、抗原虫及抗肿瘤作用。其煎剂在体外对福氏痢疾杆菌、宋氏痢疾杆菌和大肠杆菌有抑制作用。臭椿酮对阿米巴原虫有强烈的抑制作用,对淋巴细胞白血病 P_{388} 显示一定的活性。苦木素对人体鼻咽癌细胞有细胞毒活性,同时能提高小鼠白血病 P_{388} 的生命延长率。亦有报道,椿皮对蛔虫病和子宫颈癌有一定疗效。

覆盆子　Fupenzi　《名医别录》

为蔷薇科植物华东覆盆子 *Rubus chingii* Hu 的干燥果实。主产于浙江、湖北、福建等地。夏初果实由绿变绿黄时采收,除去梗、叶,置沸水中略烫或略蒸,取出,干燥。以个大、饱满、粒整、结实,色灰绿,无杂质者为优。

【药性】甘、酸,温。归肝、肾、膀胱经。

【功效】益肾固精缩尿,养肝明目。

【应用】

1. 遗精滑精,遗尿尿频　治肾虚遗精、滑精、阳痿、不孕,常与枸杞子、菟丝子、五味子等同用,如五子衍宗丸(《丹溪心法》);治肾虚遗尿、尿频,常与桑螵蛸、益智仁、补骨脂等同用。

2. 肝肾不足,目暗不明　可单用久服,或与枸杞、熟地、女贞子等补益肝肾明目药同用。

【用法用量】煎服,6～12 g。

【现代研究】

1. 化学成分　含有机酸、黄酮类化合物等化学成分。有机酸主要有枸橼酸、苹果酸、水杨酸等。黄酮类化合物主要有山柰酚、槲皮素、覆盆子素、4',5,7-三羟基黄酮醇-3-O-β-D-葡萄糖苷等。此外尚含有齐墩果酸、β-谷甾醇、二十六烷醇等化合物。

2. 药理作用　覆盆子水提物对性腺轴具有调控作用,可降低实验大鼠下丘脑 LHRH、垂体 LH、FSH、及性腺 E_2 含量,提高胸腺 LHRH 和血液 T 水平;并具有一定的抗诱变作用。覆盆子提取物能提高去势大鼠阴茎对外部刺激的兴奋性,增强模型动物的耐寒、耐疲劳能力;并具有抗衰老、益智、促进淋巴细胞增殖等作用。

金樱子　Jinyingzi　《雷公炮炙论》

为蔷薇科植物金樱子 *Rosa laevigata* Michx 的干燥成熟果实。主产于广东、湖南、浙江等地。10～11月果实成熟变红时采收,干燥,除去毛刺。以个大、色红黄、去净毛刺者为优。

按《中国药典》(2015年版)规定:本品水分不得过18.0%,总灰分不得过5.0%。

【药性】酸、甘、涩,平。归肾、膀胱、大肠经。

【功效】固精缩尿,固崩止带,涩肠止泻。

【应用】

1. 遗精滑精,遗尿尿频,崩漏带下 可单用本品煎膏服,如金樱子膏(《明医指掌》);或与芡实相须为用,如水陆二仙丹(《仁存堂经验方》)。或与菟丝子、补骨脂、海螵蛸等补肾固涩之品同用。

2. 久泻久痢 可单用浓煎服;或与党参、白术、芡实等同用,如秘元煎(《景岳全书》)。

【用法用量】煎服,6～12 g。

【使用注意】有实火、实邪者不宜用。

【现代研究】

1. 化学成分 含有鞣质类、有机酸类、三萜类化合物等化学成分。鞣质类主要有金樱子素 A、金樱子素 B、金樱子素 C、金樱子素 D、金樱子素 E、金樱子素 F、金樱子素 G 7种鞣质以及原花青素 B、英国栎素、委陵菜素、仙鹤草酸 A 和 B 等。有机酸类主要有柠檬酸、苹果酸等。三萜类化合物主要有 19α-羟基亚细亚酸等。此外尚含有 β-谷甾醇、胡萝卜素、树脂、维生素 C、还原糖、蔗糖、淀粉、皂苷等。

2. 药理作用 具有抗实验性动脉硬化作用、降低胆固醇、抗肿瘤、抗烧烫伤、抗衰老等作用;对金黄色葡萄球菌、大肠杆菌、副伤寒杆菌、白葡萄球菌等均具有抑制作用,并具有一定的抗炎作用。金樱子水提物能抑制家兔空肠平滑肌的自主收缩,有 α-肾上腺素受体拮抗作用,并可减少排尿次数、增加每次排尿量,对治疗尿频、夜尿等有益。

刺猬皮 Ciweipi 《神农本草经》

为刺猬科动物刺猬 *Erinaceus europaeus* L. 或短刺猬 *Hemiechinus dauuricus* Sundevall 的干燥皮。主产于河北、江苏、山东等地。全年均可捕获,捕后,纵剖腹部,将皮剥下,翻开,撒上一层石灰,于通风处阴干。切片炒用。

【药性】苦,平。归胃、大肠、肾经。

【功效】固精缩尿,收敛止血,化瘀止痛。

【应用】

1. 遗精、滑精,遗尿、尿频 可单用本品炒炙研末服用;或与益智仁、金樱子、沙苑子等固精缩尿药同用。

2. 便血,痔血 治便血,可与木贼同用,研末酒服,如猬皮散(《杨氏家藏方》)。治痔血,常与当归、槐角子等同用,如猬皮丸(《寿世保元》)。

3. 胃脘疼痛 可单用焙干研末黄酒送服,或与延胡索、香附等同用。

【用法用量】煎服,3～10 g,研末服,每次 1.5～3 g。

【现代研究】

1. 化学成分 含角蛋白、胶原及弹性蛋白、脂肪等化学成分。

2. 药理作用 有止血和促进胃肠平滑肌蠕动的作用。

鸡冠花　Jiguanhua　《滇南本草》

为苋科植物鸡冠花 Celosia cristata L. 的干燥花序。全国大部分地区均有分布,野生或栽培。秋季花盛开时采收,晒干。生用或炒炭用。以朵大而扁、色泽鲜艳的白鸡冠花为优,色红者次之。

按《中国药典》(2015 年版)规定:本品水分不得过 13.0%,总灰分不得过 13.0%,酸不溶性灰分不得过 3.0%。

【药性】甘、涩,凉。归肝、大肠经。

【功效】收敛止血,止带,止痢。

【应用】

1. 吐血,崩漏,便血,痔血　治血热妄行之崩漏,常与丹皮、赤芍药、苎麻根等同用。治任冲虚寒之崩漏,常与党参、黄芪、山茱萸等同用。治血热便血、痔血,常与地榆、槐花、黄芩炭等同用。

2. 带下　治脾虚带下,常与白术、茯苓、芡实等同用。治湿热带下,常与黄柏、车前子、苍术等同用。

3. 久痢不止　常与椿皮、石榴皮、罂粟壳等同用。

【用法用量】煎服,6～12 g。

【使用注意】瘀血阻滞崩漏及湿热下痢初起兼有寒热表证者不宜用。

【现代研究】

1. 化学成分　含槲皮素、异鼠李素、山柰酚、木犀草素、山柰苷、松醇、多量硝酸钾、苋菜红以及天然色素等。

2. 药理作用　有止血、抗衰老、预防骨质疏松、增强免疫与抗肿瘤作用、预防糖尿病、保肝、抗菌等作用。鸡冠花能全面增强机体抗氧化能力,拮抗 D-半乳糖而延缓衰老;可有效增强机体特异性和非特异性免疫功能,对环磷酰胺所致的免疫损伤具有恢复和保护作用,能使小鼠受损免疫器官胸腺和脾脏相对质量恢复到正常水平,同时可以增强正常小鼠免疫功能和巨噬细胞吞噬功能。鸡冠花提取物可提高高氟中毒大鼠骨矿物含量和骨密度水平,有助于预防和治疗氟中毒引起的骨代谢紊乱,抵抗骨密度降低,促进骨形成,达到预防骨质疏松的作用;并对金黄色葡萄球菌、芽孢杆菌和白色念珠菌具有明显抑菌作用。鸡冠花煎液在试管内对人阴道滴虫有快速杀灭作用。此外,鸡冠花能够提高小鼠机体糖原、肝糖原储备的作用,延长小鼠游泳、耐高温、耐缺氧的时间,增强机体耐受力等。

(沈阳农业大学　鲁巍巍)

第二十四章　涌吐药

凡能促使呕吐,以治疗毒物、宿食、痰涎等停滞在胃脘或胸膈以上为主要功用的药物称为涌吐药,又称催吐药。

涌吐药多味苦酸,性寒凉。大多有毒。具有涌吐痰涎、宿食、毒物等作用,主要用于误食毒物,停留胃中;宿食停滞于胃,胃脘胀痛;痰涎阻于胸膈或咽喉。

涌吐药作用强烈,大多具有毒副作用,且剧烈呕吐,易伤正气,或产生不良后果,故本类药均应慎用。体虚、老人、小儿、妇女胎前产后应禁用。

使用涌吐药,应注意剂量,宜从小剂量渐增,以免涌吐太过或中毒。服药后多饮水,或用翎毛探喉助吐。若呕吐不止,应及时解救。

本类药物只可暂服,中病即止,不可连服、久用。吐后适当休息,不宜立即进食。待胃肠功能恢复后,进流质易消化的食物,以养胃气。

由于本类药物作用猛烈,药后患者反应剧烈痛苦,故现今已少用。

常山　Changshan　《神农本草经》

为虎耳草科植物常山 *Dichroa febrifuga* Lour. 的干燥根。主产于四川、贵州、湖南等地。秋季采挖,除去须根,洗净,晒干。生用或炒用。

按《中国药典》(2015 年版)规定:本品水分不得过 10.0%,总灰分不得过 4.0%。

【药性】苦、辛,寒;有毒。归肺、肝、心经。

【功效】涌吐痰涎,截疟。

【应用】

1. 痰饮停聚,胸膈痞塞　治痰饮停聚,胸膈痞塞,不思饮食,欲吐而不能吐者,常配甘草,水煎和蜜温服。

2. 疟疾　本品为中医沿用已久的抗疟专药,常和陈皮、槟榔、草果同用,如截疟七宝饮(《杨氏家藏方》);或与厚朴、草豆蔻、肉豆蔻等同用,如常山饮(《圣济总录》);或与鳖甲、三棱、莪术等同用,以治久疟、疟母,如截疟常山饮(《丹溪心法》)。

【用法用量】煎服,5～9 g。

【使用注意】有催吐副作用,用量不宜过大,孕妇慎用。

【现代研究】

1. 化学成分　含有喹唑酮类生物碱,其中主要有常山碱、异常山碱;尚含香豆素、甾体、多酚等化学成分。

2. 药理作用　常山碱引起巨噬细胞 NO 释放量增加,抗疟原虫活性增强;增加老鼠乳腺肿瘤细胞、老鼠腹水癌细胞的死亡率;抗老鼠肝细胞炎症。

瓜蒂　Guadi　《神农本草经》

为葫芦科植物甜瓜 *Cucumis melo* L. 的干燥果柄。全国各地均产。夏季采收,阴干,生用。

【药性】苦,寒;有毒。归胃经。

【功效】涌吐痰食,祛湿退黄。

【应用】

1. 痰涎雍盛,宿食停聚　治痰热郁于胸中之癫痫发狂或喉痹喘息,可单用研末,或与赤小豆为末,香豉煮汁,温服以催吐,如瓜蒂散(《伤寒论》)。治服食中毒,配生甘草、玄参、地榆煎服,如救死丹(《辨证录》)。

2. 湿热黄疸　治湿热黄疸,可单用研末吹鼻,即瓜丁散(《千金翼方》),或煎汤内服。

【用量用法】煎服,2.5～5 g;入丸、散剂,每次 0.3～1.0 g。

【使用注意】本品有毒,用量不可过大。体虚、失血及上部无实邪者慎用。

【现代研究】

1. 化学成分　含葫芦素 A、葫芦素 B、葫芦素 D、葫芦素 E、葫芦素 I、异葫芦素 B、葫芦素 B、葡萄糖苷等葫芦素类化合物,其中主要为葫芦素 B。尚含有甾醇、皂苷及氨基酸。

2. 药理作用　葫芦素类化合物体外对人子宫颈癌 Hela 细胞、肝癌 HepG-2 细胞有抑制作用,其中葫芦素 A、葫芦素 B 活性较强;刺激胃感觉神经,反射性地兴奋呕吐中枢;清除肝炎病毒,抗肝损伤,降低血清转氨酶;增强细胞免疫功能。葫芦素 D 可增强戊巴比妥钠对小鼠的催眠作用。

3. 毒性与不良反应　过量服用易出现头晕眼花、呕吐、腹泻等症,严重者可因脱水造成电解质紊乱,致循环衰竭及呼吸中枢麻痹而死亡。甜瓜素刺激肠黏膜引起腹痛、腹泻,严重脱水时可导致循环障碍、代谢性酸中毒,最后导致呼吸中枢麻痹而死。葫芦素 D 能增强毛细血管通透性,降低循环血容量和动脉压,但长期使用可引起肺源性心力衰竭,导致死亡;葫芦素 D 对中枢神经系统具抑制作用。

胆矾　Danfan　《神农本草经》

为天然的硫酸盐类矿物胆矾,或为人工制成的含水硫酸铜($CuSO_4 \cdot 5H_2O$)。主产于云南、山西。四季可采。研末或煅后研末用。

【药性】酸、涩、辛,寒;有毒。归肝、胆经。

【功效】涌吐痰食,解毒收湿,祛腐蚀疮。

【应用】

1. 风痰癫痫惊狂,喉痹,误食毒物　治风痰癫痫惊狂,可单用本品研末,温醋调服;误食毒物,可单用本品研末,温水化服;治喉痹,可配伍僵蚕研末吹喉,如二圣散(《济生方》)。

2. 疮肿不溃,胬肉疼痛　治疮肿不溃,可研末点疮。治胬肉疼痛,可将本品煅用研末外敷。

3. 风眼赤烂,口疮,牙疳　治风眼赤烂,将本品煅研,温水溶化洗目。治口疮、牙疳,与胡黄连、儿茶配伍,研末外敷,如胆矾散(《杂病源流犀烛》)。

【用量用法】温水化服,0.3～0.6 g;外用适量。

【使用注意】体虚者忌用。

【现代研究】

1. 化学成分　含五水硫酸铜,尚含微量元素砷、汞。

2. 药理作用　铜离子参与体内几十种酶的活性,能与酪氨酸、酪氨酸酶有机结合,提高代谢功能,加速或恢复黑色素的生成与转移。

（山东农业大学　周红英）

第二十五章　攻毒杀虫止痒药

凡能攻毒疗疮,杀虫止痒,以治疗体表疮毒及瘙痒类疾病为主要功用的药物,称攻毒杀虫止痒药,根据其主要功效的不同,又可分为攻毒药或杀虫止痒药。

攻毒杀虫止痒药主要适用于外科皮肤及五官科病证,如疮痈疔毒,疥癣,湿疹,皮炎,痤疮,疣,白癜风,汗脚脚臭脚痒,聤耳,梅毒,虫蛇咬伤,癌肿等。临床使用时多配伍活血化瘀、化腐、解毒、收敛、生肌、止痛的药物同用。

攻毒杀虫止痒药多具有不同程度的毒性,以外用为主,兼可内服。外用方法依疾病和药性而异,可研末外撒,或煎汤擦洗、热敷、泡浴、含漱,或用油脂、水等调敷,或制成软膏涂抹,或作成药捻、栓剂等。内服使用时,宜做成丸散剂使用,使其有效成分缓缓释放,亦便于掌握剂量。

由于本类药物大多有毒,故攻毒杀虫止痒药无论外用或内服,均应严格掌握用药剂量和用法,不可过量或持续使用,以防发生毒副反应。制剂时要严格遵守炮制法度,以减轻毒性,确保用药安全。

现代药理研究表明,攻毒杀虫止痒药多具有杀菌消炎等作用,能杀灭细菌、真菌、疥虫、螨虫、滴虫等。外用于体表病灶部位能有效形成保护创面的薄膜,从而减轻炎症反应和刺激;部分药物还具有收敛作用,能凝固表面蛋白质,收缩局部血管,减少充血与渗出,促进伤口愈合。

硫黄　Liuhuang　《神农本草经》

为自然元素类矿物硫族自然硫 sulfur。主产于山西、山东、陕西等地。采挖后加热熔化,除去杂质,或用含硫矿物经加工制得。外用生用,内服常与豆腐同煮后阴干用。以块整齐、色黄、有光泽、质松脆、无杂质者为优。

按 2015 年版《中国药典》规定:含硫(S)不得少于 98.5%。升华硫结晶纯净,粉末极细,吸收较好。

【药性】酸,温;有毒。归肾、大肠经。

【功效】外用:解毒杀虫疗疮;内服:补火助阳通便。

【应用】

1. 疥癣,秃疮,湿疹,阴疽疮疡　治疥疮单取硫黄为末,用麻油调涂,如《肘后方》;亦可配伍风化石灰、铅丹、腻粉研末,猪油调涂,如硫黄散(《圣济总录》)。治顽癣瘙痒,常与轻粉、斑蝥、冰片配伍为末,同香油、面粉制膏,涂敷患处,如臭灵丹(《医宗金鉴》)。治疮疽,可配荞麦面、白面为末贴敷患处,如痈疽发背方(《仁斋直指方》)。

2. 治阳痿足冷,虚喘冷哮,虚寒便秘　治腰冷膝弱、失精遗溺等,可单用,如金液丹(《和剂局方》)。治肾虚阳痿,可配鹿茸、补骨脂、蛇床子等同用。治肾不纳气之喘促,常与附子、肉桂、沉香等配伍,如黑锡丹(《和剂局方》)。治虚冷便秘或冷泻腹痛,可配半夏同用,如半硫丸(《和剂局方》)。

【用法用量】外用适量,研末或加油调敷于患处;内服 1.5~3 g,炮制后入丸、散服。

【使用注意】孕妇慎用。不宜与芒硝、玄明粉同用。

【现代研究】

1. 化学成分　主要含硫(S),尚杂有砷、硒、碲、铁、钙、铁、铝、镁等元素。

2. 药理作用　硫黄与皮肤分泌液接触后能产生硫化氢和五硫黄酸,从而有溶解角质、脱毛、软化皮肤、杀灭疥虫、细菌、真菌作用。在合适的剂量和疗程时,硫黄对甲醛性"关节炎"呈现明显的治疗效果,还能降低毛细血管因注射蛋清而产生的渗透性增高,对动物实验性炎症有治疗作用,能使各级支气管慢性炎症细胞浸润减轻,使各级支气管黏膜的杯状细胞数有不同程度的减少,并可促进支气管分泌增加而祛痰。硫黄内服后在体内形成的硫化氢在碱性环境、大肠杆菌,特别是脂肪分解酶存在的情况下,能刺激胃肠黏膜,促其兴奋而增加蠕动,起到缓泻作用,肠内物中脂肪性物质较多时,则易产生大量硫化氢而致泻,因硫化氢在肠内产生极慢,故其催泻作用不强,且与用量大小无关;硫黄对氯丙嗪及硫喷妥钠的中枢抑制作用具有明显的加强作用,对脑干有抑制性影响。

3. 毒性与不良反应　内服中毒量为 10~20 g。硫黄在肠道内形成的硫化氢具有剧烈的神经毒性,还可抑制某些生物酶的活性。未经炮制的粗品硫黄还可能引起砷中毒。

雄黄　Xionghuang　《神农本草经》

为硫化物类矿物雄黄族雄黄 realgar 的矿石(单斜晶系)。主含二硫化二砷(As_2S_2)。主产于湖南、湖北、贵州等地。随时可采,采挖后除去杂质。研成细粉或水飞,生用。以块大、色红、质酥脆,有光泽,无杂石者为优。

按 2015 年版《中国药典》规定:含砷量以二硫化二砷(As_2S_2)计,不得少于 90.0%。

【药性】辛,温;有毒。归肝、大肠经。

【功效】解毒杀虫,燥湿祛痰,截疟。

【应用】

1. 痈肿疔疮,湿疹疥癣,蛇虫咬伤　治痈肿疔毒,单用或入复方,多外用为末涂之(《千金方》),或配白矾等分,名二味拔毒散(《医宗金鉴》),或配伍乳香、没药、麝香为丸,以陈酒送服,如醒消丸(《外科正宗》)。治疥癣,可配伍黄连、松脂、发灰为末,以猪脂为膏外涂(《肘后方》)。治蛇虫咬伤,轻者单用本品以香油调涂患处,重者内外兼施,可配五灵脂共为细末,酒调灌服,并外敷(《瑞竹堂经验方》)。

2. 虫积腹痛,惊痫,痰证和疟疾　治虫积腹痛,配伍牵牛子、槟榔等同用,如牵牛丸(《沈氏尊生书》)。治癫痫配伍朱砂同用(《仁斋直指方》)。治小儿喘满咳嗽,常与杏仁、巴豆同用,如雄黄丹(《证治准绳》)。

本品尚有截疟作用,古方有用雄黄截疟治疟疾者,现已少用。

【鉴别用药】硫黄和雄黄都性温有毒,均能解毒杀虫,常外用于疥癣、恶疮及湿疹等症。但雄黄解毒疗疮力强,主治痈疽恶疮及虫蛇咬伤;内服又能燥湿,祛痰,杀虫,截疟,可治哮喘、惊痫、虫积腹痛、疟疾等证。硫黄杀虫止痒力强,多用于疥癣、湿疹及皮肤瘙痒,还具有补火助阳通便的功效,内服可治寒喘、阳痿、虚寒便秘等证。

【用法用量】外用适量,研末后以香油调匀涂敷患处;内服 0.05～0.1 g,入丸、散。

【使用注意】内服宜慎,一般入丸、散剂而不入汤剂,不可过量久服。外用不宜大面积涂擦及长期持续使用。孕妇禁用。忌火煅。

【现代研究】

1. 化学成分　主要含二硫化二砷(As_2S_2)。约含砷 75％,硫 24.5％,并夹杂少量硅、铅、铁、钙、镁等元素。

2. 药理作用　0.12％雄黄体外对金黄色葡萄球菌有 100％的杀灭作用,提高浓度后能杀灭大肠杆菌,抑制结核杆菌与耻垢杆菌,对堇色毛癣菌等多种致病性皮肤真菌有不同程度的抑制作用;可通过诱导肿瘤细胞凋亡、抑制细胞 DNA 合成、增强机体的细胞免疫功能等多种因素而发挥抗肿瘤作用;还可抗血吸虫及疟原虫。

3. 毒性与不良反应　含砷,有较大毒性,不可多服久服,外用应注意避免经皮肤黏膜吸收而积蓄中毒。煅烧后生成毒性更大的三氧化二砷(As_2O_3),故切忌火煅。

蛇床子　Shechuangzi　《神农本草经》

为伞形科植物蛇床 *Cnidium monnieri* (L.) Cuss. 的干燥成熟果实。全国各地均产,以河北、山东、浙江等地产量较大。多为野生,夏、秋两季果实成熟时采收,除去杂质,晒干。生用。以颗粒饱满、灰黄色、气味浓厚者为优。

按 2015 年版《中国药典》规定:水分不得过 13.0％,总灰分不得过 13.0％,酸不溶性灰分不得过 6.0％。乙醇浸出物不得少于 7.0％。

【药性】辛、苦,温;有小毒。归肾经。

【功效】杀虫止痒,燥湿祛风,温肾壮阳。

【应用】

1. 阴部湿痒,湿疹,疥癣　常与苦参、黄柏、白矾等配伍,多外用。治阴部瘙痒,与白矾煎汤频洗,如《濒湖集简方》,现临床治滴虫性阴道炎较常用。治疗疥癣瘙痒,单用研粉,猪脂调之外涂(《千金方》)。

2. 寒湿带下,湿痹腰痛　治寒湿带下,寒湿腰痛,兼肾虚者尤宜,常与山药、杜仲、牛膝等同用。

3. 肾虚阳痿,宫冷不孕　治疗阳痿不育,常配伍当归、枸杞、淫羊藿、肉苁蓉等,如赞育丹(《景岳全书》)。

【用法用量】外用适量,多煎汤熏洗或研末调敷;内服 3～10 g。

【使用注意】下焦有湿热,或肾阴不足,相火易动及精关不固者不宜内服。

【现代研究】

1. 化学成分　含有香豆素类成分,总香豆素平均含量为 2.214％,包括佛手柑内酯、欧前胡素、蛇床子素、花椒毒酚、花椒毒素等。还含有挥发油类成分,如柠檬油烯 14.57％,其次为 1,7,7-三甲基-双环[2,2,1]庚烷-2-醇-乙酸酯、α-松萜、β-松萜、L-龙脑等。另含 Cu、Fe、Zn、Mn、Sr、Ca、Mg 等微量元素,其中铁元素含量较其他元素高,达 136.69 mg/kg,锌元素为 51.72 mg/kg,铜元素为 33.49 mg/kg。

2. 药理作用　蛇床子醇提物及挥发油具有明显的止痒作用,其机制与拮抗组胺的释放、显著提高致痒阈、抑制皮肤瘙痒、抑制皮肤过敏有关。蛇床子对耐药性金黄色葡萄球菌、绿脓杆菌及皮肤癣菌有抑制作用,其提取物在体外实验中对解脲支原体有抑制作用,所含的总香豆素能明显减弱金黄色葡萄球菌残余菌株的致病力,所含的花椒毒酚有较强的抗炎和镇痛作用,蛇床子素具有雄激素样作用和促性腺激素样作用,能延长小鼠交尾期,增加子宫、卵巢、前列腺、精囊及提肛肌重量。另外蛇床子还有扩张血管、降低血压、抗心律失常、降血脂、抗血栓、抗凝血、保护心血管、促进成骨细胞增殖分化、抗氧化、延缓衰老、镇静催眠、促进学习记忆、抗肿瘤、杀灭阴道滴虫等作用。

白矾　Baifan　《神农本草经》

为硫酸盐类矿物明矾石 alumen 经加工提炼制成,主含含水硫酸铝钾。主产于安徽、浙江、山西等地。全年均可采挖。将采得的明矾石用水溶解,滤过,滤液加热浓缩,放冷后所得结晶即为白矾。生用或煅用,煅后品称枯矾。以块大、无色、透明、无杂质者为优。

按 2015 年版《中国药典》规定:含水硫酸铝钾[$KAl(SO_4)_2 \cdot 12H_2O$]不得少于 99.0%。

【药性】酸、涩,寒。归肺、脾、肝、大肠经。

【功效】生用:外用解毒杀虫,燥湿止痒;内服止血止泻,祛风化痰。煅用(枯矾):收湿敛疮,止血化腐。

【应用】

1. 外用治湿疹瘙痒,痈疽疮疡,疥癣　治痈疽,常配朴硝研末外用,如二仙散(《卫生宝鉴》)。治疗口疮、聤耳、鼻息肉、酒齇鼻,单用白矾或配伍硫黄、乳香等。治喉痹、乳蛾、喉风,配胆矾共研为极细末,吹患处,如吹喉散(《普济方》)。治疗痔疮、脱肛、子宫脱垂,更常用白矾,如以白矾、五倍子为君药组成的消痔灵注射液。

2. 内服治出血、泻痢、癫痫、黄疸多种病证　治衄血不止,将枯矾研末吹鼻。治崩漏,可配五倍子、地榆同用。治金疮出血,生矾、煅矾同用,配伍松香共研为末,外敷于伤处。治久泻久痢,配煨诃子肉为散,以粥饮调之服用,如诃黎勒散(《圣惠方》)。治痰壅心窍癫痫发狂证,常配郁金为末,如白金丸(《医方集解》)。治湿热黄疸,治女劳疸,配伍硝石,如硝石散(《金匮要略》)。

【用法用量】外用适量,研末撒、调敷或化水清洗患处;内服 0.6～1.5 g,入丸、散服。

【使用注意】体虚胃弱及无湿热痰火者忌服。

【现代研究】

1. 化学成分　为含水硫酸铝钾[$KAl(SO_4)_2 \cdot 12H_2O$],枯矾为失去结晶水的白矾。

2. 药理作用　具有广谱抗菌作用,1%白矾及枯矾溶液对多种革兰氏阳性球菌(如金黄色葡萄球菌、溶血型链球菌、肺炎球菌)和阴性杆菌(如大肠杆菌、痢疾杆菌、伤寒杆菌)、某些厌氧菌及兼性厌氧菌(如产黑素类杆菌、核酸杆菌)均有明显的抑制作用。同时对皮肤癣菌、毛霉菌、白色念珠菌等真菌高度敏感,特别适合于女性外阴阴道念珠菌病的治疗。体外实验证实其还具有明显的抗阴道滴虫作用。能明显促进局部小血管收缩,使血液凝固,缩短凝血时间而起到局部止血作用。白矾能强烈凝固蛋白质,并吸收细胞内水分,促使细胞发生脱水收缩,减少腺体分泌,减少炎症渗出物,使组织或创面呈现干燥,故低浓度白矾能起到收敛、燥湿、消炎作用,高浓度时又引起组织腐烂,故只供外用。因此,与福尔马林相似,白矾能起到固定生物组织及防腐作用。白矾可通过抑制小肠黏膜分泌而起到止泻作用,内服后又能刺激胃黏膜,发生反射性呕吐,促进痰液排出,起到涌吐祛痰作用。此外,白矾能抑制癌细胞的生长和转移的作用,起到抗癌作用,还具有明显的利胆作用。白矾溶水后可改变水的澄清度,能够净化混浊生水。

3. 毒性与不良反应　明矾浓溶液对皮肤黏膜的刺激性大,大剂量内服可引起口腔、喉头烧伤,呕吐,腹泻,虚脱甚至死亡。白矾中所含的铝对学习、记忆能力有影响,长期大剂量摄入会导致机体铝蓄积,尤以骨、脑、肝、肾等器官铝蓄积明显。久服白矾易致肠道菌群紊乱,尤其是双歧杆菌明显减少。另外,白矾对人体也可能具有致突性,对生殖功能也有一定的影响。

樟脑　Zhangnao　《本草品汇精要》

为樟科植物樟 *Cinnamomum camphora* (L.) Presl. 的枝、干、叶及根经提炼制得的颗粒状结晶。主产于台湾及长江以南地区,以台湾产量最大,质量最佳,多为栽培品。每年在 9～12 月砍伐老树,锯劈成碎片,置蒸馏器中进行蒸馏,冷却后即得粗制樟脑,再经升华精制而得精制樟脑。因易挥发,应密封保存。以洁白、透明、纯净者为优。

按 2010 年版《中国药典》二部规定:含($C_{10}H_{16}O$)不少于 96%。

【药性】辛,热;有毒。归心、脾经。

【功效】除湿杀虫,温散止痛,开窍辟秽。

【应用】

1. 疥癣瘙痒,湿疮溃烂　用治癣证,可与土槿皮、川椒、白矾等配伍同用。治臁疮,常配枯矾、轻粉共为细末,湿则干撒,干则油调敷,如香白散(《外科大成》)。治瘰疬溃烂,可配伍雄黄等分为末,用时先以荆芥煎汤洗患处,再用麻油调涂,如雄脑散(《外科全生集》)。

2. 跌打伤痛,牙痛　治跌打伤痛,肌肤完好者,常泡酒外擦。治龋齿牙痛,常配黄丹、皂角(去皮、核)各等分为末,制成蜜丸塞牙孔中(《余居士选奇方》)。

3. 疹胀腹痛,吐泻,神昏　治感受秽浊疫疠或暑湿之邪所致的腹痛闷乱、吐泻昏厥诸证,可配伍没药、乳香(1:2:3)为细末,以茶水调服 0.1 g(《本草正义》)。

【用法用量】外用适量,研末撒布或调敷;内服 0.1～0.2 g,入散剂或用酒溶化服。

【使用注意】气虚阴亏、有热者及孕妇忌服。

【现代研究】

1. 化学成分　为双环单萜酮类物质($C_{10}H_{16}O$)。

2. 药理作用　樟脑具有散肿、活血作用,以其涂擦皮肤有温和的刺激和防腐作用,轻涂产生类似于薄荷的清凉感,用力涂擦可作发赤剂,并有轻度的局部麻醉、镇痛作用。樟脑具有驱蚊、抑菌的作用,通过直接触杀和神经肌肉毒性作用还产生良好的体外抗蠕形螨的作用。口服有驱风和轻微祛痰作用;樟脑对高级中枢神经兴奋作用明显,大剂量可引起癫痫样惊厥,注射后能对抑制状态的呼吸中枢、血管运动中枢及心肌有兴奋作用,通过增强呼吸,升高血压、增加血循环量,增多气管内分泌物,从而促进异物的排除。

3. 毒性与不良反应　樟脑的毒性主要表现在中枢神经系统和生殖系统毒性上。口服樟脑 0.5～1.0 g,可致头晕、头痛、温热感,乃至兴奋、谵妄;服用 2.0 g 以上,出现严重中毒,昏迷,大脑皮层兴奋,严重反射失调,易怒,混乱,肌肉强直收缩,肌阵挛性抽搐,导致癫痫样惊厥,最后呼吸衰竭死亡。亚急性吸入毒性实验表明,吸入高浓度樟脑对气管有一定刺激作用并可导致病理改变。高浓度可致肾脏蛋白沉积及肾小管扩张等病理改变,出现尿潴留、蛋白尿以及无尿等泌尿系统症状。实验证明樟脑在体内转化成亲脂性产物,可长期在体内脂肪中蓄积,小剂量的长期吸入会导致中毒。

蜂房 Fengfang 《神农本草经》

为胡蜂科昆虫果马蜂 *Ploistes olivaceous*(De Geer)、日本长脚胡蜂 *P. japonicus* Saussure 或异腹胡蜂 *Parapolybia varia* Fabricius 的巢。全国均有,南方较多,均为野生。全年可采,常在秋、冬两季采收。晒干或略蒸,除去死蜂死蛹,晒干,剪块生用或炒用。又名露蜂房。以单个、整齐、灰白色、筒长、孔小、体轻、略有弹性、内无幼虫及杂质者为优。质酥脆或坚硬者不可供药用。

按 2015 年版《中国药典》规定:水分不得过 12.0%,总灰分不得过 10.0%,酸不溶性灰分不得过 5.0%。

【药性】甘,平。归胃经。

【功效】攻毒杀虫,祛风止痛。

【应用】

1. 疮疡肿毒,乳痈,瘰疬,皮肤顽癣瘙痒,鹅掌风,癌肿 可单用,或与解毒消肿生肌药配伍应用。治疮肿初发,配伍生南星、生草乌、白矾等共为细末,以醋调涂。治瘰疬,可配蛇蜕、黄芪、黄丹等为膏外用,如蜂房膏(《圣惠方》)。治头上癣疮,为末单用,调猪脂涂擦患处。治癌肿,可配伍莪术、全蝎、僵蚕等同用。

2. 风湿痹痛,牙痛,风疹瘙痒 治风湿痹痛,常配川乌、草乌同用,以乙醇浸泡外涂痛处。治关节炎、骨髓炎,配全蝎、蜈蚣、地鳖虫各等分,研末为丸服(《虫类药的应用》)。治牙痛,配细辛水煎漱口用,如《普济方》内载有十多个以蜂房为主的治牙痛方。治风疹瘙痒,常与蝉衣等同用。

另外,蜂房还可用治阳痿,喉痹,及蛔虫、绦虫病等。

【用法用量】外用适量,研末油调敷于患处,亦可煎水漱口,或熏洗患处;内服,3～5 g。

【现代研究】

1. 化学成分 含蜂房油、蜂蜡、蜂胶、树脂、蛋白质及丰富的钙、锌、铁、硅、锰、铜等微量元素等。

2. 药理作用 蜂房对胃癌细胞、人肝癌细胞、子宫颈癌等有明显抑制作用,其抗肿瘤成分可能是多糖。蜂房水提液能使小鼠正常体温降低,作用与柴胡粗皂苷、阿司匹林相似。蜂房水提液中的免疫活性蛋白(酸性多肽 NV-PP-1 和酸性蛋白 NV-PP-4)具有抗炎镇痛作用,能抑制急慢性炎症,镇痛作用主要对慢性疼痛有效。蜂房水及蜂房乙醇、乙醚、丙酮提取物均有显著促凝血作用,其丙酮提取物静脉注射还能加强心脏运动、扩张血管和降压。蜂胶水醇提取物能促进胃肠平滑肌蠕动,加速硫酸钡通过消化道的过程,并有轻泻作用。蜂胶丙二醇提取液能迅速有效地阻滞神经的兴奋性传导,具有较强的传导麻醉与镇静作用。蜂胶中的黄酮化合物、黄良姜素、松属素、咖啡酸醋等成分有较强的广谱抗菌、防腐作用,尤其对金黄色葡萄球菌最为敏感,对单纯性疱疹病毒和疱疹性口腔炎病毒有杀灭作用,能较强地抑制脊髓灰质炎病毒的繁殖,低浓度时亦能抑制阴道滴虫,其中的黄酮类还可抑制真菌。蜂胶石油醚萃取物能明显对抗醋酸型和应激型溃疡,对幽门结扎型溃疡也有一定的对抗作用,可能与改善局部血液循环,促进组织再生修复,增加胃内黏液 PEG_2 含量,抑制胃酸分泌,影响交感-肾上腺髓质系统等因素有关。蜂房油可驱蛔虫、绦虫。

3. 毒性与不良反应 蜂房油可引起实验动物急性肾炎等损害。蜂房水提液皮下或静脉注射中毒剂量时,小鼠自发活动减弱,进而出现步履蹒跚,共济失调,呼吸抑制,其后运动高度抑制,呼吸衰竭,终至死亡。实验证明其口服应用是安全的,临床资料显示,蜂房水煎用量9～15 g时,无明显毒副反应,剂量用至49 g时,个别病人出现胃部烧灼感或呕吐,与甘草同用可减轻此副作用。

土荆皮　Tujingpi　《本草纲目拾遗》

为松科植物金钱松 *Pseudolarix amabilis* (Nelson) Rehd. 的干燥根皮或近根树皮。主产于江苏、浙江、安徽等地。多为栽培。于立夏前后剥取,除去杂质,晒干。生用。又名土槿皮。以形大、黄褐色、有纤维质而无栓皮者为优。

【药性】辛,温;有毒。归肺、脾经。

【功效】杀虫,疗癣,止痒。

【应用】

1. 体癣、手足癣、头癣等多种癣病 多单用浸酒涂擦或研末加醋调敷,现多制成10～50%土荆皮酊,或配合水杨酸、苯甲酸等制成复方土槿皮酊外用,如鹅掌风药水(《中国药物大全》)。

2. 湿疹,皮炎,疥疮,皮肤瘙痒 可单用浸酒外擦,也可配伍大黄、苦参、黄柏等同用。

【用法用量】外用适量,以酒或醋浸涂擦,或研末调涂患处。

【使用注意】只供外用,不可内服。

【现代研究】

1. 化学成分 含土荆皮酸、β-谷甾醇、鞣质、挥发油、多糖等。

2. 药理作用 土荆皮的乙醇及乙酸乙酯提取物,对多种致病性皮肤真菌和白色念珠菌均有明显抑制作用。土荆皮酸能抗癌细胞和抗早孕,抑制卵子受精,还可抗中孕,但抗着床作用不明显。其提取物有良好止血作用。

3. 毒性及不良反应 口服土荆皮酸中毒症状主要在消化系统,对肠黏膜的损害随剂量增大而加重,临床一般外用,如内服则会致不良反应发生。

大蒜　Dasuan　《名医别录》

为百合科植物大蒜 *Allium sativum* L. 的鳞茎。全国各地均有栽培。夏秋叶枯时采挖,除去须根和泥沙,晾干。生用。以独头、紫皮者为优。

【药性】辛,温。归脾、胃、肺经。

【功效】解毒消肿,杀虫,止痢。

【应用】

1. 痈肿疔毒,疥癣 治疮疖初发,可将独头蒜切片贴敷肿处(《外科精要》)。治疗皮肤或头癣瘙痒,民间亦常用大蒜切片外擦或捣烂外敷。大蒜还可防治流感、流脑、乙脑等流行性传染病。

2. 痢疾,泄泻,肺痨,顿咳 可单用或配伍入复方中用。治肺痨咯血,验方以大蒜煮粥送服白及粉。治泻痢,单用或以10%大蒜浸液保留灌肠。

3. 钩虫病、蛲虫病等寄生虫病　治蛲虫病，可将大蒜捣烂取汁，加少许茶油调匀，睡前涂于肛门周围。

此外，大蒜尚有健脾温胃的功效，可用治脘腹冷痛，食欲减退或饮食不消。

【用法用量】外用适量，捣敷、切片擦或隔蒜灸；内服 9～15 g，或生食，或制成糖浆服。

【使用注意】外用大量可引起皮肤发红、灼热甚至起泡，故不可敷之过久。阴虚火旺及有目、舌、喉、口齿诸疾不宜服用。孕妇忌灌肠用。

【现代研究】

1. 化学成分　含硫有机化合物［蒜氨酸、蒜辣素、S-烷(烯)-L-半胱氨酸衍生物、γ-谷氨酰胺半胱氨酸］、氨基酸、皂苷类、多肽类、酶类、糖类、维生素、脂肪、微量元素、无机盐等。

2. 药理作用　大蒜有较强的抗病原微生物(细菌、真菌和病毒)作用，抗菌作用紫皮蒜优于白皮蒜，鲜品强于干品，其抗菌谱广泛，对金黄色葡萄球菌、痢疾杆菌、幽门螺旋杆菌、多种致病性浅部真菌、流感病毒 B、疱疹病毒及阴道滴虫、阿米巴原虫等均有抑制作用。大蒜水溶性成分能降低胆固醇和甘油三酯，具有降血脂和防治动脉粥样硬化作用，可能与减少内源性胆固醇合成有关。大蒜脂溶性成分具有抗肿瘤作用，可抗突变和阻断亚硝酸胺合成，对胃癌、结肠癌、乳腺癌、肺癌、肝癌等癌症的肿瘤细胞增生均有抑制作用。大蒜油能抑制血小板聚集，增加纤维蛋白的溶解活性，抗血栓形成，还能降血压，具有良好的防治心血管疾病作用。此外，大蒜尚有不同程度的抗炎、增强机体免疫力、抗氧化、延缓衰老、降血糖、护肝、杀精子、兴奋子宫、驱铅等作用。

3. 毒性与不良反应　局部使用大蒜汁有较强刺激性，外敷过久可引起皮肤发红、灼热、起泡。口服大蒜可刺激胃肠黏膜。大蒜注射液能引起冠状动脉收缩，加重心肌缺血，故冠心病患者使用大蒜及其制剂时，一旦出现心绞痛加重或频繁发作时应立即停药。

（川北医学院　杨兰）

第二十六章　拔毒化腐生肌药

凡以外用拔毒化腐，生肌敛疮为主要作用的药物，称为拔毒化腐生肌药。

本类药物主要适用于痈疽疮疡溃后脓出不畅，或溃后腐肉不去，新肉难生，伤口难以生肌愈合之证；以及癌肿，梅毒；有些还用于皮肤湿疹瘙痒、口疮、咽喉肿痛、目赤翳障等。

本类药物的外用方法，可根据病情和用途而定，如研末外撒，加油调敷，或制成药捻，或外用膏药敷贴，或点眼、吹喉、䶆鼻、滴耳等。

本类药物多为矿石重金属类或其加工品，多具剧烈毒性或强大刺激性，使用前要严格遵守炮制及制剂法度，以减轻其毒性，确保临床用药安全。使用时应严格控制剂量和用法，以外用为主，外用亦不可过量或持久应用；有些药还不宜在头面及黏膜上使用，以防发生毒副反应。其中含砷、汞、铅类的药物毒副作用甚强，更应严加注意。

现代研究表明，本类药物多能抑杀病原微生物，有些则具防腐、收敛、保护和促进伤口愈合作用。

升药　Shengyao　《外科大成》

由水银、火硝、白矾各等分混合升华制成。加工后红色者称红升，黄色者称黄升。各地均产，以河北、湖北、湖南等地产量较大。研细末入药，陈久者良。又名红粉、三仙丹、红升丹、黄升丹。以红色（或黄色）、片状、有光泽者为优。

【药性】辛，热；有大毒。归肺、脾经。

【功效】拔毒，去腐。

【应用】

1. 痈疽溃后，脓出不畅，或腐肉不去，新肉难生，疮口坚硬，久不收口　升药为外科要药，仅供外用。常配伍煅石膏治疗上述病证，可随病情不同，调整两药的用量比例，其拔毒排脓之力随升药用量的增加而逐步增强。治痈疽溃后，脓毒较轻，疮口不敛者，煅石膏与升药的用量比为9∶1者，称"九一丹"，拔毒力较轻而收湿生肌力较强，还有"八二丹""七三丹"；治溃疡中期，脓毒较盛者，煅石膏与升药之比为1∶1，称"五五丹"，其拔毒排脓力较强；治痈疽初溃，脓毒盛，腐肉不去者，煅石膏与升药之比为1∶9，称"九转丹"，拔毒化腐排脓力最强。用于疮疡溃后，坚硬紫黑，配冰片、麝香、银珠研末，洗净疮口后，视患处大小薄撒（《全国中药成药处方集》）。

2. 湿疮、黄水疮、顽癣及梅毒等　治一切痈疽并发背，烂脚恶疮，配煅石膏为细末，和匀掺患处，能化腐、生肌长肉，如九一丹（《疡科遗编》）。治下疳腐烂，可配橄榄炭与梅片，研极细末，以麻油调敷，或干撒（《药籨启秘》）。西医临床用黄色氧化汞和凡士林制成1%软膏为眼药，作为温和的防腐及刺激药，对表皮癣、肛门瘙痒也有效。

【用法用量】外用适量，不能内服。不单用，多配煅石膏外用。用时研成极细粉末，干撒或调敷于患处，或制成药捻插入脓疮中。

【使用注意】有大毒，腐蚀性较强，外用切不可过量或持续使用。撒于疮面须薄匀，以免引起剧烈疼痛或中毒。外疡腐肉已去或脓水已尽者不宜使用。疮面过大时亦不宜用。口眼附近及乳头、脐中等部位不宜用。

【现代研究】

1. 化学成分　为粗制氧化汞（HgO），另含少量硝酸汞。

2. 药理作用　对常见化脓性细菌如金黄色葡萄球菌、乙型溶血性链球菌、绿脓杆菌等有很强的杀灭作用。还可促进和改善创面微循环，减少微血栓，增加创面营养和血供，促进创口愈合。

3. 毒性与不良反应　实验研究表明，升药混悬液小鼠灌胃 LD_{50} 为（120.98 ± 1.71）mg/kg。亦有报告称小鼠灌服氧化汞的 LD_{50} 为 22 mg/kg，大鼠为 18 mg/kg。粗制氧化汞对人的致死量为 1～1.5 g，氧化汞对人的致死量为 0.1～0.7 g。

蟾酥　Chansu　《药性本草》

为蟾蜍科动物中华大蟾蜍 *Bufo bufo gargarizans* Cantor 或黑眶蟾蜍 *Bufo melanostictus* Schneider 表皮腺体的干燥分泌物。主产河北、山东、四川等省。夏、秋两季捕捉蟾蜍，洗净后挤取耳后腺及皮肤腺的白色浆液，加工，干燥。以圆饼状、棕红色或紫黑色、半透明、质脆、易击碎、断面光亮如胶者为优。

按 2015 年版《中国药典》规定：水分不得过 13.0%，总灰分不得过 5.0%，酸不溶性灰分不得过 2.0%。

【药性】辛，温；有毒。归心经。

【功效】解毒消肿，止痛，开窍醒神。

【应用】

1. 痈疽疔疮，咽喉肿痛，龋齿作痛　内服外用均有较强的解毒消肿、止痛功效。常配朱砂、麝香、牛黄同用，如六神丸（《喉科心法》），亦可点齿止痛。

2. 痧胀腹痛吐泻，昏厥　蟾酥有开窍醒神、辟秽止痛之效，可配茅术、麝香、丁香、雄黄、朱砂等同用，如蟾酥丸（《绛囊撮要》）。

【用法用量】内服 0.015～0.03 g，多入丸散用；外用适量，研末调敷或入膏药贴患处，不可入目。

【使用注意】孕妇慎用。

【现代研究】

1. 化学成分　含有强心苷类（蟾蜍毒素类甾族化合物）及其苷元、吲哚类生物碱、甾醇类、肾上腺素、多种氨基酸、吗啡等。

2. 药理作用　蟾酥能作用于中枢神经系统，产生镇痛、致幻作用，能提高小鼠热板法与电击法、兔中枢神经总和机能法中实验动物的痛阈。蟾蜍灵对大鼠静脉注射 0.8 mg/kg，可引起强直性惊厥。蟾蜍毒素类化合物具有洋地黄类强心苷样作用，小剂量能加强离体蟾蜍心脏收缩，大剂量则使心停于收缩期，可引起麻醉兔的中枢性呼吸兴奋和血压上升。正常人静脉注射蟾蜍它灵 0.25～0.5 mg，心脏兴奋，收缩压升高而舒张压不影响。蟾酥 80% 乙醇提取物有表面局部麻醉作用,作用比可卡因慢而持久,以蟾蜍灵作用最强,相当于可卡因的90倍。蟾蜍苷元能兴奋横纹肌,可收缩离体豚鼠子宫和离体兔耳收缩血管。此外,蟾酥还有很好的抗炎、抗肿瘤和抗放射作用。

3. 毒性与不良反应 蟾酥各种成分对小鼠 LD_{50}(mg/kg)如下:蟾酥为41.0(静脉),96.6(皮下),36.24(腹腔);蟾蜍灵为2.2(腹腔);华蟾蜍精为4.38(腹腔);惹斯蟾蜍苷元为4.25(快速静脉注射),15(慢速静脉注射),14(腹腔),124.5(皮下),64(口服);蟾蜍特尼定为1.3(静脉);蟾蜍它灵对狗的 LD_{50} 接近0.36(静脉),口服最小致死量接近0.98。静脉或腹腔注射蟾酥注射液,小鼠急性中毒为呼吸急促,肌肉痉挛,心跳不整,最后麻痹而死,阿托品对此有一定的解毒作用,煮沸后蟾酥毒性大减。人中毒后,可按洋地黄类强心药中毒时之急救原则处理。

附 药

蟾皮

为蟾蜍科动物中华大蟾蜍 *Bufo bufo gargarizans* Cantor 或黑眶蟾蜍 *Bufo melanostictus* Schneider 除去内脏的干燥体。苦,凉;有毒。归心、肺、脾、大肠经。清热解毒,利水消肿。主治痈疽、肿毒、瘰疬、肿瘤;疳积腹胀;慢性气管炎。内服煎汤,3~9 g;或研末。外用适量,鲜用,敷贴;或干品研末调敷。表热及虚胀者忌用。

炉甘石 Luganshi 《外丹本草》

为碳酸盐类矿物方解石族菱锌矿,主含碳酸锌($ZnCO_3$)。主产于广西、湖南、四川等地。全年均可采挖,采挖后除去泥土杂石,洗净,晒干。用火煅、醋淬或火煅后以三黄汤(黄连、黄柏和大黄)淬等方法炮制。水飞用。以体轻、质松,块大,色白或淡红者为优。

按2015年版《中国药典》规定:按干燥品计算,含氧化锌(ZnO)不得少于40.0%,煅后含氧化锌(ZnO)不得少于56.0%。

【药性】甘,平。归肝、脾经。

【功效】解毒明目退翳,收湿敛疮止痒。

【应用】

1. 目赤肿痛,翳障 治目赤暴肿,与玄明粉各等份为末点眼,如神应散(《御药院方》)。治风眼流泪,可配海螵蛸、冰片为细末点眼,如止泪散(《证治准绳》)。

2. 溃疡不敛,脓水淋漓,湿疮瘙痒,眼睑溃烂 常配煅石膏、龙骨、青黛等同用。治疮疡不敛,配龙骨同用,研极细末,干撒患处,如平肌散(《御药院方》)。治眼眶破烂,畏日羞明,配黄连、冰片,如黄连炉甘石散(《证治准绳》)。

【用法用量】外用适量,研末布撒或调敷患处;点眼、吹喉须水飞。不内服。

【使用注意】宜炮制后用,忌内服。

【现代研究】

1. 化学成分 主要成分为碳酸锌($ZnCO_3$),尚含铁、钙、镁、锰的碳酸盐。煅炉甘石的主要成分为氧化锌(ZnO)。

2. 药理作用 所含成分碳酸锌不溶于水,外用能部分吸收创面的分泌液,并能抑制局部葡萄球菌生长,有收敛、防腐、消炎、止痒及保护创面作用。

3. 毒性与不良反应 有些炉甘石含铅、镉等元素,毒性较大。炉甘石口服后在胃内生成氯化锌,会刺激腐蚀胃肠道,故不宜内服。

硼砂 Pengsha 《日华子本草》

为天然矿物硼砂矿石经提炼精制而成的结晶体。主产于青海、西藏等地。全年均可采挖。除去杂质,捣碎,生用或煅用。又名月石、蓬砂。以无色透明、纯净、体轻质脆为优。

【药性】甘、咸,凉。归肺、胃经。

【功效】外用:清热解毒消肿,防腐;内服:清肺化痰。

【应用】

1. 咽喉肿痛,口舌生疮,牙痛,目赤肿痛,翳障,汗斑 治咽喉、口齿肿痛,口舌生疮,常配伍冰片、玄明粉、朱砂同用,如冰硼散(《外科正宗》)。治火眼及翳障胬肉,可配冰片、炉甘石、玄明粉共为细末点眼,如白龙丹(《证治准绳》)。治火眼及目翳,配伍冰片、珍珠、炉甘石、熊胆为细末点眼,如八宝眼药(《全国中药成药处方集》)。

2. 痰热咳嗽 现代少用。治痰热咳嗽并有咽喉肿痛者,可配伍沙参、玄参、贝母、瓜蒌、黄芩等同用。

此外,尚可用治真菌性阴道炎、氟骨病等。

【用法用量】外用适量,配伍其他药物研成极细末,干撒或调敷患处;亦可化水含漱或外洗;内服,1.5～3 g,入丸、散用。

【使用注意】以外用为主,内服宜慎。

【现代研究】

1. 化学成分 主要含四硼酸钠($Na_2B_4O_7 \cdot 10H_2O$),另含少量铅、铝、铜、钙、铁、镁、硅等杂质。

2. 药理作用 对多种革兰氏阳性与阴性菌、浅部皮肤真菌及白色念珠菌有不同程度抑制作用,并略有防腐作用。对皮肤和黏膜有收敛和保护作用。腹腔注射硼砂实验小鼠能产生抗电惊厥和戊四氮阵挛性惊厥,能迅速控制癫痫大发作及癫痫持续状态,具有抗惊厥和抗癫痫作用。

3. 毒性与不良反应 毒性较高,过量或连续使用会在体内蓄积,引发多脏器的蓄积性中毒,同时妨碍消化道酶的作用。急性中毒症状为呕吐、腹泻、红斑、循环系统障碍、休克、昏迷等所谓硼酸症。硼砂的成人中毒剂量为1～3 g,成人致死量为15 g,婴儿致死量为2～3 g。

铅丹 Qiandan 《神农本草经》

为纯铅加工制成的铅氧化物(Pb_3O_4)。主产于河南、广东、福建等地。生用或炒用。又名广丹、黄丹。以色橙红、细腻润滑、遇水不结块者为优。

【药性】辛,微寒;有毒。归心、肝经。

【功效】外用:拔毒生肌,杀虫止痒;内服:截疟。

【应用】

疮疡溃烂久不收口,黄水湿疹,疥癣瘙痒,毒蛇咬伤,狐臭,酒齄鼻　治疮疡初起红肿或脓成未溃者,可配黄明胶,如敛疮内消方(《普济本事方》)。治痈疽溃后不敛,常配煅石膏、轻粉、冰片研细末外掺,如桃花散(《马氏方》)。铅丹又为制备外用膏药的原料,常与植物油及解毒、活血、生肌药熬制成外贴膏药应用。

此外,铅丹内服,可治惊痫癫狂,疟疾。因其有毒,现代已较少应用。

【用法用量】外用适量,研末撒布或熬膏贴敷;内服 0.3～0.6 g,入丸、散服。

【使用注意】有毒,用之不当可引起铅中毒,宜慎用。不可过量或持续使用,防止蓄积中毒。

【现代研究】

1. 化学成分　主要含四氧化三铅(Pb_3O_4)。

2. 药理作用　能直接杀灭细菌、寄生虫,并有抑制黏膜分泌作用。

3. 毒性与不良反应　铅为多亲和性毒物,可作用于全身各系统,主要损害神经、造血、消化及心血管系统。微量较长时间应用,亦可造成慢性铅中毒。

砒石　Pishi　《日华子本草》

为矿物砷华 Arsenolite 的矿石,或由毒砂(硫砷铁矿)、雄黄等含砷矿物的加工品。主产于江西、湖南、广东等地。药材分白砒与红砒,两者的三氧化二砷(As_2O_3)含量均在 96％以上,但白砒更纯,红砒尚含少量硫化砷等红色矿物质。砒石的升华精制品即砒霜。药用以红砒为主。以块状,淡红色,有晶莹直纹,无渣滓者为优。

【药性】辛,大热;有大毒。归肺、肝经。

【功效】外用:攻毒杀虫,蚀疮去腐;内服:劫痰平喘,截疟。

【应用】

1. 外用　治腐肉不脱之恶疮,瘰疬,顽癣,牙疳,痔疮,可单用贴敷,但易中毒且引起剧烈疼痛,故多配其他药物以轻其剂缓其毒。治恶疮日久,可配硫黄、苦参、附子、蜡同用,调油为膏,柳枝煎汤洗疮后外涂,如砒霜膏(《圣惠方》)。治瘰疬、疔疮等,常配明矾、雄黄、乳香为细末,如三品一条枪(《外科正宗》)。

2. 内用　治寒痰哮喘,久治不愈,常配淡豆豉为丸服,如紫金丹(《普济本事方》)。

此外,古方还用其治疟疾,现代已少用。

【用法用量】外用适量,研末撒敷,较宜作复方散剂或入膏药、药捻用;内服一次 0.002～0.004 g,入丸、散服。

【使用注意】有剧毒,内服宜慎。外用注意控制用量,以防局部吸收蓄积中毒。不可作酒剂服。忌火煅。孕妇忌服。

【现代研究】

1. 化学成分　白砒和砒霜主要成分为三氧化二砷(As_2O_3),红砒尚含少量硫化砷(As_2S_2)等。

2. 药理作用　具有杀灭微生物、疟原虫及阿米巴原虫作用。对癌细胞有特定的毒性,通过诱导细胞凋亡杀伤白血病细胞,诱导分化急性早幼粒性白血病细胞,能诱导多发性骨髓癌细胞、人肝癌细胞凋亡和明显抑制肝癌细胞增殖。小量砒石可促进蛋白质合成,活跃骨髓造血机能,促使红细胞及血色素新生。此外尚有抗组织胺及平喘作用。

3. 毒性与不良反应　三氧化二砷有极大毒性,口服 5 mg 以上即可中毒,20～200 mg 可致死,口服吸收后,随血液分布至全身各脏器,其中以骨和毛发贮存量较大且较久。砷为原浆毒,对蛋白质的巯基有巨大亲和力,通过抑制代谢过程中起重要作用的许多有巯基的酶,使细胞的呼吸和氧化过程发生障碍,还能直接损害小动脉和毛细血管壁。还可使肝脏变性坏死,心、肝、肾、肠充血,上皮细胞坏死,对皮肤、黏膜有强烈腐蚀作用。此外可致癌、致畸、致突变等。

轻粉　Qingfen　《本草拾遗》

为水银、白矾(或胆矾)、食盐等用升华法制成的氯化亚汞(Hg_2Cl_2)结晶性粉末。主产于湖北、湖南、山西等地。避光保存,研细末用。又名汞粉、水银粉、腻粉。

按 2015 年版《中国药典》规定:含氯化亚汞(Hg_2Cl_2)不得少于 99.0%。

【药性】辛,寒;有毒。归大肠、小肠经。

【功效】外用:攻毒杀虫,敛疮;内服:祛痰消积,逐水通便。

【应用】

1. 外用治疮疡溃烂、瘰疬、疥癣瘙痒、湿疹、酒齄鼻、梅毒下疳　治黄水疮痒痛,配黄柏、蛤粉、煅石膏共为细末,凉水或麻油调涂,如蛤粉散(《外科正宗》)。治臁疮不愈,可配黄连研为末,以猪胆汁调涂,如《永类钤方》。治干湿癣,常配风化石灰、铅丹、硫黄为细末,用生油调涂,如圣散(《圣济总录》)。治酒齄鼻、痤疮,可配大黄、硫黄加凉水调涂,如加味颠倒散(《疮疡外用本草》)。

2. 内服治痰涎积滞,水肿臌胀,二便不利　本品内服能通利二便,逐水退肿,用治水肿便秘实证,常配伍大黄、甘遂、大戟等同用,如舟车丸(《丹溪心法》)。

【用法用量】外用适量,研末调敷或干撒,亦可制膏外贴;内服每次 0.1~0.2 g,入丸、散或装胶囊服,服后漱口。

【使用注意】有毒,可致汞中毒,内服宜慎,不可过量,且服后应漱口。体虚及孕妇忌服。

【现代研究】

1. 化学成分　主要含氯化亚汞(Hg_2Cl_2)。

2. 药理作用　具有广谱抑菌作用,对多种革兰氏阳性与阴性菌及致病性皮肤真菌均有良好抑菌效果。口服有一定泻下和利尿作用。

3. 毒性与不良反应　大量或持续内服可致汞中毒。汞是一种原浆毒,可引起中枢神经和植物神经功能紊乱,损害肾、肝等器官及组织,并可抑制多种酶的活性。外用也可能致接触性皮炎。

(川北医学院　杨兰)

附录一 药名笔画索引

附录二 药名拼音索引

参 考 文 献

1. 钟赣生.中药学[M].9版.北京:中国中医药出版社,2012.
2. 郭建生.中药学[M].长沙:湖南科学技术出版社,2012.
3. 张廷模.临床中药学[M].北京:中国中医药出版社,2004.
4. 高学敏.中药学[M].北京:中国中医药出版社,2002.
5. 国家中医药管理局,中华本草编写组.中华本草[M].上海:上海科技出版社,1999.
6. 南京中医药大学.中药大辞典[M].2版.上海:上海科学技术出版社,2006.
7. 国家药典委员会.中华人民共和国药典[M].北京:中国医药科技出版社,2015.
8. 郭晓庄.有毒中草药大辞典[M].天津:天津科技翻译出版公司,1992.